Springer-Lehrbuch

Hans-Georg Boenninghaus
Thomas Lenarz

Hals-Nasen-Ohren-Heilkunde

12. Auflage

Mit 211, zum größten Teil vierfarbigen Abbildungen,
in 358 Einzeldarstellungen

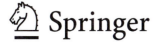

Professor Dr. med. Hans-Georg Boenninghaus
Emeritierter Ordinarius für Hals-Nasen-Ohren-Heilkunde
Ehemaliger Direktor der Hals-Nasen-Ohren-Klinik
der Universität Heidelberg
Im Hofert 1, 69118 Heidelberg

Professor Dr. med. Thomas Lenarz
Direktor der Klinik u. Poliklinik
für Hals-Nasen-Ohren-Heilkunde
Medizinische Hochschule Hannover
Carl-Neuberg-Str. 1, 30625 Hannover

ISBN 3-540-21969-2
Springer Medizin Verlag Heidelberg
ISBN 3-540-67408-X   11. Auflage Springer-Verlag Berlin Heidelberg New York

Bibliografische Information Der Deutschen Bibliothek
Die Deutsche Bibliothek verzeichnet diese Publikation in der Deutschen Nationalbibliografie;
detaillierte bibliografische Daten sind im Internet über <http://dnb.ddb.de> abrufbar.

Das Werk ist urheberrechtlich geschützt. Die dadurch begründeten Rechte, insbesondere die der Übersetzung,
des Nachdrucks, des Vortrags, der Entnahme von Abbildungen und Tabellen, der Funksendung, der Mikroverfil-
mung oder der Vervielfältigung auf anderen Wegen und der Speicherung in Datenverarbeitungsanlagen, bleiben,
auch bei nur auszugsweiser Verwertung, vorbehalten. Eine Vervielfältigung dieses Werkes oder von Teilen dieses
Werkes ist auch im Einzelfall nur in den Grenzen der gesetzlichen Bestimmungen des Urheberrechtsgesetzes der
Bundesrepublik Deutschland vom 9. September 1965 in der jeweils gültigen Fassung zulässig. Sie ist grundsätz-
lich vergütungspflichtig. Zuwiderhandlungen unterliegen den Strafbestimmungen des Urheberrechtsgesetzes.

Springer Medizin Verlag.
Ein Unternehmen von Springer Science + Business Media
springer.de

© Springer Medizin Verlag Heidelberg 1970, 1972, 1974, 1977, 1980, 1983, 1986, 1990, 1993, 1996, 2001, 2005
Printed in Italy

Die Wiedergabe von Gebrauchsnamen, Handelsnamen, Warenbezeichnungen usw. in diesem Werk berechtigt
auch ohne besondere Kennzeichnung nicht zu der Annahme, daß solche Namen im Sinne der Warenzeichen- und
Markenschutz-Gesetzgebung als frei zu betrachten wären und daher von jedermann benutzt werden dürften.

Produkthaftung: Für Angaben über Dosierungsanweisungen und Applikationsformen kann vom Verlag keine
Gewähr übernommen werden. Derartige Angaben müssen vom jeweiligen Anwender im Einzelfall anhand anderer
Literaturstellen auf Ihre Richtigkeit überprüft werden.

Planung: Simone Spägele, Heidelberg
Lektorat: Peter Bergmann, Heidelberg
Projektmanagement: Axel Treiber, Heidelberg
Herstellung: Constanze Sonntag, PRO EDIT GmbH, Heidelberg
Design: deblik, Berlin
Titelbild: Thomas Braun, Karben
Zeichnungen: Regine Gattung-Petith, Albert R. Gattung, Edingen-Neckarhausen
Satz: hagedorn kommunikation, Viernheim
Gedruckt auf säurefreiem Papier   15/3160 So – 5 4 3 2 1 0

Vorwort zur 12. Auflage

Die »Hals-Nasen-Ohrenheilkunde für Medizinstudenten«, erstmals 1970 erschienen, liegt jetzt in der 12. überarbeiteten Auflage als »Hals-Nasen-Ohrenheilkunde für Studierende der Medizin« vor. Der Text und die systematische Abhandlung der Krankheitsbilder wurden an die neue Approbationsordnung angepaßt und folgen weitgehend der Themenliste des Gegenstandskataloges. Dadurch soll die Vorbereitung auf universitäre und staatliche Prüfungen erleichtert werden. Das Buch vermittelt das erforderliche Basiswissen durch Fakten und gesicherte Erkenntnisse. Moderne Entwicklungen und Fortschritte in Diagnostik und Therapie wurden berücksichtigt. Auf ungeklärte und für Studierende unwesentliche Themen wird nicht eingegangen.

Differentialdiagnostik und Leitsymptome werden im Text hervorgehoben. Die Prüfungsschwerpunkte der bisherigen Staatsexamina werden jedem Kapitel vorangestellt, um dem Studierenden eine optimale Vorbereitung auf die Prüfung zu ermöglichen.

Alle nach einheitlichem Layout gestalteten Abbildungen sollen das Wichtigste instruktiv wiedergeben und helfen, sich in die schwierigen topographischen Beziehungen der Organe des Faches einzudenken sowie das Verständnis für die pathologischen Zusammenhänge zu erleichtern. Die ausführlich beschriebenen Untersuchungsmethoden werden um neue Verfahren ergänzt und sollen als Anleitung beim Spiegeln dienen.

Die Zusammenstellung der Diagnosen und Symptome soll differentialdiagnostische Überlegungen erleichtern und die Zusammenhänge zwischen Hauptsymptom und Diagnose aufzeigen.

Bei medikamentösen Therapieempfehlungen werden stets zuerst die Generika, dann beispielhaft Handelsnamen erwähnt.

Im Text werden die international geltenden Nomina anatomica berücksichtigt. Das Buch enthält das gesamte zu vermittelnde Wissen für den Studentenunterricht. Falldarstellungen und Merksätze sollen den Praxisbezug des Wissens vertiefen. Am Ende eines jeden Kapitels finden sich praxisbezogene Prüfungsaufgaben mit Seitenverweisen, um die Wiederholung des Stoffes zu erleichtern.

Die 12. Auflage wurde wieder gemeinsam von H. G. Boenninghaus und Th. Lenarz bearbeitet und herausgegeben. Beide Autoren hoffen, daß auch diese Auflage den Studierenden der Medizin das Gebiet der Hals-Nasen-Ohrenheilkunde und der Phoniatrie und Pädaudiologie nahebringt und eine Hilfe bei der Examensvorbereitung darstellt. Dem Allgemeinmediziner soll das zur Ausübung des ärztlichen Berufes auf diesem Gebiet notwendige Wissen kompakt vermittelt werden.

An dieser Stelle möchten wir allen Mitarbeitern des Springer-Verlages danken, die unermüdlich an der Entstehung der Auflage mitgewirkt haben.

Unserer besonderer Dank gilt Frau G. Richardson für ihren unermüdlichen Einsatz bei der Erstellung des Manuskriptes.

Heidelberg und Hannover, im Juli 2004

Hans-Georg Boenninghaus
Thomas Lenarz

Der Wegweiser durch`s Buch

8.7 Frakturen – 153

8.7.1 Laterale Mittelgesichtsfrakturen
(Nebenhöhlenverletzungen) – 154
🕐🕐🕐 Blow-out-Fraktur

8.7.2 Zentrale Mittelgesichtsfrakturen – 156
🕐🕐 Le-Fort-III-Fraktur
🕐🕐🕐 Septumhämatom

Gewichtete Prüfungsrelevanz
von 🕐 (nieder) bis 🕐🕐🕐🕐🕐 (hoch)

Zur Information

Fehlbildungen wie Gesichts- und Nasenspalten
sind angeboren, Formfehler der Nase können angeboren oder erworben sein.

Kurze Einführung und Übersicht
zum Kapitelinhalt

Wichtig

Komplikationen können sich bei Entzündungen
der schleimhautausgekleideten Räume durch die
engen nachbarschaftlichen Beziehungen vor allem zum *Innenohr, zum Schädelinneren, zum Sinus
sigmoideus* und zum *N. facialis* ergeben.

Zentrale Information auf einen Blick

❯ ❯ Aus der Praxis

Bei Geburt der kleinen Alice H. werden eine Gehörgangsatresie und Anotie beidseits festgestellt. Da das Kind
nicht auf Schall reagiert, wird als erstes eine BERA in
Narkose durchgeführt.

Typische klinische Bilder werden im
Verlauf dargestellt

✔ Therapie

Kunststoffepithese: Befestigung an der Haut durch Ankleben, am Brillenbügel oder mit Hilfe von enossalen
Metallimplantaten, auf die die Epithesen aufgesteckt
werden (knochenverankerte Epithese).

So erfolgt die Behandlung

Mikrotie

Engl. microtia
Kleine verunstaltete Ohrmuschel (🞑 Abb. 3.1a).

Englische Übersetzung der wichtigsten
medizinischen Fachbegriffe

Cave

Fortschreiten der Infektion über den inneren Gehörgang oder im Verlauf einer *akuten totalen Laby-
rinthostitis* (Computertomogramme) zur Meningitis.

Das muss man wissen!

❓ Fragen

▬ Welche Teile des Trommelfelles werden unterschieden und wie sind sie aufgebaut (s. S. 8)?

Fragen zur Wissensprüfung

Inhaltsverzeichnis

Geschichte der Hals-Nasen-Ohrenheilkunde *1*

GK3 1	**A**	**Ohr** *3*	
GK3 1.1	1	Anatomie und Physiologie *5*	
	1.1	Peripherer Anteil *6*	
	1.1.1	Äußeres Ohr *6*	
	1.1.2	Mittelohr *7*	
	1.1.3	Innenohr (Labyrinth) *15*	
	1.2	Zentraler Anteil *19*	
	1.2.1	Hörbahn *19*	
	1.2.2	Vestibularisbahnen *21*	
	1.2.3	Zentraler Verlauf des N. facialis *21*	
	1.3	Physiologie *22*	
	1.3.1	Das Hörorgan *22*	
	1.3.2	Das Gleichgewichtsorgan *26*	
GK3 1.2	2	Untersuchungsmethoden *29*	
	2.1	Anamnese *30*	
GK3 1.2.1	2.2	Inspektion *30*	
	2.3	Otoskopie *30*	
	2.3.1	Instrumentarium *30*	
	2.3.2	Ausführung *30*	
GK3 1.2.2	2.4	Palpation *32*	
	2.5	Funktionsprüfungen *32*	
GK3 1.2.3	2.5.1	Hörprüfungen *32*	
GK3 1.2.4	2.5.2	Vestibularisprüfungen *45*	
GK3 1.2.5	2.5.3	Tubenfunktionsprüfungen *56*	
	2.6	Bildgebende Verfahren *58*	
GK3 1.2.6	2.6.1	Röntgenuntersuchung des Schläfenbeins *58*	
	2.6.2	Kernspintomographie (Magnetresonanztomographie = MRT, Magnetic Resonance Imaging = MRI) *60*	
	2.6.3	Dreidimensionale Rekonstruktionsverfahren *60*	
	2.6.4	Positronenemissionstomographie (PET) *61*	
GK3 1.2.7	2.7	N. facialis. Funktion und Diagnostik *61*	
GK3 1.3	3	Klinik des äußeren Ohres *63*	
GK3 1.3.1	3.1	Anomalien und Fehlbildungen *64*	
GK3 1.3.2	3.2	Nichtentzündliche Prozesse *66*	
GK3 1.3.3	3.3	Entzündungen *67*	
	3.3.1	Perichondritis der Ohrmuschel *67*	
	3.3.2	Gehörgangsekzem (Otitis externa diffusa) *68*	
	3.3.3	Osteomyelitis des Schläfenbeines (sog. maligne Otitis externa, Otitis externa necroticans) *68*	
	3.3.4	Gehörgangsfurunkel (Otitis externa circumscripta) *69*	

GK3	1.3.4	3.4	Tumoren *70*
GK3	1.4	4	Klinik des Mittelohres *71*
GK3	1.4.1	4.1	Verletzungen *72*
		4.1.1	Trommelfellverletzungen *72*
		4.1.2	Felsenbeinbrüche (laterobasale Frakturen) *72*
GK3	1.4.2	4.2	Tubenfunktionsstörungen *75*
		4.2.1	Akuter Tubenmittelohrkatarrh *75*
		4.2.2	Seromukotympanum *76*
		4.2.3	Chronischer Tubenmittelohrkatarrh *77*
GK3	1.4.3	4.3	Entzündungen *78*
		4.3.1	Akute Otitis media *78*
		4.3.2	Mastoiditis *81*
		4.3.3	Chronische Otitis media *83*
		4.3.4	Otogene entzündliche Komplikationen *90*
		4.3.5	Endokranielle otogene Komplikationen *92*
GK3	1.4.4	4.4	Fazialislähmung (Fazialisparese) *94*
GK3	1.4.5	4.5	Tumoren *95*
GK3	1.4.6	4.6	Otosklerose *97*
GK3	1.5	5	Klinik des Innenohres *101*
		5.1	Entzündliche Erkrankungen *102*
GK3	1.5.1	5.2	Cochleäre und/oder vestibuläre Störungen *102*
		5.2.1	MENIÈRE-Krankheit (Morbus MENIÈRE) *102*
		5.2.2	Hörsturz (akuter Hörverlust, Angina pectoris des Innenohres) *105*
		5.2.3	Neuronitis vestibularis (Vestibularis-Neuropathie, Vestibulopathie, Neuritis vestibularis) *106*
		5.2.4	Kinetosen (Seekrankheit, Reisekrankheit, »Bewegungskrankheit«) *107*
		5.2.5	Caisson-Krankheit (Preßluftkrankheit, Dekompressionskrankheit) *107*
		5.2.6	Akustisches Trauma *108*
		5.2.7	Altersschwerhörigkeit (Presbyakusis, altersbegleitende Schwerhörigkeit) *109*
		5.2.8	Toxische Schäden des Innenohres *110*
		5.2.9	Zoster oticus (Herpes zoster oticus) *110*
		5.2.10	Angeborene und frühkindlich erworbene Hörstörungen *111*
		5.2.11	Hörstörungen im Rahmen klinischer Syndrome *112*
		5.2.12	Hörgeräte *113*
		5.2.13	Cochlea-Implantat *116*
		5.2.14	Ohrgeräusche *118*
GK3	1.5.2	5.3	Verletzungen *119*
GK3	1.5.3	5.4	Tumoren *119*
GK3	2	**B**	**Nase, Nebenhöhlen und Gesicht** *121*
GK3	2.1	6	Anatomie und Physiologie *123*
		6.1	Äußere Nase *124*
		6.1.1	Knöcherner Teil *124*
		6.1.2	Knorpliger Teil *124*
		6.2	Innere Nase *124*
		6.2.1	Nasenhaupthöhle *124*
		6.2.2	Nasennebenhöhlen *126*

	6.3		Physiologie *128*
	6.3.1		Nasenatmung *128*
	6.3.2		Riechsinn *129*
	6.3.3		Sprachbildung *129*
GK3 2.2	7		Untersuchungsmethoden *131*
	7.1		Anamnese *132*
GK3 2.2.1	7.2		Inspektion *132*
	7.2.1		Anteriore Rhinoskopie *132*
	7.2.2		Postrhinoskopie (Rhinoscopia posterior) *134*
GK3 2.2.2	7.3		Palpation *135*
	7.4		Funktionsprüfungen *136*
GK3 2.2.3	7.4.1		Prüfung der Luftdurchgängigkeit der Nase *136*
	7.4.2		Funktionsdiagnostik der Nasenschleimhaut *136*
GK3 2.2.4	7.4.3		Riechprüfung (Olfaktometrie) und Riechstörungen *137*
	7.5		Untersuchung der Nasennebenhöhlen *138*
GK3 2.2.5	7.5.1		Endoskopie *138*
	7.5.2		Punktion und Spülung der Nebenhöhlen *138*
	7.5.3		Diaphanoskopie *139*
GK3 2.2.6	7.5.4		Bildgebende Verfahren *139*
GK3 2.3	8		Klinik *143*
GK3 2.3.5	8.1		Fehlbildungen *145*
	8.2		Formfehler *146*
	8.3		Septumdeviation *147*
GK3 2.3.6	8.4		Plastische Maßnahmen *149*
GK3 2.3.4	8.5		Nasenbluten (Epistaxis) *150*
	8.5.1		Ursachen *150*
	8.5.2		Diagnose *150*
	8.6		Fremdkörper *152*
GK3 2.3.1	8.7		Frakturen *153*
	8.7.1		Laterale Mittelgesichtsfrakturen (Nebenhöhlenverletzungen) *154*
	8.7.2		Zentrale Mittelgesichtsfrakturen *156*
	8.7.3		Frontobasale Frakturen (Frakturen der oberen Nebenhöhlen, Schädelbasisbrüche) *159*
	8.8		Weichteilverletzungen *161*
GK3 2.3.2	8.9		Entzündungen der äußeren Nase *162*
	8.10		Entzündungen der Nasenhaupthöhle *163*
	8.10.1		Mikrobielle Rhinitiden (Akute Rhinitiden) *163*
	8.10.2		Unspezifische granulomatöse Rhinitis (Maligne Granulome) *166*
	8.10.3		Spezifische Rhinitiden *167*
	8.10.4		Tropenkrankheiten *168*
	8.10.5		Rhinitis sicca anterior *169*
	8.10.6		Rhinitis atrophicans sine foetore und cum foetore (= Ozaena) *169*
	8.10.7		Allergische Rhinitis und Rhinokonjunktivitis *170*
	8.10.8		Hyperreflektorische Rhinitis (= unspezifische nasale Hyperreaktivität) *172*
	8.10.9		Weitere Rhinitisformen *173*
	8.11		Umweltmedizin *173*
	8.12		Nebenhöhlenentzündungen *175*
	8.12.1		Akute Sinusitis *175*

	8.12.2	Chronische Sinusitis *179*
	8.12.3	Chronische Siebbein-Kieferhöhlenentzündung *180*
	8.12.4	Odontogene (= dentogene) Kieferhöhleneiterung *183*
	8.12.5	Zahnzysten *183*
	8.12.6	Mukozele, Pyozele *183*
	8.12.7	Mykosen *184*
	8.13	Operationen an den Nasennebenhöhlen *185*
GK3 2.3.3	8.14	Tumoren: Gutartige Geschwülste *188*
	8.14.1	Rhinophym (»Pfundnase«, »Kartoffelnase«) *188*
	8.14.2	Osteom *188*
	8.15	Tumoren: Malignome *189*
	8.15.1	Äußere Nase, Gesicht *189*
	8.15.2	Nasenhaupthöhle und Nasennebenhöhlen *189*

GK3 3	**C**	**Mundhöhle und Pharynx** *193*
GK3 3.1	9	Anatomie und Physiologie *195*
	9.1	Mundhöhle *196*
	9.2	Rachen (Pharynx) *197*
	9.3	Lymphatischer Rachenring (WALDEYER) *198*
	9.4	Physiologie *200*
GK3 3.2	10	Untersuchungsmethoden *203*
GK3 3.2.1	10.1	Inspektion *204*
GK3 3.2.2	10.2	Endoskopie der Mundhöhle und des Pharynx *204*
GK3 3.2.3	10.3	Palpation *204*
GK3 3.2.4	10.4	Schmeckprüfung (Gustometrie) *205*
GK3 3.2.5	10.5	Untersuchung der Mundhöhle und des Pharynx mittels bildgebender Verfahren *205*
GK3 3.3	11	Klinik *207*
	11.1	Mundhöhle *209*
GK3 3.3.1	11.1.1	Fehlbildungen *209*
	11.1.2	Verletzungen *210*
	11.1.3	Entzündungen *210*
	11.2	Zunge und Mundboden *213*
	11.2.1	Entzündungen *213*
	11.2.2	Veränderungen der Zungenoberfläche *214*
	11.2.3	Veränderungen des Zahnapparates *215*
	11.3	Rachen *215*
	11.3.1	Entzündungen der Rachenschleimhaut *215*
	11.3.2	Hyperplasie des lymphatischen Rachenringes *217*
GK3 3.3.2	11.3.3	Entzündungen des lymphatischen Rachenringes *218*
	11.3.4	Mandeloperationen *223*
GK3 3.3.3	11.4	Tumoren *224*
	11.4.1	Gutartige Geschwülste *224*
	11.4.2	Malignome *226*
GK3 3.3.5	11.5	Plastische Maßnahmen *231*
GK3 3.3.6	11.6	Schlafbezogene Atmungsstörungen (SBAS; Schlafapnoesyndrom) *231*
GK3 3.3.7	11.7	Dysphagie (Schluckstörungen) *234*

Inhaltsverzeichnis

GK3 4	**D**	**Larynx und Trachea**	**237**
GK3 4.1	12	Anatomie und Physiologie	239
	12.1	Das knorplige Kehlkopfgerüst	240
	12.2	Kehlkopfinneres	240
	12.3	Kehlkopfmuskulatur	242
	12.3.1	Stimmlippenspanner	242
	12.3.2	Stimmritzenöffner	243
	12.3.3	Stimmritzenschließer	243
	12.4	Kehlkopfnerven	244
	12.5	Gefäße	245
	12.6	Trachea	245
	12.7	Physiologie	245
GK3 4.2	13	Untersuchungsmethoden	247
GK3 4.2.1	13.1	Inspektion	248
	13.2	Laryngoskopie	248
GK3 4.2.2	13.3	Palpation	252
GK3 4.2.3	13.4	Bildgebende Verfahren	252
GK3 4.3	14	Klinik	253
GK3 4.3.1	14.1	Fehlbildungen	255
	14.2	Verletzungen	256
	14.2.1	Äußere Einwirkungen	256
	14.2.2	Innere Einwirkungen	257
	14.2.3	Tracheal- und Larynxstenosen	258
	4.3	Entzündungen	259
	14.3.1	Akute Entzündungen	259
	14.3.2	Chronische Entzündungen	262
	14.3.3	Spezifische Entzündungen	264
GK3 4.3.2	14.4	Kehlkopflähmungen (Stimmlippenlähmungen)	264
	14.4.1	Myogene Lähmungen	264
	14.4.2	Nukleär ausgelöste und zentrale Lähmungen	265
	14.4.3	Neurogene Lähmungen (infranukleäre Lähmungen)	265
	14.4.4	Arthrogene Stimmlippenlähmungen	267
GK3 4.3.3	14.5	Tumoren des Larynx	267
	14.5.1	Gutartige Geschwülste	267
	14.5.2	Präkanzerosen	269
	14.5.3	Kehlkopf- und Hypopharynxkarzinom	270
GK3 4.3.4	14.6	Tracheotomie	276
GK3 4.3.5	14.7	Plastische Chirurgie	278
	14.8	Phonochirurgie	279
GK3 5	**E**	**Ösophagus und Bronchien**	**281**
GK3 5.1	15	Anatomie und Physiologie	283
	15.1	Ösophagus	284
	15.2	Bronchien	285
	15.3	Physiologie	285
GK3 5.2	16	Untersuchungsmethoden (Endoskopie)	287
	16.1	Ösophagoskopie	288
GK3 5.2.1	16.2	Tracheobronchoskopie	288

	16.3	Mediastinoskopie (CARLENS) *289*
GK3 5.2.2	16.4	Bildgebende Verfahren *290*
GK3 5.3	17	Klinik *291*
GK3 5.3.1	17.1	Fremdkörper *292*
GK3 5.3.2	17.2	Verätzungen des Ösophagus *293*
	17.3	Divertikel *295*
GK3 5.3.3	17.4	Diagnostische Endoskopie *296*
	17.4.1	Ösophagus *296*
	17.4.2	Tracheobronchialbaum *298*

GK3 6	F	**Hals** *299*
GK3 6.1	18	Anatomie *301*
	18.1	Muskulatur *302*
	18.2	Große Halsgefäße und Nerven *302*
	18.3	Lymphknoten *303*
GK3 6.2	19	Untersuchungsmethoden *305*
GK3 6.2.1	19.1	Inspektion der Halsstrukturen *306*
GK3 6.2.2	19.2	Palpation *306*
	19.3	Gewebeentnahme *306*
GK3 6.2.3	19.4	Bildgebende Verfahren *307*
GK3 6.3	20	Klinik *309*
GK3 6.3.1	20.1	Fehlbildungen *310*
GK3 6.3.2	20.2	Entzündungen *311*
	20.2.1	Lymphknotenhyperplasie *311*
	20.2.2	Unspezifische Lymphadenitis colli *311*
	20.2.3	Spezifische Lymphadenitis colli *311*
	20.3	Verletzungen *312*
GK3 6.3.3	20.4	Tumoren *313*
	20.4.1	Benigne Tumoren und tumorartige Neubildungen *313*
	20.4.2	Lymphknotenmetastasen *315*
	20.4.3	CUP-Syndrom (Carcinoma with Unknown Primary) *316*
	20.4.4	Maligne Lymphome *316*
	20.4.5	Weichteilsarkome *317*
GK3 6.3.4	20.5	Plastische Chirurgie *317*
	20.6	Schilddrüse *318*

GK3 7	G	**Kopfspeicheldrüsen** *319*
GK3 7.1	21	Anatomie und Physiologie *321*
	21.1	Anatomie *322*
	21.2	Physiologie *322*
GK3 7.2	22	Untersuchungsmethoden *325*
GK3 7.2.1	22.1	Inspektion *326*
GK3 7.2.2	22.2	Palpation *326*
GK3 7.2.3	22.3	Bildgebende Verfahren *326*
	22.4	Bioptische Untersuchungen *327*
GK3 7.2.4	22.5	Sialochemie *327*
GK3 7.2.5	22.6	Untersuchung des N. facialis *327*

Inhaltsverzeichnis

GK3 7.3	23	Klinik *329*
GK3 7.3.1	23.1	Entzündung (Sialadenitis = Sialoadenitis) *330*
	23.1.1	Akute eitrige Sialadenitis *330*
	23.1.2	Chronisch-rezidivierende Parotitis *330*
	23.1.3	Strahlensialadenitis *331*
	23.1.4	Sonderformen der chronischen Sialadenitis (»Immunsialadenitis«) *331*
	23.2	Steinbildung (Sialolithiasis) *331*
	23.3	Sialadenosen (Sialosen) *332*
GK3 7.3.2	23.4	Tumoren (Sialome) *333*
	23.4.1	Epitheliale Tumoren *333*
	23.4.2	Aurikulotemporales Syndrom (FREY) *334*
	23.5	Speichelfistel *335*
	23.6	Ranula (Fröschleingeschwulst) *335*
GK3 7.3.3	23.7	Fazialisparesen *335*

GK3 8	**H**	**Stimm-, Sprech- und Sprachstörungen** *337*
	24	Sprach- und Stimmbildung *339*
	24.1	Bildung der Sprachlaute *340*
	24.2	Stimmbildung *340*
GK3 8.1	25	Funktionsprüfung *343*
	25.1	Sprachstatus *344*
	25.2	Stimmstatus *344*
	25.3	Stroboskopie *344*
	25.4	Elektromyographie *344*
	25.5	Sonographie *345*
	25.6	Elektroglottographie *345*
GK3 8.2	26	Klinik *347*
GK3 8.2.1	26.1	Sprachentwicklung *348*
	26.1.1	Normale Entwicklung *348*
	26.1.2	Verzögerte Sprachentwicklung *348*
GK3 8.2.2	26.2	Sprach- bzw. Sprechstörungen *348*
	26.2.1	Stammeln *348*
	26.2.2	Poltern *349*
	26.2.3	Stottern (Balbuties) *349*
	26.2.4	Zentrale Sprachstörungen *350*
	26.2.5	Sprechstörungen, zentrale Stimmstörungen *350*
GK3 8.2.3	26.3	Stimmstörungen *350*
	26.3.1	Organische Stimmstörungen *350*
	26.3.2	Funktionelle Stimmstörungen *350*

GK3 9	**I**	**Begutachtung** *353*
	27	Allgemeines *355*
	28	MdE-Werte *357*
	28.1	Ohr *358*
	28.2	Nase, Nebenhöhlen, Riechvermögen *359*
	28.3	Mundhöhle, Rachen, Ober- und Unterkiefer *359*
	28.4	Kehlkopf, Luftröhre, Stimme und Sprache *359*

J	**Leitsymptome und Differentialdiagnose** *361*
29	Leitsymptome in der Hals-Nasen-Ohrenheilkunde *363*
29.1	Ohrerkrankungen *364*
29.2	Nasen- und Nasennebenhöhlenerkrankungen *366*
29.3	Mund-, Rachen- und Ösophaguserkrankungen *366*
29.4	Kehlkopf- und Tracheaerkrankungen *367*
29.5	Speicheldrüsenerkrankungen *368*
29.6	Symptome bei Halswirbelsäulen-Gefügestörungen *368*
30	Vom Hauptsymptom zur häufigsten Diagnose *369*

Anhang *375*

Hand- und Lehrbücher des Fachgebietes *377*

Quellennachweis *379*

Sachverzeichnis *381*

GK3 10   **Notfälle und Erstmaßnahmen** *401*

Geschichte der Hals-Nasen-Ohrenheilkunde

Mitte des 19. Jahrhunderts wurden durch die **Entwicklung der Untersuchungsmethoden** Diagnose und Behandlung der Krankheiten von Ohr, Nase und Kehlkopf möglich. 1841 konstruierte der Kreisphysikus HOFMANN einen perforierten Hohlspiegel mit Griff, 1851 erfand HELMHOLTZ den Augenspiegel. VON TRÖLTSCH führte 1855 den in der Mitte mit einem Loch versehenen Spiegel zur Beleuchtung und Betrachtung des Trommelfells (Stirnreflektor, »Ohrenspiegel«) in die Klinik ein. Der im gleichen Jahr von dem spanischen Gesangslehrer GARCÍA erstmals an sich selbst erprobte Kehlkopfspiegel wurde von TÜRCK und VON CZERMAK 1858 systematisch für die indirekte Laryngoskopie eingesetzt. Den Ausbau der direkten Laryngoskopie, Bronchoskopie und Ösophagoskopie mit starren beleuchteten Rohren verdanken wir KILLIAN, der 1897 als erster auf diese Weise endoskopisch einen Bronchialfremdkörper entfernte. In den letzten Jahren werden vor allem zu diagnostischen Zwecken flexible Endoskope verwandt. Das Untersuchungsmikroskop vor allem zur Otoskopie und Stroboskopie ist seit mehreren Jahrzehnten in Gebrauch.

Otologie und Rhino-Laryngologie entwickelten sich getrennt. Die **Otologie** bekam entscheidende Impulse durch Arbeiten, in denen SCHWARTZE 1873 über seine Erfolge bei Operationen am Warzenfortsatz (Antrotomie) berichtete. Kurz darauf wurde die Methode der Radikaloperation des Mittelohres ausgearbeitet. KESSEL führte 1875 erstmals die Operationen am Steigbügel durch. Die später in den Jahren ab 1945 entwickelten mikrochirurgischen Eingriffe am Ohr haben neben der Sanierung eines entzündlichen Prozesses im Mittelohr vor allem den Sinn, die Hörfunktion zu erhalten oder zu verbessern. Diese von WULLSTEIN und von ZÖLLNER ausgearbeiteten Tympanoplastiken ebenso wie auch die hörverbessernden Operationen bei der Otosklerose (zunächst Fensterungsoperation am horizontalen Bogengang, seit 1955 Operationen am Steigbügel) konnten erst nach Einführung des Operationsmikroskopes und der Antibiotika eine weite Verbreitung finden. Die Entwicklung audiologischer Untersuchungsmethoden – einschließlich der objektiven Audiometrie – und die Konstruktion von Hörgeräten in verschiedener Bauart haben Diagnose und Therapie der Hörstörungen entscheidend verbessert. Seit einigen Jahren ist es möglich, bei Gehörlosen und Ertaubten eine elektronische Hörprothese (Cochlea-Implantat) zur Wiederherstellung des Gehörs zu implantieren. Die **Rhino-Laryngologie** verdankt ihre ersten großen Fortschritte der Anwendung des Kokains als Oberflächenanästhetikum im Jahre 1884. BILLROTH nahm 1873 die erste erfolgreiche Laryngektomie vor. Die Prinzipien der Kehlkopfchirurgie bei gut- und bösartigen Tumoren wurden von GLUCK und SOERENSEN Ende des 19. Jahrhunderts ausgearbeitet. In den letzten Jahrzehnten sind die operativen Eingriffe in der regionalen plastischen und rekonstruktiven Chirurgie von Gesicht und Hals erheblich weiterentwickelt worden. Die Mikrochirurgie des Kehlkopfes wurde unentbehrlich. Zunehmend kommen endolaryngeale laserchirurgische Verfahren zum Einsatz mit dem Ziel, die Funktionen des Kehlkopfes zu erhalten und Schluckstörungen zu vermeiden. Operationen an den Nebenhöhlen der Nase werden vorwiegend endoskopisch durchgeführt. Die Methoden der Schädelbasischirurgie bei Traumen und Tumoren – einschließlich der Akustikusneurinome – wurden zum wesentlichen Teil durch Hals-Nasen-Ohrenchirurgen entwickelt und ausgebaut. Erkrankungen der Schleimhäute im oberen Aero-Digestiv-Trakt treten immer häufiger auf. Sie sind auch Gegenstand der Allergologie und Umweltmedizin im Fachgebiet.

Die Zusammenlegung der Otologie und der Rhino-Laryngologie zu dem Fach **Hals-Nasen-Ohrenheilkunde** erfolgte um die Jahrhundertwende zunächst an einigen, später an allen deutschen Universitäten. Die erste Hals-Nasen-Ohrenklinik entstand 1899 in Rostock. Von 1920 bis zur Einführung der neuen Approbationsordnung für Ärzte 1972 war die Hals-Nasen-Ohrenheilkunde im medizinischen Staatsexamen Pflichtprüfungsfach bei der mündlichen Prüfung. Die Gründe für den Zusammenschluß von Otologie und Rhino-Laryngologie waren einmal die gemeinsame Untersuchungstechnik der im Kopf-Halsbereich versteckt liegenden Organe, zum anderen aber die engen anatomischen, funktionellen und pathogenetischen Zusammenhänge der schleimhautausgekleideten Räume der oberen Luftwege und – verbunden durch die Tube – der Mittelohrräume. Diese Erkenntnis ist bei der Therapie der Krankheiten des Fachgebietes stets zu berücksichtigen. Die Einheit des Faches Hals-Nasen-Ohrenheilkunde, das in der Deutschen Gesellschaft für Hals-Nasen-Ohrenheilkunde, Kopf- und Halschirurgie sein wissenschaftliches Forum hat, muß auch im Interesse der Lehre und der Weiterbildung der Assistenten zu Hals-Nasen-Ohrenärzten erhalten bleiben.

A

GK3 1   # Ohr

GK3 1.1   **1**   **Anatomie und Physiologie**   – 5

GK3 1.2   **2**   **Untersuchungsmethoden**   – 29

GK3 1.3   **3**   **Klinik des äußeren Ohres**   – 63

GK3 1.4   **4**   **Klinik des Mittelohres**   – 71

GK3 1.5   **5**   **Klinik des Innenohres**   – 101

Das Ohr umfaßt alle anatomischen Strukturen, die dem Hören und Gleichgewicht dienen. Beide Sinnessysteme sind entwicklungsgeschichtlich, anatomisch und funktionell eng miteinander verbunden.
Sie dienen der Orientierung im Raum und der menschlichen Kommunikation.
Das Gehör stellt die Grundlage der Sprache und ihrer Entwicklung dar. Erkrankungen des Ohres gehören zu den häufigsten überhaupt – unabhängig von Lebensalter und Geschlecht.
Dieses Kapitel stellt die für das Verständnis der Erkrankungen wichtigsten embryologischen, anatomischen und physiologischen Grundlagen des Hör- und Gleichgewichtsorgans und des N. facialis dar. Die ausführliche Beschreibung der Untersuchungstechniken des Ohres und seiner Funktion ist auch als Anleitung im klinischen Untersuchungskurs gedacht. Die Krankheitsbilder werden systematisch und topographisch-anatomisch orientiert für das Außen-, Mittel- und Innenohr, den Hörnerven sowie für die zentrale Hörbahn dargestellt.

🔵 Aus der Praxis

Als Säugling schien der Junge eine normale Entwicklung zu nehmen. Mit einem Jahr fiel auf, daß er fast nichts sprach. Trotz Verdachts der Eltern auf Schwerhörigkeit wurde die Diagnose Taubheit erst mit 21/2 Jahren gestellt. Trotz intensiver Förderung ist seine Sprache schwer verständlich und rudimentär. Er konnte keine normale Schule besuchen und wird zeitlebens beruflich und sozial gehandikapt sein.

🔵 Aus der Praxis

Seit seinem 18. Lebensjahr war der Patient beruflich starkem Lärm ausgesetzt. Seit dem 35. Lebensjahr verspürte er eine zunehmende beidseitige Schwerhörigkeit, die ihn in der zwischenmenschlichen Kommunikation und am Arbeitsplatz behindert.

Entwicklung

Die im Felsenbein liegenden Sinnesorgane für Gleichgewicht und Gehör werden wegen ihres komplizierten Baus als Labyrinth bezeichnet.

Das häutige Labyrinth entwickelt sich am Ende der 4. Embryonalwoche aus einer Sinnesplakode, einer Verdickung des Ektoderms, durch Einsinken und Abschnüren zum Ohrbläschen. Ausstülpungen, Faltenbildungen und Umformungen lassen im Laufe einiger Wochen eine endgültige Form des häutigen Labyrinths entstehen. Dabei bildet sich der phylogenetisch ältere, vestibuläre Anteil eher als der cochleäre. Die Sinneszellen (Haarzellen) sind im 6. Fetalmonat ausgereift. Der cochleäre und der vestibuläre Anteil weisen sowohl isolierte als auch kombinierte Mißbildungen auf.

Das knöcherne Labyrinth das in groben Umrissen der Form des häutigen Labyrinthes entspricht, entsteht aus einer mesenchymalen Hülle um diese epitheliale Labyrinthanlage. Zunächst bildet sich eine knorplige Labyrinthkapsel, an deren Stelle dann die mittlere enchondrale Knochenschicht tritt. Die Verknöcherung der knorpligen Kapsel geht von mehreren Zentren aus und ist im allgemeinen bei 22 Wochen alten Feten abgeschlossen.

Kompakter Knochen bildet sich schließlich als äußere und innere Schicht. Letztere ist das eigentliche »knöcherne Labyrinth«. Zwischen ihm und dem häutigen Labyrinth befindet sich der perilymphatische Raum. Bei Geburt sind sowohl das Innenohr als auch die Paukenhöhle bereits voll entwickelt.

Die Mittelohrräume entstammen dem Entoderm und entwickeln sich aus einem dorsalen Rezessus der ersten Schlundtasche zwischen erstem und zweitem Kiemenbogen (= Viszeralbogen = »Schlundbogen«). Es bilden sich zunächst nur Tube und Paukenhöhle. Das Antrum mastoideum ist erst z.Z. der Geburt ausgebildet. Die Pneumatisation des Warzenfortsatzes und des Felsenbeins erfolgt in den ersten Lebensjahren.

Von den Gehörknöchelchen entwickeln sich Hammer und Amboß aus dem Mesenchym des ersten, das Steigbügelköpfchen aus dem des zweiten Kiemenbogens jeweils über knorplige Vorstufen. Der übrige Steigbügel entstammt der Labyrinthkapsel. Bei Ausbildung der Paukenhöhle werden die Gehörknöchelchen von Schleimhaut umhüllt. Das dabei zusammengedrängte Mesenchym wird zu Bändern, die die Gehörknöchelchen mit der Paukenhöhlenwand verbinden.

Vom Ektoderm aus bildet sich zwischen erstem und zweitem Kiemenbogen aus der ersten »Kiemenfurche« über eine sog. Ohrmuschelgrube der **äußere Gehörgang.** Sein Epithel trifft in der Tiefe auf das Epithel der Paukenhöhle. Die beiden Epithelschichten sowie das zwischen ihnen verbleibende Bindegewebe werden zum **Trommelfell.**
Die **Ohrmuschel** entsteht aus Material (6 Höcker) des ersten und zweiten Kiemenbogens.

Wichtig

Die Entwicklung des Ohres wird durch zahlreiche Gene gesteuert und durch Umwelteinflüsse modifiziert. Mehr als 60% der angeborenen Schwerhörigkeiten sind genetisch bedingt.

GK3 1.1 # Anatomie und Physiologie

1.1   Peripherer Anteil   – 6
1.1.1   Äußeres Ohr   – 6
            🎧 Sensible Versorgung äußerer Gehörgang
1.1.2   Mittelohr   – 7
            🎧 Trommelfell
1.1.3   Innenohr (Labyrinth)   – 15
            🎧 Endolymphraum Corti-Organ

1.2   Zentraler Anteil   – 19
1.2.1   Hörbahn   – 19
1.2.2   Vestibularisbahnen   – 21
1.2.3   Zentraler Verlauf des N. facialis   – 21

1.3   Physiologie   – 22
1.3.1   Das Hörorgan   – 22
            🎧🎧 Funktion der äußeren Haarzellen
1.3.2   Das Gleichgewichtsorgan   – 26

Zur Information

Das Ohr besteht aus einem peripheren und zentralen Teil.
Zum **peripheren Anteil** gehören:
- äußeres Ohr (Ohrmuschel, äußerer Gehörgang),
- Mittelohr und
- Innenohr (Labyrinth).
- 8. Hirnnerv
Den **zentralen Anteil** bilden:
- Hörbahn,
- die Vestibularbahnen, d.h. die Teile des ZNS, die an der Regulation des Gleichgewichts beteiligt sind,
- zentrale Teile des N. facialis, die zum Innenohr ziehen.
Zum Verständnis von Erkrankungen des Ohres sind Aufbau und Funktionsweise des Hör- und Gleichgewichtsorgans unbedingt erforderlich.

Definition. Man unterscheidet einen **peripheren** und einen **zentralen** Anteil des Hör- und Gleichgewichtsapparates.

1.1 Peripherer Anteil

Das periphere Hör- und Gleichgewichtsorgan liegt im **Schläfenbein** (Os temporale), das sich zusammensetzt aus:
- *Paukenteil* (Pars tympanica),
- *Schuppe* (Pars squamosa),
- *Felsenbein* (Pars petrosa) mit Warzenfortsatz (Processus mastoideus) und Griffelfortsatz (Processus styloideus).

Nach klinischen Gesichtspunkten ergibt sich eine Einteilung (◘ Abb. 1.1) in:
- **Äußeres Ohr** mit Ohrmuschel und äußerem Gehörgang,
- **Mittelohr** mit Trommelfell, Ohrtrompete, Paukenhöhle und pneumatischen Räumen,
- **Innenohr** (Labyrinth) und
- **VIII. Hirnnerv** im inneren Gehörgang.

1.1.1 Äußeres Ohr
Engl. external ear

Definition. Es besteht aus 2 Teilen: Ohrmuschel und äußerer Gehörgang.
- Die **Ohrmuschel** (◘ Abb. 1.2) wird durch den zwischen den Hautblättern liegenden elastischen Knorpel geformt. Hervorspringende Falten und Leisten sind der Tragus, der Antitragus, die Helix und die Anthelix mit den Crura anthelicis, zwischen denen die Fossa triangularis liegt. Das Ohrläppchen ist knorpelfrei. Das Cavum conchae geht in den äußeren Gehörgang über.
- Der **äußere Gehörgang** (◘ Abb. 1.1) besteht aus einem äußeren knorpligen, mit dem Ohrmuschelknorpel zusammenhängenden und einem inneren knöchernen Teil.

Der *knorplige* Teil besitzt ein bindegewebiges Dach und ist infolge bindegewebiger Spalten (Incisurae SANTORINI) dehnbar und verschieblich. Seine Haut enthält Haare mit Talgdrüsen. Das Sekret der Talgdrüsen – mit abgeschilfertem Epithel durchmischt – wird als Ohrenschmalz (Zerumen) bezeichnet. Das Zerumen wird durch das dünnflüssige, gelbe Sekret der (fälschlicherweise so genannten) Zeruminaldrüsen erweicht. Diese apokrinen

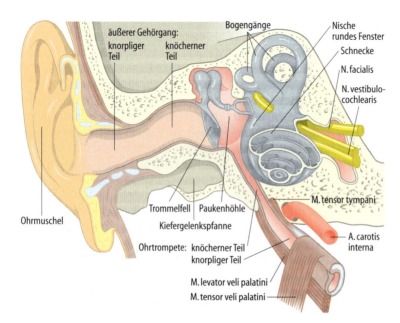

◘ Abb. 1.1. Übersicht über äußeres Ohr (*orange*), Mittelohr (*rot*) und Innenohr (Labyrinth, *blau*)

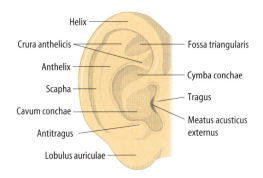

◘ Abb. 1.2. Ohrmuschel

Knäueldrüsen liegen als kompakte Schicht unter den Talgdrüsen und münden teils mit ihnen zusammen in die Haarbälge, teils direkt in den Gehörgang.

Im *knöchernen Teil* ist die Haut dünn und mit dem Periost fest verwachsen.

Verlauf

Der äußere Gehörgang ist insgesamt 3 bis 3,5 cm lang, am Übergang vom knorpligen zum knöchernen Teil findet sich eine Enge (Isthmus). An dieser Stelle zeigt der Gehörgang eine Krümmung.

> **Wichtig**
>
> Durch Ziehen der Ohrmuschel nach hinten oben läßt sich der knorplige Teil des Gehörganges anheben und mit dem von hinten oben außen nach vorn unten innen verlaufenden starren knöchernen Teil in eine Achse bringen (wichtig bei der Untersuchung des Trommelfells und bei der Ohrspülung!).

Topographische Beziehungen

- Die hintere obere knöcherne Gehörgangswand ist dem *Antrum mastoideum* benachbart (**Senkung bei Mastoiditis!**).
- In der hinteren unteren Gehörgangswand verläuft der *N. facialis*.
- Die vordere Gehörgangswand grenzt an das *Kiefergelenk* und die vordere untere an die *Gl. parotidea*.
- Die obere Wand grenzt an das Epitympanum und den M. temporalis.

Gefäße des äußeren Ohres Äste der A. temporalis superficialis, der A. maxillaris und der A. occipitalis (alle aus der A. carotis ext.).

Lymphabfluß des äußeren Ohres über die auf dem Warzenfortsatz liegenden Nodi lymphatici retroauriculares et infraauriculares und über die vor dem Ohr liegenden Nodi lymphatici parotidei in die Nodi lymphatici cervicales superficiales et profundi.

Sensible Nerven des äußeren Ohres sind:
- N. auriculotemporalis (aus V3): Gehörgang vorn und oben, Ohrmuschel vorn
- R. auricularis n. vagi: Gehörgang hinten (Hustenreiz bei Einführen des Ohrtrichters!), Hinterfläche der Ohrmuschel
- N. auricularis magnus (aus CIII): Gehörgang unten, Ohrmuschel hinten, Mastoid
- N. auricularis post. (aus VII): Gehörgang oben (sensibel, Hitselberger-Zeichen), hintere Ohrmuskeln (motorisch)

1.1.2 Mittelohr
Engl. middle ear

Definition. Es umfaßt Trommelfell, Tube, Paukenhöhle und die pneumatischen Räume.

Trommelfell

Der normale Trommelfellbefund Das Trommelfell schließt den Gehörgang in der Tiefe gegen die Paukenhöhle ab. Es ist mit einem verdickten Rand aus Faserknorpel, dem **Anulus fibrosus** (= fibrocartilagineus, Limbus), in den knöchernen *Sulcus tympanicus* eingelassen. Der Sulkus besitzt oben eine halbkreisförmige Knochenaussparung, die *Incisura tympanica* (RIVINI).

Stellung Das Trommelfell ist – bei Säuglingen und Kindern mehr als bei Erwachsenen – von hinten oben außen nach vorn unten innen geneigt, so daß die hintere Gehörgangswand mit dem Trommelfell einen stumpfen Winkel und die vordere Gehörgangswand mit dem Trommelfell einen spitzen Winkel bilden. Die hinteren Trommelfellanteile liegen dem Betrachter also näher, als die vorderen.

Das Trommelfell hat die Form eines nach innen gerichteten flachen Trichters. An seiner Spitze befindet sich der *Umbo*.

> **Wichtig**
>
> Aufsicht (Abb. 1.3a, b) Man unterscheidet den großen, unteren, gespannten Teil, die *Pars tensa*, und in der Incisura RIVINI den kleineren, oberen, schlaffen Teil, die *Pars flaccida* (SHRAPNELL-Membran).

Zwischen Pars tensa und Pars flaccida ist vorn oben der vorspringende *kurze Fortsatz* des Hammers zu erkennen, zu dem als Fortsetzung des Anulus fibrosus der vordere und hintere Grenzstrang (Plica mallearis anterior bzw. posterior) von vorn und hinten ziehen. Der kurze Fortsatz setzt sich in den nach unten und innen verlaufenden **Hammergriff** (= Hammerstiel) fort. Der Hammergriff ist mit der Pars tensa fest verwachsen und scheint gelblich durch das Epithel hindurch. Sein unteres Ende entspricht dem **Umbo** (Nabel) des Trommelfells. Vom Umbo ausgehend sieht man den dreieckigen Lichtreflex, der mit der Basis nach vorn unten gerichtet ist. Der *Lichtreflex* kommt dadurch zustande, daß das Licht bei der Spiegeluntersuchung nur in diesem dreieckigen Trommelfellbezirk bei normaler Trommelfellstellung senkrecht auffällt und reflektiert wird. Das Trommelfell läßt sich durch eine Linie entlang dem Hammergriff und eine Linie senkrecht dazu durch den Umbo in vier Quadranten einteilen (v.o. = vorderer oberer, v.u. = vorderer unterer, h.o. = hinterer oberer, h.u. = hinterer unterer). Im hinteren oberen Quadranten schimmern gelegentlich der ins Mesotympanum herabreichende *lange Amboßschenkel* und die im Winkel von 90° dazu nach hinten ziehende *Sehne des M. stapedius* durch das Trommelfell hindurch.

Farbe Die Eigenfarbe ist perlmuttgrau und wird durch das verwendete künstliche Licht und die im Licht durchscheinende, gelbliche mediale Paukenhöhlenwand etwa *rauchgrau*. Der Trommelfellglanz entsteht durch eine dünne Fettschicht (Ohrenschmalz).

Aufbau Die **Pars tensa** besteht aus **drei** Schichten: *Epithelschicht, Bindegewebsschicht* (= Lamina propria) mit den zum Gehörgang liegenden radiären Fasern (Stratum radiatum) und den paukenwärts liegenden zirkulären Fasern (Stratum circulare) sowie *Schleimhautschicht*.

In der **Pars flaccida** finden sich nur **zwei Schichten**: *Epithel* und *Schleimhaut*. Die Bindegewebsschicht und der Anulus fibrosus fehlen in der Pars flaccida. Zwischen Epithel und Schleimhaut findet man lediglich etwas lockeres Bindegewebe. Die Pars flaccida liegt in der Höhe des Epitympanum.

Beweglichkeit Die Beweglichkeit des Trommelfells und des Hammers läßt sich durch Lufteinblasung über die Tube ins Mittelohr prüfen, wenn gleichzeitig otoskopiert wird (VALSALVA-Versuch). Bei nicht durchgängiger Tube gelingt das mit Hilfe eines außen mit einer Lupe abgeschlossenen Trichters, der luftdicht in den Gehörgang eingesetzt

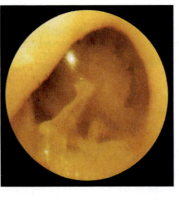
a

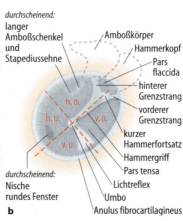
b

Abb. 1.3a, b. Rechtes Trommelfell. **a** Normales Trommelfell; **b** anatomisches Schema

wird (SIEGLE-Trichter). Mit einem an den Trichter angeschlossenen Gummiballon kann dann zur Untersuchung der Trommelfellbeweglichkeit der Luftdruck im Gehörgang erhöht und erniedrigt werden (pneumatische Ohrlupe).

Gefäße und Nerven Ein Gefäß der A. auricularis prof. (aus A. maxillaris) und Nervenfasern (aus V3) finden sich in dem sogenannten Kutisstreifen, der von hinten oben auf das Trommelfell übergeht, am Hammergriff herunterzieht und am Umbo endet. Kleine Gefäße strahlen vom Rand her radiär in das Trommelfell ein.

Der pathologische Trommelfellbefund

Veränderungen der Stellung Durch eine Verlegung der Tube (Tubenmittelohrkatarrh, ▶ s. Kap. 4.2.1) kommt es zur Resorption der Luft im Mittelohr und zur **Retraktion des Trommelfells** (◘ Abb. 1.4a). Der Trommelfelltrichter vertieft sich:
- Der *Hammergriff* wird am Umbo einwärts und nach oben verlagert, er erscheint daher bei der Aufsicht verkürzt.
- Der *kurze Hammerfortsatz* springt dagegen stärker in den Gehörgang *vor*. Dadurch bildet sich eine
- *hintere Trommelfellfalte*. Die Spitze des
- *dreieckigen Reflexes* rückt durch die Stellungsänderung des Trommelfells *vom Umbo* ab oder fehlt völlig.

In einer isolierten Retraktion der Pars flaccida kann sich ein **beginnendes primäres Cholesteatom** bilden.

Eine Trommelfellvorwölbung ist vorübergehend nach einer Lufteinblasung ins Mittelohr zu sehen, vor allem erscheinen dann *atrophische Trommelfellbezirke* blasenartig vorgedrängt. Auch das gerötete und infiltrierte Trommelfell bei der *akuten Otitis media* und das milchige beim *Seromukotympanum* sind vorgewölbt.

Veränderungen der Aufsicht und der Kontinuität durch Trommelfelldefekte.
- Bei der *akuten Mittelohrentzündung* kann eine winzige bis **stecknadelkopfgroße Perforation** des Trommelfells bestehen, die meist nur an

dem austretenden Sekrettropfen und dem auf diesem Sekret befindlichen pulsierenden Reflex zu erkennen ist (◘ Abb. 4.6c).
- Nach *Traumen* sind die Perforationen oder Defekte des Trommelfells gezackt. Oft finden sich **schlitzförmige Perforationen**, ein blutig imbibierter oder lappiger Perforationsrand oder kleine Blutkoagel (◘ Abb. 1.4b).

Bei der chronischen Otitis media sind zu unterscheiden
- der **zentrale Trommelfelldefekt** (mesotympanaler Trommelfelldefekt), der rund- oder nierenförmig in der *Pars tensa* sitzt, verschieden groß sein kann, aber den Anulus des Trommelfells *nicht zerstört* haben darf (nicht randständiger Defekt). Er ist Ausdruck einer chronischen Schleimhauteiterung (*chronische mesotympanale Otitis media*, ◘ Abb. 4.8).
- der **randständige Trommelfelldefekt** (epitympanaler Trommelfelldefekt), bei dem der *Anulus* im hinteren oberen oder vorderen oberen, dem Epitympanum gegenüberliegenden Abschnitt der *Pars tensa zerstört* ist oder der im Bereich der *Pars flaccida* liegt. Er ist Ausdruck einer chronischen Knocheneiterung (*chronische epitympanale Otitis media*, Cholesteatomeiterung, ◘ Abb. 4.9).

Veränderungen der Farbe
- **Rotfärbung:** Gefäßfüllung im Bereich des Kutisstreifens und des Hammergriffs, radiäre Gefäßinjektion der Pars tensa, diffuse Rötung des gesamten Trommelfells mit Verstreichen der Konturen sind nacheinander beim Beginn einer akuten Otitis media und in umgekehrter Reihenfolge beim Abklingen einer *akuten Otitis media* zu beobachten.
- **Blaufärbung:** Erscheint das Trommelfell schwarz-blau verfärbt, handelt es sich um einen Bluterguß in der Pauke (*Hämatotympanum*; ◘ Abb. 1.4c), wie er bei Schläfenbeinbrüchen und selten einmal als »idiopathisches Hämatotympanum« = »Otitis nigra« zu beobachten ist. Ein *Glomustumor* im Mittelohr oder ein hochstehender, durch eine Knochendehiszenz in die Pauke ragender *Bulbus venae jugularis superior* können blau durch das Trommelfell

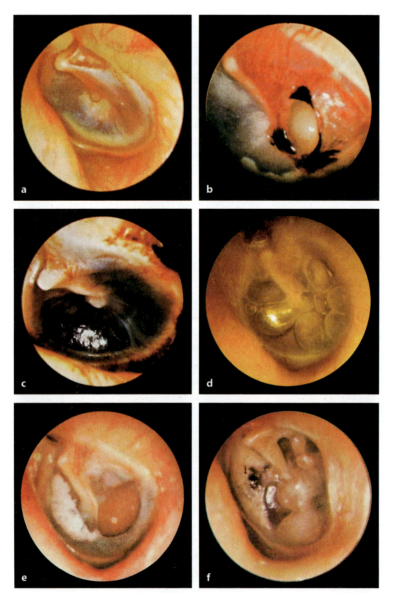

◘ Abb. 1.4a–f. Pathologische Trommelfellbefunde. **a** Retrahiertes Trommelfell; **b** traumatische Trommelfellperforation; **c** Hämatotympanum; **d** Mittelohrerguß mit Flüssigkeitsblasen; **e** Kalkeinlagerung und Narbe im Trommelfell; **f** Mittelohradhäsivprozeß

hindurchschimmern (Pulsationen!). Blau-rote *Blasen* auf dem Trommelfell sind Ausdruck einer »Grippeotitis«.
- **Gelbfärbung:** Bei einem Paukenerguß scheint das seröse Exsudat gelblich durch das Trommelfell hindurch (*Serotympanum*). Ist nicht die gesamte Pauke gefüllt, erkennt man eine haarfeine schwarze Niveaulinie, die dem Flüssigkeitsspiegel entspricht, und nach Lufteinblasung durch die Tube ins Mittelohr Flüssigkeitsblasen (◘ Abb. 1.4d).
- **Weißfärbung:** Eine diffuse weißliche Trübung des Trommelfells zeigt eine *Verdickung* an und kann Ausdruck früher abgelaufener Entzündungen in jeder der drei Trommelfellschichten sein. Partielle Trübungen von unterschiedlicher Intensität bis hin zu *weißen Kalkplatten* beruhen auf Einlagerungen und finden sich als Rückstand von entzündlichen Exsudaten meist in der Bindegewebsschicht der Pars tensa (*Tympanosklerose*; ◘ Abb. 1.4e). Die Funktion des Mittelohres kann, braucht aber dadurch nicht

gestört zu sein. Ein milchig-mattes Trommelfell mit Gefäßzeichnung ist häufig Zeichen eines dahinterliegenden *Seromukotympanums*.

- **Dunkelgraufärbung**, gleichzeitig **Veränderungen im Trommelfellaufbau**: Ein über lange Zeit retrahiertes und dabei gedehntes und in der Faserschicht *atrophisches* Trommelfell erscheint bei der Spiegeluntersuchung dunkel. Das gleiche gilt für »*Trommelfellnarben*«: Überhäutet sich ein Trommelfelldefekt, so regeneriert die Bindegewebsschicht nicht mehr, und die Narbe besteht dann nur aus der Epithel- und der Schleimhautschicht. Die Narbe hat scharfe, die Atrophie verwaschene Grenzen.

Veränderungen der Beweglichkeit

- Das **atrophische** oder umschrieben narbige **Trommelfell** zeigt mit der pneumatischen Ohrlupe eine stärkere Beweglichkeit, was sich an der leichten Veränderlichkeit der im Narbenbereich auftretenden Lichtreflexe oder an der Bewegung einzelner auf das Trommelfell aufgestäubter Puderkörnchen zeigt.
- Das stärker **verdickte Trommelfell** und das durch Unterdruck in der Pauke eingezogene oder nach früheren Entzündungen mit der medialen Paukenhöhlenwand verwachsene Trommelfell (*Adhäsivprozeß*) sind in ihrer *Beweglichkeit eingeschränkt* (◻ Abb. 1.4f).

Ohrtrompete

Definition Die Ohrtrompete (Tuba auditiva eustachii, Tuba pharyngotympanica, ◻ Abb. 1.1) ist ca. 3,5 cm lang und besteht aus einem vorderen medialen knorpligen Teil (2/3 der Länge) und einem hinteren, im Felsenbein liegenden lateralen knöchernen Teil (1/3 der Länge). Sie verbindet den Nasenrachenraum mit der Paukenhöhle (Aufsteigende Infektionen von der Nase zum Mittelohr! Sie sind beim Kind wegen der kurzen, weiten Tuben besonders häufig.).

Knorpliger Teil Das Tubenostium im Nasenrachenraum ist trichterförmig erweitert. Der im Querschnitt hakenförmige Tubenknorpel kann bei der Postrhinoskopie als **Tubenwulst** über der Tubenöffnung erkannt werden. Das Lumen der Tube ist im knorpligen Teil spaltförmig, die Wände liegen aneinander. Beim *Schlucken* öffnen vor allem der M. tensor veli palatini (N. V3) und dazu der M. levator veli palatini (N. IX und N. X) durch Verlagerung des rinnenförmigen Tubenknorpels und Heben des Gaumensegels die Tube (*Druckausgleich* zwischen dem Druck im Nasenrachenraum, der der Außenluft entspricht, und dem Druck im Mittelohr, um die Schwingungsfähigkeit des Trommelfells zu gewährleisten!).

Knöcherner Teil Am Übergang vom knorpligen Teil zum knöchernen Teil befindet sich die engste Stelle der Tube (**Isthmus**). Das Lumen des knöchernen Teils ist rundlich und offen. Die knöcherne Tube (Semicanalis tubae auditivae) liegt im Canalis musculotubarius unter dem Semicanalis m. tensoris tympani. Medial von der Tube verläuft die A. carotis interna.

Das mehrreihige *Flimmerepithel* mit Becherzellen und Schleimdrüsen im knorpligen Teil, dessen Flimmerstrom zum Nasenrachenraum gerichtet ist, geht im knöchernen Teil allmählich in das flache Epithel der Mittelohrräume über. Einlagerungen von lymphatischem Gewebe im Bereich des Tubenostiums im Nasenrachenraum werden als *Tubentonsille* bezeichnet.

Paukenhöhle

Die Paukenhöhle (◻ Abb. 1.5) läßt sich von unten nach oben in *drei* ineinander übergehende Etagen einteilen:

- Das **Hypotympanum** (Paukenkeller) liegt, durch eine dünne Knochenwand (Paukenboden) getrennt, unmittelbar über dem *Bulbus v. jugularis superior*.
- Das **Mesotympanum**:
  - *Vordere Wand*: Dem Canalis caroticus benachbart. Oben Austritt des *Musculus tensor tympani* aus dem Semicanalis musculi tensoris tympani. Der Muskel zieht zum Hammergriff. Darunter *Tubenöffnung*.
  - *Laterale Wand*: Sie wird gebildet durch die Trommelfellinnenseite im Bereich der *Pars tensa*.
  - *Hintere Wand*: Knöcherne Wand zum Warzenfortsatz, in der der N. facialis verläuft. Oben Sehne des M. stapedius, der aus dem Processus pyramidalis austritt und zum

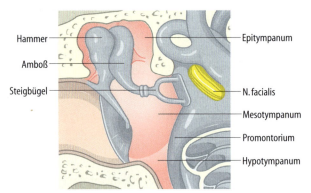

◘ Abb. 1.5. Schnitt durch die Paukenhöhle

Steigbügelköpfchen zieht (◘ Abb. 1.6). Darunter Austritt der Chorda tympani, die vom N. facialis kommt und bogenförmig zwischen Hammergriff und Amboßschenkel durch die Paukenhöhle in die GLASER-Spalte zieht.
– *Mediale Wand* (◘ Abb. 1.6): Vorn das vorgewölbte *Promontorium* (Basalwindung der Schnecke), auf ihm der N. tympanicus. Hinten unten rundes Fenster, durch die runde Fenstermembran von der Scala tympani der Schnecke abgeschlossen. Hinten oben *ovales Fenster* mit Steigbügelfußplatte und Ringband (Abschluß gegenüber dem Vestibulum des Innenohres). Die Begrenzung der Nische zum ovalen Fenster nach oben wird durch den *Fazialiswulst* (knöcherner Fazialiskanal am Übergang von der horizontalen zur vertikalen Verlaufsstrecke) gebildet.
– Das **Epitympanum** (*Kuppelraum*, sog. Attikus) öffnet sich nach hinten über den *Aditus ad antrum* in das *Antrum mastoideum*, an dessen medialer Wand hinter dem Fazialiswulst der *Bogengangswulst* (knöcherner horizontaler Bogengang) liegt. Das Dach (Tegmen tympani et antri) grenzt an die *mittlere Schädelgrube* (◘ Abb. 1.6). *Hammerkopf* und *Amboßkörper* liegen im Epitympanum und engen mit ihren Bändern und durch Schleimhautfalten den Kuppelraum und seine Durchlüftungswege ein (Bedeutung bei entzündlichen Mittelohrerkrankungen!).

Paukeninhalt Definition. In der Paukenhöhle befinden sich die von Schleimhaut überzogenen drei Gehörknöchelchen (◘ Abb. 1.5).

– Der **Hammer** (Malleus) besteht aus *Griff* (Stiel), *kurzem Fortsatz, vorderem Fortsatz, Hals und Kopf*. Der Hammergriff und der kurze Fortsatz sind in die Pars tensa des Trommelfells eingelassen, der vordere Fortsatz ist gegen die GLASER-Spalte gerichtet. Hammer und Amboß verbindet ein Sattelgelenk.
– Der **Amboß** (Incus) besteht aus *Körper, kurzem Schenkel* und *langem Schenkel*. Letzterer reicht ins Mesotympanum herab und ist an seinem Processus lenticularis durch ein Gleitgelenk mit dem Steigbügelköpfchen verbunden.
– Der **Steigbügel** (Stapes) besteht aus *Köpfchen, vorderem* und *hinterem Schenkel* und der *Fußplatte* im ovalen Fenster.

Die **Gehörknöchelchenkette** überträgt die Trommelfellschwingungen auf das Innenohr.

Die Binnenohrmuskeln
– **M. tensor tympani** (Innervation N. V3), der an der Basis des Hammergriffs ansetzt, und
– **M. stapedius** (Innervation N. facialis), der am Steigbügelköpfchen inseriert.

Die *Mittelohrschleimhaut* ist dünn, gefäßarm und liegt unmittelbar dem Periost auf (Mukoperiost). Sie hängt über das Antrum mastoideum mit der Schleimhaut der pneumatischen Zellräume zusammen (**Ausbreitung von Entzündungen!**).

Pneumatische Räume
Zur Zeit der Geburt sind nur Tube, Pauke und Antrum mastoideum angelegt. Die hyperplastische embryonale Schleimhaut bildet sich allmählich

1 · Anatomie und Physiologie

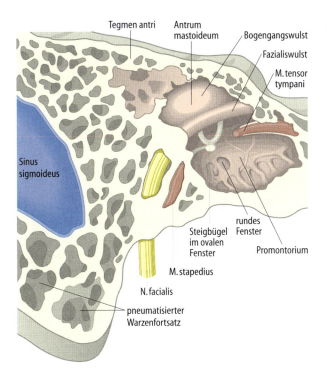

Abb. 1.6. Schnitt durch den pneumatisierten Warzenfortsatz und Aufsicht auf die mediale Paulenhöhlenwand; paukenhöhle und Antrum *rosa*

zurück. Die **Pneumatisation** des Warzenfortsatzes und weiterer Teile des Schläfenbeins geht vom Antrum mastoideum aus und ist etwa mit dem 6. Lebensjahr abgeschlossen. Sie kann sehr ausgedehnt sein und außer dem Warzenfortsatz (*retrotympanale Räume*) die Schuppe, den Jochbogen und die Felsenbeinpyramide (*petrotympanale Räume*) umfassen.

> **Wichtig**
>
> Die Pneumatisation ist abhängig von einer normalen Funktion der kindlichen Ohrtube, also davon, daß das Mittelohr frühzeitig und dauerhaft belüftet wird.

Anhaltende **Tubenventilationsstörungen** verhindern eine gute Pneumatisation. Sie können eine Umwandlung der Mittelohrschleimhaut bewirken und zum **Seromukotympanum** (▶ s. Kap. 4.2.2) und einer **Hemmung des Pneumatisationsvorganges** führen. Kommen Infekte zur anhaltenden Tubenventilationsstörung hinzu, so kann sich das Krankheitsbild der **chronischen Mittelohrentzündung** entwickeln (▶ s. Kap. 4.3.3). Man stellt deshalb später bei Vorliegen einer Otitis media chronica meistens eine gehemmte oder völlig fehlende Pneumatisation fest (WITTMAACK-Pneumatisationslehre). Es lassen sich je nach *Grad der Pneumatisation* unterscheiden (◘ Abb. 1.7a–d):

- der kompakte Warzenfortsatz,
- der spongiöse Warzenfortsatz,
- der periantral pneumatisierte Warzenfortsatz und
- der ausgedehnt pneumatisierte Warzenfortsatz.

Alle **Warzenfortsatzzellen** (◘ Abb. 1.6) stehen mit dem Antrum in Verbindung, sind in Antrumnähe klein und werden zur Peripherie hin größer. Dadurch sind die *Abflußverhältnisse* bei einer Entzündung und Schwellung der Schleimhaut der Warzenfortsatzzellen *ungünstig*. Besonders große Zellen findet man in der Warzenfortsatzspitze (Terminalzellen) und hinten im Winkel zwischen Dura und Sinus (Winkelzellen).

Die **Zellen der Felsenbeinpyramide**, die seltener pneumatisiert ist als der Warzenfortsatz, können nur in der Pyramidenspitze größeren Umfang annehmen. Sie stehen mit dem Antrum mastoideum

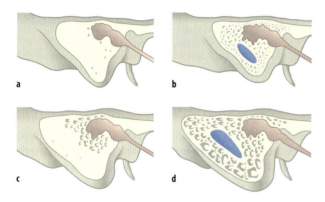

Abb. 1.7a–d. Verschiedene Grade der Warzenfortsatzpneumatisation. **a** Kompakter Warzenfortsatz; **b** spongiöser Warzenfortsatz; **c** periantral pneumatisierter Warzenfortsatz; **d** ausgedehnt pneumatisierter Warzenfortsatz

und der Paukenhöhle durch schmale Zellzüge in Verbindung, die am Labyrinthblock vorbeiführen (perilabyrinthäre Zellen). Deshalb bestehen auch hier ungünstige Abflußverhältnisse.

> **Wichtig**
>
> Komplikationen können sich bei Entzündungen der schleimhautausgekleideten Räume durch die engen nachbarschaftlichen Beziehungen vor allem zum *Innenohr*, zum *Schädelinneren*, zum *Sinus sigmoideus* und zum *N. facialis* ergeben.

Mittelohrgefäße (aus A. carotis ext. und int.)
- *A. tympanica sup.* aus A. meningea media für Epitympanum,
- *A. tympanica inf.* aus A. pharyngea ascendens für Paukenboden,
- *A. tympanica ant.* aus A. maxillaris für Tubenmündung und
- *A. tympanica post.* aus A. stylomastoidea für die hinteren Paukenabschnitte
- *A. caroticotympanicus* aus A. carotis interna

Nerven. In enger Beziehung zum Mittelohr stehen der N. tympanicus, der N. facialis und dessen Chorda tympani.

Der **N. tympanicus** ist ein *parasympathischer Ast* aus dem *N. glossopharyngeus* (IX), der zugleich sensible Fasern zur Versorgung der Paukenhöhlenschleimhaut führt (**Otalgie** ▶ s. Kap. 29.1.1). Er zieht auf dem *Promontorium* von unten nach oben durch die Paukenhöhle und läuft dann als N. petrosus minor, gedeckt von Dura mater, durch die mittlere Schädelgrube zum Ganglion oticum (JACOBSON-Anastomose zwischen N. IX und N. V3). Dort erfolgt seine Umschaltung, worauf sich seine Fasern dem N. auriculotemporalis des N. mandibularis (V3) anschließen. Diesen verlassen sie wieder und gehen auf den N. facialis (VII) über, um schließlich im Bereich des Plexus intraparotideus die Glandula parotidea sekretorisch zu versorgen (FREY-Syndrom, s. Parotidektomie, ▶ Kap. 23.4.2).

Der **N. facialis** (VII; Abb. 1.8) tritt zusammen mit dem N. vestibulocochlearis (VIII) durch den inneren Gehörgang in das Felsenbein ein (*meatale* und *labyrinthäre* Verlaufsstrecke), biegt an seinem Ganglion geniculi nach hinten um (äußeres oder zweites Knie des Fazialis) und gibt dabei den N. *petrosus major* ab (sekretorische Versorgung der Tränendrüse sowie der Drüsen der Nasenhöhlen- und Mundschleimhaut nach Umschaltung im Ganglion pterygopalatinum). Dann zieht der N. facialis in einer annähernd horizontalen (*tympanalen*) Verlaufsstrecke in der medialen Paukenhöhlenwand oberhalb des ovalen Fensters entlang. Er ist hier nur von einer dünnen Knochenschicht bedeckt. Schließlich biegt er nach hinten um (Pars pyramidalis), taucht wieder in massiven Knochen ein und zieht in dieser vertikalen (*mastoidalen*) Verlaufsstrecke, auf der er den sehr kurzen *N. stapedius* sowie die *Chorda tympani* abgibt, zum Foramen stylomastoideum, aus dem er austritt und die mimische Muskulatur versorgt. Er führt sensible Fasern zum Gehörgang (N. auricularis posterior).

Die **Chorda tympani** (aus Fasern des *N. intermedius*, nicht motorischer Anteil des N. facialis) tritt hinten in die Paukenhöhle ein und zieht, von Schleimhaut umschlossen, durch die Paukenhöhle nach vorn zwischen langem Amboßschenkel und

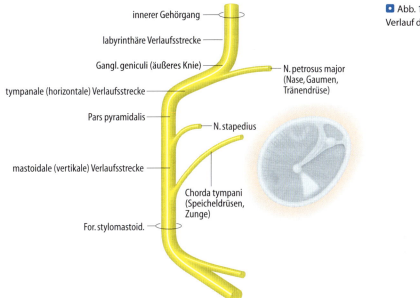

◘ Abb. 1.8. Intratemporaler Verlauf des N. facialis rechts

Hammergriff, etwa in Höhe der Grenze zwischen Pars tensa und Pars flaccida des Trommelfells, zur GLASER-Spalte. Durch diese verläßt sie die Paukenhöhle und tritt nach vorn unten von hinten her in den längs der seitlichen Pharynxwand verlaufenden *N. lingualis* (aus V3) ein. Die **sekretorischen Fasern** der Chorda tympani werden im Ggl. submandibulare umgeschaltet und versorgen die Gl. submandibularis und die Gl. sublingualis sowie die kleinen Speicheldrüsen der vorderen Mundhöhle. Die *sensorischen Fasern* gelangen zu den Geschmacksknospen der vorderen zwei Drittel der Zunge.

1.1.3 Innenohr (Labyrinth)
Engl. inner ear (labyrinth)

Definition. Das im Felsenbein liegende **knöcherne Labyrinth** umgibt als Kapsel das **häutige Labyrinth**. Zwischen dem Knochen und dem häutigen Labyrinth befindet sich der *Perilymphraum*, der durch den *Ductus perilymphaticus* (= Aquaeductus cochleae) mit dem Subarachnoidalraum in Verbindung steht (◘ Abb. 1.9).

Die Perilymphe entstammt nur zum Teil dem Liquor cerebrospinalis. Biochemische Untersuchungen sprechen dafür, daß ein Teil der Perilymphe aus dem Blut filtriert wird. Die Resorption erfolgt durch die Venen des Perilymphraumes.

Die Endolymphe füllt das *häutige Labyrinth* aus. Sie entstammt der *Stria vascularis* (◘ Abb. 1.10) und wird im *Saccus endolymphaticus* resorbiert. Die unterschiedlichen Elektrolytkonzentrationen in Endo- und Perilymphe werden durch aktiven Ionentransport und passive Diffusion aufrechterhalten.

Die »CORTI-Lymphe« ist Perilymphe, steht mit dem Perilymphraum der Scala tympani in Verbindung und umspült die Haarzellen des CORTI-Organs (◘ Abb. 1.10).

Während Perilymphe bzw. »CORTI-Lymphe« (Interzellularflüssigkeit) viel *Natrium* und wenig Kalium enthalten, ist die Endolymphe *kaliumreich*, aber natriumarm.

Schnecke (Cochlea)
Definition. Sie umfaßt das Hörsinnesorgan.

Die **knöcherne Schnecke** (◘ Abb. 1.11) windet sich zweieinhalbmal spiralig um die Achse (*Mo-*

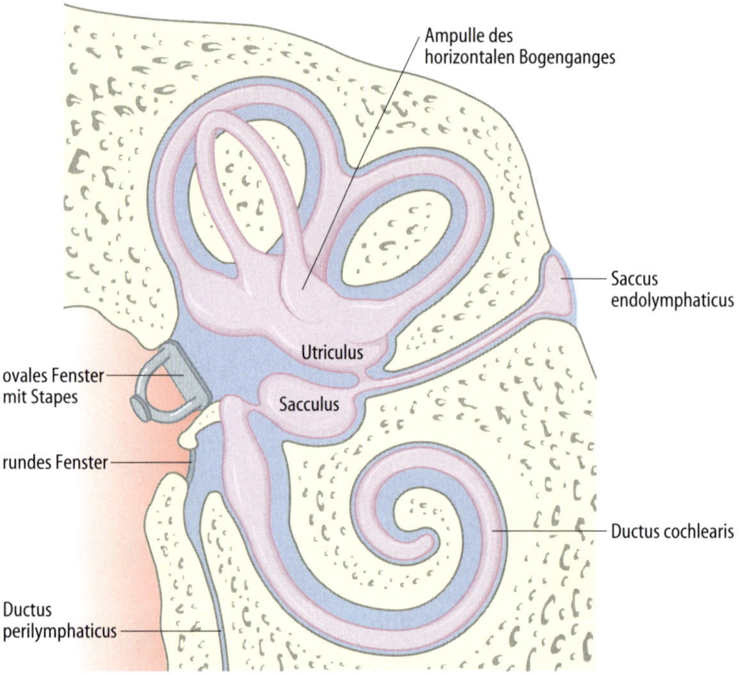

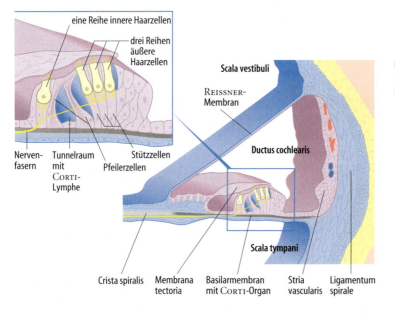

◘ Abb. 1.9. Endo- und perilymphatische Räume

◘ Abb. 1.10. Ductus cochlearis mit CORTI-Organ. Haarzellen *gelb markiert*

diolus), die die Nerven und Gefäße enthält. Die Schneckenwindungen sind durch die *Lamina spiralis ossea* und den *Ductus cochlearis* jeweils in zwei mit Perilymphe gefüllte Etagen, die *Scala vestibuli* und die *Scala tympani*, geteilt. Die Skalen stehen an der Schneckenspitze durch das *Helicotrema* miteinander in Verbindung. Die *Scala vestibuli* öffnet sich in den Vorhof. Die *Scala tympani* (Verbindung zum Subarachnoidalraum über den Ductus perilymphaticus) grenzt an die mediale Paukenhöhlenwand, den Abschluß zum Mittelohr bildet die Membran des runden Fensters. Die Basalwindung

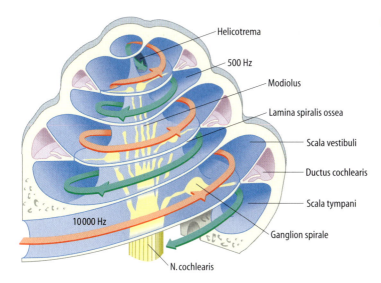

◘ Abb. 1.11. Schnitt durch die Schnecke in der Schneckenachse (Modiolus). Aufgeklappte Schnecke mit Perilymphbewegungen und Frequenzabbildung

der Schnecke wölbt sich als Promontorium in die Pauke vor.

Die mit *Endolymphe* gefüllte **häutige Schnecke (Ductus cochlearis)** hat im Querschnitt eine dreieckige Form (◘ Abb. 1.10) und endet blind in der Schneckenspitze. Die obere Wand, die für Ionen durchlässige REISSNER-Membran, trennt den Ductus cochlearis von der Scala vestibuli. Die äußere Wand, das *Ligamentum spirale*, trägt die *Stria vascularis* (Endolymphbildung). Die untere Wand, die Basilarmembran, grenzt den Ductus cochlearis von der Scala tympani ab. Der **Basilarmembran** sitzt das CORTI-Organ auf. Die Breite der Basilarmembran nimmt von der Schneckenbasis bis zur Schneckenspitze zu. Die Anteile der Lamina spiralis ossea sind dementsprechend an der Basis größer, an der Spitze kleiner. Die Erregung durch *hohe Frequenzen* erfolgt an der Schneckenbasis, durch *niedere Frequenzen* an der Schneckenspitze. Der Ductus cochlearis steht über den *Ductus reuniens* mit dem Sacculus in Verbindung.

Das **CORTI-Organ** (◘ Abb. 1.10) wird von der *Membrana tectoria* bedeckt, die vom Limbus laminae spiralis osseae ausgeht und mit den Sinneshaaren der äußeren Haarzellen in Verbindung steht. Man unterscheidet im CORTI-Organ die *Stützzellen* (von innen nach außen: innere und äußere Pfeilerzellen, DEITERS-Zellen, HENSEN-Zellen, CLAUDIUS-Zellen), die zwei tunnelartige mit CORTI-Lymphe gefüllte Räume (Tunnelraum) umschließen, und die in das Stützgerüst eingelagerten **Sinneszellen** (eine Reihe innere und drei Reihen äußere **Haarzellen**).

Vorhof (Vestibulum)

Definition. Der **knöcherne Vorhof** liegt *zwischen* der Schnecke und den Bogengängen und ist mit Perilymphe gefüllt. In das zur Paukenhöhle gelegene **ovale Fenster** ist die Steigbügelfußplatte mit dem Ringband eingelassen. In zwei Vertiefungen des Vorhofs liegen *Sacculus* und *Utriculus*.

Die **häutigen Vorhofsäckchen Sacculus** und **Utriculus** stehen untereinander durch den *Ductus utriculosaccularis* in Verbindung. Von ihm zweigt der im knöchernen Aquaeductus vestibuli liegende Ductus endolymphaticus ab, der an der Pyramidenhinterfläche in einer Duraduplikatur, dem **Saccus endolymphaticus**, blind endet (◘ Abb. 1.9). An der Einmündung des Ductus utriculosaccularis in den Utriculus findet sich eine Falte, die sog. utrikuloendolymphatische Klappe (Bast).

Die **Sinneszellen** (Haarzellen) liegen, umgeben von *Stützzellen*, in der **Macula sacculi** und der **Macula utriculi** (Maculae staticae). Die Sinneszellhaare (je Zelle etwa hundert Stereozilien und ein Kinozilium) sind in die gallertige *Otolithenmembran* eingebettet, in deren Oberfläche kleine Kristalle aus Kalziumkarbonat eingelagert sind (*Otolithen = Statolithen = Otokonien = Statokonien*; ◘ Abb. 1.12).

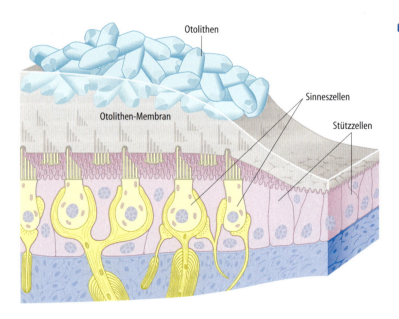

Abb. 1.12. Makula

Bogengänge

Definition. Die halbkreisförmigen **knöchernen Bogengänge** stehen in den *drei Hauptebenen* des Raumes. Ein Schenkel jedes Bogenganges erweitert sich vor der Mündung in das Vestibulum zur *Ampulle*.

- Der **laterale (horizontale) Bogengang** grenzt an das Antrum mastoideum und bildet dort den *Bogengangswulst*.
- Der **obere (anteriore) Bogengang** grenzt an die mittlere Schädelgrube und tritt an der oberen Felsenbeinfläche als *Eminentia arcuata* hervor.
- Der **hintere (vertikale) Bogengang** steht zum oberen Bogengang senkrecht. Die beiden nicht erweiterten Schenkel der vertikalen Bogengänge münden gemeinsam (*Crus commune*) in das Vestibulum, so daß nur fünf Öffnungen (Bogengangsmündungen) zum Vestibulum bestehen.

Die **häutigen Bogengänge** (Abb. 1.9) liegen in den knöchernen Bogengängen und werden von Perilymphe umgeben. Sie enthalten *Endolymphe*. Jeder *Endolymphschlauch* ist unter Einbeziehung des Utrikulus als *ringförmiges Gebilde* anzusehen. In den Erweiterungen der Bogengangsschläuche (**Ampullen**) liegen die Sinnesendstellen.

Die **Sinneszellen** sitzen, umgeben von Stützzellen, auf der **Crista ampullaris**, die etwa ein Drittel des Ampullenlumens ausmacht. Die Sinneszellhaare (je Zelle etwa 50 Stereozilien und ein Kinozilium) ragen in die **Cupula** hinein, ein gallertartiges Gebilde, das bis ans Dach der Ampulle reicht und die Ampulle *endolymphdicht* abschließt (Abb. 1.13).

Hör- und Gleichgewichtsnerv

Definition. N. vestibulocochlearis = N. statoacusticus = N. VIII = N. octavus.

Der **VIII. Hirnnerv** tritt zusammen mit dem N. facialis (N. VII) in den *inneren Gehörgang* (Porus et Meatus acusticus internus) ein und teilt sich in den **N. vestibularis** (Pars vestibularis n. octavi) und den **N. cochlearis** (Pars cochlearis n. octavi). Im Grund des inneren Gehörgangs liegt das *Ganglion vestibulare* (Ganglion Scarpae), im Modiolus der Schnecke das *Ganglion spirale cochleae*.

Vom **Ganglion vestibulare** (bipolare Ganglienzellen) zieht der **N. utriculoampullaris** mit seinen Ästen zur Macula utriculi und zur Crista ampullaris des oberen und des lateralen Bogenganges, der **N. saccularis** zur Macula sacculi und der **N. ampullaris posterior** zur Crista ampullaris des hinteren Bogenganges. Neben der afferenten Innervation bestehen auch efferente Bahnen.

1 · Anatomie und Physiologie

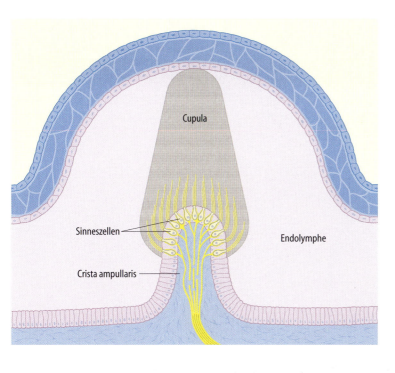

◘ Abb. 1.13. Schnitt durch die Bogengangsampulle mit Crista ampullaris und Cupula

Vom **Ganglion spirale cochleae** ziehen Nervenfasern durch die *Lamina spiralis ossea* und die *Basilarmembran*, wobei sie ihre Myelinscheiden verlieren, bis zu den *Haarzellen* des CORTI-Organs. Hier bestehen ebenfalls neben den **afferenten Fasern** (zahlreiche Fasern von einer *inneren Haarzelle*, dagegen nur eine Faser gemeinsam von mehreren äußeren Haarzellen) auch **efferente Fasern**, die vorwiegend zu den *äußeren Haarzellen* ziehen, einen modulierenden Einfluß haben und deren Ganglienzellen in der – vorwiegend – kontralateralen Olive liegen.

Gefäße des Innenohres

- Die **A. labyrinthi** (A. auditiva interna) wurde bisher als Endarterie angesehen, bildet aber möglicherweise Anastomosen mit Mittelohrgefäßen. Sie entspringt entweder aus der A. inf. ant. cerebelli (AICA) oder direkt aus der A. basilaris, tritt in den inneren Gehörgang ein und teilt sich in folgende Äste: Die *Rr. vestibulares* für Vorhof und Bogengänge und basale Schneckenwindung und den *R. cochlearis* für die übrigen Schneckenwindungen (Hörsturz, ▶ s. Kap. 5.2.2).

- Die **A. subarcuata** versorgt Teile des Bogengangapparates. Sie entspringt aus der AICA, tritt in die Hinterfläche des Felsenbeines ein und verläuft in der Achse des oberen Bogenganges zum Labyrinth.

1.2 Zentraler Anteil

1.2.1 Hörbahn (◘ Abb. 1.14)
Engl. auditory pathway, central auditory system

Definition. Sie umfaßt alle Strukturen des Zentralnervensystems, die an der Reizverarbeitung bis hin zur Sinneswahrnehmung, dem bewußten Hören, beteiligt sind. Es bestehen Verbindungen zu den Sprachzentren.

Afferentes System
Erstes Neuron. Die peripheren Ausläufer der bipolaren Ganglienzellen des **Ganglion spirale cochleae** reichen bis zu den Haarzellen. Die zentralen Fortsätze (**N. cochlearis**) treten im Kleinhirnbrückenwinkel in den Hirnstamm ein und enden im **dorsalen und ventralen Cochleariskern**.

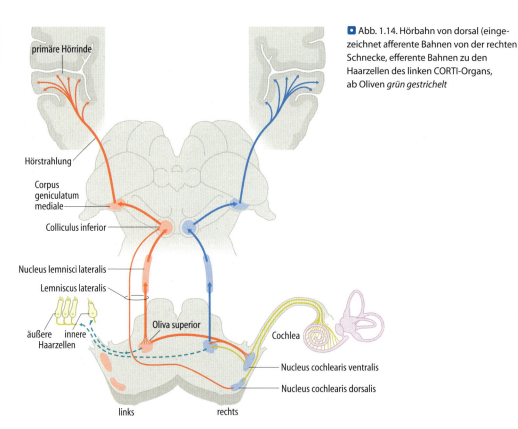

Abb. 1.14. Hörbahn von dorsal (eingezeichnet afferente Bahnen von der rechten Schnecke, efferente Bahnen zu den Haarzellen des linken CORTI-Organs, ab Oliven *grün gestrichelt*

Zweites Neuron. Vom *dorsalen* Kern verlaufen die Fasern gekreuzt zum **Colliculus inferior** der anderen Seite.

Vom *ventralen* Kern ziehen Fasern vorwiegend gekreuzt zur **oberen Olive** der anderen Seite, ein Teil ungekreuzt zur gleichen Seite.

Drittes Neuron. Von der oberen Olive laufen die Fasern vom gleichseitigen ventralen Cochleariskern vereint mit Fasern, die gekreuzt von den Cochleariskernen der anderen Seite kommen, im **Lemniscus lateralis** über den **Colliculus inferior** (in beiden weitere Umschaltungen) zum **Corpus geniculatum mediale**.

Viertes Neuron. Vom Corpus geniculatum mediale zieht die **Hörstrahlung** zum **primären auditorischen Kortex** in der **HESCHL-Windung des Schläfenlappens** und zu den diesen umgebenden Projektionsfeldern der **sekundären Hörrinde**.

> **Wichtig**
>
> Der größte Teil der zentralen Hörbahn *kreuzt* also im zweiten Neuron auf die kontralaterale Seite. Da aber ein Teil der Fasern auch ipsilateral verläuft, ist jedes CORTI-Organ mit dem auditorischen Kortex beidseits verbunden. Die kortikalen Hörsphären sind über Balkenfasern untereinander verbunden.

Efferentes System

Außer diesen afferenten Bahnen bestehen **efferente Bahnen**, die den **sensorischen Input** steuern. Sie ziehen von der *kontralateralen Olive* gekreuzt vorwiegend zu den *äußeren Haarzellen* und in geringerer Anzahl von der *ipsilateralen Olive* ungekreuzt zu den von den inneren Haarzellen abgehenden *afferenten Hörnervenfasern*. Ihre Aufgabe besteht in der Anpassung des peripheren Hörsystems an die jeweilige Hörsituation in Form eines Regelkreises.

1.2.2 Vestibularisbahnen

Engl. vestibular tracts, central vestibular system

Sie umfassen alle Anteile des Zentralnervensystems, die an der Regulation des Gleichgewichtes beteiligt sind (◘ Abb. 1.15). Da es sich um ein multisensorisches Sinnessystem handelt, bestehen Verbindungen zu den Zentren der Blickmotorik, dem vestibulospinalen System, der Halswirbelsäule, dem Kleinhirn und der Hirnrinde.

Erstes Neuron. Die peripheren Ausläufer des *Ganglion vestibulare* reichen bis zu den Sinneszellen der *Maculae utriculi et sacculi* und den *Bogengangsampullen*. Die zentralen Fortsätze (**N. vestibularis**) enden in den **drei Vestibulariskernen** (SCHWALBE, BECHTEREW, DEITERS) am Boden der Rautengrube.

Zweites Neuron. Gekreuzt oder ungekreuzt zieht ein Teil der Fasern zum *medialen Längsbündel* und den *Augenmuskelkernen* (Nystagmus), ein weiterer Teil zur *Formatio reticularis* und den *vegetativen Zentren*, ein anderer Teil zum *Kleinhirn* und zur Kleinhirnrinde, ein Teil über das Kleinhirn (Nucleus dentatus) zum roten Kern der Haube und über den lateralen Thalamuskern zur *Körperfühlsphäre* und schließlich ein Teil als *vestibulospinale Bahn* zum Vorderhorn des Rückenmarkes und den *motorischen Nerven* (Muskeltonus).

1.2.3 Zentraler Verlauf des N. facialis

Der **Nucleus nervi facialis** (zweiteilig), im ventralen Abschnitt der Formatio reticularis in der Rautengrube gelegen, wird **gekreuzt** (Mundast, Augenast, Stirnast) und **ungekreuzt** (*Stirnast zusätzlich*) von den *frontalen Zentralwindungen* her innerviert. Die Fasern verlaufen vom Kern in einem Bogen (*inneres oder erstes Knie*) um den Abduzenskern

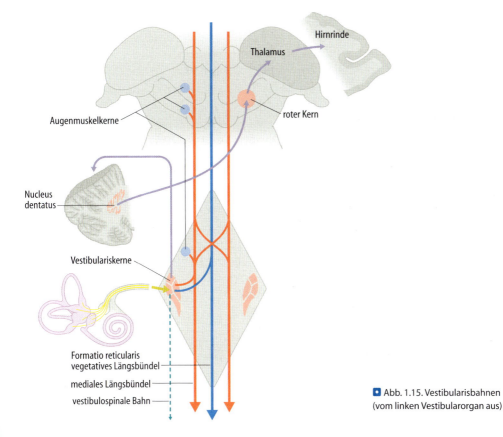

◘ Abb. 1.15. Vestibularisbahnen (vom linken Vestibularorgan aus)

(◘ Abb. 1.16). Zusammen mit dem N. intermedius verläßt der N. facialis am hinteren Rand des Brückenarmes das Gehirn, um neben dem N. vestibulocochlearis in den inneren Gehörgang einzutreten (◘ Abb. 1.1; Verlauf durch das Felsenbein ◘ Abb. 1.8).

1.3 Physiologie

1.3.1 Das Hörorgan
Engl. organ of hearing, auditory system

Definition. Das menschliche Hörorgan wird durch Schallwellen, d.h. durch mechanische Schwingungen eines bestimmten Frequenzbereiches, gereizt (obere Tongrenze etwa 20000 Hz, untere Tongrenze 16 Hz). Die Schallwellen gelangen über die Luft oder – unter bestimmten Voraussetzungen (s. unten) – über die Schädelknochen in das eigentliche Perzeptionsorgan, das Innenohr. Nach diesem **Schallantransport** erfolgt die **Schalltransformation** in der Schnecke, die **Reizfortleitung** im Nerven und die **Reizverarbeitung** in der zentralen Hörbahn.

Schallantransport

Der **Luftschall** trifft durch den äußeren Gehörgang auf das *Trommelfell* und versetzt dieses in Schwingungen. Das Trommelfell ist so beschaffen, daß es *im mittleren Frequenzbereich* nahezu die gesamte Schwingungsenergie der Luft aufnimmt, so daß nur wenig Schall reflektiert wird, d. h. der *Schallwellenwiderstand* (**die Impedanz**) des Trommelfelles ist gering. Die Impedanz nimmt zu, wenn das Trommelfell durch eine *Luftdruckdifferenz* zwischen Mittelohr und äußerem Gehörgang aus seiner optimalen Lage herausgedrängt wird, sie ändert sich auch bei *Kontraktion der Binnenohrmuskeln*.

> **Wichtig**
>
> Die Messung dieser Impedanzänderung ist Grundlage einer wichtigen audiologischen Untersuchungstechnik, der *Impedanzaudiometrie* (▶ s. Kap. 2.5.1).

Die Bewegung des Trommelfells wird beim Hören über die als Masse schwingenden (vibrierenden)

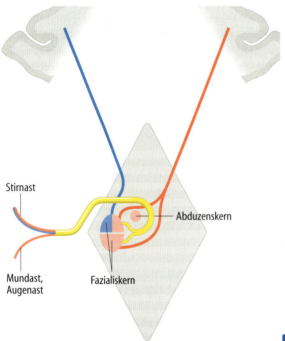

◘ Abb. 1.16. Zentraler Verlauf des N. facialis

Gehörknöchelchen auf die Steigbügelfußplatte und damit auf die *Perilymphe* übertragen (◘ Abb. 1.17a, b). Das Größenverhältnis der Trommelfellfläche zur Fläche der Steigbügelfußplatte und die Bewegung der Gehörknöchelchen bewirken eine Verstärkung des Druckes (**Schalldrucktransformation**) bei gleichzeitiger Verringerung der Schwingungsamplitude (*Amplitudentransformation*) im Verhältnis von etwa 1:18 bis 1:22. Dadurch wird eine günstige Anpassung zwischen dem niedrigen Schallwellenwiderstand (Impedanz) der Luft und dem hohen der Innenohrflüssigkeiten erreicht (*Impedanzwandlung*).

Binnenohrmuskeln. Die Binnenohrmuskeln dämpfen die Schwingungen der Gehörknöchelchenkette. Ein längeres *Nachschwingen*, das für die Schallübertragung sehr nachteilig wäre, wird so vermieden. Die Binnenohrmuskeln verhindern bei ihrer Kontraktion infolge der gelenkig gleitenden Verbindungen der Gehörknöchelchenkette außerdem, daß extreme Trommelfellverlagerungen durch *Schwankungen des Umgebungsluftdruckes* zum Innenohr durchkommen.

Knochenschall (Körperschall). Dieser entsteht, wenn Schallschwingungen, z.B. vom Stimmgabelfuß oder dem Knochenleitungshörer eines Audiometers, auf den *Schädelknochen* einwirken. Sie werden teils direkt unter Umgehung, teils unter Mitwirkung des Mittelohrapparates auf die Perilymphe übertragen.

Resonanztheorie. Im Innenohr vollzieht sich die **Schallanalyse (Reizverteilung)**. HELMHOLTZ legte seiner Resonanztheorie zugrunde, daß die Basilarmembran aus verschieden langen und verschieden stark gespannten, quer verlaufenden Fasern besteht. Es sollten dann immer diejenigen Fasern durch Resonanz in Schwingung geraten, deren Eigenfrequenz dem einwirkenden Schall entspräch. Diese Theorie hat nur noch historisches Interesse.

Hydrodynamische Theorie. Die heute allgemein anerkannte hydrodynamische Theorie nach von BÉKÉSY und RANKE stützt sich auf direkte Beobachtungen an Schneckenmodellen und anatomischen Präparaten und ist experimentell und theoretisch gut fundiert. Nach dieser Theorie führt die Bewegung des Steigbügels zu *Volumenverschiebungen* der angrenzenden Perilymphe. Voraussetzung hierfür ist, daß der elastische Verschluß des *runden Fensters* ein Ausweichen der Perilymphe gestattet. Durch die Volumenverschiebung wird die *Basilarmembran* – zusammen mit dem gesamten Ductus cochlearis – zunächst an umschriebener Stelle aus der Ruhelage ausgelenkt. Diese Ausbauchung der Basilarmembran pflanzt sich nun in Form einer **Wanderwelle** mit unterschiedlicher Geschwindigkeit und Reichweite vom Steigbügel in Richtung auf das Helicotrema fort (◘ Abb. 1.17).

Die zunehmende Breite der Basilarmembran, ihre Elastizitätsverhältnisse und der abnehmende Durchmesser des knöchernen Kanals geben der Wanderwelle besondere Eigenschaften: Ihre *Am-*

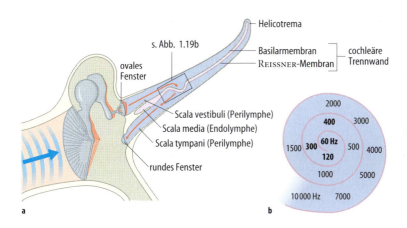

◘ Abb. 1.17a, b. Zuleitung des Luftschalles zum Innenohr.
a Auslenkung der Basilarmembran in Form der Wanderwelle;
b tonotope Abbildung der Frequenzen auf der Basilarmembran

plitude wächst im Fortschreiten bis zu einer gewissen Stelle mit *maximaler Auslenkung* an und bricht danach rasch zusammen, ähnlich den Wellen, die auf einen flachen Strand auflaufen. Hierbei kommt es zu einer **Dispersion**, d. h. einer räumlichen Trennung nach Frequenzen. Schwingungen mit *hoher Frequenz* haben ihr Amplitudenmaximum nahe dem Steigbügel, solche mit *niedriger Frequenz* in Nähe des Helicotrema.

> **Wichtig**
>
> Jede Frequenz wird je nach dem Amplitudenmaximum der Wanderwelle an *einem* Ort der Basilarmembran abgebildet, wie schon HELMHOLTZ annahm (Einortstheorie, tonotope Organisation der Cochlea), jedoch nicht durch Resonanz, sondern durch *Dispersion (Frequenz-Orts-Transformation)*.

Durch die Auslenkung der Basilarmembran und die Verschiebung der Membrana tectoria bzw. der Endolymphe kommen die *Scherkräfte* zur Wirkung, die die Sinneshaare tangential verschieben und den *adäquaten Reiz* für die Haarzellen darstellen (Abb. 1.18).

Schalltransformation

In der **Schnecke** wird *mechanische* in *elektrische Energie* umgewandelt (**mechanoelektrische Transduktion**). Vorwiegend im Bereich des Amplitudenmaximums der Wanderwelle wird das akustische Reizmuster durch Anregung der Haarzellen in *Nerveneinzelentladungen* transformiert. Dabei tritt in den Sinneszellen eine reizsynchrone Änderung des *Rezeptorpotentials* auf, die über ein *Generatorpotential* bei Überschreiten einer bestimmten Schwelle (Alles-oder-Nichts-Gesetz) ein *Aktionspotential* in den zugeordneten Nervenfasern auslöst.

Durch Ablenkung der Sinneshaare (**Stereozilien**), die in Ablenkungsrichtung durch feine Spitzenfäden (*Tip-Links*) verbunden sind, werden Ionenkanäle der apikalen Haarzellmembran passager geöffnet, was zum Einstrom von Kaliumionen aus der Endolymphe entlang des Konzentrationsgradienten führt (Abb. 1.19a). Durch die ausgelöste Membrandepolarisation kommt es zu einem Einstrom von Kalziumionen aus der CORTI-Lymphe (Perilymphe), nachfolgend zur Entleerung von *Transmittervesikeln* in den synaptischen Spalt und zum Aufbau des postsynaptischen Generatorpotentials. Die Repolarisation geschieht durch einen energieverbrauchenden Ionenrücktransport. Die Spannungsänderungen können als **Reizfolgestrom** (*Cochlear Microphonics*, s. ECochG) am Promontorium nachgewiesen werden. Die erforderliche Kaliumkonzentration in der Endolymphe wird über einen stark energieverbrauchenden Prozeß mittels Ionenpumpen in der Stria vascularis aufrechterhalten (sog. **endocochleäres Potential**).

Für die Übermittlung der Sinnesinformationen sind die **inneren Haarzellen** zuständig. Die **äußeren Haarzellen** besitzen – neben der Fähigkeit zur Umwandlung von Schallenergie in elektrische Energie (mechanoelektrische Transduktion) – motorische Eigenschaften durch ihr Aktinfilamentskelett und antworten auf Beschallung mit einer Kontraktion (*elektromechanische Transduktion*). Durch diesen *aktiven Prozeß* verstärken sie die Amplitude der Wanderwelle und dämpfen benachbarte Basilarmembranabschnitte. Dieser **cochleäre Verstärker** ermöglicht so den inneren Haarzellen, auch bei

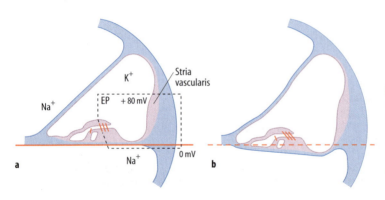

Abb. 1.18a, b. **a** Basilarmembran in Ruhe. *EP* endocochleäres Potential; **b** Basilarmembran ausgelenkt. Durch Verschiebung der Membrana tectoria Einwirkung von Scherkräften auf die Haarzellen und Abbiegen der Stereozilien

1 · Anatomie und Physiologie

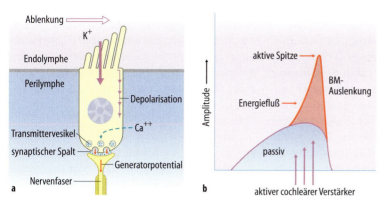

Abb. 1.19a, b. Funktion der Haarzelle. **a** Erregungsvorgang; **b** aktive und passive Wanderwelle

sehr schwachen akustischen Reizen sensorisch wirksam zu werden. *Frequenzauflösungsvermögen* (darstellbar in *Tuningkurven* = Abstimmkurven) und *Empfindlichkeit* des Gehörs werden dadurch erheblich gesteigert (Abb. 1.19b). Über das **efferente System** werden die äußeren Haarzellen den Erfordernissen der jeweiligen Hörsituation angepaßt.

> **Wichtig**
>
> Die aktiven Prozesse äußerer Haarzellen bilden die Grundlage der *otoakustischen Emissionen* (▶ s. Kap. 2.5.1), indem die so erzeugten Bewegungen der Perilymphe in *Umkehrung* des Schalleitungsvorgangs via Gehörknöchelchenkette das Trommelfell in Schwingungen versetzen und als Schallsignale des Innenohres im *Gehörgang* gemessen werden können.

Reizfortleitung

Aus dem **Hörnerven** lassen sich experimentell *Aktionspotentiale* von den einzelnen Nervenfasern ableiten. Die Zahl der Impulse steht im Verhältnis zur Lautstärke und zur Frequenz. Jede Nervenfaser hat eine Frequenz, durch die sie am leichtesten in Erregung gesetzt wird (*Bestfrequenz*) und die der entsprechenden Frequenz auf der Basilarmembran zugeordnet ist (**Tonotopie**). Bei höheren Frequenzen werden mehrere Nervenfasern zusammengeschaltet. In der Summe der Aktionspotentiale vieler Nervenfasern wird die *Periodizität* des auslösenden Schalles direkt wieder erkennbar.

Es findet also nicht nur eine Abbildung der Frequenz durch den Ort der maximalen Auslenkung der Basilarmembran und die Gruppierung der daran angekoppelten Nervenfasern statt (**Ortsprinzip**), sondern auch eine direkte Umsetzung der Periodizität des Schallreizes in Nervenimpulse (**Periodizitätsprinzip**; Abb. 1.20).

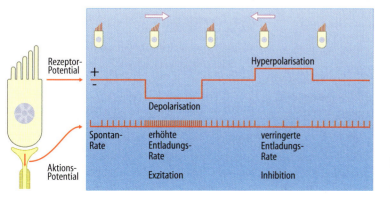

Abb. 1.20. Reizcodierung und Reizfortleitung im Hörnerven

26   A · Ohr

Reizverarbeitung

Die akustische Information gelangt zur Weiterverarbeitung in die **zentrale Hörbahn**. Während die erste Stufe der Frequenzanalyse in der Schnecke stattfindet, wird durch **nervöse Schaltmechanismen** in den einzelnen Neuronen der Hörbahn ein differenziertes *Tonhöhenunterscheidungsvermögen* erreicht sowie über eine Analyse der Zeitstruktur, der Intensitätsunterschiede und akustischer Erkennungsmuster **Sprache** verständlich gemacht. Die Ausnutzung des *beidohrigen* Informationsflusses ist die Grundlage des **Richtungshörens**. Es kommt infolge des *Schallschattens* des Kopfes über die Schalldruckdifferenz, die Frequenzdifferenz und die Zeitdifferenz zustande. Das **binaurale (stereophone) Hören** ist auch bei der Spracherkennung im Störgeräusch maßgeblich beteiligt.

1.3.2 Das Gleichgewichtsorgan

Engl. organ of balance, vestibular system

Definition. Der Vestibularapparat (Vorhofbogengangsapparat) dient zusammen mit dem Auge, der Oberflächen- und Tiefensensibilität sowie mit den Halsrezeptoren der Erhaltung des Gleichgewichts. Er ermöglicht die Orientierung im Raum durch Registrierung aller Arten von Beschleunigung (einschließlich der Gravitation). Bei Kopfbewegungen wird das Gesichtsfeld durch gegenläufige Augenbewegungen stabilisiert, die Rückstellung der Augen und die erneute Fixation der Umwelt erfolgen durch eine rasche Gegenbewegung der Augen (vestibulookulärer Reflex). Durch Vestibularisreize werden langsame Bewegungen und schnelle Gegenbewegungen der Augen ausgelöst (Nystagmus).

Statolithenapparat (Otolithenapparat)

> **Wichtig**
>
> Die waagerecht stehende *Macula utriculi* und die senkrecht stehende Macula sacculi reagieren auf rein *translatorische (lineare) Beschleunigungen*.

Durch den ständigen Einfluß der Erdanziehung vermittelt der Otolithenapparat auch die *Empfindung für die Lage des Kopfes im Raum*. Die Gra-

vitation und gegebenenfalls zusätzliche lineare Beschleunigungen bewirken eine Parallelverschiebung der *spezifisch schwereren Otolithen* und eine Ablenkung der Sinneshaare gegenüber den Sinneszellen (◻ Abb. 1.21). Nach Aufhebung der Schwerkraft verlieren die Otolithen ihre Funktion als **Gravirezeptoren**.

Wird das Zilienbündel in Richtung auf das Kinozilium bewegt, erhöht sich das Rezeptorpotential und die vorhandene Ruheaktivität (Ruheentladung), bei Bewegung in anderer Richtung resultiert eine Hemmung der Ruheaktivität.

Die *Scherung (Scherkraft)*, also die tangentiale Komponente der auf die Sinneshaare wirkenden Kraft, ist der adäquate Reiz und nicht ein senkrechter Druck oder Zug. Die zwischen Otolithenmembran und Sinnesepithel liegende Gallertschicht ermöglicht keine anderen Bewegungen als *reine Parallelverschiebungen*.

Über die Stellung des Kopfes gegenüber dem Rumpf informieren die *Halsrezeptoren* (Muskeln und Gelenke).

Bogengangsapparat

Die **gallertige Cupula**, in die die Sinneshaare hineinragen und die die Ampulle endolymphdicht abschließt, muß allen *Bewegungen der Endolymphe* in dem ringförmigen System Bogengang-Utrikulus folgen. Eine Strömung (Verschiebung) der Endolymphe im Endolymphschlauch, wie sie schon 1873/1874 von MACH und BREUER angenommen wurde, tritt bei *Drehbeschleunigungen* des Kopfes auf, läßt sich aber auch durch *thermische Reize* an einem Schenkel des Bogenganges oder durch *mechanische Reize* (Druck auf den häutigen Bogengang) auslösen.

> **Wichtig**
>
> Die *Cupula* reagiert auf *Drehbeschleunigungen* (Winkelbeschleunigungen).

Durch die Anordnung der Bogengänge in den *drei Ebenen des Raumes* werden Drehungen um jede Achse perzipiert. Durch die bei Drehbeschleunigungen auftretende *Trägheitsströmung* der Endolymphe wird die Cupula ausgebuchtet. Diese **Cupulaausbuchtung** mit der Ablenkung der Sinneshaare

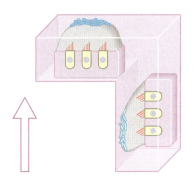 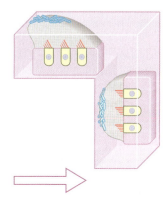

◘ Abb. 1.21. Ablenkung der Sinneshaare (Stereo- und Kinozilien) der Makula durch Verlagerung der Otolithen bei linearer Beschleunigung

ist der *adäquate Reiz* für die Sinneszellen, wobei die Schwellenwerte für die wichtigen horizontalen Bogengänge niedriger liegen, als für die vertikalen Bogengänge. Das wirksame Prinzip ist auch hier wieder die *tangentiale Ablenkung* und nicht ein Druck oder Zug auf die Sinneshaare. Die Cupula kehrt durch ihre Steifheit (Rückstellkraft) in die Ruhelage zurück. Die Cupulabewegungen haben aperiodischen Charakter. Eine *utrikulopetale Ablenkung* der Sinneshaare im horizontalen Bogengang erhöht die Ruheaktivität, eine *utrikulofugale Ablenkung* vermindert die Entladungsrate der Sinneszellen.

Energietransformation und Reizfortleitung

Die *adäquaten Reize* (Verschiebung der Otolithenmembran der Makula bzw. die Ausbuchtung der Cupula) bewirken eine Erregung der Sinneszellen (Haarzellen). Es handelt sich um *Mechanorezeptoren*. Dabei wird die *mechanische Energie in elektrische* umgewandelt, ähnlich der bei den Hörsinneszellen. Das Rezeptorpotential führt über eine Ausschüttung von Transmittersubstanz in den synaptischen Spalt an der postsynaptischen Nervenmembran zum Aufbau eines Generatorpotentials. Bei Überschreiten eines Schwellenwertes kommt es zur Auslösung eines Aktionspotentials. Da die Nervenaktionspotentiale dem »Alles-oder-Nichts-Gesetz« folgen, führt eine Erregungsänderung zu einer Änderung der Impulsfrequenzen. Über den *N. vestibularis* und die *Vestibulariskerne* erreicht die Erregung den Schaltapparat der Formatio reticularis und das mediale Längsbündel (◘ Abb. 1.15).

❓ Fragen

- Welche beiden Teile des Trommelfelles werden unterschieden und wie sind beide Teile aufgebaut (s. S. 8)?
- Aus welchen anatomischen Strukturen setzen sich die Wände der Paukenhöhle zusammen (s. S. 11 f)?
- Wie entstehen Mittel- und Innenohr entwicklungsgeschichtlich (s. S. 4)?
- Woher stammen Endolymphe, Perilymphe und CORTI-Lymphe und wie unterscheiden sie sich in ihrer Zusammensetzung (s. S. 15)?
- Welche Räume werden im Innenohr voneinander unterschieden (s. S. 15 ff)?
- Aus welchen Zellen ist das CORTI-Organ aufgebaut und welche Funktion haben diese Zellen (s. S. 17 u. 24 f)?
- Beschreiben Sie den Aufbau und die Funktion von Ohrmuschel und äußerem Gehörgang (s. S. 6 f, 22)!
- Beschreiben Sie Elemente und Funktionen des Mittelohres (s. S. 7 ff, 22 f)!
- Welchen anatomischen Verlauf nimmt der N. facialis zwischen seinem Kerngebiet und der mimischen Muskulatur (s. S. 14 f, 21 f)?
- Welche Fasern führt der N. facialis und welche Funktionen erfüllen Sie (s. S. 14 f)?
- Aus wievielen Neuronen setzt sich die zentrale Hörbahn zusammen (s. S. 19 f)?
- Was versteht man unter Impedanzanpassung (s. S. 22 f)?
- Erklären Sie die Funktion äußerer und innerer Haarzellen (s. S. 24 f)!
- Wie funktioniert die Frequenzanalyse im Innenohr (s. S. 23 f)?

28   **A · Ohr**

- Welche Bewegungen nehmen die Gleichgewichtsorgane auf (s. S. 26 f)?
- Erklären Sie die Funktion der Otolithen- und Bogengangorgane (s. S. 26 f)?

- Wie steht das Gleichgewichtsorgan mit anderen sensorischen Systemen zur Aufrechterhaltung des Gleichgewichts in Verbindung (s. S. 21)?

GK3 1.2 # Untersuchungsmethoden

	2.1	**Anamnese** **– 30**
GK3 1.2.1	**2.2**	**Inspektion** **– 30**
	2.3	**Otoskopie** **– 30**
	2.3.1	Instrumentarium – 30
	2.3.2	Ausführung – 30
GK3 1.2.2	**2.4**	**Palpation** **– 32**
	2.5	**Funktionsprüfungen** **– 32**
GK3 1.2.3	2.5.1	Hörprüfungen – 32

🜨🜨🜨🜨🜨🜨 Überschwellige Audiometrie, positives und negatives Recruitment

🜨🜨🜨 Otoakustische Emissionen

🜨🜨🜨 Stapediusreflexprüfung

🜨🜨 Tympanometrie

GK3 1.2.4	2.5.2	Vestibularisprüfungen – 45

🜨🜨🜨 Romberg-Versuch

🜨🜨🜨 Nystagmus

🜨🜨 Benigner paroxysmaler Lagerungswinkel

GK3 1.2.5	2.5.3	Tubenfunktionsprüfung – 56

	2.6	**Bildgebende Verfahren** **– 58**
GK3 1.2.6	2.6.1	Röntgenuntersuchung des Schläfenbeins – 58
	2.6.2	Kernspintomographie (Magnetresonanztomographie = MRT, Magnetic Resonance Imaging = MRI) – 60
	2.6.3	Dreidimensionale Rekonstruktionsverfahren – 60
	2.6.4	Positronenemissionstomographie (PET) – 61
GK3 1.2.7	**2.7**	**N. facialis. Funktion und Diagnostik** **– 61**

Zur Information

Neben der **Anamnese** und den direkten klinischen Untersuchungen wie **Inspektion**, **Palpation** und **Otoskopie** sind zur Differenzierung und Quantifizierung von Hör- und Gleichgewichtsstörungen standardisierte **Funktionsprüfungen** erforderlich. Lähmungen des **N. facialis** müssen hinsichtlich der Lokalisation und des Schweregrades durch **Testbatterien** untersucht werden. Moderne **bildgebende Verfahren** wie **CT**, **MRT** und **PET** ermöglichen mit geringer Strahlenbelastung eine aussagekräftige Darstellung von morphologischen Veränderungen und lösen in zunehmendem Maße die konventionellen Röntgenaufnahmen ab.

2.1 Anamnese

Bei der Erhebung der *Vorgeschichte* ist zu fragen nach:

Druckgefühl
- Gefühl der verstopften Ohren?
- Gefühl wie Watte im Ohr?

Schmerzen
- Wo lokalisiert?
- Art (dumpf, bohrend, stechend)?
- Wohin ausstrahlend?
- Dauer?

Absonderung aus dem Gehörgang
- Farbe?
- Geruch?
- Eitrig, schleimig, wäßrig, blutig?

Ohrgeräusch
- Frequenz?
- Art (Sausen, Brausen, Brummen, Zischen, Pfeifen)?
- Pulsierend oder kontinuierlich?
- Dauer?
- Lautheit?
- Belästigungsgrad?
- Sekundärsymptome (Schlafstörungen, Konzentrationsmangel, Depression)?

Schwerhörigkeit
- Für welche Töne?
- Bei Unterhaltung mit einem Gesprächspartner?
- Bei Konferenzen, bei Vorträgen, bei Nebengeräuschen?
- Nach vorangegangenem Infekt?
- Dauer?
- Wechselnde Stärke?
- Allmählich oder plötzlich einsetzend?
- Gleichbleibend oder zunehmend?

Schwindel
- Art?
- Schwindelanfall oder Dauerschwindel?
- Dreh-, Schwank- oder Liftschwindel?
- Ohnmachtähnlich, Schwarzwerden vor den Augen, Sternchensehen?
- Verstärkung in bestimmter Körperlage, bei Belastungen, im Dunkeln?
- Unsicherheit beim Gehen, bei geschlossenen Augen, Gangabweichung?
- Verbunden mit Übelkeit, Erbrechen, Schwerhörigkeit, Ohrensausen?

2.2 Inspektion

Es ist zu achten auf:
- Veränderungen der Ohrmuschelform (angeboren, traumatisch, tumorös),
- Rötung und Schwellung der Ohrmuschel,
- Konturen des knorpligen Ohrmuschelgerüstes,
- Rötung und Schwellung des prä- und postaurikulären Bereichs,
- Absonderung aus dem Gehörgang (Schleim, Eiter, Blut, Liquor).

2.3 Otoskopie

2.3.1 Instrumentarium

Für Geübte ist die Untersuchung von Ohr, Nase, Hals und Kehlkopf mit reflektiertem Licht gebräuchlich.

Man benötigt zur Ohrenspiegelung:
- Eine **Lichtquelle** mit einer mattierten 100-Watt-Glüh- bzw. Halogenlampe, die neben der rechten Kopfseite des Patienten angebracht sein soll,
- einen in der Mitte perforierten **Hohlspiegel** mit einer Brennweite von 10–20 cm (sog. **Ohrenspiegel**), der mit einem Stirnreif durch ein Kugelgelenk verbunden ist (Stirnreflektor) und
- einen Satz **Ohrtrichter** in verschiedenen Größen.

Das *linke Auge* soll sich möglichst nahe an dem Loch des Spiegels befinden, um ein großes Blickfeld zu haben. Die Sehachse links muß mit der Achse des reflektierten Lichtes zusammenfallen, um größte Helligkeit in die Tiefe des Gehörgangs zu bekommen (Abb. 2.1).

2.3.2 Ausführung

Der häutige Gehörgang ist durch *Zug bzw. Druck an der Ohrmuschel nach hinten oben* in eine Achse mit

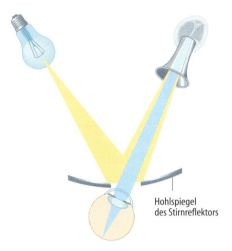

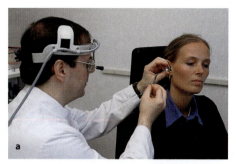

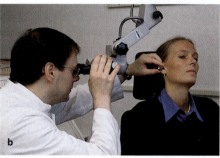

Abb. 2.1. Otoskopie mit Stirnreflektor

Abb. 2.3a, b. Otoskopie. **a** Mit Stirnlampe, **b** mit Mikroskop

dem knöchernen zu bringen, ehe der Ohrtrichter durch eine leicht drehende Bewegung eingeführt wird (Abb. 2.2a, b). Der Zug an der rechten Ohrmuschel mit Mittelfinger und Ringfinger bzw. das Drücken der linken Ohrmuschel mit dem Mittelfinger und das Halten des Trichters mit Daumen und Zeigefinger während der Spiegeluntersuchung geschehen stets *mit der linken Hand*, um die rechte Hand für Manipulationen im Gehörgang, Veränderungen der Kopfstellung des Patienten, Halten der 10-Dioptrien-**Lupe** unmittelbar vor dem Ohrtrichter oder Einstellen des Ohrmikroskopes frei zu haben.

Anstelle der Ohrspiegelung mit reflektiertem Licht können Gehörgang und Trommelfell auch durch eine Kaltlichtlampe, die auf dem Stirnreifen befestigt ist, beleuchtet werden (**Stirnlampe** Abb. 2.3a).

Außerdem finden (vor allem bei Nicht-Hals-Nasen-Ohrenärzten) **Otoskope** mit eigener Lichtquelle und aufgesetztem Ohrtrichter Verwendung. Auch hierbei muß die Ohrmuschel mit häutigem Gehörgang nach hinten oben gezogen werden.

Die beste Beurteilung des Trommelfells ist durch das **Ohrmikroskop** (Abb. 2.3b; Untersuchungs- bzw. Operationsmikroskop) möglich, das 6–40fach vergrößert.

Zerumen, Eiter oder Epidermisschuppen müssen zur vollständigen Übersicht über Gehörgang und Trommelfell durch Tupfen oder Wischen mit einem **Wattetriller**, durch stumpfe kleine **Küretten** oder durch Spülung mit der **Ohrspritze** (Abb. 3.2) entfernt werden.

Sekret kann mit einem Ohrsauger abgesaugt werden.

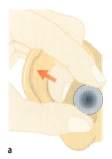

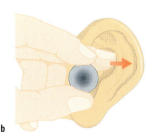

Abb. 2.2a, b. Einsetzen des Ohrtrichters. **a** Rechtes Ohr; **b** linkes Ohr

> **Wichtig**
>
> Eine *Ohrspülung* ist bei Verdacht auf Vorliegen einer trockenen *Trommelfellperforation* oder bei einem *Schädelbasisbruch* im Ohrbereich (laterobasale Fraktur) **kontraindiziert**.

2.4 Palpation

Dazu gehört die Untersuchung
- einer Schwellung nach Konsistenz, Ausdehnung und Schmerzhaftigkeit,
- eines Druck- oder Zugschmerzes an der Ohrmuschel,
- eines Druckschmerzes am Tragus,
- eines Druck- oder Klopfschmerzes auf dem Warzenfortsatz und
- eines Druckschmerzes der Ohrmuschelumgebung (Glandula parotidea, Fossa retromandibularis, Fossa infratemporalis, Lymphknoten).

2.5 Funktionsprüfungen

2.5.1 Hörprüfungen

Durch die Hörprüfungen sollen festgestellt werden:
- der **Schweregrad** = die Quantität,
- die **Art** (d. h. der Frequenzbereich) = die Qualität,
- der **Sitz** (Behinderung der Schalleitung oder der Schallempfindung) und
- die mögliche **Ursache** einer Hörstörung.

Eine **Schalleitungsschwerhörigkeit** (*konduktive Schwerhörigkeit*) entsteht im äußeren Ohr bzw. im Mittelohr (Mittelohrschwerhörigkeit).

Eine **Schallempfindungsschwerhörigkeit** (*sensorineurale Schwerhörigkeit*) entsteht entweder im Innenohr (Innenohrschwerhörigkeit = *sensorische* oder *cochleäre* Schwerhörigkeit) oder im Hörnerven (Nervenschwerhörigkeit = *neurale* Schwerhörigkeit).

Zentrale Hörstörungen in den nachfolgenden Abschnitten der Hörbahn können Einfluß auf das Sprachverständnis haben.

Neurale und zentrale Schwerhörigkeit haben ihren Sitz zentral des Innenohres. Sie werden deswegen zusammen als *retrocochleäre Schwerhörigkeit* bezeichnet.

Tongehörprüfung

Definition. **Stimmgabelprüfungen** ermöglichen als orientierende Hörprüfungen die Unterscheidung zwischen Schalleitungs- und Schallempfindungsschwerhörigkeit. Die Tonaudiometrie bestimmt quantitativ das Ausmaß des Hörverlustes.

RINNE-Versuch (◘ Abb. 2.4a–c). Vergleich zwischen *Luftleitung* und *Knochenleitung* des *gleichen* Ohres. Die schwingende a¹-Stimmgabel (435 Hz) wird zunächst auf den Knochen des Warzenfortsatzes gesetzt. Sobald der Patient die Stimmgabel nicht mehr hört, wird sie – ohne neu angeschlagen zu werden – vor das Ohr gehalten. Der *Normalhörige* hört die Stimmgabel dann wieder (Luftleitung besser als Knochenleitung = *Rinne-positiv*). Er hört also vor dem Ohr lauter und länger.

> **Wichtig**
>
> Der *Schalleitungsschwerhörige* hört über Knochenleitung lauter und länger als über die behinderte Luftleitung (RINNE-negativ). Zumindest ist die Luftleitung gegenüber dem Normalhörigen ver- ▼

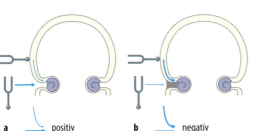
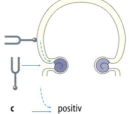

◘ Abb. 2.4a–c. RINNE-Versuch. **a** Normales Gehör; **b** Schalleitungsschwerhörigkeit; **c** Schallempfindungsschwerhörigkeit

kürzt. Der *Schallempfindungsschwerhörige* hört sowohl über Luft- als auch über Knochenleitung kürzer als der Normalhörige, über Luftleitung wird aber stets lauter und länger gehört als über Knochenleitung (Rinne-positiv).

WEBER-Versuch (□ Abb. 2.5a–c). Prüfung der *Kopfknochenleitung*. Die auf die Mitte des Schädels aufgesetzte schwingende a^1-Stimmgabel wird von einem *Normalhörigen* oder von einem *seitengleich Schwerhörigen* in beiden Ohren oder in der Kopfmitte gehört.

> **Wichtig**
>
> Bei einem einseitig *Schalleitungsschwerhörigen* wird die Stimmgabel im schlechter hörenden Ohr, bei einem einseitig *Schallempfindungsschwerhörigen* im besser hörenden Ohr gehört (lateralisiert).

Erklärungsversuch: Beim Schalleitungsschwerhörigen nach der *Schallabflußtheorie* von MACH: Die Abstrahlung des dem Innenohr über den Knochen zugeführten Schalls in Richtung Mittelohr und Gehörgang wird behindert. Der Ton wird daher in diesem Ohr lauter gehört.

GELLÉ-Versuch (□ Abb. 2.6a, b). Ausführung bei Verdacht auf eine *fixierte Gehörknöchelchenkette* und dadurch bedingte Schalleitungsschwerhörigkeit, z.B. bei Otosklerose. Ein Politzerballon wird luftdicht in den Gehörgang eingeführt und durch Zusammendrücken des Ballons ein *Druck auf das Trommelfell* ausgeübt, der die Kette versteift und in ihrer Beweglichkeit behindert. Der Ton einer vorher auf den Schädelknochen (früher auf den Ballon) aufgesetzten schwingenden a^1-Stimmgabel – oder ein über den Knochenleitungshörer des Tonaudiometers gegebener Ton – wird bei normalem Mittelohr und *beweglicher Kette* bei Druckänderung in seiner Lautstärke schwanken (bei Druck leiser = GELLÉ-Versuch positiv). Bei krankhaft *fixierter Gehörknöchelchenkette* wird der Ton seine Lautheit nicht ändern (GELLÉ-Versuch negativ).

Tonaudiometrie

Definition. Sie dient der Überprüfung des Tongehörs mit elektroakustischen Mitteln. Es werden Schwellentests von überschwelligen Verfahren unterschieden.

Früher übliche Prüfungen mit *Stimmgabelreihen*, um z.B. die obere und untere Tongrenze festzustellen, werden heute durch die tonaudiometrischen Untersuchungen ersetzt. Das am meisten verwendete **Tonaudiometer** (Tongenerator) erzeugt reine Töne in Oktav- oder Quintabständen von C bis c^6 (ca. 62 Hz bis 8000 Hz = 8 kHz oder 10000 Hz = 10 kHz), die durch Lautstärkeregler von der *Hörschwelle* bis zur *Unbehaglichkeitsschwelle* verstärkt werden können. Die Töne werden für jedes Ohr einzeln – bei größerer Seitendifferenz des Gehörs und möglichem *Überhören* unter Ausschaltung des anderen Ohres durch *Vertäubung* – zunächst mittels Kopfhörer über *Luftleitung* und anschließend mit einem Knochenleitungshörer (aufgesetzt auf den Warzenfortsatz) über *Knochenleitung* gegeben.

Hörschwellenmessung (Tonschwellenaudiometrie). Im **Tonaudiogramm** entspricht die Nullinie der psychophysischen Hörschwelle eines normalhörenden Jugendlichen. Von hier aus wird jede Frequenz – beginnend mit der meist gut erkennbaren Frequenz 1000 Hz – in Stufen von je 1 dB verstärkt, bis sie vom Patienten gehört wird. Die Hörschwel-

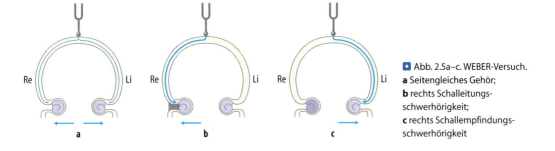

□ Abb. 2.5a–c. WEBER-Versuch.
a Seitengleiches Gehör;
b rechts Schalleitungsschwerhörigkeit;
c rechts Schallempfindungsschwerhörigkeit

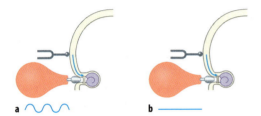

Abb. 2.6a, b. GELLÉ-Versuch. **a** Lautstärkeschwankungen bei normalem Mittelohr; **b** keine Lautstärkeschwankungen bei fixierter Gehörknöchelchenkette

len für die einzelnen Frequenzen werden markiert. Man erhält in dieser Relativdarstellung dann – für jedes Ohr getrennt – durch Verbindung der Hörschwellenpunkte *Hörschwellenkurven* für *Luftleitung*, die zuerst auf dem besser hörenden Ohr geprüft wird, und für *Knochenleitung* (Abb. 2.7a).

Die Nullinie verläuft bei der Relativdarstellung (*subjektive Hörschwelle* Normalhörender, *Hearing Level* = HL) horizontal. In einer Absolutdarstellung (*physikalische Hörschwelle*, *Sound Pressure Level* = SPL) würde die Nullinie im tiefen und im hohen Frequenzbereich abwärts gekrümmt verlaufen, weil die *Empfindlichkeit* des Ohres im mittleren Frequenzbereich am größten ist. In den tiefen und den hohen Tonlagen sind für die gleiche Lautheitsempfindung größere Schalldrucke erforderlich.

Das **Dezibel** (dB) ist das logarithmische Verhältnismaß zwischen dem Bezugsschalldruck (0 dB) und dem Prüfschalldruck. Nur so läßt sich der große Umfang des zu erfassenden Schalldruckbereiches darstellen.

0 dB entsprechen in der physikalisch exakten Absolutdarstellung einem Schalldruck von 20

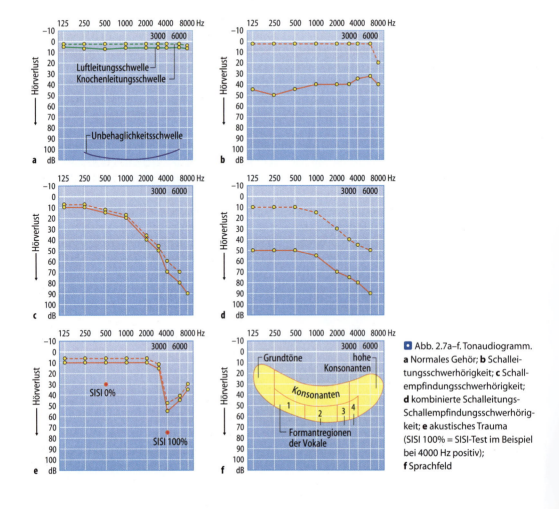

Abb. 2.7a–f. Tonaudiogramm. **a** Normales Gehör; **b** Schalleitungsschwerhörigkeit; **c** Schallempfindungsschwerhörigkeit; **d** kombinierte Schalleitungs-Schallempfindungsschwerhörigkeit; **e** akustisches Trauma (SISI 100% = SISI-Test im Beispiel bei 4000 Hz positiv); **f** Sprachfeld

Mikropascal (μPa = 2 x 10^{-4} Mikrobar (μbar) bei 1 kHz). Die Schmerzschwelle liegt bei etwa 120 dB. Der Abstand zwischen Hör- und Unbehaglichkeitsschwelle wird als Dynamikbereich bezeichnet. Die Lautstärke normaler *Umgangssprache* liegt zwischen 60 und 70 dB. *Industrielärm* wird mit Lärmpegelmessern unter Verwendung des Filters A gemessen – wobei besonders die schädlichen hohen Frequenzen berücksichtigt werden – und in dB (A) angegeben.

Das **Phon** ist ein Maß der *Lautstärke*, das die *Frequenzabhängigkeit des Ohres* berücksichtigt und sich an der *Lautstärkeempfindung* orientiert, die ein Ton von 1000 Hz auslöst. Die Skalen für Dezibel und Phon sind bei 1000 Hz identisch.

Formen der Schwerhörigkeit

- Eine **Schalleitungsschwerhörigkeit** zeigt sich an einer *Differenz zwischen der Hörschwellenkurve für Knochenleitung und der für Luftleitung*, die schlechter liegt, d. h. für die größere Lautstärken benötigt werden (Airbone Gap). Der Hörverlust über Luftleitung, angegeben in Dezibel (dB), ist größer als über Knochenleitung (◻ Abb. 2.7b).
- Bei einer **Schallempfindungsschwerhörigkeit** (z.B. Altersschwerhörigkeit) besteht keine Differenz zwischen der Schwelle für Luft- und Knochenleitung.

Da der Schallempfindungsschwerhörige im allgemeinen die hohen Frequenzen aber besonders schlecht hört, werden in diesem Bereich größere Lautstärken benötigt, bis die Hörschwelle angegeben wird. *Die Hörschwellenkurven sinken im hohen Tonbereich ab*, d. h. es besteht vor allem ein Hörverlust – in dB ausgedrückt – im hohen Tonbereich (*Hochtonschwerhörigkeit*; ◻ Abb. 2.7c). Neben diesem basocochleären Typ der Schwerhörigkeit gibt es seltener den *mediocochleären* Typ (bei hereditärer Schwerhörigkeit) und den *apikocochleären* Typ (Baß-Schwerhörigkeit bei Morbus MENIÈRE). Die *pantonale* Schwerhörigkeit zeigt einen Hörverlust über alle Frequenzen.

Beim *akustischen Trauma* treten Senken der Hörschwellenkurven im hohen Tonbereich (c^5 = 4000 Hz) auf (◻ Abb. 2.7e).

> **Wichtig**
>
> Bei einer *kombinierten Schalleitungs-Schallempfindungsschwerhörigkeit* findet man eine Knochenleitungs-Luftleitungs-Differenz als Ausdruck der *Schalleitungskomponente* und einen Abfall der Hörschwellenkurven für Knochenleitung (im hohen Tonbereich) als Ausdruck der *Schallempfindungskomponente* (◻ Abb. 2.7d).

Der Verlauf der Knochenleitungskurve zeigt die noch vorhandene Innenohrleistung an. Lediglich bei der *otosklerotischen Stapesfixation* zeigt sich auch bei einer reinen Schalleitungsschwerhörigkeit neben der Knochenleitungs-Luftleitungs-Differenz eine Verschlechterung der Knochenleitung im mittleren Frequenzbereich um etwa 15 dB (**CARHART-Senke**), die wahrscheinlich mittelohrbedingt ist.

Denkt man sich in ein Tonaudiogramm das »**Sprachfeld**« (Sprachbanane) eingezeichnet (◻ Abb. 2.7f), so bekommt man eine Vorstellung vom *sprachlichen Restgehör*. Alle Anteile der Sprache, die bei einem Schwerhörigen oberhalb der Hörschwellenkurve (Luftleitung) liegen, können nicht mehr gehört werden.

Überschwellige Hörmessungen

- Recruitmentmessung nach FOWLER,
- Geräuschaudiometrie nach LANGENBECK,
- SISI-Test nach JERGER und
- Hörfeldskalierung (METZ-Recruitment, ERA, otoakustische Emissionen).

Definition. Sie erfassen das überschwellige Verhalten des Gehörs. Bei den subjektiven Verfahren wird die reizpegelabhängige Lautheit, bei den objektiven Verfahren die Reizantwort bewertet.

Bei einer **sensorischen Schwerhörigkeit** (Innenohrschwerhörigkeit = Haarzellschaden = CORTI-Organschaden = sog. cochleäre Schwerhörigkeit, wie z.B. bei einem akustischen Trauma und einem Morbus MENIÈRE) fallen die überschwelligen Hörmessungen stets **positiv** aus, d. h. es liegt ein sog. **Recruitment** vor. Bei einer **neuralen Schwerhörigkeit** (Nervenschwerhörigkeit = sog. retrocochleäre Schwerhörigkeit, wie z.B. bei einem Akustikusneurinom oder einer Multiplen Sklerose) können sie positiv oder negativ ausfallen (bei **negativem** Ausfall liegt *kein* Haarzellschaden vor). Nachgewiesen wird eine *retrocochleäre Schwerhörigkeit* mit Hilfe der akustisch evozierten Potentiale (BERA).

Recruitment-Hypothese. Bei *normalem Hörvermögen* wirken die *äußeren Haarzellen* bei geringen Schallintensitäten schallverstärkend. Bei mittlerer Schallintensität reicht die Auslenkung der Basilarmembran allein durch den Schallreiz aus, die inneren Haarzellen anzuregen. Bei hoher Schallintensität wird die Auslenkung der Basilarmembran durch die äußeren Haarzellen aktiv gedämpft, so daß die inneren Haarzellen erst bei hohen Schallpegeln maximal erregt werden und die *Unbehaglichkeitsschwelle* erreicht wird (Abb. 2.7a).

Fallen nun die äußeren Haarzellen aus (*sensorische Schwerhörigkeit*), fehlen die Schallverstärkung und die Dämpfung der Basilarmembran. Die *fehlende Schallverstärkung* führt zu einem Hörverlust. Durch *Wegfall der Dämpfung* werden die inneren Haarzellen bereits bei niedrigeren Schallpegeln maximal erregt.

Dadurch kommt es bei Schallpegeln oberhalb der Hörschwelle des Innenohrschwerhörigen zu einem *überproportional starken Zuwachs* der *Lautheitsempfindung* (**Recruitment**) mit vorzeitigem Erreichen der Unbehaglichkeitsschwelle. Der *Dynamikbereich* des Gehörs ist somit eingeschränkt.

Recruitmentmessung nach FOWLER (Lautheitsausgleich) bei einseitiger Schwerhörigkeit (Abb. 2.8a, b)

Definition. Es wird bei *seitendifferentem* Gehör festgestellt, ob auf dem schlechter hörenden Ohr im überschwelligen Bereich bei zunehmender Intensität der Töne diese gleich laut wie auf dem besser hörenden Ohr empfunden werden oder nicht.

> **Wichtig**
>
> Der FOWLER-Test ist positiv (Recruitment positiv) und spricht für eine *sensorische Schwerhörigkeit* (CORTI-Organschaden), wenn ein *Lautheitsausgleich* auftritt.

Bei *einseitiger* oder *seitendifferenter Schwerhörigkeit* muß ein Ton *gleicher Frequenz* auf dem schlechter hörenden Ohr mit größerer Lautstärke gegeben werden als auf dem besser hörenden Ohr, um an der jeweiligen Hörschwelle gehört zu werden. (Subjektiv werden die Töne an der Hörschwel-

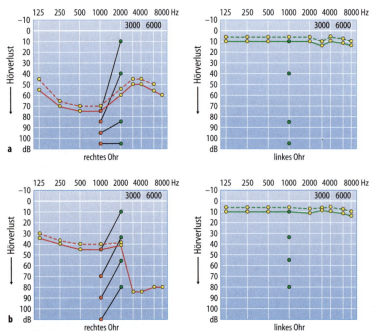

Abb. 2.8a, b. FOWLER-Test. **a** Positives Recruitment (Lautheitsausgleich) bei M. MENIÈRE rechts = sensorische Schwerhörigkeit. Überträgt man die Punkte gleicher Lautheit aus dem Audiogramm des gesunden (linken) Ohres auf das Audiogramm des kranken (rechten) Ohres – und zwar der Übersichtlichkeit wegen in eine benachbarte Frequenz – und verbindet sie, so ergeben sich konvergierende Linien gleicher Lautheit von der gesunden zur kranken Seite im überschwelligen Bereich. **b** Negatives Recruitment (fehlender Lautheitsausgleich) bei einem Akustikusneurinom rechts = neurale Schwerhörigkeit. Die Linien gleicher Lautheit von der gesunden zur kranken Seite laufen parallel

le gleich laut empfunden.) Bei schrittweise weiterer Verstärkung des Tones rechts und links in den überschwelligen Bereichen benötigt man auf dem schwerhörigen Ohr eine jeweils nur geringere zusätzliche Verstärkung als auf dem besser hörenden Ohr, um die gleiche subjektive Lautheitsempfindung hervorzurufen. Ist die Lautstärke schließlich rechts und links gleich eingestellt und wird auch gleich laut empfunden, dann besteht *Lautheitsausgleich* (◘ Abb. 2.8a). Bei positivem Recruitment werden hohe Lautstärken unangenehm laut empfunden, die Unbehaglichkeitsschwelle wird eher erreicht.

Bei **negativem FOWLER-Test** (wie bei *neuraler Schwerhörigkeit* möglich) fehlt der Lautheitsausgleich, und die Töne werden rechts und links auch bei großen Lautstärken verschieden laut, d. h. auf dem schlechter hörenden Ohr leiser, auf dem besser hörenden Ohr lauter empfunden (◘ Abb. 2.8b).

Geräuschaudiometrie nach LANGENBECK bei *ein-* und *doppelseitiger* Schwerhörigkeit (◘ Abb. 2.9a, b).

Definition. Es wird festgestellt, ob ein Prüfton im Niveau der benutzten Geräuschlautstärke gehört wird oder ob er verdeckt ist, also nicht gehört wird.

Bei einer **sensorischen** Schwerhörigkeit (CORTI-Organschaden) liegen die im Geräusch gehörten Tonschwellen (= *Mithörschwellen*) im Niveau der benutzten Geräuschlautstärke und lassen sich *nicht verdecken* (◘ Abb. 2.9a). Im Beispiel ist die Frequenz 2000 Hz im Geräusch an der Hörschwelle zu hören. Bei manchen **neuralen** Schwerhörigkeiten kann die gesamte Tonschwelle mit Geräusch unter dem Niveau der benutzten Geräuschlautstärke liegen. Auch die hohen Frequenzen lassen sich an der Hörschwelle verdecken und liegen noch schlechter, die Kurve »*weicht aus*« (◘ Abb. 2.9b).

SISI-Test nach JERGER (**S**hort **I**ncrement **S**ensitivity **I**ndex = Erkennbarkeit kurzer Lautstärkeerhöhungen).

Definition. Es wird das Intensitätsunterscheidungsvermögen festgestellt.

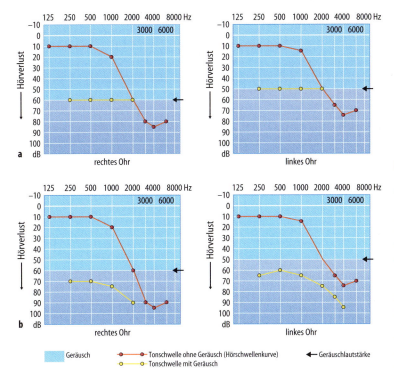

◘ Abb. 2.9a, b. LANGENBECK-Test. **a** Sensorische Schwerhörigkeit (Haarzellschaden, CORTI-Organschaden) beiderseits, Prüftöne werden im Niveau der benutzten Geräuschlautstärke gehört und durch Geräusch nicht verdeckt = »Einmünden« der im Geräusch gehörten Tonschwelle in die Hörschwellenkurve (im Beispiel bei 2000 Hz). **b** Neurale Schwerhörigkeit beiderseits. Prüfton durch Geräusch verdeckt = »Ausweichen« der im Geräusch gehörten Tonschwelle vor der Hörschwellenkurve

Wichtig

Der positive Test zeigt eine *sensorische* Schwerhörigkeit (CORTI-Organschaden) an und kann bei einseitiger und doppelseitiger Schwerhörigkeit angewendet werden.

Ein Dauerton 20 dB über der Hörschwelle wird 20mal für je 0,2 Sekunden vorübergehend um ein dB verstärkt. Empfindet der Schallempfindungsschwerhörige im Bereich seines Hörverlustes alle oder fast alle Lautstärkeerhöhungen (60–100%), so ist der **Test positiv** (◨ Abb. 2.7e) und spricht für eine sensorische Schwerhörigkeit. Patienten mit *neuraler* Schwerhörigkeit empfinden oft keine der geringen Lautstärkeerhöhungen oder nur wenige (0–15% = *SISI-Test negativ*).

Zu gleichen Ergebnissen kommt man durch den LÜSCHER-Test, bei dem die *Intensitätsunterscheidungsschwelle* geprüft wird.

Hörfeldskalierung bei ein- und beidseitiger Schallempfindungsschwerhörigkeit.

Definition. Sie dient der Bestimmung des frequenzabhängigen Dynamikbereiches mit Hilfe von Lautheitskategorien.

Der Schwerhörige ordnet die dargebotenen Lautstärken einer *Lautheitskategorie* zwischen sehr leise bis sehr laut zu. Damit läßt sich das verbliebene **Hörfeld** zwischen Hörschwelle und Unbehaglichkeitsschwelle frequenzbezogen genau vermessen. Bei der **Anpassung von Hörhilfen** (▶ s. Kap. 5.2.12) wird ein Abgleich zwischen der geräteseitigen Verstärkung und dem Hörfeld vorgenommen und so die optimale Geräteauswahl erleichtert.

Hörermüdungstests

Definition. Sie erfassen das zeitliche Verhalten der mit Dauerton und Pulston bestimmten Hörschwelle.

Wichtig

Eine pathologische Hörermüdung spricht für eine *neurale* Schwerhörigkeit.

CARHART-Schwellenschwundtest (Tone Decay).

Die *Hörschwelle* eines gegebenen *Dauertones*

verschlechtert sich bei **pathologischer Hörermüdung**, so daß die Lautstärke mehrfach um 5 dB erhöht werden muß, damit der Patient wieder wahrnimmt. Es handelt sich um eine neurale Schwerhörigkeit, wenn die Hörschwelle um 30 dB abwandert.

Automatische Audiometrie nach VON BÉKÉSY. Der Patient zeichnet seine Hörschwellen selbst laufend mit einem automatisch arbeitenden Audiometer auf. Die Frequenzen werden als Dauerton oder Impulston gegeben. Die *Dauertonhörschwelle* verschlechtert sich bei pathologischer Hörermüdung ständig. Die *Impulstonhörschwelle* dagegen zeigt ein geringeres Absinken, weil das Ohr Gelegenheit hat, sich immer wieder zu erholen. Es kommt zur »**Separation**« der Dauertonschwellenkurve.

Sprachgehörprüfung

Hörweitenprüfung (Sprachabstandsprüfung). Geprüft wird das Verständnis für *Flüstersprache* (mit Reserveluft gesprochen) und für *Umgangssprache* aus verschiedenen Entfernungen. Als Testmaterial dienen viersilbige Zahlwörter zwischen 21 und 99. Jedes Ohr wird einzeln geprüft. Drei Zahlwörter hintereinander müssen jeweils richtig nachgesprochen werden. Die Hörweite wird in Metern angegeben.

Das *abgewandte Ohr* muß durch Abdichtung *ausgeschaltet* sein. Bei Prüfung der Hörweite für Flüstersprache genügt der Verschluß des Gehörgangs mit dem Finger, bei Prüfung mit Umgangssprache erfolgt die notwendige stärkere Ausschaltung durch Schüttelbewegungen des Fingers oder durch Anlegen eines Kopfhörers mit »weißem Rauschen« (Vertäubungsgeräusch, das alle hörbaren Frequenzen in gleicher Stärke enthält). Wurde früher ein erheblich schwerhöriges Ohr geprüft, mußte das gut hörende Ohr mit einer Lärmtrommel (BÁRÁNY) vertäubt werden. Der Prüfraum soll 6–8 Meter lang, vor Außenschall geschützt und ohne schallreflektierende Flächen sein.

Bei einer **Schalleitungsschwerhörigkeit** werden die Zahlwörter mit tiefen Frequenzen (99, 55), bei einer *Schallempfindungsschwerhörigkeit* im Hochtonbereich die Zahlwörter mit hohen Frequenzen (77, 44) relativ schlecht gehört. Die *Differenz* zwischen der Hörweite von Flüster- und Umgangssprache ist bei der Schalleitungsschwerhörigkeit klein, bei der Schallempfindungsschwerhörigkeit dagegen groß, da die geflüsterten Zahlwörter mit ihrem hohen Frequenzbereich schlechter gehört werden.

> **Wichtig**
>
> Bei der Schalleitungsschwerhörigkeit ist die akustische Information abgeschwächt, bei der Schallempfindungsschwerhörigkeit ist sie verstümmelt.

Wird Flüstersprache aus 6–8 m Entfernung gehört, kann man ein praktisch normales Hörvermögen annehmen (*Schwerhörigkeitsgrade* ► s. Kap. 28). *Hörreste* lassen sich häufig noch audiometrisch nachweisen, selbst wenn Umgangssprache nicht mehr verstanden wird. Die nur *orientierende* Hörweitenprüfung und die Stimmgabelprüfungen werden als »**klassische Hörprüfung**«, die audiometrischen Verfahren als »**elektroakustische Hörprüfmethoden**« bezeichnet.

Die Sprachaudiometrie. Bei dieser Form der Sprachgehörprüfung werden über Kopfhörer oder über Lautsprecher – zuerst für das besser hörende Ohr – Reihen *mehrsilbiger Zahlen* und anschließend *einsilbiger Testwörter* abgespielt (Freiburger Sprachtest). Die Lautstärke ist anfangs gering und wird von Testreihe zu Testreihe erhöht. Es wird festgestellt, wieviel Prozent der Zahlen bzw. Wörter in jeder Testreihe bei den verschiedenen Verstärkungen gehört werden. In das Sprachaudiogramm werden die Kurven für das *Zahlenverständnis* und für das *Wortverständnis* eingetragen (Abb. 2.10a, b).

Die Untersuchung in geräuschfreier Umgebung ist zwar unnatürlich, muß jedoch solange als Standard zur Erfassung des Sprachgehörs gelten, bis validierte Sprachtests mit Störgeräusch zur Verfügung stehen. Wenn die Sprachgehörprüfung unter Bedingungen des täglichen Lebens vorgenommen werden soll, wird bei der Sprachaudiometrie zusätzlich verschiedener, standardisierter *Störschall* (z.B. Stimmengewirr) verwandt.

Bei einer **Schalleitungsschwerhörigkeit** sind Zahlenkurve und Einsilberkurve nach den großen Lautstärken verschoben, erreichen aber bei genügender Verstärkung stets 100% Verständlich-

keit. Bei manchen **Schallempfindungsschwerhörigkeiten** wird trotz maximaler Verstärkung keine 100%ige Wortverständlichkeit erreicht, es besteht dann ein Wortverständnisverlust (**Diskriminationsverlust**). Diese Patienten haben einen besonders starken Hörverlust in den hohen Frequenzen. Bei Patienten mit *überempfindlichen* Ohren kann das Sprachverständnis bei größeren Lautstärken sogar absinken.

Charakterisiert wird der **Grad der Schwerhörigkeit**

- durch die Verschiebung der Zahlenkurve auf der Linie der 50%igen Verständlichkeit. Die Verschiebung ergibt den *Hörverlust für Zahlen* in Dezibel (dB) – im Beispiel Abb. 2.10a: 45 dB, in Abb. 2.10b: 40 dB,
- durch den *Diskriminationsverlust* bei Prüfung mit einsilbigen Wörtern in Prozent – im Beispiel Abb. 2.10a: 0%, in Abb. 2.10b: 35%.

Für *Begutachtungszwecke* lassen sich aus *Tabellen* aufgrund der Werte der Sprachaudiometrie die **prozentualen Hörverluste** gegenüber dem Normalhörigen ablesen und danach die **Minderung der Erwerbsfähigkeit** festsetzen. Außer bei der Begutachtung wird die Sprachaudiometrie zur Feststellung des vorhandenen *Sprachgehörs* vor allem vor und nach *gehörverbessernden Operationen* und bei der *Anpassung von Hörgeräten* durchgeführt. **Satztests** verwenden phonetisch balancierte Listen mit Mehrwortsätzen. Sie erlauben eine bessere Abschätzung der Kommunikationssituationen unter Alltagsbedingungen (z.B. Göttinger Satztest).

Prüfung der zentralen Hörfunktionen

Durch künstlich erschwerte Testsprache (Verstümmelung, Unterbrechung, Akzeleration) der einem Ohr zugeleiteten oder beiden Ohren gleichzeitig gegebenen mehrsilbigen, rechts und links verschiedenen Wörter (dichotischer Diskriminationstest nach FELDMANN) läßt sich die *zentrale Sprachsynthese* oder das *Unterscheidungsvermögen* als zentrale Hörleistung überprüfen. Als zentrale Hörleistung gilt auch das *Richtungshörvermögen*, das mit Hilfe eines Lautsprecherkreises geprüft wird. Die *binaurale Hörleistung* wird als Differenz zwischen ein- und beidseitiger Darbietung des Sprachsignales im Störgeräusch bestimmt.

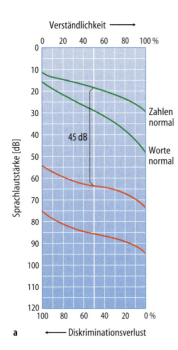 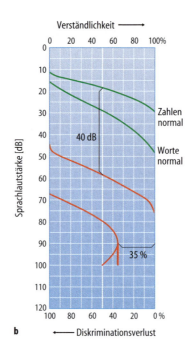

Abb. 2.10a, b. Sprachaudiogramm. **a** Schalleitungsschwerhörigkeit; **b** Schallempfindungsschwerhörigkeit

Das *zentrale Sprachverstehen* kann z.B. herabgesetzt sein bei Hirntumoren, bei multipler Sklerose, durch Medikamente, bei Durchblutungsstörungen und im Alter (Topodiagnostik zentraler Hörstörungen durch ERA). Bei der Prüfung des zentralen Sprachverstehens hängt das Ergebnis nicht zuletzt vom Intelligenzgrad und der Compliance des Patienten ab.

Die Hörfunktion kann bei *normaler Hörschwelle* durch eine zentrale *Wahrnehmungsstörung* oder eine **zentrale Fehlhörigkeit** beeinträchtigt sein. Sie führen bei *Kindern* durch Nachlassen der Aufmerksamkeit und rascher Ermüdung zu ungenügenden schulischen Leistungen und haben Einfluß auf die *Sprachentwicklung*. Die akustischen Informationen werden im Gehirn fehlerhaft verarbeitet. Die Fähigkeit, aus komplexen Schallereignissen Wörter und Sätze herauszufiltern, insbesondere die *Spracherkennung im Störgeräusch* und das Richtungshören, sind eingeschränkt.

Kinderaudiometrie im Rahmen der Pädaudiologie

Audiometrie im Kindesalter (Pädaudiologie). Erste Reaktionen auf Schallreize zeigen Feten ab dem 6. Schwangerschaftsmonat. Mittel- und Innenohr sind bei Geburt bereits entwickelt und funktionstüchtig. Die zentrale Hörbahn durchläuft einen *Reifungsprozeß*, der erst mit dem 12. Lebensjahr abgeschlossen ist. Um Hörstörungen bei Säuglingen und Kleinkindern früh aufzudecken, an die bei »Risikokindern« (▶ s. Kap. 5.2.10), Ohrmißbildungen, Elternverdacht oder Entwicklungsstörungen der Sprache besonders zu denken ist, bedient man sich zur Hörprüfung je nach dem Alter des Kindes

- des **Neugeborenenhörscreenings** mittels otoakustischer Emissionen oder automatisierter BERA;
- der **Reflexaudiometrie** bis zum 2. Lebensjahr: Bei akustischen Reizen kommt es zum auripalpebralen Reflex (Lidschlag) oder zum Blickwenden bzw. Kopfwenden zur Schallquelle (*Verhaltensaudiometrie, Distraction Test*);
- der **Spielaudiometrie** ab dem 2. bis zum 4. Lebensjahr, wobei das Kind beim Hören eines Tones einen Baustein zum anderen legen oder ein neues Märchendiapositiv einschalten darf (»Peep Show«);
- **spezieller Kinderhörtests** mit altersadaptiertem Testmaterial;
- der **Siebtests** im Kindergarten- und Schulalter z.B. mit Dreitonaudiometern als Reihenuntersuchungen zur Prüfung der wichtigsten Frequenzen. Wird dadurch eine Schwerhörigkeit

aufgedeckt, folgen dann eingehende Untersuchungen einschließlich der objektiven Audiometrie (ERA und otoakustische Emissionen s. unten).

Zur Untersuchung gehört die Prüfung des *Intelligenzgrades, des allgemeinen* und motorischen *Entwicklungsstandes, des Sprachentwicklungsstandes* und der auditiven Verarbeitung und Wahrnehmung, letztere zur Diagnostik von zentralen Hör- und Wahrnehmungsstörungen. Therapeutische Folgerungen aus den Ergebnissen der Hörprüfungen bei Neugeborenen und Kleinkindern sind eine Frühförderung durch Anpassen eines Hörgerätes im Alter ab 3 Monaten, die Cochlea-Implantation bei kongenitaler oder erworbener Taubheit und ein Hörtraining oder eine hörverbessernde Operationen bei Schalleitungsschwerhörigkeit sowie Hör-, Sprach- und Sprecherziehung.

Objektive Audiometrie, ERA

Definition. Im Gegensatz zu den subjektiven – psychoakustischen Verfahren ermöglichen die *objektiven Hörprüfungsmethoden* eine Beurteilung des Hörvermögens ohne Angaben des Patienten allein durch Registrierung auditorischer reizkorrelierter Parameter.

Neben der *Reflexaudiometrie*, den *otoakustischen Emissionen* und der *Impedanzaudiometrie* hat sich die **ERA** (= **E**lectric **R**esponse **A**udiometry, elektrische Reaktionsaudiometrie) zum wichtigsten Verfahren entwickelt.

> **Wichtig**
>
> Die unter periodischer akustischer Reizeinwirkung entstehenden sinnesspezifischen elektrischen Potentialschwankungen des Hörsystems (*AEP = Akustisch Evozierte Potentiale*) lassen sich durch die computergestützte Mittelungstechnik (*Averaging*) vom überlagerten reizunabhängigen EEG trennen. Die Ableitung erfolgt mit Oberflächenelektroden vom Schädel bzw. mit Nadelelektroden vom Promontorium.

Die **AEP** entstehen in örtlich-zeitlicher Reihenfolge entlang der Hörbahn ab den Haarzellen in der Cochlea bis zur Hörrinde, spiegeln Teilfunktionen des Hörvorganges wieder und können bestimmten anatomischen Strukturen zugeordnet werden (**Topodiagnostik**). Für klinische Zwecke werden folgende Verfahren eingesetzt (◘ Abb. 2.11):

- Bei der **ECochG** (Elektrokochleographie) wird eine Nadelelektrode transtympanal auf dem Promontorium plaziert. Für die Innenohrdiagnostik werden gewonnen: reizsynchrone Antworten der Haarzellen (**CM** = Cochlear Microphonics), das durch asymmetrische Auslenkung der Basilarmembran während des Reizvorganges entstehende Summationspotential (**SP**) sowie das Summenaktionspotential des Hörnerven (**SAP**).
- Bei der nicht invasiven **BERA** (Brainstem Electric Response Audiometry) werden über Oberflächenelektroden an Vertex und Mastoid die

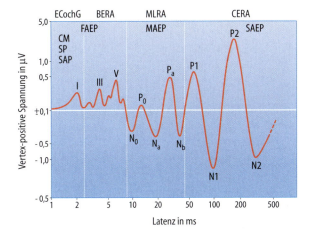

◘ Abb. 2.11. ERA-Methoden (*oben*) und AEP (*darunter*) im Überblick. *CM, SP* und *SAP* sind zur Orientierung in die Abbildung eingetragen, jedoch nicht dargestellt (*I–V, N* u. *P* = Potentialbezeichnungen; in Anlehnung an PICTON)

klinisch wichtigen **frühen akustisch evozierten Potentiale (FAEP)** aus Hörnerv und Hirnstamm abgeleitet.
- Mit ähnlicher Technik werden die *mittleren akustisch evozierten Potentiale* (**MAEP**) aus Thalamus und primärer Hörrinde (**MLRA** = Middle Latency Response Audiometry) und
- die *langsamen* oder *späten akustisch evozierten* Potentiale (**SAEP**) aus primärer und sekundärer Hörrinde (**CERA** = Cortical Electric Response Audiometry) registriert.

Die ERA nimmt an Bedeutung ständig zu und ist für folgende Aufgaben als zuverlässiges Verfahren unerläßlich:
- **Hörscreening** und **Schwellenbestimmung** bei *Neugeborenen* und *Kleinkindern* (BERA) im Schlaf, in Sedierung oder Narkose.
- **Hörschwellenbestimmung** bei *Aggravation* und *Simulation* im Rahmen der Begutachtung und bei Verdacht auf *psychogene Schwerhörigkeit* (CERA, MLRA).
- **Topodiagnostik** von Hörstörungen in cochleär/retrocochleär/zentral (ECochG, BERA, CERA).
- Nachweis eines **Akustikusneurinoms** durch Verlängerung der Leitzeit (die Potentiale treten verzögert auf = *Latenzverlängerung*, und der zeitliche Abstand zwischen den Potentialgipfeln ist verlängert; BERA).
- **Hydropsnachweis** bei *M. MENIÈRE* durch vergrößertes Summationspotential (ECochG).

Otoakustische Emissionen

Nach akustischem Reiz können vom gesunden Ohr »aktive« **otoakustische Emissionen** (**OAE**, akustische Geräuschaussendungen) registriert werden, entstanden wahrscheinlich durch *Kontraktionen äußerer Haarzellen*. Die in ihrer Intensität meistens unterhalb der Hörschwelle liegenden Schallsignale des Innenohres werden mit hochempfindlichen Meßmikrofonen registriert. Sie erlauben eine *objektive Funktionsprüfung des Innenohres*. Abhängig vom Hörvermögen in den einzelnen Frequenzen fehlen sie bei *sensorischen Hörverlusten* von mehr als 30 dB, bei sicherem Nachweis dieser transitorisch evozierten otoakustischen Emissionen (TEOAE) ist die Funktion *äußerer Haarzellen* normal oder nur gering gestört (Abb. 2.12a, b). Bei ca. 30% der Normalhörenden können OAE auch ohne einwirkenden akustischen Reiz fortlaufend registriert werden, sog. **Spontane Otoakustische Emissionen (SOAE)**, die ebenfalls Ausdruck einer normalen Innenohrfunktion sind. Eine weitere Gruppe stellen cochleäre **Distorsionsprodukte (DPOAE)** dar. Sie entstehen als zusätzliche Töne bei Stimulation der Cochlea durch zwei Sinustöne unterschiedlicher Frequenz (nachweisbar bis 50 dB Hörverlust). Die *klinische Bedeutung* der OAE liegt im Nachweis von Funktion und *Funktionsstörungen äußerer Haarzellen*, die bei der überwiegenden Anzahl aller Innenohrschwerhörigkeiten geschädigt sind (OAE nicht anwendbar bei Mittelohrschwerhörigkeiten). Einsatzgebiete sind:

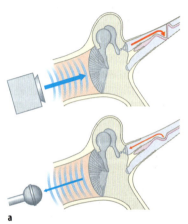
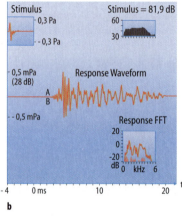

Abb. 2.12a, b. Otoakustische Emissionen (OAE).
a Entstehung im Innenohr;
b transitorisch evozierte OAE (Response-Wave-Form)

- Hörscreening ab Geburt bei Risikokindern (im Zusammenhang mit der BERA, ▶ s. Kap. 2.5.1);
- Früherfassung ototoxischer Schädigungen durch Zytostatika (Cisplatin), Aminoglykosidantibiotika und Schleifendiuretika;
- Nachweis gesteigerter Lärmempfindlichkeit des Innenohres;
- Hörschwellenüberprüfung bei Aggravation und Simulation im Rahmen der Begutachtung sowie bei psychogener Schwerhörigkeit;
- Topodiagnostik von Hörstörungen in cochleär/retrocochleär zusammen mit der BERA.

Impedanzänderungsmessung

Sie dient in erster Linie der objektiven Funktionsdiagnostik des *Schalleitungsapparates*. Bei normalem Trommelfell und Mittelohr wird der größte Teil der auftretenden Schallenergie absorbiert und dem Innenohr zugeführt. Ein kleiner Teil wird durch den *akustischen Widerstand (= Impedanz)* des Trommelfelles und des Mittelohres reflektiert. Gemessen werden die Amplitude und Phase des vom Trommelfell *reflektierten Schallanteiles* (Sondenton 220 Hz) bei **Impedanzänderungen**. Diese Änderungen werden bewirkt
- durch Kontraktion der Mittelohrmuskeln (reflektorisch) mit Versteifung der Gehörknöchelchenkette (Stapediusreflex/Tensorreflex) und
- durch Änderung des Luftdruckes im äußeren Gehörgang und dadurch bedingter veränderter Spannung des Trommelfell-Gehörknöchelchen-Apparates (**Tympanometrie**). Beides wird diagnostisch genutzt.

Stapediusreflexprüfung/Tensorreflex. Bei Beschallung eines Ohres mit großer Lautstärke von 70 bis 90 dB über der Schwelle kommt es über die Kerngebiete zu einer *Kontraktion des M. stapedius* (**akustikofazialer Reflex**) auf beiden Seiten. Die Auslösung des zu prüfenden Stapediusreflexes geschieht meist durch die Beschallung des *kontralateralen Ohres* (**Reizohr**). Die Impedanzänderungsmessung (Reflexmessung) erfolgt auf dem Reaktionsohr (**Sondenohr, Meßohr**), in dem der reflektierte Sondentonschallanteil gemessen wird. Der *ipsilaterale* Stapediusreflex ist bei Taubheit des Gegenohres oder Unterbrechung des Reflexbogens im Stammhirn erhalten.

Der **Tensorreflex** kann nach einem taktilen Reiz (Anblasen der Orbitalregion) auf der gleichen Seite auftreten. Er verläuft über einen *trigeminofazialen Reflexbogen.*

Voraussetzung für eine Messung der reflektorischen Impedanzänderung ist ein intaktes Mittelohr und die Möglichkeit, den gleichen Druck, wie er im Mittelohr herrscht, im äußeren Gehörgang herzustellen (s. unten, Tympanometrie).

Die **Impedanzänderung** durch den akustisch ausgelösten Stapediusreflex sagt etwas aus
- über das *Hörvermögen des beschallten Ohres* (objektive Hörprüfungsmethode), weil der Reflex ausbleibt, wenn die Reflexschwelle nicht erreicht wird, z.B. bei hochgradiger Schwerhörigkeit (auf dem beschallten Ohr);
- über das Vorhandensein eines Recruitment (**METZ-Recruitment**) auf dem beschallten Ohr, weil dann die Reflexschwelle abnorm nahe (30 dB) an der Hörschwelle liegt (Stapediuslautheitstest);
- über das Vorhandensein einer *retrocochleären Schwerhörigkeit* auf dem beschallten Ohr, weil dann ein größerer Abstand zwischen Hörschwelle und Reflexschwelle besteht (oder der Stapediusreflex fehlt);
- über das Vorhandensein einer *Hörermüdung* auf dem beschallten Ohr (afferenter Schenkel), weil bei Dauerbeschallung dann der Stapediusreflex der Reaktionsseite (efferenter Schenkel) ebenfalls »ermüdet« (**Reflex Decay**);
- über den Zustand der Gehörknöchelchenkette der Reaktionsseite, weil der Stapdiusreflex nicht registrierbar ist bei *Fixation der Kette* (z.B. Stapesankylose bei Otosklerose: dabei bleibt der Tensorreflex erhalten; oder z.B. Tympanosklerose: dabei fehlt der Tensorreflex ebenfalls) und bei *Unterbrechung der Kette* (z.B. Amboßluxation: dabei bleibt der Tensorreflex erhalten);
- über den Schädigungsort der *Fazialisparese*, weil der Stapediusreflex der Reaktionsseite bei einer Fazialisunterbrechung proximal vom Abgang des N. stapedius fehlt, und
- über den Reflexbogen im Stammhirn, weil der Stapediusreflex bei zentraler *Unterbrechung des Reflexbogens* fehlt (Hirntumoren, Blutungen).

Tympanometrie (Messung des Mittelohrdruckes; Abb. 2.13a–d). Erzeugt man bei intaktem Trommelfell im Gehörgang, in dem sich die Meßsonde für den reflektierten Schallanteil befindet, zunächst einen Überdruck, dann eine Druckgleichheit wie im Mittelohr und anschließend einen Unterdruck, läßt sich die *druckabhängige Impedanzänderung* durch die Messung des reflektierten Sondentonschallanteils in einer Kurve (**Tympanogramm**) aufzeichnen (normales Mittelohr, Kurve Abb. 2.13a). Bei der Tympanometrie bekommt man – zusammen mit der Stapediusreflexprüfung – neben Hinweisen auf die *Trommelfellbeschaffenheit* (je steifer das Trommelfell, um so niedriger der Kurvengipfel) vor allem eine Bestätigung der *Diagnose*

- eines **Tubenmittelohrkatarrhs** bei retrahiertem Trommelfell mit Unterdruck in der Paukenhöhle (mit dem Gipfel nach links zu den negativen Drucken verschoben und flachere Kurve, Abb. 2.13b);
- eines **Paukenergusses** (z.B. Mukotympanum) oder eines *Adhäsivprozesses* (sehr flache, oft fast horizontale nach links verschobene Kurve und fehlender Stapediusreflex, Abb. 2.13c);
- einer **Gehörknöchelchenluxation** (sehr hohe, steile, *oben offene Kurve* und fehlender Stapediusreflex, Abb. 2.13d);
- einer **Otosklerose** (Normalkurve, fehlender Stapediusreflex);
- einer **Tubendurchgängigkeit** beim Schlucken oder beim VALSALVA-Versuch durch kurze Auslenkung der Kurve (Tubenfunktionsprüfung, nur bei geschlossenem Trommelfell);
- einer **klaffenden Tube** durch atemabhängige Impedanzänderungen und
- eines **Glomustumors** durch pulssynchrone Impedanzänderungen.

Anmerkung: Der Stapediusreflex führt zu einer Bewegung des Trommelfells (**Tympanic Membrane Displacement = TMD**), die als Volumenänderung im äußeren Gehörgang registriert wird. Ausmaß und Richtung der Änderung erlauben Rückschlüsse auf den intracochleären perilymphatischen Druck und

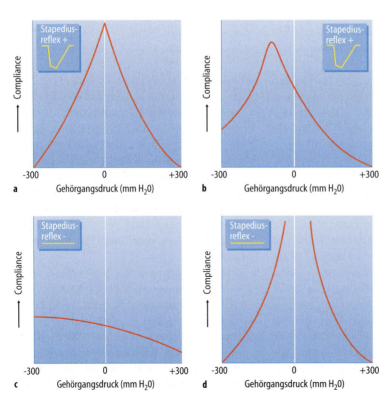

Abb. 2.13a–d. Tympanogramm. **a** Normales Mittelohr: Tympanogrammkurven nicht verändert = normale Compliance (Nachgiebigkeit) des Trommelfells. Stapediusreflex vorhanden; **b** Tubenmittelohrkatarrh mit Unterdruck in der Paukenhöhle: Kurvengipfel nach links zu den negativen Drucken (mm WS) verschoben und flacher. Stapediusreflex vorhanden; **c** Seromukotympanon: Kurve abgeflacht, maximale Impedanz. Stapediusreflex fehlt; **d** Amboßluxation: steile, oben offene Kurve (überhöhte Compliance). Stapediusreflex fehlt

den *intrakraniellen Druck*, sofern der Aquaeductus cochleae durchgängig ist.

Prüfung des Hörvermögens bei Simulation und Aggravation

Zum Nachweis der **Simulation** einer Schwerhörigkeit oder Taubheit (bei normalem Gehör) oder der **Aggravation** (vorgetäuschte Verschlimmerung einer bestehenden Schwerhörigkeit) kommen heute als zuverlässigste Verfahren die ERA, die eine objektive Hörschwellenbestimmung erlaubt, und die OAE zum Einsatz. Die Stapediusreflexbestimmung hilft bei der Aufdeckung grober Simulation oder Aggravation.

Verdachtsmomente bestehen,
- wenn die mit verschiedenen Methoden gewonnenen Ergebnisse nicht *übereinstimmen*,
- wenn zögernd nachgesprochen wird oder an verschiedenen Tagen deutlich *unterschiedliche Werte* für dieselben Methoden ermittelt werden,
- wenn bei der *Tonaudiometrie* die Geräuschschwelle deutlich besser als die Tonschwelle oder die Luftleitungskurve besser als die Knochenleitungskurve liegen und
- wenn bei der *BÉKÉSY-Audiometrie* die Dauertonkurve besser als die Impulstonkurve verläuft.

Unter **psychogener Schwerhörigkeit** versteht man eine *unbewußt vorgetäuschte Schwerhörigkeit*, die sich im wesentlichen nur auf die Situation bei Hörprüfungen beschränkt. Die Sprachverständlichkeit ist deutlich besser, als der Hörschwelle im Tonaudiogramm entsprechen würde. Die Hörschwellen der ERA entsprechen nicht den schlechten Hörschwellen im Tonaudiogramm. Bei der BÉKÉSY-Audiometrie kann sich ein kongruentes Absinken der Dauer- und der Impulstonschwellenkurven finden. Der Kranke will *nicht betrügen*, er täuscht sich selbst!

Prüfung der Funktion des Hörnerven und der Hörbahn bei Taubheit

Sie ist erforderlich im Rahmen der Cochlea-Implantat-Versorgung. Bei kooperativen Patienten gelingt dies mit dem sog. Promontoriumtest, bei dem über eine transtympanal auf dem Promon- torium plazierte Reizelektrode probeweise der Hörnerv elektrisch gereizt wird. Sind Hörnerv und Hörbahn intakt, empfindet der Patient einen Höreindruck. Bei Kindern werden in Narkose elektrisch evozierte Hirnstammpotentiale abgeleitet (E-BERA = elektrische Hirnstammaudiometrie). Der Nachweis der funktionellen Integrität des Hörkortex kann mit Hilfe der elektrisch-evozierten kortikalen Potentiale (E-CERA) geführt werden. Die funktionelle Bildgebung mittels Positronenemissionstomographie und funktioneller Kernspintomographie ergänzt das Bild.

Synopsis der Hörprüfungen. ◨ Tabelle 1.1

2.5.2 Vestibularisprüfungen

Definition. Sie dienen der Feststellung, ob der angegebene Schwindel vestibulär bedingt ist (Objektivierung) und ob eine Vestibularisstörung peripher oder zentral ausgelöst ist.

Schwindelanamnese

Schwindel bedeutet *Verlust der Körpersicherheit im Raum* (Raumorientierung) und entsteht, wenn die Auskünfte der verschiedenen Sinnesorgane einander widersprechen. Der vestibuläre Schwindel (*systematischer Schwindel*) wird vom Patienten als **Drehschwindel**, *Liftschwindel* (Otolithenschwindel), *Schwankschwindel*, Ziehen nach einer Seite oder Taumeligkeit geschildert. Der Schwindel nach Art **ohnmachtsähnlicher Gefühle**, »Schwarzwerden« oder »Sternchensehen vor den Augen« hat seine Ursache im allgemeinen *nicht* in einer Funktionsstörung des Vestibularapparates, sondern ist als herz- bzw. kreislaufbedingt, vaskulär oder als diffuser Hirnschwindel (*unsystematischer Schwindel*) anzusehen.

Höhenschwindel ist eine visuelle Reizschwindelform und tritt bei manchen Menschen schon auf, wenn die Distanz zwischen Auge und in der Tiefe liegendem Fixpunkt mehr als einige Meter beträgt (Eine psychische Komponente und Angstgefühle spielen eine Rolle).

Der **vestibuläre Schwindel** tritt als **Schwindelanfall** für Minuten bis Stunden (z.B. bei der

Tabelle 1.1 Synopsis der Hörprüfungen

Hörprüfung	Schalleitungs-schwerhörigkeit (Mittelohr-schwerhörigkeit)	Schallempfindungsschwerhörigkeit (sensorineural, Innenohrschwerhörigkeit und Nervenschwerhörigkeit)	
Hörweitenprüfung	Zahlen mit tiefen Frequenzen schlecht	Zahlen mit hohen Frequenzen schlecht	
Differenz Umgangssprache – Flüstersprache	klein	groß	
Sprachaudiometrie	kein Diskriminations-verlust	oft Diskriminationsverlust	
RINNE	negativ	positiv	
WEBER	im kranken Ohr gehört	im gesunden Ohr gehört	
Tonaudiogramm	Differenz zwischen Knochenleitung und Luftleitung	Hörverlust häufig im hohen Tonbereich	
Tympanogramm	Änderung des Kurven-verlaufes	normaler Kurvenverlauf	
		sensorische (= Innenohr-) Schwerh.	**neurale (= Nerven-) Schwerh.**
Lautheitsausgleich (Recruitment nach FOWLER)		positiv	kann negativ sein
Geräuschaudiogramm (LANGENBECK)		Prüfton nicht verdeckt	Prüfton kann verdeckt sein
SISI-Test		60–100%	kann 0–15% sein
Hörfeldskalierung		eingeengtes Hörfeld	normaler oder flacher Lautheitsanstieg
Hörermüdung		nicht vorhanden	vorhanden
Stapediusreflexprüfung	Reflex nicht nachweisbar	METZ- Recruitment vorhanden	fehlt oft
Hirnstammaudiometrie (BERA)		Leitzeit (Latenz) normal	Verlängerung der Leitzeit
Otoakustische Emissionen	nicht nachweisbar	fehlen	vorhanden

MENIÈRE-Krankheit) oder als **Dauerschwindel** über längere Zeit (z.B. nach einseitigem Labyrinthausfall) auf. In beiden Fällen kommt es zu einer Verstärkung der Beschwerden bei Belastungen wie z.B. bei schnellen Bewegungen oder bei Dunkelheit. Schließlich gibt es den **Lageschwindel**, der nach Einnahme einer bestimmten *Körperlage* oder -haltung einsetzt, und den **Lagerungsschwindel**, der nach einem *Lagewechsel* beginnt und oft nur Sekunden andauert (*benigner paroxysmaler Schwindel, Lagerungsnystagmus*). Schwindel, der allein beim Aufrichten auftritt, ist meist kreislaufbedingt, Schwindel beim *Aufrichten* und *Wiederhinlegen* ist eher vestibulärer Genese. Mit dem vestibulären Schwindel sind häufig Vagussymptome (Übelkeit, Erbrechen) verbunden.

Abweichreaktionen (Koordinationsprüfungen, Prüfung der vestibulospinalen Reflexe; ◘ Abb. 2.14a–d)

Geprüft werden bei Verdacht auf eine Vestibulariserkrankung:
- der **ROMBERG-Versuch** (Stehen auf beiden oder auf einem Bein bei geschlossenen Augen),
- die **Gangabweichung** beim Gehen geradeaus mit geschlossenen Augen,
- der **Tretversuch nach UNTERBERGER**, bei dem der Patient mit geschlossenen Augen auf der Stelle marschieren muß,
- der **Zeigeversuch**, bei dem mit geschlossenen Augen bei Heben der Arme die Fingerspitzen des Arztes getroffen werden sollen und
- der **Zeichentest nach FUKUDA** zur Bestimmung der subjektiven Vertikalen, bei dem mit geschlossenen Augen rechts und links freihändig Kreuzchen in vertikalen Reihen gezeichnet werden müssen.

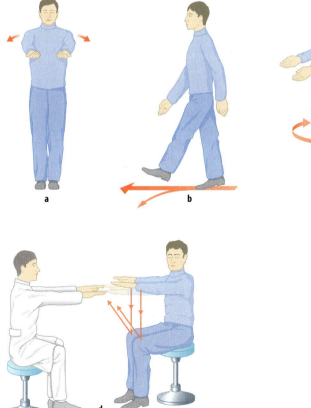
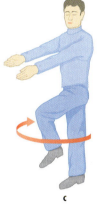

◘ Abb. 2.14a–d. Abweichreaktionen (nach rechts).
a ROMBERG-Versuch;
b Gangabweichung;
c Tretversuch nach UNTERBERGER;
d Zeigeversuch

Fallneigung, Gangabweichung, Drehung beim Tretversuch, Abweichung beim Zeigeversuch und beim Zeichentest treten bei **vestibulären Störungen** auf und sind z.B. bei einem Labyrinthausfall *nach der Seite des kranken* (vestibulär ausgefallenen) *Ohres* gerichtet und entsprechen der Richtung der langsamen Komponente der Nystagmusschläge. Bei *Änderung der Kopfstellung* bleibt die Fallneigung in Richtung auf das kranke Ohr bestehen. Der *Kleinhirnkranke* dagegen fällt auch nach Kopfdrehung stets in die gleiche Richtung.

Die Körperschwankungen beim ROMBERG-Versuch können auf einer elektronischen Waage registriert werden (**Posturographie**). Die Integration der Sinnesmodalitäten läßt sich durch zusätzliche Verwendung einer Kippbühne mit Schwerpunktverlagerung sowie variablem optischen Horizont überprüfen (Provokationstest).

Außerdem ist es möglich, bei den Steh- und Tretversuchen die Bewegungen von Kopf und Schultern durch aufgesetzte Lämpchen photoelektrisch aufzuzeichnen (**Kraniokorpographie**).

Klassische Vestibularisprüfungen

Sie erfassen die Funktion des vestibulären Systems ohne experimentelle Reizung.

Spontan-, Provokations- und Lagenystagmus. Schwindelbeschwerden, über die ein Patient klagt, werden durch den Nachweis eines Spontan-, Provokations-, Lagerungs- oder Lagenystagmus als *vestibuläre Funktionsstörung* erkannt.

Das *periphere Vestibularisorgan* gibt ständig Impulse (Aktionsströme, Ruheaktivität) über den Nerven zu den Vestibulariszentren ab und bewirkt dort einen »Ruhetonus«. Zwischen rechts und links besteht »Tonusgleichgewicht«. Durch eine *Erregung des peripheren Organs* (z.B. durch eine Ausbuchtung der Cupula nach der einen oder anderen Richtung, durch eine traumatische Schädigung des Innenohres oder durch eine entzündliche Erkrankung) kommt es zu einer Zunahme oder Abnahme der Impulsfrequenz im Nerven und einer Steigerung oder Abschwächung des Tonus in den Vestibulariszentren.

Je nach Größe der »Tonusdifferenz« zwischen rechts und links tritt eine Nystagmusneigung, ein latenter oder ein manifester *Nystagmus* auf.

Bei einer Erkrankung, die mit einem *Reizzustand* des Labyrinths einhergeht, ist der Nystagmus zur kranken Seite, bei einem *Labyrinthausfall* dagegen durch Überwiegen des anderen Labyrinths zur gesunden Seite gerichtet.

> **Wichtig**
>
> *Der Nystagmus entsteht also zentral,* **er kann jedoch auf eben geschilderte Weise peripher oder durch eine zerebrale Störung auch zentral ausgelöst sein.**

Der **vestibuläre Nystagmus** ist ein rhythmischer **Rucknystagmus**, dessen einzelne Schläge sich aus einer *langsamen labyrinthären Komponente* und einer *schnellen* – als *zentrale* Ausgleichsbewegung aufgefaßten – *Komponente* zusammensetzen. Seine Richtung wird nach der besser sichtbaren schnellen Komponente bezeichnet. Das subjektive Drehgefühl ist der schnellen Nystagmuskomponente, die Fallneigung der langsamen Komponente gleichgerichtet. Das Nystagmusschlagfeld liegt vorwiegend in der Orbitahälfte, nach der die langsame Komponente gerichtet ist. Der Nystagmus kommt meist als Horizontalnystagmus zur Beobachtung, tritt aber auch als *rotierender* und selten – und dann stets zentral bedingt – als *vertikaler Nystagmus* auf. Er kann fein-, mittel- und grobschlägig und wenig, mittel oder sehr frequent sein.

Der Nystagmus wird bei der Fahndung nach *Spontannystagmus* und Provokationsnystagmus zunächst ohne und anschließend im abgedunkelten Raum unter der **Leuchtbrille** nach **FRENZEL** (Abb. 2.15) beobachtet. Die Brille verhindert durch die Gläser von 15 Dioptrien eine Fixation,

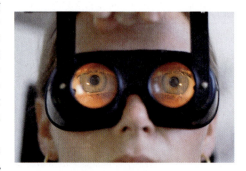

Abb. 2.15. FRENZEL-Brille

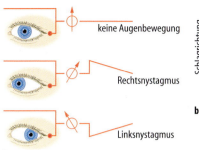
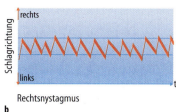

◘ Abb. 2.16a, b. Elektronystagmographie. **a** Schema Augenbewegungen; **b** Nystagmogramm bei Rechtsnystagmus

die den Nystagmus hemmen würde, und erleichtert durch die Vergrößerung und Beleuchtung der Bulbi die Nystagmusuntersuchung.

Eine **Nystagmusregistrierung** ist auf elektrophysiologischem Wege (**Elektronystagmographie**, ENG) möglich: die bei jedem Nystagmusschlag auftretende Verschiebung der zwischen Kornea (+) und Retina (–) bestehenden Potentialdifferenz (**corneoretinales Bestandspotential**) wird über bitemporal angelegte Elektroden abgeleitet, verstärkt und mit einem X-Y-Schreiber registriert (*Nystagmogramm*). Damit lassen sich neben der Nystagmusdauer und der Schlagzahl auch die Amplituden der Nystagmusschläge und die Winkelgeschwindigkeiten der langsamen Nystagmuskomponenten feststellen und dokumentieren (◘ Abb. 2.16a, b). Die Untersuchung wird bei geschlossenen Augen oder bei geöffneten Lidern im Dunkeln vorgenommen. Dadurch kann ein Spontannystagmus verstärkt werden. Zur Nystagmusregistrierung bei geöffneten Augen werden die **Infrarotvideonystagmographie** oder die Photoelektronystagmographie (PENG) verwendet.

Der **Spontannystagmus** wird in den fünf Hauptblickrichtungen geprüft: Blick geradeaus, nach links, nach rechts, nach oben, nach unten. Sein Auftreten ist nicht vom Willen des Patienten oder von äußeren Reizen ausgelöst und hat *krankhafte Bedeutung*. Man unterscheidet:
- den **richtungsbestimmten Spontannystagmus**, der nur in eine Richtung schlägt und mehr für Erkrankungen des *peripheren* Organs spricht (◘ Abb. 2.17) und
- den **Blickrichtungsnystagmus**, der seine Schlagrichtung je nach Blickrichtung ändert und häufig bei zentralen *Vestibularisstörungen* (z.B. Hirnstammläsionen) beobachtet wird.

Der festgestellte Nystagmus wird in ein übersichtliches Schema eingezeichnet.

Beim richtungsbestimmten Spontannystagmus tritt ein Nystagmus 1. Grades lediglich in Blickrichtung der schnellen Komponente, ein Nystagmus 2. Grades auch beim Blick geradeaus und ein Nystagmus 3. Grades bereits beim Blick in die Gegenrichtung auf.

Der **Provokationsnystagmus** (unter der FRENZEL-Brille geprüft) wird durch Einnahme der Schwindellage, durch Kopfschütteln, durch Bücken und Wiederaufrichten und durch die Lageprüfung untersucht. Ein *latenter Nystagmus* kann durch diese »Lockerungsmaßnahmen« aktiviert und vorübergehend zu einem Spontannystagmus werden.

Bei der **Lageprüfung** wird unter der Leuchtbrille beobachtet, ob in Rückenlage, in rechter und linker Seitenlage, in Kopfhängelage (◘ Abb. 2.18) und beim Wechsel von Aufsitzen und Hinlegen ein *Lage- oder Lagerungsnystagmus* auftritt. Man unterscheidet:
- den **richtungsbestimmten Lagenystagmus**, der sich häufiger bei peripheren Schäden findet, aber als gelockerter Spontannystagmus auch bei zentralen Schäden vorkommt,
- den **richtungswechselnden Lagenystagmus**, der für einen zentralen Schaden spricht – der echte Lagenystagmus hält nach Einnahme der Lage *länger als 30 Sekunden* an – und
- den (benignen paroxysmalen) **Lagerungsnystagmus**.

Letzterer meist *peripher* durch kinetische Reize beim Lagewechsel ausgelöste und nur wenige Sekunden andauernde Nystagmus mit Schwindel tritt beim schnellen Wechsel zwischen Aufrichten und Wiederhinlegen in Kopfhängelage mit seitwärts

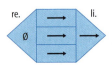

 Abb. 2.17. Richtungsbestimmter Spontannystagmus 2. Grades nach links (in ein Schema für Blickrichtungen geradeaus, nach oben, nach unten, nach rechts und nach links eingezeichnet)

gedrehtem Kopf auf. Er wird mit abgesprengten, die Cupula des hinteren vertikalen Bogenganges reizenden utrikulären Otolithen nach Kopftraumen erklärt (*Cupulolithiasis*, Therapie: *Vestibuläres Lagerungstraining* durch rasches Seitwärtslagern des Oberkörpers vom Sitzen erst auf die Seite des betroffenen Ohres, danach des gesunden Ohres und wieder zum Sitzen oder durch Rotationsmanöver. *Vestibuläres Training* ▶ s. auch Kap. 5.2.3).

Das **Lagefistelsymptom**: Der Nystagmus tritt nach Lagerungsänderung bei Vorliegen einer *Labyrinthfistel* auf und kann auch vaskulärer Genese oder zervikal bedingt sein.

Nicht vestibuläre Nystagmusformen. Sie entstehen außerhalb des vestibulären Systems. Zu nennen sind:
- der **Endstellungsnystagmus** (muskulär bedingt),
- der **optokinetische Nystagmus** (Eisenbahnnystagmus) als schnelle Korrekturbewegung des blickmotorischen Systems zur Blickfeldstabilisierung,
- der **Bergarbeiternystagmus** (infolge langer Dunkelarbeit tritt ein Pendelnystagmus auf),
- der **okuläre Nystagmus** bei Sehschwäche als Folge einer mangelnden Fixationsmöglichkeit des Auges,
- der **angeborene Pendelnystagmus**.

(**Zervikalnystagmus** ▶ s. S. 55f u. 104).

Experimentelle Gleichgewichtsprüfungen

Definition. Sie umfassen alle Tests zur gezielten Reizung von Teilen des vestibulären Systems und ermöglichen so Aussagen zur Einzel- und Gesamtfunktion.

Bei der *rotatorischen Prüfung*, der *thermischen Prüfung* und der *Prüfung des Fistelsymptoms* werden Endolymphbewegungen ausgelöst, und ein Nystagmus entsteht (vestibulo-okulärer Reflex).

Rotatorische Prüfung. Im Endolymphschlauch des *waagerecht gestellten horizontalen Bogenganges* entsteht bei der Drehung des Patienten nach rechts oder links eine **Trägheitsströmung der Endolymphe** mit einer Ausbuchtung der Cupula und

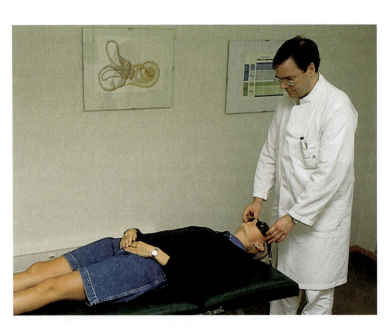

 Abb. 2.18. Kopfhängelage (Lageprüfung)

entsprechender Ablenkung der Sinneszellhaare. Die Strömung kommt beim *Andrehen* (Beschleunigung) durch Zurückbleiben der Endolymphe (◘ Abb. 2.19) und beim *Anhalten* aus der Drehung durch Weiterbewegen der Endolymphe zustande.

Eine *ampullopetale* Strömung im horizontalen Bogengang bewirkt eine *utrikulopetale* Cupulaausbuchtung mit einer Depolarisierung der Sinneszellen, eine Steigerung der Frequenz der Nervenimpulse, *eine Verstärkung des Ruhetonus im gleichseitigen Vestibulariszentrum und einen Nystagmus zur gleichen Seite*. Eine *ampullofugale* Endolymphströmung hat eine *utrikulofugale* Cupulaausbuchtung mit einer Hyperpolarisierung der Sinneszellen, eine Minderung der Frequenz der Nervenimpulse, eine *Abschwächung des Ruhetonus* im gleichseitigen Vestibulariszentrum und einen *Nystagmus zur anderen Seite* zur Folge. Bei starken Reizen zeigt die ampullopetale Endolymphströmung im horizontalen Bogengang eine größere Wirkung als die ampullofugale Strömung (2. EWALD-Gesetz).

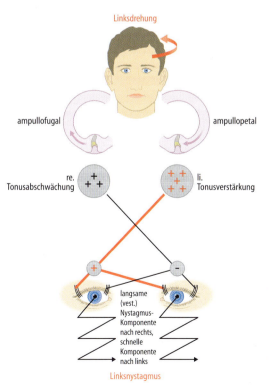

◘ Abb. 2.19. Nystagmusentstehung bei der Drehung

Die **Linksdrehung** führt im rechten horizontalen Bogengang zu einer ampullofugalen Endolymphströmung, im linken horizontalen Bogengang zu einer gleichzeitigen ampullopetalen Endolymphströmung. Es tritt also beim Andrehen ein **perrotatorischer Linksnystagmus** auf (◘ Abb. 2.20a).

Beim **Anhalten aus der Linksdrehung** ist die Endolymphströmung rechts ampullopetal und links ampullofugal gerichtet, die Folge ist ein **postrotatorischer Rechtsnystagmus** (◘ Abb. 2.20b). Nach dieser ersten postrotatorischen Nystagmusphase, die durch die Cupulaausbuchtung bedingt ist, kann eine *zweite* (evtl. auch eine *dritte*) *postrotatorische Nystagmusphase* folgen, deren Nystagmusrichtung der vorausgegangenen Phase jeweils entgegengesetzt ist. Das *phasenhafte Auspendeln* der Nystagmusreaktion ist als *zentrale Antwort* auf die periphere Erregung anzusehen.

Bei der **Rechtsdrehung** treten Endolymphbewegungen und Nystagmusphasen jeweils entsprechend entgegengesetzt auf.

Durchführung: Bei der Untersuchung auf dem einfachen, mit der Hand angedrehten und gestoppten *Drehstuhl* wird der Patient nach der von BÁRÁNY angegebenen **Methode** in 20 Sekunden zehnmal herumgedreht und dann ruckartig angehalten. Der Kopf muß dabei um *30 Grad nach vorn* geneigt sein, damit die horizontalen (lateralen) Bogengänge möglichst waagerecht stehen. Festgestellt wird die *Dauer des postrotatorischen Nystagmus* nach Rechtsdrehung und anschließend nach Linksdrehung. Die Nystagmusdauer beträgt jeweils zwischen 20 und 40 Sekunden.

Die Untersuchung auf einem *elektronisch gesteuerten Drehstuhl* (◘ Abb. 2.21a, b) vermeidet durch *unterschwelliges Andrehen* das Auftreten eines perrotatorischen Nystagmus und damit Interferenzen zwischen per- und postrotatorischem Nystagmus. Bei dieser sogenannten **Langdrehmethode** (MITTERMAIER) wird unterschwellig (unter $1°/s^2$ Beschleunigung) bis zu einer Winkelgeschwindigkeit von $60°/s$ angedreht, anschließend eine Minute mit dieser Winkelgeschwindigkeit gleichmäßig weitergedreht und dann *ruckartig gestoppt*. Unter der Leuchtbrille werden Dauer und Schlagzahl des *postrotatorischen Nystagmus* der ersten und zweiten Phase festgestellt oder mit-

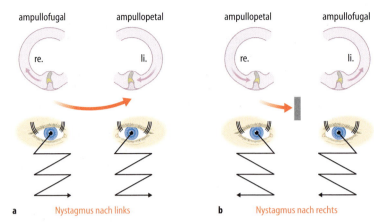

Abb. 2.20a, b. Rotatorische Prüfung. **a** Andrehen nach links; **b** Stop aus der Linksdrehung

tels der Elektronystagmographie registriert. Nach 10 min folgt dann in gleicher Weise die Ausführung in entgegengesetzter Richtung.

Durch Untersuchungen auf diesem Drehstuhl können auch die *Schwellenwerte für die Drehempfindung* und für den perrotatorischen Nystagmus (bei 1°/s) ermittelt werden (MONTANDON).

Zu den rotatorischen Prüfungen rechnet auch die **Pendelprüfung** (GREINER), bei der die Nystagmusreaktionen während der sinusförmigen Hin- und Herbewegungen auf dem Pendelstuhl nystagmographisch registriert werden.

Prüfung auf Zervikalnystagmus ▶ s. S. 55 f.

> **Wichtig**
>
> Mit der *rotatorischen Prüfung*, bei der stets *beide* Vestibularorgane gleichzeitig erregt werden, kann man feststellen, ob sich der Vestibularapparat in einem *Funktionsgleichgewicht* (seitengleiche Nystagmusreaktionen) befindet oder ob Zeichen einer *Funktions- bzw. Regulationsstörung* (z.B. Nystagmusneigung bzw. Überwiegen des Nystagmus nach einer Richtung oder bei der Pendelung zusätzlich unterschiedliche »Nystagmusschriften« bei zentralen Störungen) vorhanden sind. Subjektive Schwindelerscheinungen können damit objektiviert werden, was z.B. bei einer Gutachtenerstellung nach Schädeltrauma wichtig ist.

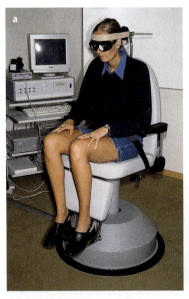
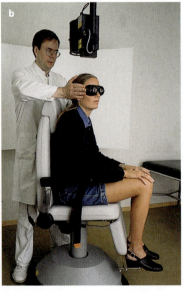

Abb. 2.21a, b. Drehstuhl. **a** Rotatorische Prüfung; **b** Zervikaltest (Halsdrehtest) mit rotiertem Körper und fixiertem Kopf

Nach einem **peripheren Ausfall** z.B. kommt es zunächst zu einem *Spontannystagmus* zur gesunden Seite. Im Laufe von 1–2 Jahren tritt im allgemeinen ein **zentraler Ausgleich (Kompensation)** ein. Zuerst verschwindet der Spontannystagmus, allmählich kann auch das *Richtungsüberwiegen des Nystagmus* bei den rotatorischen Prüfungen geringer werden und schließlich bei vollständigem Ausgleich verschwinden. Der *Rückgang der Regulationsstörung* läßt sich so – trotz bleibenden peripheren Ausfalls – durch die rotatorischen Prüfungen verfolgen. Förderung der Kompensation durch *vestibuläres Training*.

Bei der Erholung eines vorher untererregbaren oder vorübergehend ausgefallenen peripheren Vestibularorgans kann nach Abklingen des **Ausfallnystagmus** (Spontannystagmus zur gesunden Seite) ein **Erholungsnystagmus** auftreten, der dann als Spontannystagmus zur Seite des kranken Ohres gerichtet ist.

Thermische Prüfung (kalorische Prüfung). Steht der *horizontale Bogengang senkrecht (vertikal)*, so läßt sich unter dem Einfluß der Schwerkraft (Gravitation) durch Abkühlung oder Erwärmung des äußeren Bogengangschenkels eine – nicht physiologische – Bewegung der Endolymphe durch Änderung des spezifischen Gewichtes (**Konvektionsströmung**) und damit eine *Cupulaausbuchtung* erreichen (BÁRÁNY; ◘ Abb. 2.22a).

Eine **Erwärmung** führt zu einer **ampullopetalen Endolymphbewegung**, einer utrikulopetalen Cupulaausbuchtung mit einer Depolarisierung der Sinneszellen, einer Steigerung der Frequenz der Nervenimpulse, einer Verstärkung des Ruhetonus im gleichseitigen Vestibulariszentrum und einem **Nystagmus zur gleichen Seite**. Eine **Abkühlung** ist von einer **ampullofugalen** Endolymphbewegung, einer utrikulofugalen Cupulaausbuchtung mit einer Hyperpolarisierung der Sinneszellen, einer Minderung der Frequenz der Nervenimpulse, einer Abschwächung des Ruhetonus im gleichseitigen Vestibulariszentrum und einem **Nystagmus zur anderen Seite** gefolgt. (Nach *Kaltreiz*-Nystagmus zum anderen Ohr, nach *Heißreiz*-Nystagmus zum gleichen Ohr! Das subjektive Drehgefühl ist dem Nystagmus jeweils gleichgerichtet.)

Durchführung: Der Kopf des Patienten wird in die »*Optimumstellung*« (BRÜNNINGS) gebracht, d. h. der Kopf muß im Liegen um 30 Grad angehoben oder im Sitzen um 60 Grad zurückgeneigt werden (◘ Abb. 2.22b), damit die horizontalen Bogengänge möglichst senkrecht stehen. Jeder Gehörgang wird nacheinander mit warmem Wasser (erst rechts, dann links) und mit kaltem Wasser gespült (erst links, dann rechts). Es sind also vier Spülungen erforderlich, zwischen denen jeweils eine Pause von einigen Minuten eingelegt werden soll. Die Temperaturänderung setzt sich durch *Wärmeleitung* über die hintere knöcherne Gehörgangswand und auch durch *Wärmestrahlung* über das Trommelfell ins Antrum mastoideum fort und erreicht dort den *horizontalen Bogengang*.

Bei der **Methode nach HALLPIKE**, bei der der Patient liegend untersucht wird, läßt man jeweils 30 Sekunden lang Wasser von 44 °C und danach von 30 °C durch den Gehörgang laufen.

Bei der **Methode nach VEITS**, die im Sitzen ausgeführt wird, werden jeweils 10 ml Wasser von 47 °C und anschließend von 17 °C verwandt.

Der *thermische Nystagmus* wird unter der Leuchtbrille beobachtet oder elektronystagmogra-

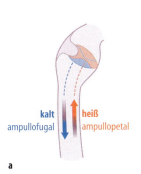 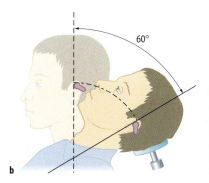

◘ Abb. 2.22a, b. Thermische Prüfung. **a** Bewegung aus der Endolymphe durch Änderung des spezifischen Gewichtes und Cupulaausbuchtung; **b** Optimumstellung des horizontalen Bogenganges

phisch registriert. Eine *Änderung der Kopfstellung um 180 Grad* während der Prüfung führt – im Gegensatz zur rotatorischen Prüfung – zu einem Umschlag des Nystagmus.

> **Wichtig**
>
> Mit der *thermischen Vestibularisprüfung* wird jedes Vestibularorgan *einzeln* untersucht. Sie dient der *Feststellung der peripheren Erregbarkeit.* Man vergleicht die Erregbarkeit einer Seite nach Kalt- und nach Warmspülung mit der der anderen und kann Erregbarkeitsdifferenzen zwischen rechts und links bis zur thermischen Unerregbarkeit einer oder beider Seiten aufdecken. Ein Vestibularorgan gilt als unerregbar, wenn auch nach starker thermischer Reizung (17 °C) keine Nystagmusreaktion auftritt (◘ Abb. 2.23a–c).

Ein bei der thermischen Prüfung *festgestelltes Richtungsüberwiegen des Nystagmus* nach einer Seite kann eine *periphere Ursache* haben (z.B. bei peripherer Untererregbarkeit der anderen Seite und dadurch ausgelöstem Spontannystagmus oder latentem Nystagmus; dabei oft auch cochleäre Funktionsstörung der erkrankten Seite) oder einen *zentralen Schaden* anzeigen (z.B. bei bds. normaler peripherer Erregbarkeit und nachweisbaren weiteren zerebralen Symptomen).

Eine Spülung des Gehörganges muß bei trockenen *Trommelfelldefekten* unterbleiben. Man bläst dann zur orientierenden thermischen Prüfung – falls ein geschlossenes Durchflußsystem nicht zur Verfügung steht – kalte *Luft* in den Gehörgang oder legt einen äthergetränkten Wattebausch ein, durch den *Verdunstungskälte* erzeugt wird.

Wiederholte Reizanwendungen führen zu einer Abnahme der – zentral gesteuerten – vestibulären Reaktion (**Habituation**).

Weil auch in der Schwerelosigkeit ein kalorischer Nystagmus nachweisbar ist, wird diskutiert, daß in dieser Situation eine gravitations- und lageunabhängige Volumenänderung von Teilen der Endolymphe erregungsauslösend sein könnte.

Prüfung des Fistelsymptoms (mechanische Reizung). Es kommt zur Auslösung eines Nystagmus durch direktmechanische Einwirkung auf das Labyrinth.

Beim **pressorischen Fistelsymptom** besteht ein Trommelfelldefekt und gleichzeitig eine *Arrosion des knöchernen horizontalen Bogenganges* bei noch bindegewebig abgeschlossenem Perilymphraum (z.B. bei einer chronischen epitympanalen Mittel-

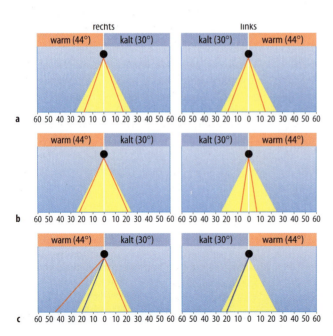

◘ Abb. 2.23a–c. Schematische Darstellung (STOLL) der Ergebnisse der thermischen Prüfung. **a** Normalbefund; **b** verminderte Erregbarkeit links; **c** Ausfall links, nicht kompensiert, mit Spontannystagmus nach rechts (*lila*)

ohreiterung mit einer Knochendestruktion durch ein Cholesteatom). Es läßt sich ein *direkter Druck auf den häutigen Bogengangsschlauch* an umschriebener Stelle ausüben (Abb. 2.24). Dadurch kommt es zu einer *ampullopetalen Endolymphbewegung* und zum *Nystagmus zur gleichen Seite*. Bei Aspiration schlägt der Nystagmus zur anderen Seite um.

Durchführung: Ein POLITZER-Ballon wird mit der durchbohrten Olive luftdicht in den Gehörgang eingesetzt. Gleichzeitig wird unter der Leuchtbrille beobachtet, ob ein Nystagmus auftritt. Liegt eine Bogengangsfistel auf dieser Seite vor, entsteht bei *Kompression* ein Nystagmus zur kranken Seite (Abb. 2.25), bei *Aspiration* ein Nystagmus zur *anderen* Seite. Gelegentlich genügt auch ein *Druck auf den Tragus*, um ein Fistelsymptom auszulösen.

> **Wichtig**
>
> Die *Prüfung des pressorischen Fistelsymptoms* wird bei jeder chronischen Mittelohrentzündung mit randständigem Trommelfelldefekt vorgenommen, um gegebenenfalls eine *umschriebene Zerstörung der Labyrinthkapsel* zu erkennen. Bei positivem Ausfall des Fistelsymptoms muß umgehend ein operativer Eingriff durchgeführt werden, um eine drohende diffuse Labyrinthitis zu verhindern und endokraniellen Komplikationen vorzubeugen (absolute Operationsindikation).

Bei Vorliegen einer Bogengangsfistel oder einer Perilymphfistel im Bereich des runden oder ovalen Fensters läßt sich gelegentlich auch ein »**Lagefistelsymptom**« auslösen: Es tritt ein transitorischer Nystagmus zur gesunden Seite nach Kopfhängelage und ein entgegengesetzt gerichteter Nystagmus nach schnellem Aufsitzen des Patienten auf.

TULLIO-Reaktion (-Phänomen): Vestibuläre Reizerscheinungen mit Nystagmus bzw. Raddrehung der Augen können sich gelegentlich auch bei intaktem Trommelfell während *starker akustischer Belastung* zeigen. Als Ursache werden Bogengangsfisteln, Stapessubluxationen bzw. -mißbildungen, Verwachsungen zwischen Stapesfußplatte und Utrikulus oder eine Lues angeschuldigt.

HENNEBERT-Zeichen: Bei Patienten mit erhöhtem endolymphatischen Druck (z.B. M. MENIÈRE)

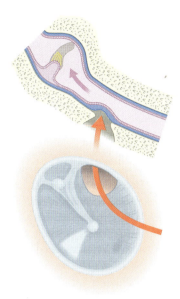

Abb. 2.24. Kompression des häutigen Bogenganges bei Defekt im knöchernen Bogengang

können (horizontale) Nystagmen ausgelöst oder in der Schlagzahl durch Druckänderungen im äußeren Gehörgang modifiziert werden. Diskutiert wird ein verminderter Abstand des Endolymphschlauches zur Fußplatte, so daß es bei deren Bewegung in Richtung Vestibulum zu einer direkten mechanischen Irritation von Sacculus oder Utrikulus kommt. Veränderungen des perilymphatischen Druckes spielen zusätzlich eine Rolle.

Optokinetischer Nystagmus: Mit der Prüfung werden zentrale okulomotorische Funktionsstörungen aufgedeckt. Pathologische Änderungen finden sich bei *Hirnstammprozessen* und können Frühsymptom einer multiplen Sklerose sein.

Durchführung: Der Patient schaut auf einen rotierenden, mit senkrechten schwarzen und weißen Streifen versehenen Zylinder bzw. auf ein entsprechendes Filmlaufbild. Die reflektorisch auftretenden *Bulbusbewegungen* (Nystagmus) werden elektronystagmographisch registriert (Eisenbahnnystagmus). Beim *Sinusblickpendeltest* folgt der Patient mit seinen Augen einer sinusförmig bewegten punktförmigen Lichtquelle. Die Bewegungen sollen dabei sinusförmig verlaufen. Pathologisch sind sie sakkadierend.

Zervikalnystagmus: Die Prüfung kann eine *Gefügestörung der Halswirbelsäule* am kraniozer-

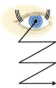 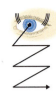 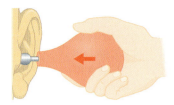

Abb. 2.25. Prüfung des Fistelsymptoms (Kompressionsnystagmus)

vikalen Übergang oder eine *vaskuläre Grundlage* (A. vertebralis) als Ursache von Schwindelbeschwerden aufdecken (Halsdrehtest, Abb. 2.21b).

Durchführung: Der Patient sitzt auf einem *Pendelstuhl* (Drehsessel). Während der Untersucher den *Kopf* mit beiden Händen *fixiert*, dreht eine Hilfsperson den Drehsessel zunächst pendelförmig nach rechts und links. Während der Stuhlbewegung auftretender Nystagmus spricht für eine Gefügestörung der Halswirbelsäule (*propriozeptiver Nystagmus*). Anschließend wird der Drehsessel um 60° nach rechts und danach nach links gedreht, wobei der Stuhl jeweils 50 Sekunden in Endstellung gehalten wird. Ein in der Endstellung zu beobachtender Nystagmus kann *vaskulär* ausgelöst sein. Der Zervikalnystagmus gilt als pathologisch, tritt aber gelegentlich auch bei Gesunden auf.

Torsionale Augenbewegungen werden bei Reizung der *Otolithenorgane* beobachtet und sind durch *Videookulographie* nachweisbar (bisher geringe klinische Bedeutung).

Vestibularisbefunde (Tabelle 1.2)

2.5.3 Tubenfunktionsprüfung

Normalerweise öffnet sich die Tube zum Druckausgleich jeweils nur beim *Schlucken*. Eine ständig offenstehende Tube führt zur *Autophonie*, weil die Schallwellen das Mittelohr einerseits durch den Gehörgang, andererseits aber auch durch die Tube erreichen.

Vor der Prüfung der Tubendurchgängigkeit und bei jeder Ohruntersuchung ist eine eingehende Untersuchung von *Nase, Nasenrachenraum, Nasennebenhöhlen und Rachen* vorzunehmen, da viele Ohrerkrankungen in Nasen- und Rachenerkrankungen ihre Ursache haben (Rhinitis, Nebenhöhlenerkrankung, Rachenmandelvergrößerung, Tonsillitis u.a.). Tubendurchblasungen nimmt man bei *Tubenmittelohrkatarrhen* zum Druckausgleich zwischen Außenluft und Mittelohr vor, um eine ungehinderte Schwingung des Trommelfells und eine Besserung der Schalleitungsschwerhörigkeit zu erreichen. Sie müssen bei Schnupfen unterbleiben, um keine Infektion des Mittelohres zu verursachen.

VALSALVA-Versuch. Man läßt den Patienten mit geschlossenem Mund und zugehaltener Nase kräftig in die Nase ausatmen. Dadurch wird Luft durch die Tube ins Mittelohr gedrückt. Bei der Auskultation ist ein Knackgeräusch zu hören. Die Vorwölbung des Trommelfells kann otoskopisch kontrolliert werden.

TOYNBEE-Versuch. Beim Schlucken mit zugehaltener Nase kommt es zur Druckänderung in der Paukenhöhle und zur Trommelfellbewegung. Im Tympanogramm erkennt man eine Tubenöffnung beim Schlucken durch eine kurze Impedanzänderung.

POLITZER-Verfahren (Luftdusche; Abb. 2.26a, b). Ein *Gummiballon* wird mit der aufgesetzten durchbohrten Metallolive an ein Nasenloch luftdicht angesetzt, das andere Nasenloch wird zugehalten. Während man kräftig auf den Ballon drückt, soll der Patient einen *K-Laut* (Kuckuck, Coca Cola) sagen oder schlucken. Dabei wird die Gaumenmuskulatur kontrahiert. Die Tube öffnet sich vor allem durch den Zug des M. tensor veli palatini, und der Nasenrachenraum wird gleichzeitig durch die Hebung des Gaumensegels vom *Mundrachen* abgeschlossen. Das Einströmen der Luft durch die Tube ins Mittelohr wird so ermöglicht. Ein Schlauch, der den Gehörgang des Patienten mit dem des Arztes verbindet, erlaubt dem Arzt, die Tubendurchgängigkeit an der Art des Durchblasegeräusches zu beurteilen.

Tabelle 1.2 Synopsis der Vestibularisprüfungen. Unterscheidung zwischen peripherer und zentraler Vestibularisstörung

Untersuchungsbefund	peripherer	zentral
Schwindel	Drehschwindel	Unklares Schwindelgefühl
Blickrichtungsnystagmus	nicht vorhanden	vorhanden
Spontannystagmus	mit Drehschwindel, horizontaler Spontannystagmus	ohne Drehschwindel, vertikaler Spontannystagmus (»Down-beat-Nystagmus«), alternierender, hüpfender dissoziierter oder blickparetischer Nystagmus
Lagenystagmus	richtungsbestimmt	konvergierend, divergierend, richtungsweisend
Lagerungsnystagmus	benigner paroxysmaler Lagerungsnystagmus (BPPV)	Inverser und Lagerungsnystagmus
Vestibulospinale Reaktionen	Fallneigung, Gangabweichung zur betroffenen Seite	Unsystematisches Schwanken oder ungerichtete Fallneigung
Thermische Prüfung	Un- oder Untererregbarkeit oder Richtungsüberwiegen zur gesunden Seite	Richtungsüberwiegen des Nystagmus nach einer Seite
Rotatorische Prüfung	Richtungsüberwiegen, nur postrotatorischer Nystagmus der Phasen I und II	Richtungsüberwiegen, postrotatorischer Nystagmus der Phasen > II
Okulomotorische Prüfung	Normal oder überlagert durch Spontannystagmus	Sakkaden im Sinusblickpendeltest, pathologische Nystagmusantwort im optokinetischen Test

Tubenkatheterismus. Bei schwer durchgängiger Tube wird ein vorn schwach gebogenes Metallröhrchen durch die Nase geschoben und im Nasenrachenraum mit der Öffnung in das Tubenostium der betroffenen Seite eingeführt. Mittels Druckluft oder eines aufgesetzten Gummiballons erfolgt dann die Tubendurchblasung, deren Erfolg wiederum am Durchblasgeräusch zu erkennen ist. Durch den Tubenkatheter lassen sich auch Medikamente in Tube und Mittelohr

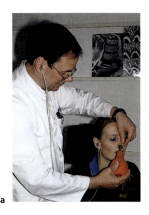
a

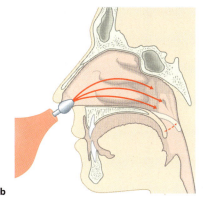
b

Abb. 2.26a, b. POLITZER-Verfahren. **a** Durchführung mit POLITZER-Ballon und Hörschlauch; **b** Schema mit Druckaufbau im Nasopharynx

einblasen. Mit einem flexiblen Mikroendoskop ist eine direkte optische Kontrolle der Tube bis in die Paukenhöhle möglich. Letztere läßt sich auch nach einem Trommelfellschnitt (Parazentese, ▶ s. Kap. 4.3.1) mit Hilfe eines dünnen Endoskops untersuchen (Tympanoskopie).

Tubensonomanometrie. Die *quantitative* Beurteilung der Tubendurchgängigkeit erfolgt u.a. durch die gleichzeitige Anwendung von *Überdruck* und *Abstrahlen eines Probetones* im Nasenrachenraum. Der *Tubenöffnungsdruck* kann durch Registrierung von Druckänderung und Lautstärkeänderung im äußeren Gehörgang bei geschlossenem oder defektem Trommelfell bestimmt werden.

Liegt ein **Trommelfelldefekt** vor, kann die Durchgängigkeit auch in umgekehrter Richtung – ohne Verwendung eines Tones – anhand des Druckabfalls nach Aufbau eines Überdrucks in äußerem Gehörgang und Pauke bei Überschreiten des Tubenöffnungsdrucks gemessen werden.

Tympanometrie. ▶ s. Kap. 2.5.1.

2.6 Bildgebende Verfahren

2.6.1 Röntgenuntersuchung des Schläfenbeins

Definition. Die früher häufig durchgeführten konventionellen Röntgenaufnahmen des Schädels einschließlich der Spezialprojektionen des Felsenbeines sind heute weitgehend durch die modernen Verfahren der Computertomographie und Kernspintomographie bei geringerer bzw. ohne Strahlenbelastung abgelöst worden, da sie eine überlagerungsfreie Darstellung und bessere Differenzierung der Knochen- und Weichteilstrukturen erlauben.

Spezialaufnahmen des Ohres sind erforderlich, da sich bei den Schädelübersichtsaufnahmen im frontalen und seitlichen Strahlengang die Knochenkonturen der Schädelbasis bzw. beide Schläfenbeine übereinander projizieren. Es sind stets Aufnahmen von beiden Ohren zu Vergleichszwecken anzufertigen.

Aufnahme nach SCHÜLLER (◐ Abb. 2.27a–c). Die Röntgenplatte liegt dem Ohr an, der Zentralstrahl

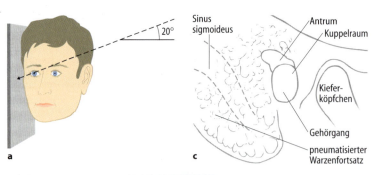

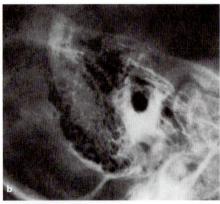

◐ Abb. 2.27a–c. Röntgenaufnahme nach SCHÜLLER. **a** Einstellung; **b** Röntgenbild; **c** Erläuterung

wird von der gegenüberliegenden Seite mit einem Neigungswinkel von 20 Grad von oben auf den Gehörgang des plattennahen Ohres gerichtet. Dargestellt werden der *Warzenfortsatz* mit dem Antrum mastoideum, der äußere und der innere *Gehörgang*, die sich aufeinander projizieren, und das *Kiefergelenk*.

Die Aufnahme erlaubt die Beurteilung des *Pneumatisationsgrades*, des *Luftgehaltes* der Zellen und der Zellzeichnung, der entzündlichen Prozesse, *Einschmelzungen* und *Knochendestruktionen* im Warzenfortsatz (Mastoiditis, Cholesteatom u.a.), der *Felsenbeinlängsfrakturen* und der Lage des Sinus sigmoideus und der Dura vor Ohroperationen. Gelegentlich läßt sich auch der Fazialiskanal darstellen.

Aufnahme nach STENVERS (Abb. 2.28a–c). Die Röntgenplatte liegt seitlich vor Orbita und Jochbein, der Zentralstrahl wird um 12 Grad von unten her angehoben und vom Hinterhaupt auf die Mitte zwischen äußerem Orbitarand und äußerem Gehörgang der plattennahen Seite gerichtet. Dargestellt wird das gesamte Felsenbein bis zur Pyramidenspitze mit Labyrinthblock und innerem Gehörgang (Porus et Meatus acusticus internus).

Die Aufnahme ist erforderlich zur Beurteilung der oberen Pyramidenkante und der Pneumatisation der Pyramidenspitze (perilabyrinthäre Entzündung und Pyramidenspitzeneiterung), der Weite des inneren Gehörganges (Akustikusneurinom), des *Labyrinthes* (Destruktionen der Labyrinthkapsel durch entzündliche Prozesse und Cholesteatom), der *Felsenbeinquerfrakturen* und der Lage der Dura vor Ohroperationen.

Computertomographie. Sie dient der Darstellung von knöchernen Strukturen des Mittelohres und des Labyrinthes (z.B. Cholesteatome, Mastoiditis, Ohrmißbildungen). Darstellung in axialer und koronarer Projektion. Bei *Schädelfrakturen* zeigen sich Knochenverschiebungen, intrakranielle Blutungen und bei Durazerreißungen Lufteintritte in die Liquorräume. Darstellung otogener Hirnab-

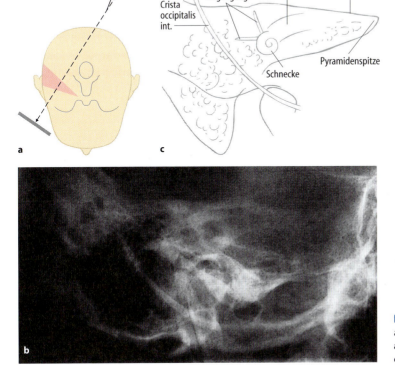

 Abb. 2.28a–c. Röntgenaufnahme nach STENVERS.
a Einstellung; **b** Röntgenbild; **c** Erläuterung

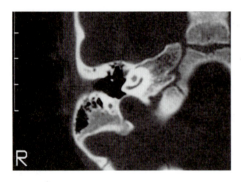

◘ Abb. 2.29. Computertomogramm des Felsenbeins, axiale Schnittführung

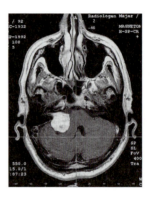

◘ Abb. 2.30. Kernspintomogramm mit Akustikusneurinom rechts im Kleinhirnbrückenwinkel mit Zapfen im inneren Gehörgang (nach Gabe von Gadolinium-DTPA)

szesse, von Glomustumoren und Knochenzerstörungen bei Mittelohrtumoren oder bei Arrosion der Sinusschale (◘ Abb. 2.29).

Angiographie. Intraarterielle digitale Subtraktionsangiographie (DSA) bei gefäßreichen Tumoren (Glomustumor) oder Gefäßmißbildungen (pulsierendes Ohrgeräusch). Superselektive Angiographie und *Embolisation* mit Mikrokatheter. Vertebralisangiographie zur Darstellung des Gefäßverlaufes (interventionelle Angiographie).

2.6.2 Kernspintomographie (Magnetresonanztomographie = MRT, Magnetic Resonance Imaging = MRI)

Mit der MR-Tomographie können überlagerungsfreie Schnittbilder jeder Körperregion in beliebiger Schnittführung gewonnen werden. Gemessen werden feinste magnetische Eigenschaften von Wasserstoffkernen und das Maß ihrer Beweglichkeit. Das Verfahren zeichnet sich durch eine sehr kontrastreiche Darstellung gerade der *Weichteile* (Tumorausdehnung, Metastasen) aus und ist damit teilweise komplementär zu den Röntgenverfahren. Bei T1-Gewichtung erreicht man ein hohes anatomisches Auflösungsvermögen und bei Gabe eines Kontrastmittels (Gadolinium-DTPA) hohe Spezifität. T2-Gewichtungen ermöglichen hohe Sensitivität bei der Suche pathologischer Veränderungen mit geringer Spezifität (3D-Rekonstruktionsverfahren ▶ s. Kap. 2.6.3.).

Die Magnetresonanzangiographie (MRA) ermöglicht eine nicht-invasive Darstellung der Blutgefäße unter Ausnutzung der magnetischen Eigenschaften der Protonen im fließenden Blut. Um einen Kontrast zum stationären Gewebe zu erzeugen, werden Akquisitionsmethoden eingesetzt, die Blutgefäße mit relativ höherem Signal im Vergleich zur Umgebung darstellen.

Die funktionelle Kernspintomographie (f-MRT) ermöglicht eine Darstellung lokalisierter Perfusionsänderungen mittels Echogradienten- oder Echoplanartechnik bei funktioneller Aktivierung eines Hirnareals aufgrund der Änderung der Protonendichte. Dies wird z.B. zum Nachweis der funktionellen Aktivierbarkeit des Hörkortex bei Taubheit oder zentraler Schwerhörigkeit benutzt.

Die MRT ermöglicht die beste Darstellung auch kleinerer *Akustikusneurinome* (nach Gabe von Gadolinium-DTPA; ◘ Abb. 2.30) oder Gefäßschlingen. Der Verlauf des N. vestibularis und des N. facialis und die flüssigkeitsgefüllten Räume des Innenohres können dargestellt werden. Nachweis entzündlicher endokranieller Komplikationen und der Ausdehnung von Glomustumoren. Darstellung des Karotisstromgebietes und der intrakraniellen Gefäße mit *Magnetresonanzangiographie*.

2.6.3 Dreidimensionale Rekonstruktionsverfahren

Dreidimensionale Rekonstruktionsverfahren (3D) aus Computertomogrammen oder Kernspintomogrammen eröffnen neue Möglichkeiten der Tumordarstellung und der Operationsplanung an der Schädelbasis (intraoperative Navigation!). Außerdem lassen sich Einzelstrukturen des Mittel- und Innenohres isoliert abbilden (Spiral-CT ► s. Kap. 7.5.4).

Die *virtuelle Endoskopie* erlaubt eine 3D-Darstellung der Mittel- und Innenohrräume mit lumenseitiger Betrachtung aus unterschiedlichen Winkeln.

2.6.4 Positronenemissionstomographie (PET)

Engl. positron-emission tomography

Eine funktionelle Aktivierung des auditorischen Kortex führt zu einer Steigerung des Glukosemetabolismus und der Durchblutung dieser Areale. Diese Änderung läßt sich mit Hilfe radioaktiv markierter Tracer, die Positronen emittieren, zweidimensional darstellen. Sie dient der Funktionsdiagnostik der zentralen Hörbahn, z.B. bei Cochlea-Implantat-Patienten bei gleichzeitiger Elektrostimulation (CUP-Syndrom).

2.7 N. facialis. Funktion und Diagnostik

Differentialdiagnose zentrale/periphere Schädigung ► s. Kap. 4.4.

Funktionen (◘ s. auch Kap. 1)

- **Motorisch:** Stirnrunzeln, Augenschluß, Naserümpfen, Zähnezeigen, Pfeifen, Spannen der Halshaut, Kontraktion des M. stapedius
- **Sekretorisch:**
  – Tränensekretion: N. intermedius ⇒ N. petrosus major
  – Speichelsekretion Gl. submandibularis und Gl. sublingualis: N. intermedius ⇒ Chorda tympani
  – »*Krokodilstränen*«: Nach Verletzung der Intermediusfasern im N. facialis im Bereich des Ganglion geniculi Einwachsen von Chorda-tympani-Fasern in den N. petrosus major und Tränenträufeln beim Essen (*Gustatorische Lakrimation*).

- **Sensorisch:** Geschmacksempfindung der vorderen zwei Drittel der Zunge: Chorda tympani ⇒ N. intermedius (z.B. Geschmacksstörungen bei Schädigung der Chorda tympani im Mittelohr)
- **Sensibel:** Versorgung von Anteilen des äußeren Gehörganges (N. auricularis post.)

Topische Diagnose

Die unterschiedlichen Funktionen und Abgänge des N. facialis machen eine funktionelle Topodiagnostik möglich.

- **SCHIRMER-Test** (Tränensekretion): Abmessen der durchfeuchteten Strecke eines Fließpapierstreifens, der in den Konjunktivalsack des Unterlides eingelegt wird (Pathologisch: eingeschränkte Tränensekretion bei mehr als 30% Seitendifferenz in 5 min).
- **Stapediusreflexprüfung** (► s. Kap. 2.5.1).
- **Prüfung der Speichelsekretion:** Einlegen eines Kunststoffröhrchens in den WHARTON-Gang und Messen der Speichelmenge pro Minute (Sialometrie).
- **Gustometrie:** Geschmacksprüfung.
- **Elektrogustometrie:** Prüfung der elektrischen Erregbarkeitsschwelle der beiden Zungenhälften nahe der Spitze im Seitenvergleich.

Elektrische und magnetische Erregbarkeitsprüfung

Nervenerregbarkeitstest = Nerve Excitability Test (NET). Elektrische Nervenreizung am Foramen stylomastoideum und Bestimmung der Muskelkontraktionsschwelle (Oberflächenelektrode). Pathologisch ab 3,5 mA Seitenunterschied.

Elektroneuronographie (ENOG), Maximalstimulationstest (MST), Neuromyographie (NMG). Messung der Amplitude der Muskelkontraktionen (Summenaktionspotentiale) nach überschwelligem Reiz am Foramen stylomastoideum, ab 4. Tag aussagekräftig. Durch Seitenvergleich der Amplituden wird indirekt der Prozentsatz der nicht mehr leitfähigen degenerierten Axone auch im Zeitverlauf ermittelt (Axonotmesis). Wichtig für Indikationsstellung zur operativen Exploration bei traumatischen Paresen.

Elektromyographie (EMG). Messung der Muskelaktionspotentiale (Nadelelektrode!) in Ruhe und bei Willkürinnervation.

Aussagekräftig ab dem 7. Tag durch Auftreten von *pathologischer Spontanaktivität*. Die Potentiale nehmen bei zunehmender Nervendegeneration ab, es treten Denervierungszeichen (Fibrillation) auf. Die Elektromyographie mit Reizung des N. facialis wird zur Überprüfung der Fazialisfunktion bei Operationen im Nervenverlauf eingesetzt (**Monitoring**).

Transkranielle Magnetstimulation (TKMS). Reizung des motorischen Kortex durch ein sich rasch änderndes magnetisches Feld (Magnetspule über dem Scheitelbein) und des N. facialis, ehe er in den inneren Gehörgang eintritt (Magnetspule über dem Os occipitale). Ableitung der Summenantwort von der mimischen Muskulatur. Feststellung der **motorischen Leitgeschwindigkeit** bzw. des **Ortes der Nervenläsion**.

Schädigungsformen

- Neurapraxie: Schädigung des Myelin, Axone erhalten.
- Axonotmesis: Achsenzylinder unterbrochen. Wenn die Nervenscheide erhalten ist, können die Axone wieder auswachsen.
- Neurotmesis: Durchtrennung des Nerven.

Symptome der Fazialislähmung

Kein Stirnrunzeln möglich, kein Lidschluß möglich (BELL-Phänomen), Pfeifen unmöglich, hängender Mundwinkel, Zähnezeigen nicht möglich.

❓ Fragen

- Welche Hauptschwindelformen werden unterschieden (s. S. 45, 47)?
- Wie lassen sich peripherer und zentral-vestibulärer Schwindel durch die klassischen und experimentellen Vestibularisprüfungen charakterisieren (s. S. 57)?
- Was versteht man unter einem cochleären und einem retrocochleären Hörschaden und durch welche Untersuchungsbefunde werden beide charakterisiert (s. S. 42, 45 f)?
- Wodurch sind ein Trommelfelldefekt, eine Otosklerose, eine offene Tube und ein Glomustumor audiologisch charakterisiert (s. S. 44)?
- Beschreiben Sie die Hauptkonstellationen der Stimmgabelversuche für Schalleitungs-, Schallempfindungs- und kombinierte Schwerhörigkeit (s. S. 32 f)!
- Was versteht man unter elektrischer Reaktionsaudiometrie (s. S. 41)?
- Wie läßt sich die Funktion der Haarzellen überprüfen (s. S. 42)?
- Welche bildgebenden Verfahren setzen Sie bei der Diagnostik des Akustikusneurinoms ein (s. S. 60)?
- Wie wird der Hörverlust quantitativ erfaßt (s. S. 33 ff)?

3

GK3 1.3 **Klinik des äußeren Ohres**

GK3 1.3.1 **3.1** **Anomalien und Fehlbildungen** **– 64**

GK3 1.3.2 **3.2** **Nichtentzündliche Prozesse** **– 66**

GK3 1.3.3 **3.3** **Entzündungen** **– 67**
3.3.1 Perichondritis der Ohrmuschel – 67
3.3.2 Gehörgangsekzem (Otitis externa diffusa) – 68
🔊🔊 Otitis externa
3.3.3 Osteomyelitis des Schläfenbeines
(sog. maligne Otitis externa, Otitis externa necroticans) – 68
🔊🔊🔊 Otitis externa maligna
3.3.4 Gehörgangsfurunkel (Otitis externa circumscripta) – 69

GK3 1.3.4 **3.4** **Tumoren** **– 70**

Zur Information

Krankheiten des äußeren Ohres fallen wegen der kosmetischen Problematik auf.
Sowohl Fehlbildungen als auch der Verlust der Ohrmuschel durch Trauma
oder Tumor bedeuten für den Betroffenen erhebliche Einschnitte in die
Lebensqualität und erfordern besondere therapeutische Maßnahmen.
Dagegen können Entzündungen bei rechtzeitiger Diagnose gut konservativ
therapiert werden.
In diesem Kapitel werden die Symptomatik und die Therapie der
Erkrankungen des äußeren Ohres besonders herausgestellt.

3.1 Anomalien und Fehlbildungen

Anotie
Engl. anotia
Fehlen der Ohrmuschel.

Mikrotie
Engl. microtia
Kleine verunstaltete Ohrmuschel (◘ Abb. 3.1a).

✔ Therapie
Kunststoffepithese: Befestigung an der Haut durch Ankleben, am Brillenbügel oder mit Hilfe von enossalen Metallimplantaten, auf die die Epithesen aufgesteckt werden (knochenverankerte Epithese). Bei plastischer Totalrekonstruktion nicht selten ungenügendes kosmetisches Ergebnis, Teilrekonstruktionen günstiger.

Gehörgangsstenose oder -atresie und Fehlbildungen des Mittelohres

❯❯ ❯ Aus der Praxis
Bei Geburt der kleinen Alice H. werden eine Gehörgangsatresie und Anotie beidseits festgestellt. Da das Kind nicht auf Schall reagiert, wird als erstes eine BERA in Narkose durchgeführt. Es zeigt sich ein funktionstüchtiges Innenohr, so daß zunächst ein Knochenleitungshörgerät angepaßt wird. Im Alter von 2 Jahren erfolgt die Versorgung mit einem knochenverankerten Hörgerät. Im Alter von 5 Jahren wird eine Felsenbein-Computertomographie mit Nachweis eines regelrechten Mittelohres angefertigt. Wegen des ausreichend großen Kopfes kann operativ ein äußerer Gehörgang angelegt und mit dem Ohrmuschelaufbau begonnen werden. Weitere operative Schritte bis zum Erreichen eines endgültigen Ergebnisses folgen.

Definition. Fehlbildungen oder Unterbrechung der Gehörknöchelchenkette = *kleine Fehlbildung*.

Gehörgangsatresie, Fehlen des Trommelfells, Verklumpung und Fixierung der Gehörknöchelchenkette = *große Fehlbildung*.

Anfang der 6oer Jahre Auftreten von Ohrfehlbildungen, die oft auch das Innenohr und den N. facialis betrafen, bei Dysmeliekindern (*Thalidomid-Embryopathie*, ▶ s. Kap. 5.2.10). Fehlbildungen des äußeren Ohres und des Mittelohres zusammen

mit Gesichtsfehlbildungen bei *Dysostosis mandibulofacialis FRANCESCHETTI* (Ober- und Unterkieferhypoplasie, Schrägstellung der Augenspalten, Vogelgesicht. Autosomal-dominant vererbt). Fehlbildungen des Mittelohres bei kraniofazialer Dysostose: Morbus CROUZON (Schalleitungsschwerhörigkeit durch Fixierung der Gehörknöchelchenkette, Hypertelorismus, Exophthalmus, Sehstörungen. Autosomal-dominant vererbt). *Fehlbildungen des Innenohres* (z.B. Schneckendysplasie MONDINI bzw. Schneckenaplasie) haben entsprechende cochleäre und vestibuläre Funktionsstörungen zur Folge. Bei Taubheit Cochlea-Implantat.

Symptome. Mittel- bis hochgradige Schalleitungsschwerhörigkeit, seltener Innenohrschwerhörigkeit.

Diagnose. Zur Feststellung der Ausdehnung einer Fehlbildung Computertomogramm und Kernspintomogramm.

✔ Therapie
Operative Bildung oder Erweiterung des Gehörganges und Tympanoplastik bzw. knochenverankertes Knochenleitungshörgerät (Voraussetzung: funktionstüchtiges Innenohr). Bei doppelseitiger Fehlbildung mit Schalleitungsschwerhörigkeit Versorgung mit Hörgerät schon ab dem Alter von 4 bis 6 Monaten zur Sprachanbildung, Operation ab dem 5. Lebensjahr.

Makrotie
Engl. macrotia
Zu große Ohrmuschel.

✔ Therapie
Keilexzision.

Aurikularanhänge
Engl. auricular appendages
Hautbürzel mit Knorpelkern vor der Ohrmuschel.

✔ Therapie
Exzision.

Abstehende Ohrmuschel, Apostasis otis
Engl. lop ear, prominent ear

3 · Klinik des äußeren Ohres

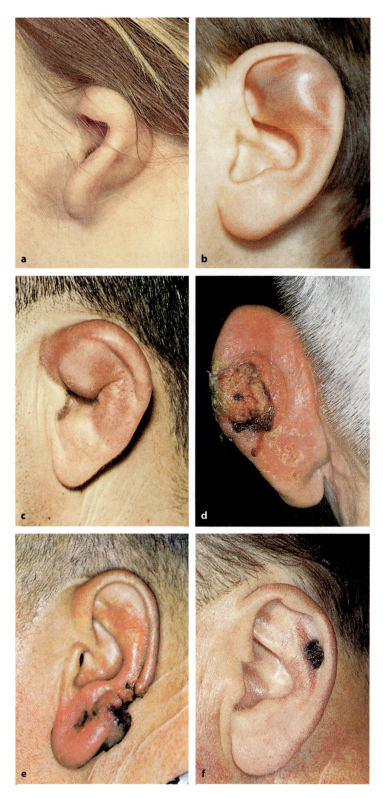

■ Abb. 3.1a–f. Klinik des äußeren Ohres.
a Mikrotie;
b Othämatom;
c Perichondritis;
d Ohrmuschelbasaliom;
e Ohrmuschelkarzinom;
f Ohrmuschelmelanom

Fehlen des Anthelixwulstes (mangelnde Faltung der Ohrmuschel), oft verbunden mit einer großen Tiefenausdehnung des Cavum conchae. Der Ohr-Kopf-Winkel soll 30°, der Koncha-Scapha-Winkel 90° betragen. Die Kinder sind häufig Hänseleien ausgesetzt.

✓ Therapie

Von der Rückseite der Ohrmuschel aus: Ritzungen, Inzisionen, Exzisionen oder Ausdünnen (Abschleifen) des Knorpels. Damit wird die Formung einer neuen Anthelix ermöglicht (Anthelixplastik). Die Operation sollte ausgeführt werden, ehe die Kinder in die Schule kommen.

DARWIN-Höcker

Spitz auslaufender oberer Helixrand.

Schneckenohr

Einwärts gerollter oberer Helixrand (= Katzenohr).

Ohrfistel

Engl. fistula of the ear

Durch ungenügende Verschmelzungen der Schlundbögen entsteht vor dem Tragus ein epithelisierter Gang, der mehrere Zentimeter lang sein kann, sich u.U. bis zum seitlichen Hals erstreckt und aus dem sich Detritus entleert. Bei Infektion und Verklebung des Ganges Abszeßbildung oder Zystenbildung.

✓ Therapie

Exstirpation. Achtung: N. facialis.

3.2 Nichtentzündliche Prozesse

Ohrmuschelverletzungen

Ursache: Riß, Stich, Biß.

✓ Therapie

Primäre Naht nach schonender Exzision freiliegender Knorpelanteile. Antibiotika. Narbige Gehörgangsstenosen müssen durch Salbentampons verhindert werden.

Komplikationen. Infektion und Perichondritis.

Othämatom

Ursache: tangentiale, abscherende Gewalteinwirkung (Boxer, Ringer, Sackträger, Liegen auf der umgeklappten Ohrmuschel).

Befund. Serös-blutiger *Erguß* zwischen Perichondrium und Knorpel. Schmerzlose pralle Auftreibung und Fluktuation an der Vorderseite der Ohrmuschel. Unbehandelt später bindegewebige Organisation und *bleibende Verunstaltung der Ohrmuschel* (»Boxerohr«, »Ringerohr«, »Blumenkohlohr«.) (◘ Abb. 3.1b).

✓ Therapie

Punktion oder Inzision (strenge Asepsis wegen Perichondritisgefahr) und Druckverband. Bei Rezidiven führen die Exzision eines Knorpelstückes, die von der Rückseite der Ohrmuschel aus vorgenommen wird, und eine Matratzennaht zu einem Verkleben beider Perichondriumblätter und verhindern erneute Flüssigkeitsansammlungen (Knorpelfensterung). Antibiotikaprophylaxe.

Erfrierung der Ohrmuschel

Symptome. Erster Grad: Ohrmuschel weiß, gefühllos.

✓ Therapie

Reiben, Stellatumblockaden.

Symptome. Zweiter Grad: Blasenbildung.

✓ Therapie

Steriles Eröffnen der Blasen, Epitheldecke nicht abtragen.

Symptome. Dritter Grad: Ulzeration oder Nekrose am freien Rand.

✓ Therapie

Demarkation unter Trockenbehandlung abwarten.

Knotige Infiltrationen (Frostbeulen), juckende Ekzeme am freien Rand oder Verdickungen der Ohrmuschel mit Knocheneinlagerungen sind Spätfolgen.

Ohrenschmalzpfropf (Cerumen obturans)

Gelbbraune Talgmassen können den Gehörgang durch Quellen (z.B. beim Baden) vollständig verlegen. Das bakterizide Zerumen wandert normalerweise mit abgeschilfertem Epithel zum Gehörgangseingang (*Migration*). Durch Reinigungsversuche wird es häufig erst in die Tiefe des Gehörgangs praktiziert. Das tägliche Auswischen des Gehörganges mit *Wattestäbchen* ist nicht sinnvoll.

Symptome. Dumpfes Gefühl, Schalleitungsschwerhörigkeit bei Verlegung.

Therapie
Bei intaktem Trommelfell (Anamnese!) Ohrspülung mit Ohrspritze und körperwarmem Wasser: Abziehen der Ohrmuschel nach hinten oben und Strecken des Gehörgangs wie bei der Ohrspiegelung. Der Wasserstrahl wird gegen die hintere obere Gehörgangswand gerichtet (Abb. 3.2). Bei festsitzendem Pfropf vorher Aufweichen mit glycerolhaltigen Ohrentropfen. Bei Vorliegen eines Trommelfelldefektes Ohrenschmalz mit einer Kürette entfernen (Keine Spülung bei laterobasalen Frakturen! ▶ s. Kap. 4.1.2).

Gehörgangsfremdkörper
Ursache. Verletzungen, Selbsteinlage.

Therapie
Bei intaktem Trommelfell durch Spülung entfernen. Manipulationen mit Häkchen oder Pinzette wegen der Gefahr der Verletzung des Trommelfells nur durch Geübte, bei Kindern u.U. in Narkose.

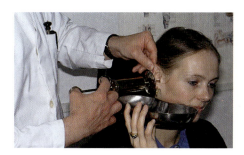

Abb. 3.2. Ohrspülung

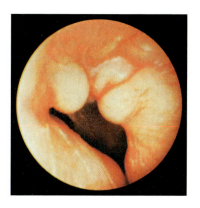

Abb. 3.3. Gehörgangsexostosen

Exostosen, Hyperostosen (Abb. 3.3)
Ursache. Bei **Sportschwimmern** Reaktion des Periostes auf den Reiz des kalten Wassers.

Therapie
Operative Entfernung nur bei Verlegung des Gehörganges oder nicht ausheilender Otitis externa.

3.3 Entzündungen

3.3.1 Perichondritis der Ohrmuschel
Engl. perichondritis of the auricle

Ursachen. Verletzungen, Infektion eines Othämatoms.

Symptome und Befund. Sehr schmerzhafte Schwellung und Rötung. Verschwinden des Ohrmuschelreliefs. Abszeßbildung (Fluktuation!), Durchbruch. *Knorpelnekrose*, Abstoßen von Knorpelteilen und Schrumpfen der Ohrmuschel (Abb.3.1).

Erreger. Oft *Pseudomonas aeruginosa* (Staphylococcus aureus) bei postoperativen Infektionen.

Therapie
Alkoholumschläge. Gezielte Antibiotikabehandlung nach Resistenzbestimmung. Möglichst ohne die ototoxischen Aminoglycosid-Antibiotika auskommen! Zur Weiterbehandlung Gyrasehemmer (Ofloxacin oder Ciprofloxacin per os). Unter Umständen von retroaurikulär operative Entfernung des nekrotischen Knorpels im Gesunden. Gezielte Antibiotikabehandlung gegen

Staphylokokken (Cefazolin – Gramaxin®, Flucloxacillin – Staphylex®) oder gegen Pseudomonas aeruginosa (Gyrasehemmer, z.B. Ofloxacin – Tarivid® oder Ciprofloxacin – Ciprobay®, Piperacillin – Pipril®, Fosfomycin – Fosfocin® oder Ceftazidim – Fortum®).

Differentialdiagnose. Erysipel bei Gehörgangsekzem und Rhagaden sowie nach Radiatio: Ohrmuschelhaut und angrenzende Kopfhaut flammend rot, *Ohrläppchen* im Gegensatz zur Perichondritis mitergriffen, Blasenbildung, Fieber.

✅ Therapie

Penicillin G parenteral gegen die Streptokokkeninfektion, bei Allergie Makrolide (Erythromycin).

3.3.2 Gehörgangsekzem (Otitis externa diffusa)

Engl. diffuse otitis externa

Definition. Bakterielle, pilzbedingte oder allergische Entzündung der Haut und Subkutis des äußeren Gehörgangs.

Ursachen. Chronische Mittelohrentzündungen, Stoffwechselkrankheiten (Diabetes mellitus!), Manipulationen bei der Gehörgangsreinigung, »Badeotitis« durch unsauberes Wasser (Gelegentlich wird auch eine beim Baden entstandene tubogene Mittelohrentzündung so bezeichnet). Allergie gegen Kosmetika oder Haarwaschmittel. Gehörgangsexostosen.

Nässende Form

Erreger. Pseudomonas aeruginosa, Staph. aureus, Proteus species.

Symptome und Befund. Schmerzhafte Verschwellung des Gehörgangs, Juckreiz, schmierige fötide Sekretion (schleimige Sekretion spricht für gleichzeitige Mittelohrabsonderung). Stets Trommelfellbefund erheben! Mitunter Granulationen auf dem Trommelfell (= *Myringitis*). Abstrich, ggf. Allergiediagnostik. Begleitende Lymphadenitis mit schmerzhafter Lymphknotenschwellung periaurikulär.

✅ Therapie

Spülung und Gehörgangssäuberung mit Wattetupfer, 1%ige Gentianaviolettlösung. Bei bakterieller Infektion Erregernachweis und gezielte örtliche Behandlung mit antimikrobiellen Salben oder Tropfen (z.B. Ciprobay®, Ciloxan®). Bei Pilzbefall (Otomykose, meist Aspergillus, weiße oder schwärzliche Fäden, Abstrich) Streifeneinlage mit antimykotischer Salbe oder Creme (z.B. Mycospor®, Moronal®, Daktar®). Systemische Antibiotikagabe bei Lymphadenitis, z.B. Gyrasehemmer, Azlocillin (Securopen®) oder Cephalosporine.

Trockene Form

Symptome und Befund. Juckreiz, Schüppchenbildung.

✅ Therapie

Kortisonsalbe oder Triamcinolon (Volon A Tinktur®). Rhagaden mit 5%igem Argentum nitricum ätzen.

3.3.3 Osteomyelitis des Schläfenbeines (sog. maligne Otitis externa, Otitis externa necroticans)

Engl. necrotizing external otitis

Definition. Invasive, nekrotisierende Gehörgangsentzündung mit Übergreifen auf den Knochen und Ausbreitung entlang der Laterobasis und Übergreifen auf Hirnnerven durch Infektion mit Pseudomonas aeruginosa bei Patienten mit reduzierter systemischer oder lokaler Abwehrlage.

Vorkommen. Bei Diabetikern im hohen Alter, ausgehend von einer Gehörgangsentzündung; nach Bestrahlung.

Symptome und Befund. Starke Schmerzen, fötide Eiterung und Granulationen im Gehörgang (◘ Abb. 3.4), Fazialisparese, später auch Ausfälle anderer basaler Hirnnerven durch die fortschreitende granulierende und nekrotisierende Ostitis (Osteomyelitis). Schlechter Allgemeinzustand. Massiv beschleunigte Blutsenkungsgeschwindigkeit (BSG) (Karzinom durch Probeexzision ausschließen!). Computertomogramm, MRT, Knochenszintigramm.

3 · Klinik des äußeren Ohres

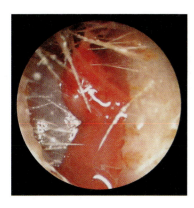

◘ Abb. 3.4. Sog. Otitis externa maligna; Granulationen an der knöchernen Gehörgangshinterwand

✓ Therapie
- Subtile tägliche Gehörgangsreinigung mit lokaler Antibiotikagabe
- Systemisch wirksame Antibiotika gegen Pseudomonas aeruginosa nach Resistenzbestimmung, z.B. Azlocillin (Securopen®), Piperacillin (Pipril®), Gyrasehemmer (Tarivid®, Ciprobay®), Cephalosporine der dritten Generation, z.B. Ceftazidim (Fortum®) über Wochen
- Therapiekontrolle durch Szintigramm und Blutsenkungsgeschwindigkeit
- Einstellung des Blutzuckers
- Bei Therapieresistenz hyperbare Sauerstofftherapie
- Operatives Abtragen von Knochensequestern und Eröffnen von Abszessen
- Bei Therapieresistenz Resektion des gesamten befallenen Knochenbereiches in Form einer Ohrradikaloperation oder Petrosektomie

> **Wichtig**
>
> *Prognose:* Unbehandelt Tod durch Meningitis oder Sinusthrombose mit Sepsis.

3.3.4 Gehörgangsfurunkel (Otitis externa circumscripta)

Engl. meatal furuncle (circumscribed otitis externa)

Ursache. *Staphylokokkeninfektion* der Haarbälge im Bereich des häutigen Gehörgangs – meist durch Einreiben beim Kratzen oder beim Säubern des Gehörgangs.

Symptome. Starke Schmerzen, vermehrt bei *Druck* auf den Tragus, bei *Zug* an der Ohrmuschel, beim Kauen und beim Einführen des Ohrtrichters.

Befund. Gehörgang im häutigen Anteil zugeschwollen. Weichteilödem oder *Lymphknotenvergrößerung* vor der Ohrmuschel oder retroaurikulär.

✓ Therapie
Analgetika, Einlage von Alkoholstreifen, Alkoholumschläge (70%ig), später Einlage von Streifen mit Antibiotika- und Kortisonsalbe, bei Fluktuation und Verzögerung des spontanen Abstoßen des Pfropfes Stichinzision, bei schwerem Krankheitsbild Antibiotika (penizillinasefeste Penizilline, z.B. Unacid®, Augmentan®, Staphylex®; Cephalosporine, z.B. Cefuroximaxetil – Elobact® oder Clindamycin – Sobelin®). Bei rezidivierender Furunkulose an Diabetes mellitus denken!

> **Wichtig**
>
> *Differentialdiagnose Mastoiditis:* Hierbei Einengung des Gehörganges im knöchernen Teil durch Senkung der hinteren oberen Gehörgangswand, Schalleitungsschwerhörigkeit, Druckschmerz auf dem Warzenfortsatz, dagegen kein Schmerz bei Druck auf den Tragus, Trommelfellveränderungen wie bei akuter Otitis media, Einschmelzung oder Verschleierung der Warzenfortsatzzellen im Röntgenbild nach SCHÜLLER (▶ s. Kap. 2.6.1).

Zoster oticus. Schmerzhafte Bläschen im Gehörgang (▶ s. Kap. 5.2.9).

3.4 Tumoren

Basaliome, Plattenepithelkarzinome (Spinaliome)

Vorkommen. Meist bei Landarbeitern oder See-fahrern (Sonneneinstrahlung!).

Befund. Höckerige, oft ulzerierte oder krustige Tumoren (◪ Abb. 3.1).

✔ Therapie

Exzision im Gesunden bzw. vollständige Entfernung (Ablatio) der Ohrmuschel, bei Karzinommetastasen Neck dissection (▶ s. Kap. 20.4.2). Später rekonstruktive Plastik oder epithetische Versorgung (knochen-verankert!).

Differentialdiagnose. Senile Keratose, Cornu cuta-neum, Morbus BOWEN.

Melanom (= malignes Melanom)

Ursache. Übermäßige UV-Exposition (◪ Abb. 3.1).

✔ Therapie

Ablatio der Ohrmuschel (keine Probeexzision aus dem Tumor, dafür Exzisionsbiopsie mindestens 1 cm im Ge-sunden), bei Metastasierung Neck dissection, zusätzlich u.U. Chemo- oder Strahlentherapie.

Prognose. Abhängig von der histologisch nach-gewiesenen Gesamtdicke und Invasionstiefe (»Le-vel«) des Primärtumors und von der Metastasie-rung. Insgesamt ungünstig.

Atherome (Talgdrüsenretentionszysten)

Meist hinter dem Ohrläppchen, werden mit dem Zystenbalg ausgeschält (kein Tumor).

Chondrodermatitis nodularis helicis chronica

Linsengroßes (entzündliches) Knötchen mit klei-ner zentraler Kruste am oberen Helixrand, beim Liegen auf dem Ohr sehr schmerzhaft (reaktive Perichondriumwucherung, kein Tumor).

✔ Therapie

Exzision.

Differentialdiagnose. Gichttophi.

❓ Fragen

- Wann dürfen Gehörgangsspülungen durchgeführt werden (s. S. 67)?
- Wodurch können Ohrmißbildungen ausgelöst wer-den (s. S. 64)?
- Wodurch entsteht das Othämatom und wie wird es behandelt (s. S. 66)?
- Wie unterscheiden sich Ohrmuschelperichondritis und Ohrmuschelerysipel (s. S. 67 f)?
- Wie werden bösartige Tumoren der Ohrmuschel behandelt (s. S. 69 f)?

4

GK3 1.4 # Klinik des Mittelohres

GK3 1.4.1 **4.1 Verletzungen – 72**
4.1.1 Trommelfellverletzungen – 72
4.1.2 Felsenbeinbrüche (laterobasale Frakturen) – 72
🔵🔵🔵🔵🔵 Schädelbasisfraktur: Längs- und Querfraktur

GK3 1.4.2 **4.2 Tubenfunktionsstörungen – 75**
4.2.1 Akuter Tubenmittelohrkatarrh – 75
4.2.2 Seromukotympanum – 76
🔵🔵🔵🔵🔵🔵 Seromukotympanum
4.2.3 Chronischer Tubenmittelohrkatarrh – 77

GK3 1.4.3 **4.3 Entzündungen – 78**
4.3.1 Akute Otitis media – 78
🔵🔵🔵🔵 Akute Otitis media
4.3.2 Mastoiditis – 81
🔵🔵🔵🔵🔵🔵 Mastoiditis
4.3.3 Chronische Otitis media – 83
🔵🔵 Chronische Otidis media
🔵🔵🔵🔵🔵 Cholesteatom
4.3.4 Otogene entzündliche Komplikationen – 90
4.3.5 Endokranielle otogene Komplikationen – 92

GK3 1.4.4 **4.4 Fazialislähmung (Fazialisparese) – 94**
🔵🔵🔵🔵🔵 Fazialisparese

GK3 1.4.5 **4.5 Tumoren – 95**
🔵🔵 Glomustumor

GK3 1.4.6 **4.6 Otosklerose – 97**
🔵🔵🔵🔵🔵🔵 Otosklerose

Zur Information

Krankheiten des Mittelohres können in jedem Lebensalter auftreten und gehören bei Kindern zu den häufigsten Erkrankungen überhaupt. Neben den akuten und chronischen Entzündungen spielen vor allem Verletzungen und die Otosklerose eine große Rolle. Tumoren sind dagegen selten, jedoch hinsichtlich der Bedrohlichkeit von besonderem Interesse.
In diesem Kapitel werden die Primärsymptome einer Schwerhörigkeit mit und ohne Ohrsekretion oder -schmerz diagnostisch erläutert und die wesentlichen Therapieprinzipien beschrieben.

4.1 Verletzungen

Neben direkten Verletzungen im Ohrbereich spielen vor allem die durch Gewalteinwirkung auf den Schädel entstehenden laterobasalen Frakturen eine besondere Rolle.

4.1.1 Trommelfellverletzungen
Engl. injuries of the eardrum

Direkte Verletzungen

Ursache. Diese werden durch perforierende Gegenstände hervorgerufen, zum Beispiel:

- Pfählungsverletzungen durch Streichholz, Stricknadel, Ästchen, Q-Tip,
- Einsprengung von heißen Metalltropfen beim Schweißen,
- Einreißen von Trommelfellnarben bei Ohrspülungen oder Tieftauchen,
- Verbrennungen und Verätzungen des Trommelfells.

Mögliche Komplikationen. Infektion des Mittelohres, Beschädigung und Luxation der Gehörknöchelchenkette, evtl. mit Eröffnung des ovalen Fensters oder Perforation der medialen Paukenhöhlenwand zum Innenohr (Labyrinthitis, Meningitis!).

Indirekte Verletzungen

Ursache. Sie entstehen durch rasche Luftdruckänderungen, z.B. durch Explosion, Schlag aufs Ohr mit der flachen Hand (Ohrfeige!), Aufschlagen auf das Wasser, Aufprall eines Balles.

Symptome und Befund der Trommelfellverletzung

Stechender Schmerz (vor allem bei direkten Verletzungen), schlitzförmige oder an den Rändern gezackte Trommelfellperforation in der Pars tensa, evtl. mit Blutspuren am Perforationsrand. Schalleitungsschwerhörigkeit. Bei Verbrennungen (Schweißperlen) vergrößern sich die Defekte in den ersten Tagen meist noch. Es entstehen langdauernde Mittelohreiterungen. **Bei Innenohrbeteiligung:** Schwindel, Spontannystagmus, Schallempfindungsschwerhörigkeit bis zur Taubheit.

✔ Therapie

Steriles Abdecken des Trommelfelldefektes (Schienung mit Silikonfolie). Bei eingeschlagenen Trommelfellanteilen müssen diese aufgerichtet, Fremdkörper und Schmutzanteile müssen entfernt werden. Schienung mit Silikonfolie.

> **Wichtig**
>
> Niemals Ohrspülung oder Ohrtropfen wegen der Gefahr einer Infektion oder innenohrtoxischen Schädigung. Bei persistierenden Trommelfelldefekten später Tympanoplastik zum Verschluß.

❽ Aus der Praxis

Bei der Reinigung des Gehörganges mit einem Wattestäbchen wird die Patientin an das Telefon gerufen. Bei Anlegen des Hörers an die Ohrmuschel verspürt die Patientin plötzlich einen stechenden Schmerz, eine sofortige Hörminderung mit Schwindel und Ohrgeräusch. Es kommt zu einer Blutung aus dem Gehörgang. Im weiteren Verlauf erholt sich das Gehör nicht, während der Schwindel sich bessert. Bei Otoskopie zeigt sich eine, im hinteren, unteren Quadranten gelegene, gezackte Trommelfellperforation, durch die hindurch der luxierte Steigbügel erkennbar ist. Das Innenohr ist eröffnet, neben Blut tritt Perilymphe aus. Es wird eine sofortige operative Revision (Tympanoskopie) durchgeführt. Dabei zeigt sich eine Luxation der Gehörknöchelchenkette mit Eröffnen des Innenohres. Das Innenohr wird nach Entfernen des Steigbügels mit einer Bindegewebeplombe verschlossen. Es kommt allmählich zur Erholung der Innenohrfunktion, so daß nach 6 Monaten eine Tympanoplastik zur Verbesserung der Schalleitungsschwerhörigkeit durchgeführt wird.

4.1.2 Felsenbeinbrüche (laterobasale Frakturen)
Engl. fractures of the petrons bone

Brüche der Otobasis (= laterobasale Frakturen) gehen mit einer Eröffnung der schleimhautausgekleideten Mittelohrräume einher. Es handelt sich meistens um Berstungsbrüche durch Druckeinwirkungen auf den Schädel.

4 · Klinik des Mittelohres

> **Cave**
> Aufsteigende Infektion, Meningitis, Hirnabszeß bei laterobasalen Brüchen!

Prognose. Abhängig von der Schwere der gleichzeitigen Hirnschädigung oder von eintretenden endokraniellen Komplikationen.

Unterscheidung. Je nach Verlaufsrichtung der Frakturen:

Felsenbeinlängsbruch

Berstung durch Seitendruck – verläuft von der Schläfenbeinschuppe oder dem Warzenfortsatz durch die Paukenhöhle und entlang der Vorderkante des Felsenbeins (paralabyrinthärer Bruch, ◘ Abb. 4.1). Die Trommelfellzerreißung im hinteren oberen Quadranten der Pars tensa (◘ Abb. 4.2 u. 4.3) entsteht durch den Frakturverlauf durch das Dach der Paukenhöhle und die hintere obere Gehörgangswand. Nach Abheilen kann der überhäutete Bruchspalt sichtbar sein oder eine Stufenbildung zurückbleiben. Seltener sind extratympanale Längsfrakturen.

Symptome und Befund (Mittelohrschädigung)
- **Blutung aus dem Gehörgang**, bei Durazerreißung Liquorabfluß
- **Schalleitungsschwerhörigkeit** (besonders hochgradig bei Luxation oder Fraktur der Gehörknöchelchen). WEBER-Versuch: Lateralisation ins kranke Ohr
- Bei Amboßluxation Ausfall des Stapediusreflexes und überhöhte Tympanogrammkurve (▶ s. Kap. 2.5.1)
- Evtl. **Spontannystagmus**, jedoch kein Vestibularisausfall
- **Periphere Fazialisparese** in 20% (◘ Abb. 4.4): **Primäre** (= Früh-) **Lähmung.** Prognose ungünstig, da häufig Zerreißung oder erhebliche Zerrung des Nerven, evtl. auch Knocheneinspießung in den Kanal. **Sekundäre** (= Spät-) **Lähmung** einige Tage nach dem Unfall. Prognose besser, da wahrscheinlich ein Ödem oder Hämatom im Fazialiskanal zur Kompression des Nerven führt (Spontanerholung in 90%).

◘ Abbildung 4.4b zeigt fünf Verletzungsstellen und Möglichkeiten einer topischen Diagnostik.

Am häufigsten ist das Ganglion geniculi zwischen den Verletzungsstellen (4) und (5) betroffen. Entscheidend sind Computertomogramme zur genauen Frakturlokalisation und zum Nachweis von Fragmentdislokationen oder intrazerebraler Blutung.

Differentialdiagnose der Gehörgangsblutung nach Sturz auf das Kinn. Gehörgangsfraktur mit Einriß der Haut an der Vorderwand durch Eintreiben des Kieferköpfchens in den Gehörgang.

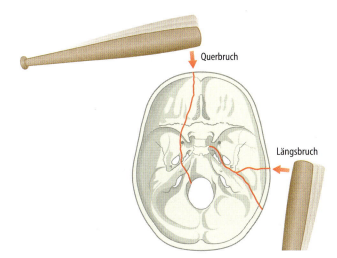

◘ Abb. 4.1. Felsenbeinbrüche; *rechts* Längsbruch, *links* Querbruch

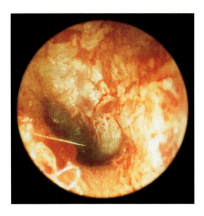
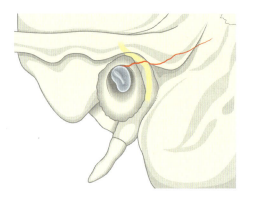

◨ Abb. 4.2. Felsenbeinlängsbruch linkes Ohr. Otoskopischer Befund und Übersicht des Frakturverlaufes

✔ Therapie

Cave. Niemals Ohrspülung oder Manipulationen im Gehörgang. Ohr steril abdecken!
- Antibiotikaschutz. Bettruhe.
- Operative Intervention bei anhaltendem Liquorfluß, massiver Blutung oder intrazerebralen Komplikationen: Mastoidektomie, ggf. Kraniotomie und Duraplastik.
- Sekundäre Fazialisparese: Zunächst konservative Behandlung mit Kortikoiden und rheologischer Therapie. Aktive und passive Fazialisübungen gegen Muskelatrophie. Operative Freilegung des Nerven im intratemporalen Verlauf mit Dekompression oder Nervennaht bei Zerreißung oder Autonerventransplantation auf transtemporalem (◨ Abb.5.1) oder transmastoidalem Weg, wenn nach einer Woche in der Elektroneuronographie mehr als 90% der motorischen Fasern degeneriert sind.
- Bei primärer Lähmung und Knochenverschiebung und Einspießung von Knochenfragmenten in den Fazialiskanal operative Revision. Bei ausbleibender Regeneration ist eine Re-Operation nach 6 bis 8 Wochen indiziert.
- Bei persisitierender Schalleitungsschwerhörigkeit von 30–40 dB und überhöhter Tympanogrammkurve Tympanoplastik zur Wiederherstellung der Gehörknöchelchenkette.

Spätfolge. Traumatisches Cholesteatom infolge von Einwachsen von Gehörgangshaut durch den Bruchspalt in das Mittelohr.

✔ Therapie

Ohroperation (▶ s. S. 87 f).

Felsenbeinquerbruch

Berstung durch Druck auf Stirn oder Hinterhaupt. Verlauf quer durch die Felsenbeinpyramide entweder in Höhe des Labyrinthes (translabyrinthärer Bruch, äußerer Querbruch) oder in Höhe des inneren Gehörgangs (innerer Querbruch). Frakturverlauf durch das Promontorium ohne Trommelfellzerreißung (◨ Abb. 4.1 links). Seltener als der Längsbruch. Sehr selten kombinierte Längs-Quer-Brüche.

Symptome und Befund

- Blutansammlung in der Paukenhöhle (**Hämatotympanum**) bei der Otoskopie. Trommelfell intakt, keine Blutung aus dem Gehörgang.
- Bei Eröffnung der Liquorräume Abfluß von Liquor über die Pauke und die Tube in die Nase. (Sog. falsche Rhinoliquorrhoe, die eine frontobasale Fraktur vortäusch).
- **Labyrinthausfall**, meistens irreversibel: Mit Ausfall des Hörvermögens (Taubheit) und Lateralisation des WEBER-Versuches in das gesunde Ohr.

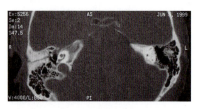

◨ Abb. 4.3. CT Felsenbein: Längsbruch rechts

4 · Klinik des Mittelohres

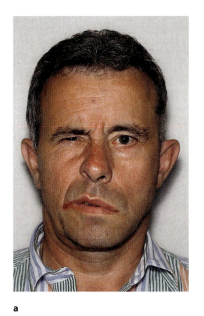

Abb. 4.4a, b. Traumatische Schädigung des N. facialis. **a** Fazialisparese links; **b** Verletzungsstellen

1. Chorda tympani: Sekretionsstörung der Glandula submandibularis u. sublingualis sowie Geschmacksstörungen in den vorderen zwei Dritteln der Zunge ohne Fazialislähmung.
2. N. facialis distal vom Abgang der Chorda tympani: Fazialislähmung ohne Störungen von 1.
3. N. facialis proximal vom Abgang der Chorda tympani: Fazialislähmung mit Störungen von 1.
4. N. facialis proximal vom Abgang des N. stapedius: Fazialislähmung mit Störungen von 1., Hyperakusis u. Ausfall des Stapediusreflexes.
5. N. facialis proximal vom Abgang des N. petrosus major: Fazialislähmung mit Störungen von 4. u. Verminderung der Tränensekretion.

- Ausfall des Vestibularorgans mit Spontannystagmus zur Gegenseite, Drehschwindel und Erbrechen. Infolge zentraler Kompensation nach Wochen oder Monaten Nachlassen der vestibulären Erscheinungen und Verschwinden des Spontannystagmus.
- **Periphere Fazialisparese** in ca. 50% der Fälle, meist primäre Lähmungen, dann irreversibel durch Abriß des Nerven.
- **Felsenbein-CT** zur genauen Frakturlokalisation und zum Nachweis kranieller Komplikationen (Blutung, Hirnabszeß).

✓ Therapie
- Antibiotikaschutz wegen gesteigerter Meningitisgefahr, Bettruhe.
- Operative Intervention bei anhaltendem Liquorfluß, Früh- und Spätmeningitis oder Blutung. Duraplastik, ggf. Kraniotomie. Bei Fazialisparese operative Revision über den transtemporalen Zugang und die mittlere Schädelgrube (Abb. 5.1a, e).

4.2 Tubenfunktionsstörungen

4.2.1 Akuter Tubenmittelohrkatarrh
Engl. eustachitis with acute otitis media

🛈 Aus der Praxis
Herr B. hatte seit einem Tag eine akute Rhinitis. Seit heute bemerkt er ein dumpfes Gefühl auf beiden Ohren. Versuche, das Ohr durch VALSALVA-Versuch freizumachen, scheitern. Beim Landeanflug mit dem Flugzeug bemerkt er plötzlich starke Schmerzen im Ohr.

Entstehung. Schwellung der Tubenschleimhaut und Verschluß des Lumens. Dadurch ungenügende Belüftung der Paukenhöhle, deren Luft resorbiert wird. Die Folge ist ein Unterdruck und eine **Trommelfellretraktion** und unter Umständen eine Flüssigkeitsansammlung im Mittelohr, ein **Paukenexsudat** (Hydrops ex vacuo, »seröse Mittelohrentzündung«).

Ursachen
- *Katarrhalische Erkrankungen* der Nase und des Nasenrachenraumes.
- Behinderung der Nasenatmung durch vergrößerte *Rachenmandel* beim Kind, Septumdeviation, Muschelschwellung, *Nasenrachentumor*.

- *Druckerhöhungen in der Außenluft* und im Nasenrachenraum führen zu einem ungenügenden Druckausgleich, weil die Tube durch den erhöhten Druck im umgebenden Gewebe zusammengepreßt wird.

Der Tubenöffnungsmechanismus funktioniert nicht mehr, z.B. beim Abstieg eines Flugzeuges oder beim Tauchen (sog. *Aero-Otitis media* als Barotrauma). Der Unterdruck in der Pauke kann zu einer Ruptur der runden Fenstermembran führen. Bei Überdruck in der Pauke und erniedrigtem Druck im umgebenden Gewebe – z.B. beim Aufstieg des Flugzeuges – entweicht die Luft leicht in den Nasenrachenraum. Unterdruck auch durch scharfe nasale Inspiration (habituelles Schnüffeln).

Symptome. Druck und Völlegefühl im Ohr, Rauschen und Schwerhörigkeit.

Befund. Trommelfellretraktion kenntlich an
- Hammergriffverkürzung
- vorspringendem kurzen Hammerfortsatz
- Entstehen einer hinteren Trommelfellfalte
- vom Umbo abgerücktem Lichtreflex
- Bei Erguß: *Flüssigkeitsspiegel* und gelbliches Exsudat durch das Trommelfell durchscheinend. Der Spiegel verschiebt sich bei Kopfbewegungen, nach »POLITZERN« sieht man *Flüssigkeitsblasen*. Bei Aero-Otitis media oft blutiger Paukenerguß.
- Das Trommelfell kann rosa sein, jedoch keine Trommelfellrötung oder Vorwölbung wie bei einer akuten Otitis media.
- *Schalleitungsschwerhörigkeit* mit Veränderungen im Tympanogramm (▶ s. Kap 2.5.1) (nach links verschobener Gipfel oder abgeflachte Kurve).

✔ Therapie
Tubenbelüftung normalisieren durch
- abschwellende Nasentropfen,
- Tubendurchblasung (»POLITZERN«, Tubenkatheter ▶ s. Kap. 2.5.3 Kinder können die Tube selbst belüften, indem sie einen Ballon, z.B. Otovent®-Latexmembran, mit der Nase aufblasen) – nicht bei akuter Rhinitis,

- Wärmebestrahlung (Sollux, Heizkissen) zur Resorption des Exsudates
- Parazentese und Absaugen des Exsudates oder
- Punktion der Paukenhöhle durch das Trommelfell
- Beseitigung der behinderten Nasenatmung: Entfernung der Rachenmandel (Adenotomie), Septumoperation oder Nebenhöhlenbehandlung.

Prophylaxe beim Fliegen. Vor der Landung **abschwellende Nasentropfen.** Bei der Landung des Flugzeuges durch Schlucken oder VALSALVA-Versuch für **Druckausgleich** sorgen.

4.2.2 Seromukotympanum
Engl. secretory or serous otitis media

Entstehung. Durch *anhaltende* Tubenfunktionsstörungen und Unterdruck in der Pauke kommt es zu einer *Umwandlung* der Paukenhöhlenschleimhaut in ein aktiv sekretorisches schleimbildendes Epithel. Das Sekret ist zunächst serös-schleimig, wird mehr und mehr eingedickt und schließlich zäh-schleimig, fadenziehend und *viskös wie Leim* (»Leimohr«, »glue ear«). Es kann nicht mehr resorbiert oder durch die Tube abtransportiert werden. Entsteht seltener auch nach wenig virulenten katarrhalischen Mittelohrprozessen. Bei rezidivierendem Seromukotympanum an *Allergie* denken.

Vorkommen. Vor allem bei Kindern im Vorschul- und Schulalter, nicht selten beiderseits. Sehr häufig bei Gaumenspaltenkindern.

Symptome. Zunehmende Schwerhörigkeit, Druck- und Völlegefühl im Ohr.

Befund
- Aufgehobene Trommelfelltransparenz,
- radiäre Gefäßinjektion des *matten, milchigen* und oft etwas vorgewölbten Trommelfells,
- *Schalleitungsschwerhörigkeit* (eine zusätzliche Verschlechterung der Knochenleitung kann durch eine Belastung des runden Fensters bedingt sein),
- im Tympanogramm *flacher Kurvenverlauf* und
- verminderte Pneumatisation des Warzenfortsatzes bei lange bestehendem Mukotympanum.

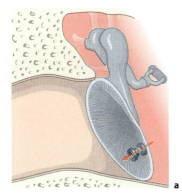 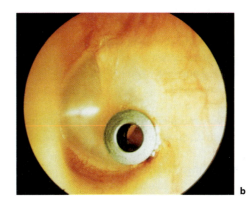

Abb. 4.5a,b. Paukendrainage (Paukenröhrchen). **a** Schema; **b** linkes Trommelfell mit eingesetzter Drainage

Therapie
- Konservativer Behandlungsversuch mit abschwellenden Nasentropfen, Mukolytika, Wärme, Antibiotika, VALSALVA (Otovent®).
- Antiallergische Therapie mit Allergenkarenz bei Allergie.
- Parazentese und Absaugen des Seromukotympanum.
- Paukendrainage (Abb. 4.5a, b) bei zähem, schleimigem Sekret und anschließend Einsetzen eines kragenknopfähnlichen Paukenröhrchens in das Trommelfell zur Belüftung und Trockenlegung der Paukenhöhlenschleimhaut. Die Schleimbildung sistiert. In der Zeit, in der das Röhrchen – meist mehrere Monate – liegen bleibt, möglichst nicht beim Schwimmen tief tauchen. Das Röhrchen stößt sich fast immer von selbst in den Gehörgang ab, danach verschließt sich das Trommelfell wieder. In manchen Fällen muß die Paukendrainage wiederholt werden.
- Adenotomie stets zusätzlich bei Rachenmandelhyperplasie.

> **Wichtig**
>
> *Folgen:* Ein unbehandeltes Seromukotympanum kann zu *Adhäsivprozessen* und zur *Tympanosklerose* führen oder bei virulenter Infektion in eine *chronische Mittelohrentzündung* übergehen. Nach lange bestehendem beiderseitigen Seromukotympanum *Sprachentwicklungsstörungen*.

4.2.3 Chronischer Tubenmittelohrkatarrh
Engl. chronic seromucinous otitis media

> **Wichtig**
>
> **Tubenventilationsstörungen bleiben – vor allem beim Kind – über längere Zeit bestehen, wenn die Ursachen akuter Tubenmittelohrkatarrhe nicht beseitigt werden.**

Ursachen
- Rachenmandelhyperplasie, Adenoiditis,
- allergisch bedingte Schleimhauterkrankungen,
- behinderte Nasenatmung,
- Nebenhöhlenentzündungen,
- ungenügende Ausheilung antibiotisch behandelter Mittelohrentzündungen,
- Gaumenspalte und
- Nasenrachentumor.

Entstehung
Im Laufe von Monaten und Jahren bilden sich Rückstände (»Residuen«) abgelaufener Entzündungen im Bereich des Mittelohres:
- Schleimhautverdickungen
- Kalkeinlagerungen im Trommelfell
- atrophische und retrahierte Trommelfellbereiche, in denen die Bindegewebsschicht fehlt
- cholesterinreiches, später organisiertes Exsudat in der Paukenhöhle

78   **A · Ohr**

- **Adhäsivprozeß:** fibröse Narben und Verwachsungen zwischen Gehörknöchelchen, Trommelfell und Paukenhöhlenwänden
- **Paukenfibrose:** teilweise oder vollständige Fibrose des Paukenhöhlenlumens
- *Versteifung* der Gehörknöchelchenkette
- **Paukensklerose (= Tympanosklerose),** eine Reaktionsform der entzündlich veränderten Mittelohrschleimhaut mit zellarmem kollagenen Bindegewebe und hyaliner Degeneration (= weiße kalkige Plaques) (Seromukotympanum, ▶ s. Kap. 4.2.2; chronische Otitis media, ▶ s. Kap. 4.3.3).

Symptome. Zunehmende Schwerhörigkeit, Ohrrauschen, ggf. Ohrsekretion.

Befund
- Retraktion des stellenweise verdickten, kalkigweißen, narbigen, atrophischen oder – selten – zentral defekten Trommelfells, das an der medialen Paukenhöhlenwand adhärent sein kann und
- Schalleitungsschwerhörigkeit mit Veränderungen im Tympanogramm (abgeflachte Kurve).

✓ Therapie

Operative Maßnahmen: Tympanoplastik mit Lösen der Verwachsungen (nicht selten Rezidive durch erneute Narbenbildung) und Entfernen tympanosklerotischer Massen.
Bei irreversiblem Tubenverschluß: Perforation des Trommelfells und Dauerdrainage durch wiederholte Einlage eines Paukenröhrchens (Paukendrainage) zur Belüftung der Pauke vom Gehörgang aus.

> **Wichtig**
>
> *Folgen:* Bei Dauerretraktion von Trommelfellanteilen können sich in den Retraktionstaschen Cholesteatome bilden.

Differentialdiagnose. Eine ständig *offenstehende (klaffende) Tube* wird oft verkannt und als chronischer Tubenkatarrh fehlgedeutet.

Ursache. Meist ein *niedriger Gewebsdruck* infolge geringer venöser Gefäßfüllung oder starker Abmagerung und Verringerung des peritubaren Fettkörpers.

Autophonie

Engl. autophony

Symptom. Die eigene Sprache dröhnt im Ohr, das eigene Atemgeräusch wird gehört. Die Autophonie verschwindet beim Liegen oder Pressen.

Befund und Nachweis. Trommelfellbewegungen mit der Atmung. Im Tympanogramm *atemsynchrone Impedanzänderungen.*

Test. Vorübergehende Besserung der Autophonie bei Kompression der V. jugularis interna beiderseits.

✓ Therapie

Kreislauf stabilisieren. Versuch: Einen engen Hemdkragen tragen lassen oder Paukendrainage.

4.3 Entzündungen

4.3.1 Akute Otitis media (Otitis media acuta)

Engl. acute otitis media

Definition. Akute rhinogene durch Erreger ausgelöste Entzündung der Paukenhöhlenschleimhaut, die nach 2 bis 3 Wochen ausgeheilt ist.

Entstehung. Rhinogene, meist aufsteigende Infektion vom Nasenrachenraum über die Tube ins Mittelohr im Anschluß an einen Schnupfen oder eine Erkältung.
   Seltener Infektion durch einen *Trommelfelldefekt* (alter Defekt oder traumatische Perforation).
   Seltener *hämatogen* bei Infektionskrankheiten und Viruskrankheiten.

Erreger
- Meist β-hämolysierende Streptokokken.
- Bei Kindern häufig Streptococcus pneumoniae, Haemophilus influenzae, Moraxella catarrhalis, Streptococcus pyogenes, Staphylococcus aureus oder Peptostreptococcus species. Schlei-

chende Verlaufsform bei Streptococcus mucosus (Streptococcus pneumoniae, Kapseltyp).
- Viren (Grippeotitis): Herpes simplex, Grippevirus, Herpes zoster ⇒ Zoster oticus.
- Kombinierte virale-bakterielle Infektion.

Symptome. Stechender Schmerz und Klopfen im Ohr, Schalleitungsschwerhörigkeit, Ohrgeräusch, herabgesetztes Allgemeinbefinden, Kopfschmerzen, Fieber.

Befund. Im Verlauf der unkomplizierten akuten Otitis media sind nacheinander folgende *Trommelfellbefunde* zu erheben:
- Injektion der Hammergriffgefäße (◘ Abb. 4.6a)
- Radiäre Gefäßzeichnung (◘ Abb. 4.6b)
- *Rötung* und beginnende *Vorwölbung* des hinteren oberen Trommelfellquadranten, Verschwinden des Reflexes, Verschwinden der Trommelfellkonturen (◘ Abb. 4.6e), schollige Trübung der Trommelfelloberfläche durch aufgeplatzte Epithelschicht. Danach entweder Rückbildung des Befundes oder
- diffuse Rötung und Vorwölbung des Trommelfells mit Übergreifen der Rötung auf die Gehörgangswand. Einzelheiten des Trommelfells nicht mehr auszumachen. Schließlich spontan
- stecknadelstichgroße *Perforation* im vorderen unteren oder hinteren unteren Trommelfellquadranten am zweiten oder dritten Tag mit zunächst serösem, später eitrigem Sekretabfluß, »pulsierender Reflex« (◘ Abb. 4.6c) und
- Otorrhoe (»Ohrenlaufen«): schleimig-eitriges Sekret bei bakteriellen Infekten, serös-blutig bei viralen Infekten.

Danach schlagartige *Besserung der Ohrenschmerzen*. *Rückbildung* des Befundes in umgekehrter Reihenfolge. Nach Abklingen der Entzündung bleibt häufig eine Trommelfellretraktion zurück.

Die »**Grippeotitis**« ist durch Bildung von *Blutblasen* auf dem Trommelfell und im Gehörgang gekennzeichnet (*hämorrhagische* Otitis media, Myringitis bullosa; ◘ Abb. 4.6f). Bei Perforation *serös-blutige* Sekretion. Bei der Grippeotitis nicht selten *Labyrinthbeteiligung* (toxisch) mit Hochtonverlust. Dann zusätzlich Therapie mit Virustatika (Aciclovir – Zovirax®) sinnvoll.

Differentialdiagnose. Zoster oticus (▶ s. Kap. 5.2.9).

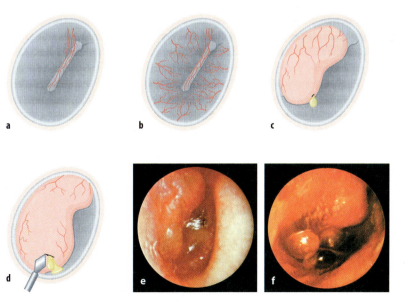

◘ Abb. 4.6a–f. Akute Otitis media. **a** Hammergriffinjektion; **b** radiäre Gefäßzeichnung; **c** stecknadelgroße Spontanperforation; **d** Parazentese; **e** akute Otitis media; **f** Grippeotitis. (**a–d** jeweils rechtes Trommelfell)

In den ersten Stunden oder Tagen der akuten Otitis media kann ein Druckschmerz auf dem Warzenfortsatz auftreten (*initialer Druckschmerz*). Er bedeutet keine Mastoiditis mit Knocheneinschmelzung, zeigt aber an, daß die *gesamte Mittelohrschleimhaut* einschließlich des pneumatischen Systems erkrankt ist.

✓ Therapie

- Bettruhe, Antiphlogistika, Antipyretika.
- Antibiotika: Penicillin V, Amoxicillin (Amoxypen®), Cephalosporine/Cefuroximaxetil – Elobact® oder Makrolide (Roxithromycin – Rulid®, Clarithromycin – Klacid® für mindestens vier Tage in voller Dosis. Bei Komplikationen i.v.-Gabe z.B. mit Unacid®, Augmentan®, Cefuroxim-Zinacef®).
- Abschwellende Nasentropfen, falls die akute Otitis media bei einer Rhinitis aufgetreten ist.
- Wärmebehandlung des Ohres (Sollux, Wärmflasche, Heizkissen). Nicht bei Komplikationen!
- Ohrentropfen erreichen das Mittelohr nur bei vorbestehendem Trommelfelldefekt und sind wenig wirksam. Unter Umständen verschleiern sie das Trommelfellbild.
- Bei laufendem Ohr Gehörgangsreinigung durch Spülung mit körperwarmem Wasser und Austupfen mit Wattetupfer.
- Parazentese (◨ Abb. 4.6d): Bei anhaltendem Fieber, Schmerzen und vorgewölbtem Trommelfell, ohne daß es zu einer Perforation kommt, und bei beginnenden Komplikationen (Labyrinthreizung, Fazialisschwäche, Meningismus). In örtlicher Betäubung oder in Oberflächenanästhesie (Gehörgangsfüllung mit 4%igem Xylocain® = Lidocain) – bei Kindern in Narkose – Schnitt im vorderen unteren Trommelfellquadranten (nicht im hinteren oberen Quadranten wegen der Gefahr einer Gehörknöchelchenluxation!).
- Antrotomie, Mastoidektomie bei anderen Komplikationen wie Meningitis, Mastoiditis, Labyrinthitis.
- Tubenbehandlung mit VALSALVA-Manöver, ggf. POLITZER-Behandlung nach Abklingen der akuten Otitis media, um die Tubendurchgängigkeit wieder herzustellen und einem bleibenden Unterdruck in der Paukenhöhle vorzubeugen.

> **Wichtig**
>
> Die akute Otitis media muß nach 2–3 Wochen abgeheilt sein, sonst Verdacht, daß sich eine *Mastoiditis* entwickelt (▶ s. Kap. 4.3.2).

Sonderformen der akuten Otitis media

Scharlachotitis oder **Masernotitis** entstehen hämatogen, sind heute selten, und neigen – insbesondere die Scharlachotitis – zu *nekrotisierender Entzündung* im Mittelohr mit Einschmelzen des Trommelfells und Fortschreiten zur Mastoiditis und zur Labyrinthkomplikation. Sie hinterlassen nach Abheilen der nekrotisierenden Entzündung bleibende *Trommelfelldefekte* und können in eine chronische Otitis media übergehen.

✓ Therapie

Hohe Antibiotikagaben, wegen der zu erwartenden Komplikationen laufend Kontrollen, evtl. Ohroperation.

Mukosusotitis

Engl. mucosus otitis

Sie entsteht bei älteren Menschen und bei Immunsuppression durch Streptococcus mucosus (*Streptococcus pneumoniae*, Kapseltyp).

Verlauf. Schleichend, blande, symptomarm.

Befund

- *Trommelfellveränderungen gering.* Trommelfell verdickt, rosa
- Hammergriff verstrichen
- Schalleitungsschwerhörigkeit oft deutlich
- Kaum Schmerzen, trotzdem in der dritten Woche fast unmerklich Knocheneinschmelzung im Warzenfortsatz (*latente Mastoiditis*)

Diagnose. Bei Patienten mit blander, aber nicht heilender akuter Otitis media Klärung durch Parazentese und Erregernachweis im Sekret und Röntgenaufnahme nach SCHÜLLER oder Felsenbein-CT, die die Knocheneinschmelzung im Warzenfortsatz aufdecken.

4 · Klinik des Mittelohres

✓ Therapie

Hohe Antibiotikagaben entsprechend der Resistenzbestimmung, bei Knocheneinschmelzung Mastoidektomie.

> **Wichtig**
>
> Hohe Komplikationsrate (Meningitis), evtl. letaler Ausgang.

Säuglingsotitis

Ursache. Aufsteigende Infektionen durch die kurze, weite Tube sind leicht möglich. Die vergrößerte Rachenmandel begünstigt die Entstehung einer Otitis.

Symptom. Die Säuglinge greifen sich ans Ohr (Ohrzwang).

Befund. Trommelfellrötung.

Verlauf. Vom Antrum mastoideum aus (**Antritis,** der Warzenfortsatz ist noch kaum pneumatisiert!) ist über die noch nicht verschlossene Sutura mastoideosquamosa nach wenigen Tagen ein *retroaurikulärer Durchbruch* möglich.

✓ Therapie

Wie bei Otitis media der Erwachsenen. Bei retroaurikulärem Durchbruch Antrotomie.

Okkulte Otitis (bzw. Mastoiditis) des Säuglings

Daran ist zu denken, wenn sich Säuglinge mit Ernährungsstörungen und Allgemeinsymptomen nicht erholen.

Befund. Das Trommelfell ist oft **nicht pathologisch verändert.**

✓ Therapie

Bleibt eine antibiotische Behandlung ohne Erfolg, Antrotomie. Danach Besserung im Befinden der Säuglinge. Histologisch lassen sich osteomyelitische Prozesse im spongiösen, noch kaum pneumatisierten Warzenfortsatzknochen nachweisen.

4.3.2 Mastoiditis
Engl. mastoiditis

Es handelt sich um eine eitrige Einschmelzung der knöchernen Zellen im pneumatischen Warzenfortsatz, manchmal auch der Zellen des Jochbogenansatzes (**Zygomaticitis**) und zusätzlich gelegentlich der Zellen der Felsenbeinspitze = Pyramidenspitze (Petrositis, **Petroapicitis**). Alle diese Zellen stehen mit der Paukenhöhle in Verbindung.

Entstehung. Mit einer Mastoiditis ist zu rechnen, wenn eine *akute Otitis media* nach zwei bis drei Wochen *nicht ausgeheilt* ist. Diese Komplikation ist durch die antibiotische Behandlung der akuten Otitis media in den letzten Jahren selten geworden. Ihre Entstehung wird gefördert durch *erschwerten Sekretabfluß*, Virulenz der Erreger, schlechter Abwehrlage (Immunsuppression) und ungenügende oder verzettelte antibiotische Behandlung der akuten Otitis media.

Symptome und Befund. Die *Symptome der akuten Otitis media* bestehen weiter oder werden deutlicher, wie z.B. vermehrt Ohrenschmerzen und pulssynchrones Klopfen im Ohr, Verstärkung der Schalleitungsschwerhörigkeit, erneut Auftreten von *Fieber*, Blutbildveränderung (Leukozytose, Linksverschiebung), Anstieg der BKS und des C-reaktiven Proteins und zusätzlich

- **Senkung** der hinteren oberen Gehörgangswand (dem Antrum mastoideum benachbart),
- **Druckschmerz** auf dem Warzenfortsatz,
- im **Röntgenbild nach SCHÜLLER** Verschattung der Zellen und Einschmelzung der knöchernen Zellsepten und
- im **CT des Felsenbeines** (◘ Abb. 4.7b) weichteildichte Formationen im Mastoid mit aufgelösten Knochensepten und ggf. Arrosion des die benachbarten Strukturen bedeckenden Knochens.

🔴 Aus der Praxis

Das Kind Sandra P. kommt mit heftigen Ohrenschmerzen, Fieber und einer Schwellung hinter dem Ohr zur Untersuchung. Vor 3 Wochen hatte sie auf demselben Ohr eine akute Mittelohrentzündung, die 2 Tage antibiotisch behandelt wurde. Nach anfänglicher Besserung kam es jetzt zu einer erneuten Verschlechterung. Bei der Untersuchung finden sich die typischen Zeichen einer Mastoiditis mit subperiostalem Abszeß (Abb. 4.7a). Nach der notfallmäßig durchgeführten Operation erholt sich das Kind schnell und ist nach weiteren 14 Tagen beschwerdefrei.

Durchbruch des Eiters (Abb. 4.7c)

Subperiostalabszeß

Engl. subperiosteal abscess
Durch das Planum mastoideum.

Symptome. Teigige Schwellung auf dem Warzenfortsatz, Verstreichen der hinteren Ohrmuschelfalte, retroaurikulär starker Druckschmerz, später

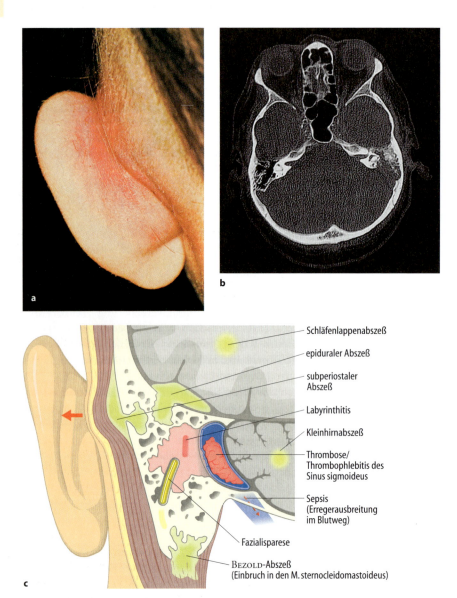

Abb. 4.7a–c. Mastoiditis (rechtes Ohr). **a** Patient mit Subperiostalabszeß links; **b** CT des Felsenbeines: Knocheneinschmelzung im linken Mastoid; **c** Komplikationen der Mastoiditis: Durchbruch in den Gehörgang (Senkung der hinteren oberen Gehörgangswand nicht dargestellt)

4 · Klinik des Mittelohres

Rötung und Abszeßbildung (◨ Abb. 4.7a), Abstehen der Ohrmuschel vom Kopf.

BEZOLD-Mastoiditis

Engl. acute mastoiditis (Bezold's abscess)
Durch die Warzenfortsatzspitze unter den Ansatz des M. sternocleidomastoideus (◨ Abb. 4.7c).

Symptome. Schwellung und Druckschmerz der seitlichen Halsweichteile, Schiefhaltung des Kopfes zur Gegenseite.

Zygomaticitis

Engl. zygomatic osteomyelitis
Durch den Jochbogenansatz.

Symptome. Schwellung und Druckschmerz vor dem Ohr, ödematöse Schwellung der Lider; Kieferklemme.

Petroapicitis

Im Bereich der Pyramidenspitze.

Symptome. Tiefsitzender Kopfschmerz, meningitische Zeichen, *GRADENIGO-Syndrom* während einer Mittelohreiterung: Abduzensparese, Trigeminusneuralgie, Okulomotoriusparese (nur gelegentlich).

Diagnose. Durch Computertomographie (◨ Abb. 4.7b) oder Röntgenaufnahme nach STENVERS.

Wichtig

Weitere *Komplikationen*, die unter ▶ Kapitel 4.3.4 und 4.3.5 beschrieben werden und auch bei der chronischen Otitis media epitympanalis (nicht pneumatisierter Warzenfortsatz!) durch Einbruch der Entzündung auftreten, sind:
- Diffuse Labyrinthitis (◨ Abb. 4.7c),
- Sinusthrombose, Sepsis (◨ Abb. 4.7c),
- *endokranielle Komplikationen:* Meningitis, Hirnabszeß im Schläfenlappen oder im Kleinhirn (◨ Abb. 4.7c) und
- *Fazialisparese* (◨ Abb. 4.7c).

Sie treten nach inadäquater oder verzögerter antibiotischer Therapie auf.

Differentialdiagnose der Mastoiditis
- Gehörgangsfurunkel
- Lymphadenitis
- Parotitis

✔ Therapie

Bei Einschmelzung des Knochens im pneumatischen System des Mittelohres darf kein Versuch einer konservativen Therapie unternommen werden. Um weitere Komplikationen zu verhindern, ist operatives Vorgehen mit Ausräumen der befallenen Areale und Sicherstellung der Drainage zum Mittelohr erforderlich.
- Mastoidektomie (= Antrotomie bei Säuglingen, da das Mastoid noch nicht entwickelt ist) (◨ Abb. 4.10a, ▶ s. S. 88): Von einem retroaurikulären Hautschnitt aus Ausräumen aller Warzenfortsatzzellen mit dem Bohrer, bis das Antrum mastoideum weit freiliegt. Bei der Operation ist auf die Dura der mittleren Schädelgrube, auf den Sinus sigmoideus, auf den N. facialis, auf das Labyrinth (horizontaler Bogengang) und auf den – auf der Antrumschwelle liegenden – kurzen Amboßschenkel zu achten. Die Jochbeinzellen und – falls eine Petroapicitis vorliegt – die Pyramidenspitzenzellen sollen mit ausgeräumt werden. Gehörgang und Paukenhöhle bleiben unberührt.
- Medikamentöse Begleittherapie wie bei Otitis media acuta.

Prognose. Falls keine weiteren Komplikationen eintreten, gut. Ausheilung mit normalem Hörvermögen.

4.3.3 Chronische Otitis media

Engl. chronic otitis media

Definition. Das charakteristische klinische Merkmal einer chronischen Otitis media ist der *auf Dauer bestehenbleibende Trommelfelldefekt.*

Ätiologie. Die **akute Otitis media** (▶ s. Kap. 4.3.1) entsteht bei virulenter Infektion vom Nasenrachenraum über die Tube, die während der Infektion höchstens *kurzdauernd* verschwollen ist. Die Warzenfortsatzpneumatisation ist meist ausgedehnt, daher ist die *typische Komplikation der akuten Otitis media die Mastoiditis.*

Die **chronische Otitis media** ist die Folge *anhaltender frühkindlicher Tubenventilationsstörungen* und *rezidivierender Infekte*. Bei blandem Verlauf und ohne bakterielle Entzündung führen Tubenventilationsstörungen eher zu *Seromukotympanum, chronischem Tubenmittelohrkatarrh* und *Adhäsivprozeß*.

Die *Warzenfortsatzpneumatisation fehlt oder* ist *gehemmt,* daher ist eine Mastoiditis (Einschmelzung der Zellbälkchen) keine typische Komplikation der chronischen Otitis media. Nur in Ausnahmefällen, wenn bei einer chronischen granulierenden Otitis media (▶ s. Kap. 4.3.3) eine Zellbildung im Warzenfortsatz vorhanden ist, kann es zur »chronischen Mastoiditis« mit Knochenzerstörungen, Umbauvorgängen und Zellobliterationen kommen.

> **Wichtig**
>
> Bei *guter Tubenfunktion im Kindesalter* später ausgedehnte Warzenfortsatzpneumatisation und bei Erkrankung akuter Tubenmittelohrkatarrh, akute Otitis media, Mastoiditis.
> Bei *anhaltend schlechter Tubenfunktion im Kindesalter* später gehemmte oder fehlende Pneumatisation und bei Erkrankung Seromukotympanum, chronischer Tubenmittelohrkatarrh, chronische Otitis media, Retraktionscholesteatombildung.

Eine **chronische Mittelohrentzündung** wird *auch* diagnostiziert **bei persistierendem Trommelfelldefekt** nach Trauma, nach einer nekrotisierenden akuten Otitis media (Scharlach) oder nach anderen nekrotisierenden Entzündungen (z.B. WEGENER-Granulomatose).

> **Wichtig**
>
> Abgesehen von diesen Ausnahmen geht eine akute Mittelohrentzündung bei guter Tubenfunktion (und pneumatisiertem Warzenfortsatz) nicht in eine Otitis media chronica über.

Zwei Formen der chronischen Mittelohrentzündung sind zu unterscheiden:

Die chronische Schleimhauteiterung (chronische mesotympanale Otitis media)

Engl. chronic otitis media

Definition. Die Entzündung bleibt ohne knöcherne Destruktionen auf die Schleimhaut des Mittelohres beschränkt.

Symptome

- Schleimig-eitrige Sekretion ohne stärkere Ohrenschmerzen bei jeder Infektion durch die Tube (Schnupfen) oder durch den Gehörgang (Badewasser), zwischenzeitlich keine Ohrsekretion
- Sekret nicht riechend bzw. wird unter der Behandlung geruchlos
- Schalleitungsschwerhörigkeit

Befund

- **Zentraler Trommelfelldefekt** in der Pars tensa (rund, oval, nierenförmig) in Höhe des Mesotympanum (◨ Abb. 4.8a).
- Trommelfellrand (Anulus fibrosus) überall erhalten.
- Paukenhöhlenschleimhaut: Bei akuter Exazerbation rot, feucht und verdickt; bei fehlender Sekretion blaß, grau, trocken. Selten Granulationen oder Polypenbildung.

Kaum Komplikationsgefahr, da keine Knochenzerstörung. Gelegentlich Arrosion des Hammergriffs oder des langen Amboßschenkels (Unterbrechung der Kette!), Paukenfibrose oder Tympanosklerose.

✔ Therapie

Bei Eiterung:

- Abstrich zum Erregernachweis und Antibiogramm
- Reinigung des Gehörgangs, u.U. mit Wasserstoffsuperoxid (1 Prozent)
- Austrocknen des Gehörgangs mit Wattetupfer
- Einträufeln von antibiotikahaltigen Ohrentropfen. Die Ohrentropfen können auch vom Gehörgang aus mit Hilfe des Politzerballons unter schwachem Druck in die Pauke und die Tube gebracht werden. Keine Ohrentropfen mit ototoxischen Substanzen (▶ s. Kap. 5.2.8) verwenden!
- Selten systemische Antibiotikatherapie (z.B. mit Gyrasehemmern) erforderlich.

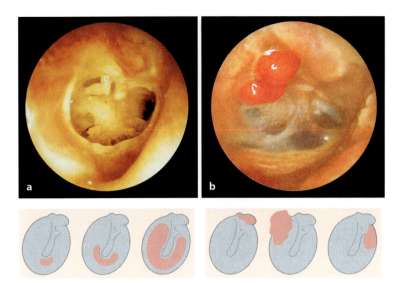

○ Abb. 4.8a–c. Chronische Mittelohrentzündung. **a** Zentraler Defekt bei der chronisch-mesotympanalen Otitis media (Schleimhauteiterung); **b** randständiger Defekt mit Granulationen bei der chronisch-epitympanalen Otitis media (Knocheneiterung). (Jeweils rechtes Trommelfell); **c** Schema

Zur Verhinderung weiterer Eiterungen:
- Kein Wasser ins Ohr kommen lassen.
- Beim Baden Gehörgang mit gefetteter Watte verschließen.
- Falls erforderlich: Nasenatmung freimachen durch Adenotomie, Septum- oder Nebenhöhlenoperation.

Bei möglichst trockenem Defekt:
- Trommelfellverschlußplastik (Myringoplastik) zum Abschluß des Mittelohres.
- Ggf. Ossikuloplastik zur Besserung der Schalleitungsschwerhörigkeit (s. Tympanoplastik).

Differentialdiagnose
- **Mittelohrtuberkulose (Knochenkaries!):** Eine oder mehrere Perforationen im blaßroten Trommelfell (Zerfall miliarer Knötchen) und trotz Behandlung fötide Geruch des Eiters. *Diagnose* durch Probeexzision aus den Granulationen und Erregernachweis im Ohreiter.
- **WEGENER-Granulomatose**

Die chronische Knocheneiterung (chronische epitympanale Otitis media)
Engl. chronic suppurative osteitis
Definition. Die Entzündung greift auf die benachbarten knöchernen Strukturen über und führt unbehandelt zu Komplikationen.

Symptome. Jahrelange fötide (stinkende) Eiterung, Schalleitungsschwerhörigkeit, Druck oder nur geringer Schmerz im Ohr. *Bei Komplikationen* Schwindel, Erbrechen, Benommenheit, Fieber, Schüttelfrost, Ertaubung und Fazialisparese.

Befund
- **Randständiger Trommelfelldefekt** in der *Pars tensa* hinten oben (seltener vorn oben) oder Defekt in der *Pars flaccida* (der stets als randständig zu gelten hat, da der Anulus hier fehlt). Der Defekt grenzt also an das Epitympanum (○ Abb. 4.8b) und kann sich auf Teile der knöchernen lateralen Kuppelraumwand erstrecken.
- *Granulationen oder Polypen*, die durch den Defekt in den Gehörgang wachsen (Granulierende Ostitis! Mittelohrkarzinom durch Probeexzision ausschließen; ○ Abb. 4.8b).
- Meist zusätzlich weißliche Schüppchen oder Massen im Defekt als Hinweis auf ein gleichzeitig vorhandenes Cholesteatom.

Cholesteatom (Perlgeschwulst)
Engl. cholesteatoma
Definition. Es besteht aus abgeschilferten, devitalen, zwiebelschalenartig geschichteten Epithelmassen, die von einer Schicht aus verhornendem Plattenepithel (Matrix) und einer entzündlichen Perimatrix umgeben sind. Der fortgesetzte Ent-

zündungsreiz durch das entstehende Plattenepithel führt zu einem fortschreitenden Knochenabbau. Die Entzündung kann dann auf benachbarte Strukturen übergreifen.

Sekundäres Cholesteatom. Entstehung bei vorbestehendem Trommelfelldefekt. Vorschieben von Plattenepithel aus dem Gehörgang durch einen randständigen Trommelfelldefekt im Bereich der Pars tensa hinten bzw. vorn oben in das Epitympanum. Kam früher häufiger nach Scharlach vor. **Traumatisches Cholesteatom.**

Primäres Cholesteatom. Entstehung bei primär geschlossenem Trommelfell.

Retraktionscholesteatom: Viele Cholesteatome entstehen aufgrund von *Tubenventilationsstörungen* (z.B. infolge ungenügender Tubendurchgängigkeit) oder aufgrund einer *Einengung der Belüftungswege* zwischen Meso- und Epitympanum (z.B. infolge entzündlich verdickter epitympanaler Schleimhaut). Durch den auf diese Weise verursachten *Unterdruck* in der Paukenhöhle können sich *Trommelfellretraktionstaschen* bilden – meist im Bereich der Pars flaccida (»Foramen RIVINI«), seltener auch im Bereich wenig elastischer, atrophischer Bezirke der Pars tensa des Trommelfells hinten oben, denen die mittlere Bindegewebsschicht fehlt (*Tensacholesteatom*). In diesen Retraktionstaschen schilfert sich das Epithel der äußeren Trommelfellschicht ab und sammelt sich an. Im Laufe von Jahren entwickelt sich ein Cholesteatom in der Paukenhöhle.

Immigrationscholesteatom: Ein Teil der primären Cholesteatome entwickelt sich bei geschlossenem Trommelfell durch *aktives (»papilläres«) Einwachsen* von Epithelzapfen aus proliferiertem Epithel der hinteren oberen Gehörgangswand und der Pars flaccida des Trommelfells in das lockere, u.U. entzündlich veränderte, verdickte subepitheliale Bindegewebe im Epitympanum, das dann als Nährgewebe (Perimatrix) dient.

Bei der **Cholesteatomentwicklung im Kindesalter** kann auch noch nicht zurückgebildete epitympanale hyperplastische Schleimhaut (Reste der embryonalen Schleimhaut) als Perimatrix zur Verfügung stehen. Sie behindert zudem die Belüftung des Epitympanum und des Antrum und verhindert

dadurch die Warzenfortsatzpneumatisation in den ersten Lebensjahren.

Die sich entwickelnden Cholesteatome sind u.U. auch mit dem Untersuchungsmikroskop nur schwer zu erkennen (**okkulte Cholesteatome**). Sie arrodieren zunächst Hammerkopf und Amboßkörper.

Das Hinzutreten von Entzündung, Eiterung sowie Trommelfell- und Knochenzerstörung kann beim primären und beim sekundären Cholesteatom (beide auch *Pseudocholesteatome* genannt) *gleiche klinische Bilder* mit randständigem epitympanalen Trommelfelldefekt ergeben. Besteht keine Eiterung, verbirgt sich das Cholesteatom gelegentlich hinter einer epitympanalen Kruste, die dem Trommelfell fest anhaftet.

Kongenitales Cholesteatom. *Embryonale Keimversprengung* führt im Felsenbein zur Bildung des sehr seltenen angeborenen »**wahren**« oder **echten Cholesteatoms** (= **Epidermoid**, gelegentlich auch als »primäres Cholesteatom hinter intaktem Trommelfell« bezeichnet).

Diagnose. Röntgenaufnahmen nach SCHÜLLER und STENVERS sowie Computertomogramme zeigen die *Größe der Knochenzerstörung* und die Ausdehnung eines meist scharf begrenzten Cholesteatoms periantral, im Bereich der lateralen Kuppelraumwand (sog. laterale Attikwand), der hinteren oberen Gehörgangswand und des *Labyrinthblockes* (vor allem des horizontalen Bogengangs) an. Aus dem Trommelfellbefund kann nur bedingt auf die Ausdehnung rückgeschlossen werden.

Prognose. Hängt von eintretenden Komplikationen ab.

Komplikationen. Komplikationsgefahr durch Knochendestruktion infolge Cholesteatomdruckes und Entzündung (Ostitis; ◘ Abb. 4.9a–c):

- Zerstörung der Gehörknöchelchen – meist zuerst des langen Amboßschenkels – führt zu (erheblicher) Schalleitungsschwerhörigkeit.
- Arrosion des im Antrum mastoideum gelegenen Knochenwulstes des horizontalen Bogenganges führt zu einer Fistelbildung zum Bogengangslumen (*Labyrinthfistel, zirkum-*

4 · Klinik des Mittelohres

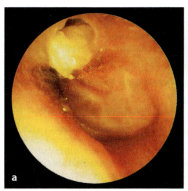
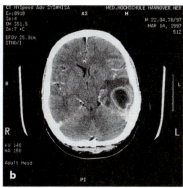
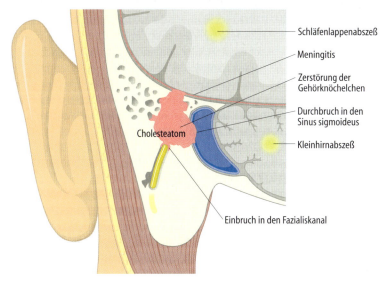

Abb. 4.9a–c. Komplikationen durch Knochendestruktionen bei Cholesteatomeiterung.
a Randständiger (epitympanaler) Trommelfelldefekt mit Cholesteatom, das in den Gehörgang durchbricht;
b Temporallappenabszeß links (CT);
c Schema (Labyrinthkomplikation nicht dargestellt)

Schläfenlappenabszeß
Meningitis
Zerstörung der Gehörknöchelchen
Durchbruch in den Sinus sigmoideus
Cholesteatom
Kleinhirnabszeß
Einbruch in den Fazialiskanal

skripte Labyrinthitis) und bei Belastungen zu kurzdauernden Drehschwindelzuständen.
- Bei Prüfung des **Fistelsymptoms** (Abb. 2.24 u. 2.25) zeigt sich dann fast immer durch Kompression ein Nystagmus zur kranken Seite, durch Aspiration ein Nystagmus zur anderen Seite.
- Einbruch in das Labyrinth (Innenohrcholesteatom oder diffuse Labyrinthitis; ▶ s. Kap. 4.3.4),
- Einbruch in den Fazialiskanal (Fazialisparese; ▶ s. Kap. 4.4),
- Einbruch in den Sinus sigmoideus (Sinusthrombose, Sepsis),
- Einbruch direkt in das Schädelinnere (endokranielle Komplikationen: Meningitis, Hirnabszeß im Schläfenlappen oder Kleinhirn.

✓ Therapie

Konservative Behandlung mit antibiotisch wirksamen Ohrentropfen (Ciprofloxacin), systemischer Antibiotikagabe mit gegen Pseudomonas wirksamen Substanzen, wie Gyrasehemmer, und Gehörgangsreinigung bei starker Entzündung nur als Vorbereitung auf die erforderliche Operation.

Operative Behandlung: Ziele der Operation sind:
- Entfernung des Cholesteatoms einschließlich der Matrix,
- Ausheilung der Knocheneiterung sowie Vorbeugung und Behandlung otogener Komplikationen,
- Wiederherstellung der durch die Knocheneiterung unterbrochenen Schalleitungskette im Mittelohr und
- Verschluß des Trommelfelldefektes zum Abschluß der Paukenhöhle nach dem Gehörgang mit Hilfe

von freiem Faszientransplantat (Faszie des M. temporalis) oder Knorpel-Perichondrium-Transplantat.

Offene Technik der Cholesteatomentfernung (Radikaloperation)

Definition. Durch den Gehörgang (transmeatal, enaural) oder von retroaurikulär Bilden einer *Knochenhöhle*, die das Epitympanum, das Antrum mastoideum und die von der Entzündung ergriffenen Warzenfortsatzanteile umfaßt und durch Wegnahme der lateralen Kuppelraumwand und der hinteren knöchernen Gehörgangswand (im Gegensatz zur Mastoidektomie eine *breite Verbindung zum äußeren Gehörgang* bekommt (◘ Abb. 4.10c–d).

Sie wird als typische Radikaloperation in letzter Zeit nicht mehr so häufig ausgeführt und diente ursprünglich der Beseitigung des Krankheitsprozesses bei chronischer Knocheneiterung und Cholesteatom: Gesunde Anteile der Gehörknöchelchen und des Trommelfells werden erhalten. Die Höhle epithelisiert sich im Laufe einiger Wochen. *Große Höhlen* werden durch Einlegen von Knorpelchips oder Keramikgranulat und Faszien- bzw. Muskeltransplantaten verkleinert, um dadurch die bei großen Höhlen ständig notwendige Nachbehandlung (Säuberung der Höhle) zu vermeiden.

Geschlossene Technik. Belassen oder Rekonstruktion der hinteren Gehörgangswand mit Knorpel und Entfernen des Cholesteatoms über eine Mastoidektomie und zusätzlich vom Gehörgang aus (2-Wege-Technik), um keine zum Gehörgang offenen Höhlen (»Radikalhöhlen«) zu schaffen, einen natürlichen Gehörgang zu erhalten und die von der Tube her belüfteten Mittelohrräume nicht auszuschalten. Die Cholesteatomentfernung wird auf diese Weise jedoch erschwert, und die Rezidivgefahr ist erhöht (◘ Abb. 4.10b).

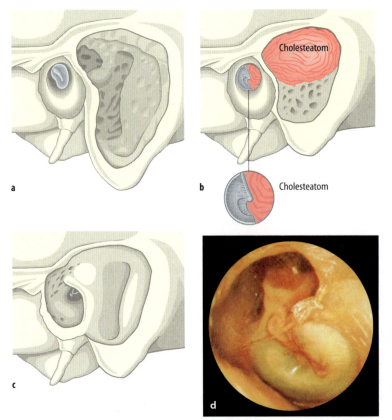

◘ Abb. 4.10a–d. Ohroperationen im Warzenfortsatz. **a** Mastoidektomie (s. S. 83); **b** Ohroperation in geschlossener Technik; **c** Radikaloperation; **d** Zustand nach Radikaloperation

Tympanoplastik Definition. Sie stellt den restaurierenden Eingriff am Schalleitungsapparat dar und dient der Gehörverbesserung. Man unterscheidet (nach WULLSTEIN) fünf Grundtypen der Tympanoplastik (◘ Abb. 4.11):

- **Typ I: Myringoplastik** (Trommelfellplastik). Bei Trommelfelldefekt und erhaltener schwingungsfähiger Gehörknöchelchenkette freie Transplantation und Unterfütterung des Defektes mit Temporalisfaszie oder Perichondrium (Prüfung vor der Operation durch Prothesenversuch: Bereits der Verschluß des Trommelfelldefektes mit einer Wattekugel muß eine deutliche Gehörverbesserung ergeben).
- **Typ II: Ossikuloplastik.** Bei unterbrochener Gehörknöchelchenkette Wiederaufbau einer Kette durch Ersatz oder Überbrückung fehlender Kettenanteile bzw. Reposition. Bei idiopathischer Hammerkopffixation Lösen der Kette.
- **Typ III:** Bei defekter Gehörknöchelchenkette *direkte Übertragung* des Schalldruckes vom Trommelfell bzw. Transplantat zum Innenohr durch Interposition eines autogenen Amboßteiles, eines Keramikstempels oder einer Gold- bzw. Titanprothese zwischen Trommelfellebene und erhaltenem Steigbügel (Stapeserhöhung, PORP = Partial Ossicular Chain Reconstructive Prosthesis) oder seiner Fußplatte (= Columellaeffekt, benannt nach der Columella, dem einzigen Gehörknöchelchen der Vögel, TORP = Total Ossicular Chain Reconstructive Prosthesis); es resultiert eine *normal hohe Pauke* (◘ Abb. 4.12a, b). Bei Anlagerung des Trommelfells bzw. des Transplantes direkt an den erhaltenen Steigbügel entsteht eine *flache Pauke* (klassischer Typ III in der ◘ Abb. 4.11).
- **Typ IV: Schallschutz des runden Fensters.** Um Interferenzen des Schalles, der gleichzeitig beide Fenster treffen würde, zu vermeiden. Ohne Schalldruckübertragung durch Gehörknöchelchen. *Kleine Pauke.*
- **Typ V: Fensterungsoperation** am horizontalen Bogengang oder an der Fußplatte. Bei Mißbildungen im Bereich des ovalen Fensters oder unlösbar fixierter Steigbügelfußplatte (z.B. durch Narben). Decken von Fenster und Pauke mit freiem Faszientransplantat oder Gehörgangshautlappen (entsprechend der bis 1955 üblichen Fensterungsoperation bei Otosklerose).

Bei *Typ I-III mit Schalldrucktransformation* kann die Schalleitungskomponente der Schwerhörigkeit postoperativ weitgehend verschwinden. Bei *Typ IV und V*, für die nur selten eine Indikation besteht, bleibt wegen der *fehlenden Schalldrucktransformation* ein Hörverlust von 25 dB zwischen Luft- und Knochenleitungsschwelle im Tonaudiogramm nachweisbar.

Voraussetzungen für eine Gehörverbesserung durch eine Tympanoplastik sind eine *durchgängige Tube* und ein *funktionstüchtiges Innenohr*.

Die Tympanoplastik wird unter dem *Operationsmikroskop* mit Bohrern und Fräsen und entsprechend feinen Instrumenten unter antibiotischem Schutz vorgenommen (**Mikrochirurgie** des Ohres).

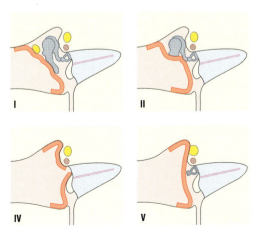
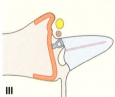

◘ Abb. 4.11. Fünf klassische Grundtypen der Tympanoplastik nach WULLSTEIN (s. Text). Trommelfellebene *rot*

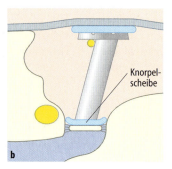

Abb. 4.12a, b. Tympanoplastik Typ III mit Interposition von Amboßteil, Keramik oder Metallprothese (sog. Typ IIIb) als **a** PORP zwischen Trommelfellebene und Steigbügelköpfchen; **b** TORP zwischen Trommelfellebene und Steigbügelfußplatte (Columellaeffekt) *Blau:* Knorpelscheibe

Bei der chronischen mesotympanalen Otitis media, bei Gehörknöchelchenluxation oder -frakturen, bei Mittelohrmißbildungen und bei Adhäsivprozessen wird die Tympanoplastik allein wegen der zu erwartenden Gehörverbesserung durchgeführt. Bei der chronischen epitympanalen Otitis media (Knocheneiterung, Cholesteatom) erfolgt die Tympanoplastik im Anschluß an die operative Behandlung der Otitis und die Entfernung des Cholesteatoms.

4.3.4 Otogene entzündliche Komplikationen
Engl. otogenic inflammatory complications

Definition. Übergreifen der Otitis media auf Nachbarstrukturen. Sie sind heute viel seltener geworden durch die antibiotische Therapie der akuten Otitis media und die frühzeitige operative Therapie der chronischen Knocheneiterung (Cholesteatomeiterung).

Labyrinthitis
- **Diffuse Labyrinthitis** (über zirkumskripte Labyrinthitis = Labyrinthfistel)
- **Seröse Labyrinthitis:** Durchtritt von Toxinen durch Fenster bei akuter Otitis media (Frühlabyrinthitis; Otitis media acutissima)

Symptome und Befund
- Drehschwindel und Erbrechen
- Spontannystagmus nach der *kranken* Seite (Reiznystagmus)
- Schallempfindungsschwerhörigkeit. Beim WEBER-Versuch wird der bisher wegen der akuten Otitis media ins kranke Ohr lokalisierte Ton plötzlich im *gesunden* Ohr gehört

> **Wichtig**
>
> Die seröse Labyrinthitis kann ohne bleibende Funktionsstörungen ausheilen.

Gefahr des Übergangs in die **eitrige Labyrinthitis:** Einbruch von Erregern durch die Fenster bei akuter Otitis media, durch Knochenzerstörung bei der chronischen Knocheneiterung oder nach Felsenbeinquerfrakturen.

Symptome und Befund der eitrigen Labyrinthitis
- Subjektive Erscheinungen (Drehschwindel und Erbrechen) stürmischer als bei der serösen Labyrinthitis.
- **Spontannystagmus zur gesunden Seite (Ausfallnystagmus).**
- Taubheit. Ausheilung stets unter Funktionsverlust des Innenohres, das später allmählich knöchern obliterieren kann.

> **Cave**
>
> Fortschreiten der Infektion über den inneren Gehörgang oder im Verlauf einer akuten totalen Labyrinthostitis Computertomogramme) zur Meningitis.

✓ Therapie
- Konservativ. Tritt die Labyrinthitis allein oder zusammen mit einer Meningitis in den ersten Tagen einer akuten Otitis media auf (Otitis media acutissima): durchblutungsfördernde Mittel, Antibiotika,

4 · Klinik des Mittelohres

ggf. Virustatika (Aciclovir) bei V.a. virale Ursache, im weiteren Verlauf zusätzlich Kortikoide.

- Operativ. Besteht die akute Otitis media schon einige Tage und muß mit Knocheneinschmelzungen gerechnet werden, dann Mastoidektomie. Bei chronischer Knocheneiterung (Otitis media epitympanalis mit oder ohne Cholesteatom) Radikaloperation. Bei fortschreitender Labyrinthnekrose Labyrinthektomie.

Weitere Labyrinthitisformen

Außer dieser **tympanogenen Labyrinthitis** kommen seltener vor die

- **meningogene Labyrinthitis** bei Pneumokokken- oder bei Meningokokkenmeningitis (Labyrinthausfall!); Ausbreitung über den Aquaeductus cochleae in das Innenohr,
- **Labyrinthitis bei Lues** (gleichzeitig mit syphilitischer Meningitis oder Pleuritis im zweiten und dritten Stadium, teils entzündliche, teils degenerative Prozesse),
- **Labyrinthitis bei WEGENER-Granulomatose** und anderen Autoimmunkrankheiten und
- **Labyrinthitis bei Borreliose.**

Diagnose

- Schallempfindungsschwerhörigkeit, die in ihrer Stärke wechseln kann.
- Wechselnde Vestibularisbefunde (Bei allen unklaren Innenohrerkrankungen serologische Untersuchungen auf Lues!).

✓ Therapie

- Antibiotisch bei Lues und Borreliose.
- Immunsuppressiv bei M. WEGENER.

Konnatale Lues

Engl. connatal lues, syphilis, treponemiasis

HUTCHINSON-Trias:

- Fortschreitende Schallempfindungsschwerhörigkeit
- Keratitis parenchymatosa
- Schmelzdefekt am Rand der Schneidezähne (Tonnenzähne)

Gelegentlich TULLIO-Reaktion: Schwindel durch akustische Reize (Verwachsungen zwischen Stapesfußplatte und häutigem Labyrinth?). Gelegentlich

Fistelsymptom ohne Arrosion des horizontalen knöchernen Bogengangs (= HENNEBERT-Zeichen).

Sinusthrombose, otogene Sepsis

Engl. sinus thrombosis

Entstehung. Die Thrombophlebitis entsteht nach Knochenarrosion der Sinusschale zwischen erstem und zweitem Knie des Sinus sigmoideus bei Mastoiditis oder chronischer Knocheneiterung (Cholesteatom). Ein perisinuöser Abszeß geht der Sinusphlebitis meist voraus.

Symptome

- *Septisches Fieber*
- Schüttelfrost durch Einschwemmung von Erregern und infizierten Thrombenteilen in die Blutbahn
- Schlechtes Allgemeinbefinden, hohe BKS, Blutbildveränderungen (Leukozytose und Linksverschiebung)
- Auftreten von Eitermetastasen in Lunge, Herz, Nieren, Gehirn

Befund. Druckschmerz:

- auf dem Warzenfortsatz,
- hinter dem Warzenfortsatz am Foramen mastoideum, dem Austritt der V. emissaria mastoidea aus dem Schädel (GRIESINGER-Zeichen),
- im Bereich der Kieferwinkellymphknoten und
- evtl. entlang der V. jugularis interna.

Diagnose. Zusätzlich aus:

- Computertomogramm (Knochenarrosion), ggf. SCHÜLLER-Aufnahmen,
- (MR-) Angiographie mit Nachweis der Thrombose,
- Erregernachweis im Blut während oder nach einem Schüttelfrost,
- Liquorpunktion und
- außerdem Begleitmeningitis.

✓ Therapie

- Bei Mastoiditis Mastoidektomie, bei Cholesteatom Radikaloperation
- Zusätzlich Freilegen, Schlitzen und Abtragen der lateralen Sinuswand, Ausräumen des Thrombus, Abtamponieren des Sinusrohres. Bei Thrombosie-

rung bis in die V. jugularis interna Resektion der Vene im Gesunden, um ein Fortschreiten der Phlebitis zu verhindern.
- Hohe Antibiotikagaben
- Heparinisierung

Prognose. Unbehandelt infaust. Besser, je früher die kombinierte operative und antibiotische Behandlung einsetzt (insgesamt etwa 70% Heilungen).

4.3.5 Endokranielle otogene Komplikationen
Engl. endocranial otogenic complications

Sie kommen heute wegen der antibiotischen Therapie der akuten Otitis media und der frühzeitigen operativen Therapie der Cholesteatomeiterung seltener vor, treten jedoch bei Immunsuppression (AIDS), chronischen Erkrankungen (z.B. Tbc) und schlechtem Allgemeinzustand vermehrt auf.

Aus der Praxis
Frau T. wird bewußtlos in die Klinik eingeliefert. In der Computertomographie findet sich ein Temporallappenabszeß mit Meningitis. Die klinische Untersuchung zeigt eine chronische Otitis media mit Cholesteatom. Nach Angaben der Angehörigen bestand seit Jahren auf dem Ohr der betroffenen Seite eine rezidivierende Otorrhoe sowie eine zunehmende Schwerhörigkeit. Trotz operativer Sanierung des Mittelohres und Drainage des Abszesses verstirbt die Patienten an den Folgen der intrakraniellen Komplikation.

Extraduralabszeß (Epiduralabszeß, epidurales Empyem)
Engl. extradural abscess (epidural abscess, epidural empyema)

Entstehung. Bei Mastoiditis oder chronischer Knocheneiterung (Cholesteatom) durch Knochenarrosion und Abszeßbildung zwischen Schläfenbein und Dura, z.B. perisinuöser Abszeß, Lokalisation am Tegmen antri oder an der Pyramidenspitze (GRADENIGO-Syndrom, ▶ s. Kap. 4.3.2).

Symptome
- Wenig und uncharakteristisch

- Dumpfer Kopfschmerz, Brechreiz, subfebrile Temperatur, dazu Zeichen der Mastoiditis oder der chronischen Knocheneiterung

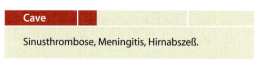

Sinusthrombose, Meningitis, Hirnabszeß.

Therapie
Mastoidektomie (bei Mastoiditis), Radikaloperation (bei chronischer Knocheneiterung) mit Freilegen der Dura, Abszeßdrainage, Antibiotikagabe

Otogene Meningitis

Definition. Übergreifen einer eitrigen Entzündung des Felsenbeines auf die weichen Hirnhäute (Leptomeninx der Hirnbasis, später der Konvexität und Beteiligung des Zerebrum = Meningoenzephalitis).

Entstehung. Bei
- akuter Otitis media in den ersten Tagen (Otitis media acutissima) direkt über Gefäßkanäle oder über eine Labyrinthitis (*Frühmeningitis*),
- Mastoiditis,
- chronischer epitympanaler Otitis media (Cholesteatom) direkt, über einen Extraduralabszeß oder über eine Labyrinthitis,
- Übergreifen einer Sinusphlebitis und
- laterobasalen Brüchen.

Symptome und Befund
- Nackensteife
- Kopfschmerz
- Lichtscheu, Unruhe, Erbrechen
- Verwirrtheit oder Bewußtlosigkeit
- Fieber
- KERNIG-Zeichen positiv (bei angewinkeltem Oberschenkel kann das Knie nicht gestreckt werden), LASÈGUE-Zeichen (das gestreckte Bein kann nicht angehoben werden)
- BRUDZINSKI-Zeichen (bei passiver Kopfbeugung werden Knie und Ellenbogen gebeugt)

Diagnose wird durch **Liquorpunktion** gesichert. In örtlicher Betäubung oder in Narkose:
- **Lumbalpunktion:** Punktion des Lumbalsackes zwischen 4. und 5. Lendenwirbeldornfortsatz in

4 · Klinik des Mittelohres

6–7 cm Tiefe bei stark gekrümmtem Rücken in Seitenlage oder
- **Subokzipitalpunktion** (seltener durchgeführt): Punktion der Cisterna cerebellomedullaris in 4–5 cm Tiefe durch die Membrana atlantooccipitalis hindurch bei vorgebeugtem Kopf.

Liquorbefund
- Farbe trüb statt farblos
- Druck erhöht über 200 mm Wassersäule
- Eiweißgehalt erhöht (PANDY-Probe positiv: Trübung in konzentrierter Karbollösung)
- Zellzahl erhöht bis auf mehrere 1000/3 Zellen, vorwiegend Granulozyten (normal bis 8/3 Zellen). Bei meningitischer Reizung oder bei Hirnabszeß nur geringe Erhöhung der Zellzahl, vorwiegend Lymphozyten (*seröse Meningitis*)
- Bakteriennachweis im Liquor gelingt nicht immer

✅ Therapie
- Nur bei Otitis media acutissima sind hohe antibiotische Therapie (Penicillin oder Breitbandantibiotika, z.B. Cephalosporine oder Gyrasehemmer) und Parazentese ausreichend.
- Sonst sofort zusätzliche operative Behandlung des Mittelohrprozesses (Mastoidektomie, Radikaloperation, Sinusoperation) mit Freilegen der Dura.
- Wiederholte Liquorpunktion zur Therapiekontrolle.
- Wenn Bakteriennachweis und Resistenzbestimmung möglich, gegebenenfalls Wechsel des Antibiotikum und gezielte Antibiotikatherapie. Dabei kommen auch Antibiotika mit begrenztem Wirkungsbereich (z.B. Erythromycin, penicillasefestes Penicillin) in Frage.

Prognose. Unbehandelt infaust. Durch operative Behandlung und Antibiotika 90% Heilungen.

Otogener Hirnabszeß

Entstehung. Als Komplikation eher nach akuter Exazerbation einer chronischen Knocheneiterung (Cholesteatom) als nach akuter Otitis media. Der Abszeß bildet sich über einen Extraduralabszeß und einen Subduralabszeß oder von der erkrankten Dura über Gefäßbahnen in der weißen Hirn-

substanz – selten in der Hirnrinde – per continuitatem. Neigung zu Kapselbildung.

Symptome und Befund. Im *Initialstadium* wiederholt **plötzliches Erbrechen** bei geringem Krankheitsgefühl. Im *Latenzstadium* dazu Kopfschmerzen, Schlafbedürfnis, Mattigkeit, Appetitlosigkeit, evtl. Meningismus.

Im *manifesten Stadium* zusätzlich **Herdsymptome und Bewußtseinstrübung**.

Bei Schläfenlappenabszeß (◫ Abb. 4.9), der vom Tegmen antri ausgeht (mittlere Schädelgrube):
- Amnestische Aphasie: Gegenstände können wegen der Wortfindungsstörung nicht benannt werden, falls Abszeß bei Rechtshändern im linken Schläfenlappen liegt.
- Sensorische Aphasie: Läsion des WERNICKE-Sprachzentrums mit Störung des Sprachverständnisses.
- Hirndruckzeichen (Pulsverlangsamung, Stauungspapille, kontralaterale Extremitätenlähmung).

Prognose. Bei operativer Behandlung Heilung in mehr als 50% der Fälle. Unbehandelt: Einbruch in das Unterhorn des Seitenventrikels.

Bei **Kleinhirnabszeß**, der vom inneren Gehörgang oder dem Sinus sigmoideus ausgeht (*hintere Schädelgrube*):
- Rotierender Nystagmus zur kranken Seite, Gleichgewichtsstörungen
- Blickrichtungsnystagmus
- Ataxie, Vorbeizeigen, Fallneigung (unabhängig von Kopfdrehungen) und Gangabweichung zur kranken Seite
- Adiadochokinese (Unfähigkeit, schnelle antagonistische Bewegungen wie Pronation und Supination auszuführen)
- Hirndruckzeichen (s. oben) häufiger als bei Schläfenlappenabszessen

Prognose. Wegen schlechter Abszeßkapselbildung ungünstiger als bei Schläfenlappenabszessen. Unbehandelt: Einbruch in die basalen Liquorräume und Lähmung der medullären Zentren.

Diagnose. Bestätigt durch:
- Computertomographie

94   **A · Ohr**

- Kernspintomographie
- Eingehende otologische, neurologische, ophthalmologische und neuroradiologische Zusatzuntersuchungen
- Liquorpunktion: Begleitmeningitis, starke Druckerhöhung, normaler Liquorzucker, relativ wenig Zellen, vorwiegend Lymphozyten. Liquor vorsichtig abtropfen lassen wegen Gefahr der Einklemmung der Kleinhirntonsillen!

✔ Therapie

- Operative Sanierung des Ohres zur Beseitigung der Infektionsquelle.
- Abszeßeröffnung in die Operationshöhle nach außen zur Drainage, wenn der Abszeß nahe am Felsenbein liegt und gut abgekapselt ist.
- Transkranielle Punktion und Aspiration bei abgekapselten und entfernt vom Entzündungsherd liegenden Abszessen mit gleichzeitiger hochdosierter Antibiotikagabe. Darunter heilen die meisten Abszesse aus.
- Abszeßdrainage mit Kapselzerstörung durch den Neurochirurgen, falls dieses Verfahren nicht zum Erfolg führt.
- Intensivmedizinische Betreuung
- Hochdosierte Antibiotikatherapie
- Hirndrucktherapie

4.4   Fazialislähmung (Fazialisparese)
Engl. facial paralysis, facial paresis

Funktionsdiagnostik (▶ s. Kap. 2.7)

Otogen, entzündliche Fazialisparese

Durch **Übergreifen der Entzündung** in den *ersten Tagen* der *akuten Otitis media* über Knochendehiszenzen auf den Fazialiskanal.

✔ Therapie

Parazentese, Antibiotika.

Prognose. Gut.

Im *weiteren Verlauf* der akuten Otitis media und Mastoiditis, der *chronischen Knocheneiterung* (Cholesteatom) oder der *malignen Otitis externa* durch Knocheneinschmelzung.

✔ Therapie

Mastoidektomie bzw. Radikaloperation, unter Umständen Fazialisdekompression: Auffräsen des knöchernen Fazialiskanals und Freilegen des N. facialis unter Verwendung des Operationsmikroskops.

Prognose. Abhängig vom Ausmaß der Schädigung und Zeitpunkt der Therapie operativer Sanierung des Ohres erholt sich der frisch geschädigte Nerv.

Idiopathische Parese (BELL-Parese)
Engl. idiopathic paresis (Bell's paralysis)
Definition. Plötzliche Minderbeweglichkeit der mimischen Muskulatur bis zur totalen Parese des Nerven unterschiedlicher Ätiologie, die peripher alle 3 Äste betrifft oder zentraler Genese (Stirnast ausgespart) sein kann. Nichtmotorische Fasern können mitbeteiligt sein.

Ursache. Virusinfektion oder Virusreaktivierung mit Auswandern der Viren aus dem Kerngebiet in die Peripherie. Wahrscheinlich entzündliches Ödem des Nerven, gefolgt von Abflußstauung und Kompression im engen knöchernen Kanal (sog. »rheumatische Lähmung«).

Diagnose. Funktionsdiagnostik des N. facialis. Im Kernspintomogramm (mit Gadolinium) mitunter als Enhancement nachweisbar. Ultraschall der Gl. parotidea. Hör- und Gleichgewichtsprüfung. Serologie. Neurologische Untersuchung.

Differentialdiagnose. Herpes zoster, Borreliose.

Verlauf. Wiederkehr der Nervenfunktion in 95% der Fälle. In 5% bleibende Lähmung durch Degeneration der Axone.

✔ Therapie

Infusionen zur Durchblutungsförderung wie bei M. MENIÈRE.

- Uhrglasverband. Kortikosteroide, Diclofenac, Vitamin-B-Komplex.
- Elektrisieren (nur am Anfang).
- Mimische Fazialisübungen und ggf. Massage, um eine Fibrosierung der Muskulatur zu vermeiden.

4 · Klinik des Mittelohres

- Operative Dekompression des Nerven im intratemporalen Verlauf bei (fast) vollständiger Axonotmesis. (ENOG!)

Traumatische Paresen
Ursachen
- Felsenbeinfrakturen (*Therapie*: ▶ s. Kap. 4.1.2)
- Parotisverletzungen (*Therapie*: möglichst Nervennaht)
- Iatrogen: Operative Eingriffe an Mittelohr und Gl. parotidea (*Therapie*: sofortige Revision des Nerven)

Prognose. Abhängig vom Ausmaß der Schädigung und Zeitpunkt der Therapie.

Paresen durch Tumoren
Glomustumor, Akustikusneurinom, Mittelohrkarzinom, maligne Parotistumoren, Hirntumoren im Verlauf der Fazialisbahn.

Weitere Ursachen
- Ohrfehlbildungen
- Zoster oticus
- MELKERSSON-ROSENTHAL-Syndrom
- LYME-Krankheit oder Borreliose: Verursacht durch Borrelia bergdorferi, ggf. mit Innenohrschwerhörigkeit und Vestibularisstörungen
- Hirnstammenzephalitis
- zerebrale Durchblutungsstörungen

✔ Therapie bei Borreliose
Amoxicillin (Amoxipen®), Makrolide (Erythrocin®), Cefuroximaxetil (Elobact®). Im fortgeschrittenen Stadium Ceftriaxon (Rocephin®), Cefotiam (Spizef®).

Anmerkung: Fazialisspasmus durch **neurovaskuläre Kompression** an der Austrittsstelle des Nerven am Hirnstamm mit Verkrampfungen der Gesichtsmuskulatur, die nicht unterdrückt werden können.

Operative Therapie der Fazialisparese
Bei bleibender Fazialisparese und Gesichtslähmung **rekonstruktive Maßnahmen** möglich (**Fazialisplastik**):
- Nervennaht – u.U. nach Rerouting (Verkürzung der Verlaufsstrecke)

- Autonerventransplantation = Interposition (aus N. auricularis magnus oder N. suralis)
- Nervenpfropfung (N. hypoglossus oder N. accessorius → N. facialis)
- Crossover-Technik (Äste der gesunden Seite werden durch ein Autonerventransplantat mit der kranken Seite verbunden)
- Muskel- und Faszienzügelplastik zur Hebung der Gesichtsweichteile, wenn eine Nervenrekonstruktion nach 2 Jahren wegen der fibrotischen Degeneration der Gesichtsmuskulatur nicht mehr sinnvoll ist

4.5 Tumoren
Engl. tumors

Insgesamt selten. Man unterscheidet gutartige, bösartige und Pseudotumoren.

Karzinome
Histologie. Plattenepithel-, Adeno- und adenoidzystische Karzinome.

Alter. Erwachsene.
Die Tumoren entwickeln sich in der Pauke oder wachsen vom äußeren Gehörgang ein. Plattenepithelkarzinome gelegentlich nach chronischer Knocheneiterung in Radikalhöhlen.

Befund
- Sekretion und Schalleitungsschwerhörigkeit wie bei chronischer Knocheneiterung zu Beginn
- Blutende Granulationen
- Blutig-fötides Sekret und Abstoßen von Knochensequestern
- Frühzeitig **Fazialisparese** und Innenohrarrosion mit Ertaubung und Labyrinthausfall
- Starke Schmerzen durch Infiltration der Dura
- Ausbreitung in die Gl. parotidea und regionäre Lymphknotenmetastasierung

Diagnose. Klärung durch Biopsie, Computertomographie zur Bestimmung der Knochenarrosion, Kernspintomographie zur Erfassung der Weichteil- und Durainfiltration.

Differentialdiagnose. Otitis externa necroticans.

✓ Therapie
– Ausgedehnte Operation mit Entfernung des Felsenbeines im Block (Petrosektomie), totale Parotidektomie, Neck dissection und Fazialisrekonstruktion.
– Postoperativ Radiotherapie.

Prognose. Ungünstig, nur 15% 5-Jahresüberlebensrate durch vorzeitige Metastasierung und Umgebungsinfiltration.

Sarkome
Histologie. Rhabdomyo-, Fibro-, Osteosarkome.

Alter. Vorwiegend Kinder und Jugendliche.

Befund und Diagnose. Wie Karzinome.

✓ Therapie
– Chemotherapie
– Resektion des Residualtumors
– Nachfolgend Radiotherapie

Prognose. Günstiger als beim Karzinom.

Paragangliome (Glomustumoren, Chemodektome)
Ausgehend von den Chemorezeptoren der Venenwand des Foramen jugulare und der Paukenhöhle (Glomus jugulare und Glomus tympanicum; ◘ Abb. 4.13a–c).

Histologie. Nicht chromaffine Paragangliome des Parasympathikus.

Symptome. Pulssynchrones Ohrgeräusch, Schallleitungsschwerhörigkeit, später bei Innenohrarrosion Ertaubung, pulssynchrone Impedanzschwankungen im Tympanogramm, später Blutung aus dem Gehörgang.

Befund
– Trommelfell meist im unteren Anteil rötlich verfärbt, pulsierend.
– Durchbruch in den Gehörgang, evtl. blutiges Sekret.

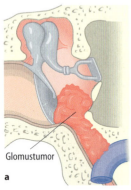
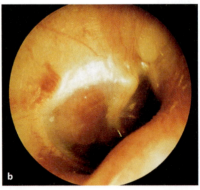
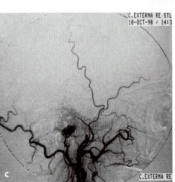

◘ Abb. 4.13a–c. Glomustumor des rechten Mittelohres. **a** Schema; **b** Trommelfellbefund; **c** Angiographie

4 · Klinik des Mittelohres

— Paresen der Hirnnerven VII, IX, X, XI und XII mit Schluckstörungen und Heiserkeit.
— Einwachsen in die hintere und mittlere Schädelgrube.
— Blutungen aus den sehr **gefäßreichen** Tumoren, die aus Ästen der A. carotis externa (A. pharyngea ascendens), der A. carotis interna und der A. vertebralis versorgt werden.

Diagnose
— Computertomographie zur Erfassung der Knochendestruktion.
— Kernspintomographie zur Bestimmung der intrakraniellen Tumorausdehnung.
— Digitale Subtraktionsangiographie zeigt die Hypervaskularisation und sichert die Diagnose. Klärung der Gefäßversorgung als Vorbereitung für die Embolisation des Tumors.

✓ Therapie
— Radikaloperation des langsam wachsenden Tumors möglichst im Frühstadium über unterschiedliche Zugangswege.
— Radiotherapie zur Tumorkontrolle bei inoperablen Tumoren im fortgeschrittenen Stadium mit Infiltration der A. carotis interna und intrazerebraler Strukturen.

Weitere Tumoren
Benigne. Papillome, Adenome, Neurinome, Hämangiome.

Pseudotumoren. Megabulbus venae jugularis (Bulbushochstand, Trommelfell bläulich. Cave: Parazentese).

4.6 Otosklerose
Engl. otosclerosis

Definition. Erkrankung der knöchernen Labyrinthkapsel unbekannter Ursache durch Knochenumbau.

Pathologische Anatomie. Knochenumbauprozesse: Herdförmige Resorption des normalen Strähnenknochens der Labyrinthkapsel und überschüssige Bildung eines geflechtartigen spongiösen Knochens, der bei Jugendlichen stark vaskularisiert sein kann und der später – im inaktiven Stadium – in einen mehr sklerotisch-kompakten Knochen übergeht.

Epidemiologie. Häufiger bei Frauen als bei Männern zwischen dem 20. und 40. Lebensjahr (hormoneller Einfluß). Zunahme während der Schwangerschaft, familiäres Vorkommen, unregelmäßig dominanter Erbgang. Vorwiegend bei der weißen Rasse.

Sitz. Selten und klinisch nur mit Hilfe der Szintigraphie sind *aktive Herde in der Schneckenkapsel* nachweisbar. Sie führen zur Degeneration der Sinneszellen und zur *Innenohrschwerhörigkeit* durch Veränderung der Zusammensetzung der Peri- und Endolymphe. Eine *Kapselotosklerose* kann sich im Computertomogramm darstellen.

Die **häufigeren Herde im Bereich der ovalen Fensternische** – oft vom vorderen Rand ausgehend – führen zur Fixierung des Steigbügels (**Stapesankylose**, ◨ Abb. 4.14a) mit typischen Symptomen.

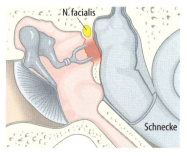

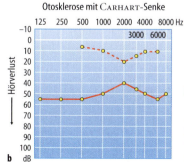

◨ Abb. 4.14a, b. Otosklerose. **a** Otoskleroseherd im Bereich des ovalen Fensters; **b** Tonaudiogramm mit CARHART-Senke bei Schalleitungsschwerhörigkeit

Symptome
- Zunehmende Schwerhörigkeit, ein Ohr ist stärker betroffen als das andere.
- Ohrensausen (tiefer Ton).
- Im Lärm wird oft besser verstanden (Parakusis WILLISII), z.T. wohl deshalb, weil die den Normalhörigen störenden tiefen Lärmgeräusche nicht gehört werden und der Gesprächspartner im Lärm unwillkürlich lauter spricht.
- Keine Ohrenschmerzen.

Befund
- Normales Trommelfell, gelegentlich Promontorium leicht rosa durchscheinend (= SCHWARTZE-Zeichen), pneumatisierter Warzenfortsatz
- Tube frei durchgängig
- **Schalleitungsschwerhörigkeit:** Knochenleitungs-Luftleitungs-Differenz und **CARHART-Senke** (Abb. 4.14b; s. auch ▶ Kap. 2.5.1) im Tonaudiogramm, RINNE-Versuch negativ, WEBER-Versuch: Lateralisation in das schlechter hörende Ohr
- GELLÉ-Versuch negativ: kein Schwanken der Lautstärke
- *Stapediusreflex* nicht registrierbar
- Bei Innenohrbefall zusätzlich Innenohrschwerhörigkeit

✓ Therapie
- Konservativ kaum zu beeinflussen. Behandlungsversuch mit Natriumfluorid (Tridin®) bei Kapselotosklerose.
- Hörgerät möglich, besser jedoch
- Operation zur Wiederherstellung der durch die Stapesfixation behinderten Schalleitung (symptomatische Therapie) – sofern das Innenohr noch genügend funktionstüchtig und das Gegenohr nicht ertaubt ist:
- Stapedektomie (= Stapesplastik): Nach Trommelfellaufklappung Resektion des gesamten Stapes einschließlich der Fußplatte und Ersatz durch einen Drahtbügel, der am Amboßschenkel fixiert wird. Der Abschluß zum ovalen Fenster erfolgt durch Bindegewebe, auf das der »Drahtsteigbügel« aufgesetzt werden kann oder das in den Draht eingebunden wird (SCHUKNECHT) (Abb. 4.15b).
- Stapedotomie: Schließlich läßt sich die Fußplatte auch lediglich durchbohren (Nadel oder Laserstrahl), und ein eingesetzter Kunststoffstempel (Platindraht-Teflonpiston oder ein Titanpiston) überträgt die Schwingungen in das Vestibulum (Abb. 4.15c).

Die Stapedotomie wird heute allen anderen Methoden vorgezogen. Sie führt in 90% der Fälle zu einer Hörverbesserung. In 1% kommt es zu einer Hörverschlechterung durch eine Schädigung des Innenohres.
Bei beiderseitiger Ertaubung Cochlea-Implantat.

Differentialdiagnose
- Adhäsivprozeß: Trommelfellveränderungen, Tympanogrammkurve flach, Fehlen der Warzenfortsatzpneumatisation, evtl. Tubendurchgängigkeit behindert
- Mittelohrmißbildungen, seltener Innenohrmißbildungen
- Bei unklarer Schalleitungsschwerhörigkeit **Probetympanotomie** (Vorklappen des Trommelfells und Inspektion der Paukenhöhle)
- Tympanosklerose: Trommelfell mit Kalkeinlagerungen oder weißlich verfärbt

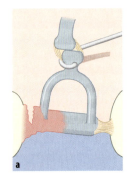
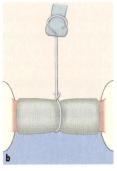
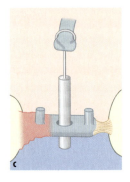

Abb. 4.15a–c. Stapesoperation. **a** Otoseskleroseherd mit Mobilisation; **b** Stapedektomie; **c** Stapedotomie

? Fragen

— Bei welchen Ohrkrankheiten treten Ohrenschmerzen auf und was versteht man unter Otalgie (s.S. 68 f, 79)?

— Wie läßt sich eine Schalleitungsschwerhörigkeit bei normalem Trommelfellbefund abklären (s. S. 97)?

— Welche Symptome bieten die Felsenbeinlängs- und die Felsenbeinquerfraktur (s. S. 73, 74 f)?

— Wie unterscheiden sich entzündliche Mittelohrerkrankungen hinsichtlich ihres Trommelfellbefundes (s. S. 78 f, 84, 85)?

— Wie wird eine Parazentese durchgeführt und wann ist sie indiziert (s. S. 80)?

— Nennen Sie Symptomatik, Komplikationen und Therapie der Mastoiditis (s. S. 81, 83)!

— Worin unterscheiden sich die chronische Schleimhauteiterung und die chronische Knocheneiterung des Mittelohres (s. S. 84, 85)?

— Was versteht man unter einem Cholesteatom und wie kommt es zustande (s. S. 85 f)?

— Welche Formen der Tympanoplastik gibt es und wann sind sie indiziert (s. S. 89)?

— Schildern Sie die Diagnostik und Therapie der Otosklerose (s. S. 98)!

— Wie lassen sich Schädigungsort und Schweregrad der traumatischen Fazialisparese bestimmen (s. S. 74 f)?

GK3 1.5 Klinik des Innenohres

5.1 Entzündliche Erkrankungen – 102

GK3 1.5.1 5.2 Cochleäre und/oder vestibuläre Störungen – 102
    5.2.1   MENIÈRE-Krankheit (Morbus MENIÈRE) – 102
                   🔴🔴🔴🔴🔴🔴 Morbus Menière
    5.2.2   Hörsturz (akuter Hörverlust, Angina pectoris des Innenohres) – 105
    5.2.3   Neuronitis vestibularis (Vestibularis-Neuropathie, Vestibulopathie, Neuritis vestibularis) – 106
    5.2.4   Kinetosen (Seekrankheit, Reisekrankheit, »Bewegungskrankheit«) – 107
    5.2.5   Caisson-Krankheit (Preßluftkrankheit, Dekompressionskrankheit) – 107
    5.2.6   Akustisches Trauma – 108
              🔴 Akustisches Trauma
              🔴🔴 Lärmschwerhörigkeit
    5.2.7   Altersschwerhörigkeit (Presbyakusis, altersbegleitende Schwerhörigkeit) – 109
    5.2.8   Toxische Schäden des Innenohres – 110
    5.2.9   Zoster oticus (Herpes zoster oticus) – 110
              🔴🔴 Zoster oticus
    5.2.10 Angeborene und frühkindlich erworbene Hörstörungen – 111
    5.2.11 Hörstörungen im Rahmen klinischer Syndrome – 112
    5.2.12 Hörgeräte – 113
    5.2.13 Cochlea-Implantat – 116
    5.2.14 Ohrgeräusche – 118

GK3 1.5.2 5.3 Verletzungen – 119

GK3 1.5.3 5.4 Tumoren – 119
               🔴🔴🔴🔴🔴🔴 Akustikneurinom

Zur Information

Im Innenohr befindet sich das Hör- und das Gleichgewichtsorgan. Veränderungen im Innenohr führen zu einer Schallempfindungsschwerhörigkeit und zu vestibulären Symptomen wie Schwindel und Gleichgewichtsstörungen. Im Kapitel werden die Symptome, Befunde und die Therapie von cochleären und vestibulären Störungen behandelt.

102   A · Ohr

Definition. Schwerhörigkeit durch Schädigung der Innenohrstrukturen = sensorische = cochleäre Schwerhörigkeit, angeboren oder erworben, akut oder chronisch, progredient oder anfallsweise (Fehlbildungen ▶ s. Kap 3.1).

5.1 Entzündliche Erkrankungen
Engl. inflammatory diseases

(s. bei Labyrinthitis, ▶ Kap. 4.3.4)

5.2 Cochleäre und/oder vestibuläre Störungen
Engl. cochlear and/or vestibular syndromes

Häufigkeit. Ca. 12% der Bevölkerung weisen eine therapiebedürftige, d. h. die Kommunikation beeinträchtigende Innenohrschwerhörigkeit auf, darunter ca. 0,2% Gehörlose und Ertaubte.

5.2.1 MENIÈRE-Krankheit (Morbus MENIÈRE)
Engl. Menière's disease

❽ Aus der Praxis

Im Alter von 30 Jahren plötzlich einsetzender Drehschwindel und Erbrechen, dumpfes Gefühl im Ohr mit Rauschen, Dauer 3 Stunden mit Schwerhörigkeit, danach Normalisierung nach Stunden. Keine Bewußtseinsstörungen. Keine Anzeichen einer neurologischen Erkrankung. Wiederholung in unregelmäßigen Abständen ohne Vorwarnung, anfängliche Besserung des Hörverlustes, dann zunehmende Verschlechterung und Ertaubung nach mehreren Jahren. Jetzt Beginn auch auf der kontralateralen Seite.

Ätiologie. Unbekannt.

Pathophysiologie. Hydrops des häutigen Labyrinthes infolge
- quantitativ (oder qualitativ) fehlerhafter Endolymphproduktion – möglicherweise durch Störungen der Elektrolytregulation (auf der Basis vasomotorischer Störungen?) – oder

- gestörter Resorption der Endolymphe im Saccus endolymphaticus oder
- eines Verschlusses des Ductus endolymphaticus!
- Sekretion von onkotisch wirksamen Molekülen aus dem Saccus in den Endolymphraum.

Vorkommen. Besonders bei vegetativ labilen Patienten, gelegentlich nach psychischer Belastung, Föhneinbrüchen, Nikotin- oder Alkoholabusus. Allergie? Immunpathologischer Prozeß durch Virusreaktivierung? Syndrom?

Auslösung. Schwindelanfall und Hörverschlechterung können durch eine Ruptur des hydropisch erweiterten Endolymphschlauches im Bereich der REISSNER-Membran oder eine Permeabilitätsstörung der Perilymph-Endolymph-Schranke mit darauf folgender Durchmischung der Perilymphe mit kaliumreicher Endolymphe ausgelöst werden. Angenommen wird eine Intoxikation der Haarzellen und der Dendriten durch das Kalium.

Symptome. MENIÈRE-Trias: *Drehschwindelanfälle* oder Schwankschwindelanfälle mit Übelkeit und Erbrechen, dabei einseitiges *Ohrgeräusch* (Sausen), Druck und Völlegefühl im Ohr und einseitige *Schwerhörigkeit*, häufig verbunden mit Diplakusis (die Töne werden im kranken Ohr höher empfunden).

Verlauf. Die Drehschwindelanfälle dauern Minuten bis Stunden und wiederholen sich in unregelmäßigen Abständen von Tagen, Wochen oder Monaten.

Befund. Im Anfall:
- Anfangs kurz *Reiznystagmus* zur kranken, anschließend Ausfallnystagmus zur gesunden Seite, in der Erholungsphase Erholungsnystagmus zur kranken Seite.
- Innenohrschwerhörigkeit mit für M. MENIÈRE typischer wannenförmiger Hörschwellenkurve im Tonaudiogramm (»*Hydropskurve*«), also Haupthörverlust im tiefen und mittleren Frequenzbereich (Baßschwerhörigkeit, ❏ Abb. 2.8a). Gelegentlich kommt es zu Beginn der Erkrankung zunächst zu fluktuierender Tieftonschwerhörigkeit und erst später zu dem

typischen Schwindelanfall (»monosymptomatischer MENIÈRE«).
— *Positives Recruitment* (◘ Abb. 2.8a).

Befund im Intervall:
— Die Vestibularisprüfung kann anfangs normale Funktionen, nach mehreren Anfällen dann eine Untererregbarkeit des betroffenen Vestibularorgans ergeben.
— Die Schwerhörigkeit bessert sich nur anfangs im Intervall oder Fluktuation des Hörvermögens, später wird sie von Anfall zu Anfall stärker, bis das Ohr schließlich *ertauben kann*.
— Das Ohrensausen ist während des Anfalls stärker als im Intervall.

Zusätzliche Diagnostik. Internistische Abklärung, HWS, gnathologische Untersuchung, Infektionsserologie.

Test zum Nachweis eines Hydrops
— Glyzeroltest:
— Wird durch orale Glyzerolzufuhr die Serumosmolalität erhöht, kann es zu einem vorübergehenden Anstieg der Hörschwelle im Tieftonbereich kommen – wahrscheinlich durch osmotische Reduktion des endolymphatischen Hydrops.
— Bei der ECochG findet sich durch Hydrops vergrößertes Summationspotential, das sich unter Glyzerolgabe verkleinert.

✔ Therapie
Im Anfall:
— Bettruhe
— Symptomatisch gegen Schwindel Dimenhydrinat (Vomex A®), Meclozin (Bonamine®) oder Sedativa.

Im Anschluß an einen Anfall oder im Intervall:
— Durchblutungsförderung durch Infusionen einmal täglich mit Hydroxyethylstärke (HAES-steril® 6%) oder niedermolekularen Dextranlösungen (Rheomacrodex® 10%) mit Zusatz von Procain (Novocain®), Pentoxifyllin (Trental® Lösung) o.ä. Vor der ersten Dextraninfusion Promit® (Hapten zur Vermeidung einer allergischen Reaktion) vorspritzen! Nach HAES® gelegentlich Juckreiz!

— Zur Hydropsbeeinflussung Natriumreduktion durch salzarme Kost, evtl. Diuretika (Hydrochlorothiazid – Esidrix®) bei Flüssigkeitszufuhr.
— Falls erforderlich Herz- und Kreislauftherapie (Blutdruck!).

Zur Nachbehandlung:
— Betahistin (z.B. Vasomotal®, Aequamen®), Naftidrofurylhydrogenoxalat (Dusodril® retard), Trental®, Kalziumantagonisten (Nimodipin, z.B. Nimotop®) oder Ginkgo biloba (z.B. Tebonin® forte) per os.

Zur Prophylaxe gegen weitere Anfälle:
— Vermeiden psychischer Belastungssituationen.
— Einschränken von Nikotin, Alkohol, Kaffee, salzarme Kost.
— Gegebenenfalls Halswirbelsäulenbehandlung.
— Gegebenenfalls Allergenelimination und antiallergische Behandlung.

Kann die Krankheit dadurch nicht beherrscht werden, kommen operative Eingriffe in Frage:
— Versuch einer Entlastung oder Drainage des endolymphatischen Systems durch Saccusexposition bzw. Saccotomie: Eröffnung des Saccus endolymphaticus an der hinteren Pyramidenfläche (◘ Abb. 5.1a),
— Ausschaltung des Vestibularorgans durch Einbringen von ototoxischen Medikamenten (Gentamicin ▶ s. Kap. 5.2.8) in die Paukenhöhle mit Diffusion durch die Fenstermembranen ins Innenohr gezielt z.B. mit Hilfe eines am runden Fenster plazierten Katheters.
— Durchschneidung und Resektion des Ganglion vestibulare (Neurektomie) des N. vestibularis im inneren Gehörgang (transtemporal, ◘ Abb. 5.1b), bei Ertaubung auch translabyrinthär.
— Zerstörung des häutigen Labyrinthes durch ein Bogengangsfenster oder durch das ovale Fenster hindurch (◘ Abb. 4.12a) bei bereits praktisch erloschenem Hörvermögen.

Prognose. In der Regel fortschreitender Hörverlust bis zur Ertaubung, aber Abnahme der Schwindelanfälle. In ca. 10% der Fälle *beidseitiger* Krankheitsverlauf.

Anmerkung: *Fahruntüchtigkeit* bei rezidivierenden Anfällen.

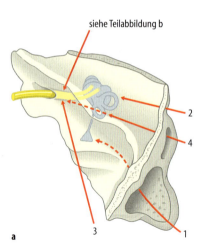
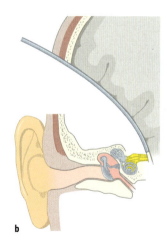

Abb. 5.1a, b. Operative Zugangswege zum Innenohr und zum inneren Gehörgang dargestellt am linksseitigen Felsenbein. **a** Saccotomie *1*, Labyrinthausschaltung (häutiges Labyrinth) durch ein Fenster im horizontalen Bogengang oder durch das ovale Fenster *2*, Operationen am inneren Gehörgang: über die hintere Schädelgrube *3*, translabyrinthär *4*, **b** transtemporaler Zugang über die mittlere Schädelgrube

Differentialdiagnose bei Schwindel mit und ohne Hörstörung

LERMOYEZ-Syndrom. Als LERMOYEZ-Syndrom bezeichnet man ein Syndrom, das der Symptomentrias der MENIÈRE-Krankheit ähnelt, bei dem es jedoch während des Schwindelanfalls oder unmittelbar danach zu einer *Hörverbesserung* kommt.

✓ Therapie
Wie bei Morbus MENIÈRE.

Kleinhirnbrückenwinkeltumor (bzw. Akustikusneurinom, ▶ s. Kap. 5.4). Dieser muß am besten durch Kernspintomogramm ausgeschlossen werden. Entscheidende Hinweise geben die akustischevozierten Potentiale.

Halswirbelsäulenveränderungen (Zervikalsyndrom). Verspannungen und Fehlbelastungen der Hals- und Rückenmuskulatur mit einer gestörten Funktion der oberen HWS-Gelenke am kraniozervikalen Übergang (**Blockierung der Kopfgelenke**) können bei pathologischer Irritation der Muskel- und Gelenkrezeptoren über den R. dorsalis der Rückenmarkswurzeln und die Verbindungen mit den Vestibulariskerngebieten sowie dem Innenohr Schwindel und Nystagmus, Innenohrschwerhörigkeit und Tinnitus hervorrufen (**propriozeptiver Zervikalnystagmus**). Weitere Folgen im HNO-Bereich sind reflektorischer Muskelhypertonus, Schmerzen sowie vegetative Begleitstörungen im Kopf-Hals-Gebiet. Sie äußern sich als Globus und Dysphagie, Störungen des stomatognathen Systems, funktionelle Stimmstörungen, Hyoidtendopathie, Otalgie sowie als Kopf- und Gesichtsschmerzen. Die Diagnostik besteht in der segmentalen Untersuchung der Halswirbelsäule sowie funktionellen Röntgenuntersuchungen in vier Ebenen. Therapeutisch steht die Herstellung des normalen Bewegungsablaufes mit Auflösung der Blockierungen im Vordergrund.

Außerdem können eine vertebrobasiläre Insuffizienz (s. unten) und schließlich knöcherne Veränderungen im unteren HWS-Bereich über Durchblutungsstörungen (Kompression der A. vertebralis oder Irritation des N. sympathicus) zu vaskulärem Zervikalnystagmus, Drehschwindelerscheinungen und Schwerhörigkeit führen; **Zervikalsyndrom**, zervikogener Schwindel.

Auch nach einem sog. Schleudertrauma der Halswirbelsäule kommen Schwindelzustände – seltener Hörstörungen und Tinnitus – vor. Röntgenologische Veränderungen können fehlen.

Diagnose: Manualdiagnostik der segmentalen Bewegungsabläufe an der Halswirbelsäule, Röntgenaufnahmen der Halswirbelsäule in 4 Ebenen zur Erfassung von Fehlstellungen und altersdegenerativen Veränderungen; Doppler-Sonographie der hirnversorgenden Gefäße.

✓ Therapie
Orthopädische Behandlung, u.U. Manualtherapie.

5 · Klinik des Innenohres

Subclavian-steal-Syndrom (»Anzapfsyndrom« der A. vertebralis). Schwindel infolge zerebraler Mangeldurchblutung. Wegen Verschlusses oder Stenose der A. subclavia fließt das arterielle Blut aus dem Zerebrum unter Strömungsumkehr durch die A. vertebralis der betroffenen Seite in den Arm.

Vertebrobasiläre Insuffizienz. Mangeldurchblutung z.B. bei Arteriosklerose oder bei basilärer Impression: Schwindel sowie neurologische Symptome durch Fehlstellung Wirbelsäule-Schädelbasis (Diagnose durch seitliche Röntgenaufnahme). Kann Ursache sein für das WALLENBERG-Syndrom.

WALLENBERG-Syndrom. Schwindelzustände und Hörstörungen sowie neurologische Symptome bei Durchblutungsstörungen im Versorgungsgebiet der A. vertebralis, A. basilaris oder A. cerebelli inf. post.

Zerebrale Durchblutungsstörungen. Zerebrale Durchblutungsstörungen mit Schwindel bei endokraniellen Krankheiten oder Herz- und Kreislaufkrankheiten (Hyper- oder Hypotonie).

Multiple Sklerose. U.a. pathologische Vestibularisbefunde und Störungen der willkürlichen Blickmotorik sowie Veränderungen des optokinetischen Nystagmus als Ausdruck der zentralen okulomotorischen Funktionsstörung. **Hirnstammprozesse** (*retrocochleäre Schwerhörigkeiten*) lassen sich durch Ableitung akustisch evozierter Potentiale und die Kernspintomographie aufdecken.

Außerdem s. **Neuronitis vestibularis** (▶ s. Kap. 5.2.3) Lagerungsschwindel und Hörstörungen im Rahmen **klinischer Syndrome** (▶ s. Kap. 5.2.11).

5.2.2 Hörsturz (akuter Hörverlust, Angina pectoris des Innenohres)

Engl. sudden deafness,
apoplectiform deafness

Definition. Plötzlich eintretende, meistens einseitige cochleäre Schwerhörigkeit unbekannter Ursache (idiopathischer Hörsturz) oder als Symptom einer anderen Grundkrankheit (symptomatischer Hörsturz).

⚡ Aus der Praxis

Herr W. steht seit Tagen unter beruflichem Streß. Er raucht viel. Während einer Besprechung bemerkt er plötzlich, wie sein rechtes Ohr zufällt. Tinnitus tritt hinzu. Bei der Untersuchung zeigt sich ein normales Trommelfell. Unter der Diagnose Hörsturz wird eine Infusionstherapie eingeleitet, unter der es zu einer Erholung des Gehörs innerhalb weniger Tage kommt. Der Tinnitus persistiert.

Mögliche Ursachen

- Durchblutungsstörung zunächst unklarer Genese, z.B. infolge
  - Verminderung der kardialen Leistungsfähigkeit,
  - Blutdruckänderungen, insbesondere hypotoner Kreislaufregulationsstörung (plötzlicher Blutdruckabfall),
  - vasomotorischer Störungen, Gefäßprozessen, venöser Stase bei Akustikusneurinom mit plötzlicher einseitiger Taubheit,
  - vertebragene Ursachen und Vertebralisinsuffizienz,
  - cochleäre Mikrozirkulationsstörungen mit Verklumpung der Erythrozyten (Sludge-Phänomen), Störungen der Blutviskosität,
  - psychischer Belastungen (?), »Streß«.
- Virusinfektion (u.a. auch bei HIV-Infektion) oder Virusreaktivierung
- Borrelieninfektion
- Immunpathologischer Prozeß durch Autoantikörper oder spezifisch sensibilisierte Lymphozyten
- Ruptur des runden Fensters durch Innenohrdruckerhöhung mit Austritt von Perilymphe ins Mittelohr (»Perilymphfistel«), u.U. traumatisch bedingt.
- Stoffwechselstörungen (z.B. Hyperlipämie, Hyperurikämie, Diabetes mellitus)
- Innenohrembolie bei Herzklappenerkrankung, Vorhofflimmern
- Einblutungen bei Therapie mit Antikoagulantien
- HWS-Gefügestörungen am kraniozervikalen Übergang.
- Im Rahmen von Syndromen

Symptome

- Plötzlich auftretende einseitige Schwerhörigkeit oder Taubheit, Gefühl »wie Watte im Ohr«, Druck im Ohr, Ohrgeräusch.
- *Kein* Drehschwindel wie bei Morbus MENIÈRE, selten vestibuläre Zeichen (fast stets allerdings bei Fensterruptur oder Embolie), keine neurologischen Symptome.
- Häufig als Cerumen obturans oder Tubenkatarrh fehlgedeutet.

Befund

- Innenohrschwerhörigkeit
- Tonaudiogramm: Entweder »Hydropskurve« wie bei M. MENIÈRE oder Steilabfall im hohen Frequenzbereich oder – seltener – pantonaler Hörverlust oder völlige Ertaubung
- WEBER-Versuch: Stimmgabel wird in das besser hörende Ohr lateralisiert. (Wegen dieser deutlichen Lateralisation über Knochenleitung ist der RINNE-Versuch auf dem kranken Ohr oft nicht durchführbar. Die Knochenleitung scheint dort besser zu sein als die Luftleitung, wird aber tatsächlich in das bessere Ohr übergehört.)
- Recruitment positiv, OAE fehlen, BERA-Leitzeit normal
- Bildgebende Diagnostik zum Ausschluß eines retrocochleären Schadens, z.B. eines Akustikusneurinoms

---

Cave

Eine zusätzliche lärmtraumatische Schädigung durch überschwellige Hörtests, besonders BERA und Stapediusreflexmessung, sowie die Kernspintomographie ist möglich. Sie sollten daher im Intervall durchgeführt werden.

Umfelddiagnostik. Internistische, serologische, neurologische, gnathologische, ophthalmologische Untersuchungen, HWS-Diagnostik.

✔ Therapie

- Hämorheologische Infusionstherapie mit Hydroxyethylstärke (HAES®- steril 6%) oder niedermolekularen Dextranen (Rheomacrodex® 10%) zur Verbesserung der Fließfähigkeit des Blutes (Antisludge-The-

rapie) mit Zusatz von durchblutungsfördernden Medikamenten wie bei M. MENIÈRE. Nachbehandlung mit Dusodril® retard oder Kalziumantagonisten (z.B. Nimodipin – Nimotop®).

- Stellatumblockaden zur Verbesserung der Durchblutung bei Patienten unter 50 Jahren möglich (täglich 10 ml 1%iges Procain (Novocain®)(10 Tage lang). Technik nach HERGET: Nach Seitwärtsdrängen der großen Halsgefäße Einstich im Exspirium am medialen Rand des M. sternocleidomastoideus in der Mitte zwischen Ringknorpel und Sternoklavikulargelenk (HORNER-Symptomenkomplex bei erfolgreicher Blockade: Ptosis, Miosis, Enophthalmus. Cave: Pleuraverletzung und Pneumothorax!
- Operativ (Abdecken des runden Fensters) bei Fensterruptur. (Tubendurchblasungen unterlassen!)
- Kortikosteroide
- Bei Borreliose Tetrazykline, Makrolide, Cephalosporine der 3. Generation
- Virustatika (Aciclovir, Flamciclovir) bei Herpes zoster und Herpes simplex-Infektionen
- Hyperbare Sauerstofftherapie zur Verbesserung der O_2-Versorgung des Innenohres möglich
- Streßreduktion durch Hospitalisierung
- HWS-Therapie
- Nikotin meiden
- Behandlung der Grundkrankheit

Prognose. Bei Behandlungsbeginn in der ersten Woche Restitution in 90% der Fälle, bei späterem Behandlungsbeginn geringere Heilungsaussichten. Rezidive sind bei fortbestehenden Risikofaktoren oder bei einer Perilymphfistel möglich. Spontanremissionen kommen vor.

5.2.3 Neuronitis vestibularis (Vestibularis-Neuropathie, Vestibulopathie, Neuritis vestibularis)

Engl. vestibular failure, vestibular uluritis

Definition. Akute Funktionsstörungen des peripheren Vestibularorgans unbekannter Ursache.

Mögliche Ursachen

- Virusinfekt oder Virusreaktivierung im Rahmen eines Infektes der oberen Luftwege
- Mikrozirkulationsstörungen wie bei Hörsturz

5 · Klinik des Innenohres

Symptome und Befund. Plötzlich einsetzender erheblicher *Drehschwindel* (mit Erbrechen), heftiger *Spontannystagmus* (zur gesunden Seite) mit rotierender Komponente, einseitige vestibuläre periphere Untererregbarkeit oder Unerregbarkeit, Fallneigung zur betroffenen Seite. *Keine Hörstörung* – es ist nur der vestibuläre Innenohranteil betroffen.

Diagnose. Vestibularisprüfung, Ausschluß anderer Ursachen durch MRT, neurologische Untersuchung, DOPPLER-Sonographie.

Differentialdiagnose. Morbus MENIÈRE, Lagerungsschwindel, Zervikalsyndrom.

✔ Therapie

- Symptomatisch anfangs Antivertiginosa wie bei M. MENIÈRE.
- Hämorheologische Infusionstherapie mit Hydroxyethylstärke (HAES steril® 6%) oder niedermolekularen Dextranen (Rheomacrodex® 10%) und Zusatz von Vasodilatantien (Pentoxifyllin, Procain).
- Vestibuläres Training (gerichtete Bewegungsübungen mit steigenden Anforderungen an das vestibuläre System), um die zentrale Kompensation bei einseitigem peripheren Ausfall zu fördern (vestibuläres Training bei Cupulolithiasis).
- Betahistin (Aequamen®, Vasomotal®) oder Cinnarizin (Stutgeron®-forte-Kapseln) nach Abschluß des Trainings.

Prognose. Abklingen des Schwindels in wenigen Tagen bis Wochen, nicht selten mit völliger Erholung der Funktion des Vestibularorgans (während dieser Zeit »Erholungsnystagmus« zur kranken Seite möglich) bzw. bis die Kompensation erreicht ist. Zeitraum länger bei älteren Menschen.

5.2.4 Kinetosen (Seekrankheit, Reisekrankheit, »Bewegungskrankheit«)

Engl. kinetosis (seasickness, travel sickness, motion sickness)

Definition. Auftreten von Übelkeit und Erbrechen bei unphysiologischen Beschleunigungsvorgängen sowie bei übermäßiger und unkoordinierter Reizung von Vestibularapparat und Augen mit Auswirkungen auf das vegetative Nervensystem (optisch-vestibuläre Konfliktsituation).

✔ Therapie

Kopf ruhig halten und visuellen Eindruck außerhalb des schwankenden Schiffes (Horizont) oder des fahrenden Autos suchen. Im Auto als Beifahrer nicht lesen. Vomex A®, Bonamine®, Thiethylperazindimaleat (Torecan®) oder Scopoderm TTS® Membranpflaster (= Antivertiginosa). Cave: Die Medikamente machen müde, keine aktive Teilnahme am Straßenverkehr!

5.2.5 Caisson-Krankheit (Preßluftkrankheit, Dekompressionskrankheit)

Engl. caisson sickness, decompression sickness

Vorkommen. Als Barotrauma bei zu schnellem Ausschleusen nach Arbeiten unter hohem Druck im Senkkasten unter Wasser (Caisson) oder nach Tieftauchen (Aerootitis media als Barotrauma).

Ursache. Durch die rasche Dekompression wird der vorher beim Einschleusen unter Druck gelöste Stickstoff im Blut frei. Folge: *Gasembolien* auch im Innenohr und im Gehirn.

Symptome und Befund. Kurz nach dem Ausschleusen oder dem Auftauchen plötzlich Schwerhörigkeit und Ohrensausen, Schwindel und Erbrechen, u.U. Bewußtseinstrübung, cochleäre und/oder retrocochleäre Schwerhörigkeit, peripher- und/oder zentral-vestibuläre Läsion, zusätzlich neurologische Ausfälle.

✔ Therapie

Sofortiges Wiedereinschleusen, anschließend langsame Dekompression oder hyperbare Sauerstofftherapie.

Prognose. Unbestimmt, abhängig vom Ausmaß der Embolien.

5.2.6 Akustisches Trauma
Engl. acoustic trauma

Ursache Durch Knall, Explosion, Lärm oder stumpfes Schädeltrauma Schädigung und ggf. Degeneration von *Haarzellen* im CORTI-Organ.

Das Ohr kann sich dem Schalldruck zunächst in Grenzen anpassen (*Adaption*). Bei stärkeren Einwirkungen und Überschreiten eines Grenzwertes kommt es zu vorübergehendem oder bleibendem Tonschwellenschwund (*Temporary Threshold Shift* = TTS oder *Permanent Threshold Shift* = PTS).

Eine akustische Überlastung führt zu Stoffwechselstörungen (O_2-Mangel) oder direkten mechanischen Schäden der Sinneszellen. Eine Regeneration zerstörter Sinneszellen findet nicht statt, es handelt sich um einen **Dauerschaden!**

Befund
- Innenohrschwerhörigkeit (sensorische Schwerhörigkeit, Haarzellschaden) mit Senke der Hörschwellenkurve bei c^5 = 4000 Hz oder Abfall der Kurve im hohen Tonbereich (◘ Abb. 2.7e)
- Positives Recruitment (SISI-Test positiv. LANGENBECK-Test: CORTI-Organschaden)
- Fehlende OAE im geschädigten Frequenzbereich
- Ohrgeräusche mit typischer Frequenz im Bereich von 4 kHz

Hochtonverlust. Erklärung des – stets zuerst auftretenden – Hochtonverlustes bei allgemeinen akustischen Belastungen: Der basale Schneckenbereich wird, da ihn Schwingungen aller Frequenzen durchlaufen, *mehr* belastet als der obere Schneckenbereich, den nur noch Schwingungen mit niederer Frequenz erreichen (vergleichbar einem Teppich auf der Treppe in einem mehrstöckigem Haus). Schäden jeweils zuerst der äußeren, später der inneren Haarzellen.

c^5-Senke. Erklärung der c^5-Senke bei akustischem Trauma: Aufgrund der **Hydrodynamik** des Innenohres (Wanderwelle) kommt es – z.B. bei Einwirkung von Industrielärm, der durchaus nicht nur aus hohen Frequenzen besteht, – in der Basalwindung der Schnecke zu einem **Energiemaximum**. Dieses Gebiet entspricht 4000 Hz (c^5) und liegt an der oberen Grenze **größter Schwellenempfindlichkeit** = *größter Hörschärfe* des Ohres (1000–4000 Hz).

Knalltrauma (Schalldruckwelle 1–2 msec)
Kurzdauernde *akute* Schädigung, meist durch Mündungsknall. In den ersten Tagen oft deutliche Besserung (Therapiemöglichkeit wie bei Hörsturz ▶ s. Kap. 5.2.2). Keine Progredienz der Schwerhörigkeit zu erwarten.

Explosionstrauma (Schalldruckwelle über 2 msec)
Häufig verbunden mit *Trommelfellzerreißung* (gelegentlich mit Luxation der Gehörknöchelchenkette), dann kombinierte Schalleitungs-Schallempfindungsschwerhörigkeit. *Progredienz* der Hörstörung möglich. Hörverlust über dem gesamten Frequenzbereich kommt vor.

Chronisches Lärmtrauma (Lärmschwerhörigkeit)
Berufskrankheit (Nr. 2301) durch jahrelange Tätigkeit bei einem Lärmpegel von mindestens 85 dB (A) (Kesselschmiede, Motorenprüfstände, Flugplatz u.ä.). Einstellungs- und Überwachungsuntersuchungen sind bei Lärmarbeiten vorgeschrieben! Individuelle Empfindlichkeit des Innenohres gegen Lärm. Meldepflicht bei Verdacht auf Lärmschwerhörigkeit! Anerkennung ab 10%, Entschädigung ab 20% Minderung der Erwerbsfähigkeit (▶ s. Kap. 28).

Anfangs Erholung des Hörvermögens in Lärmpausen, nach Jahren im Lärm beiderseits symmetrische Verbreiterung der Hochtonsenke im Tonaudiogramm. Nach Aufgabe der Lärmarbeit keine Progredienz (◘ Abb. 5.2).

Das **akute Lärmtrauma** ist selten und kommt vor bei plötzlicher, sehr starker Lämreinwirkung mit Lärmpegeln über 120 dB (A), z.B. Düsenlärm aus nächster Nähe oder bei Lärmeinwirkungen mit Lärmpegeln zwischen 90 und 120 dB (A) und gleichzeitiger Minderdurchblutung des Ohres durch Verdrehung der Halswirbelsäule, z.B. Lärmarbeit bei ungünstiger Körperhaltung (»**Akustischer Unfall**«).

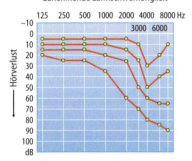

◘ Abb. 5.2. Entwicklung der Lärmschwerhörigkeit im Zeitverlauf im Tonaudiogramm

Prophylaxe
- Persönlicher Schallschutz durch Schallschutzwatte, Selectone-Ohrstöpsel, Kapselgehörschützer, Schutzhelm, ggf. Arbeitsplatz wechseln
- Emissionsschutz durch Lärmdämmung von Maschinen
- Ausreichend Lärmpausen
- Meiden lauter Musik

Stumpfes Schädeltrauma (Labyrintherschütterung)

Als *Commotio labyrinthi* mit und ohne Schädelbasisfrakturen oft gemeinsam mit zentralen oder peripheren Vestibularisfunktionsstörungen. Progredienz möglich (Nach stumpfen Schädeltraumen auch zentrale Hörstörungen!).

5.2.7 Altersschwerhörigkeit (Presbyakusis, altersbegleitende Schwerhörigkeit)

Engl. presbycusis

Definition. Altersphysiologische und -pathologische degenerative Prozesse vorwiegend im CORTI-Organ und weniger im Hörnerven (Ganglion spirale cochleae), nicht zuletzt durch lebenslange exogene und endogene Einwirkungen (Lärm, Durchblutungsstörungen, ototoxische Einflüsse, Ernährung, Hypertonie, Diabetes). Hinzu kommt der Altersabbau des Gehirns.

🅰 Aus der Praxis

Frau K. bemerkt bereits seit längerem Schwierigkeiten beim Sprachverstehen vor allem dann, wenn mehrere Personen durcheinander reden. Ihre Familie hat sie wegen der großen Lautstärke, mit der sie ihr Fernsehgerät einstellt, bereits mehrfach kritisiert. Um unangenehmen Situationen mit Nachfragen und Mißverstehen zu entgehen, hat sie sich zunehmend aus ihren früheren gesellschaftlichen Kontakten zurückgezogen. Sie beginnt, sich einsam zu fühlen und spürt die zunehmende Isolation. Ein Hörgerät möchte sie dennoch nicht tragen, um nicht als behindert zu erscheinen.

Sozioakusis

Lärmschäden durch allgemeine Lebensbedingungen in den Industrienationen mit Zunahme der Lärmexposition im privaten Bereich, z.B. durch häufigen Besuch von Diskotheken, Walkman, zunehmenden Verkehrslärm, dadurch schon Hörschäden bei Jugendlichen und jungen Menschen.

Symptome. Seitengleiche Hörverschlechterung zunehmend ab dem 50. Lebensjahr (◘ Abb. 5.3), besonders für hohe Töne. Bei Störgeräusch und bei mehreren Gesprächspartnern (Konferenz, Cocktailparty) schlechtes Sprachverständnis. Unbehaglichkeitsschwelle herabgesetzt. Ohrgeräusch, vor allem in ruhiger Umgebung.

Befund. Doppelseitige sensorineurale Schwerhörigkeit mit größtem Hörverlust im hohen Tonbereich (Tonaudiogramm) und bei hochgradiger Schwerhörigkeit mit stärkerem Diskriminationsverlust (Sprachaudiogramm). SISI-Test meist positiv. Zentrale Hörfunktionen herabgesetzt.

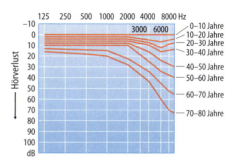

◘ Abb. 5.3. Hörschwellenkurven in den verschiedenen Altersstufen (Mittelwerte)

Therapie

Bei stärkerer Schwerhörigkeit Hörgerät. Gegen das subjektive Ohrgeräusch Versuch mit Sedativa o.a. Besserung des Ohrgeräusches auf die Dauer meist nur durch Gewöhnung bzw. Verdrängung. Manche Patienten empfinden einen »Tinnitus-Noiser« (Rauschgenerator, der ähnlich einem Hörgerät konzipiert ist) zur Verdrängung des subjektiven Ohrgeräusches als angenehm (Retraining-Therapie; ▸ s. Kap. 5.3).

Prophylaxe. Durch konsequenten individuellen Lärmschutz sowie Schutzmaßnahmen am Arbeitsplatz. Begrenzung der Schallpegel von Walkman und Diskotheken. Gesunde, ausgewogene Ernährung. Meiden von Nikotin.

5.2.8 Toxische Schäden des Innenohres
Engl. toxic injuries of the inner ear

Ursachen
- Infektionskrankheiten: Grippeotitis, Mumps, Fleckfieber, Meningitis, Zoster oticus, Borreliose, CREUTZFELD-JAKOB-Krankheit (spongiforme Enzephalopathie als Folge der Infektion mit Prionen; geht mit Gleichgewichtsstörungen und zahlreichen zentralnervösen Symptomen einher), AIDS.
- Stoffwechselstörungen durch Schilddrüsen-, Leber- oder Nierenkrankheiten.
- **Medikamente:** Ototoxisch z.B. Chinin, Salizylsäure, Furosemid und Etacrynsäure (Diuretika), manche Zytostatika (z.B. Cisplatin) und vor allem dosisabhängig die **Aminoglykosid-Antibiotika**, z.B. Streptomycin, Neomycin, Gentamicin und Tobramycin, die in das Innenohr gelangen und in der Perilymphe wegen schlechter Resorptionsmöglichkeiten eine hohe Konzentration erreichen. Es kommt unter Umständen zu irreparablen Haarzellschäden – und zwar ähnlich wie bei den akustischen Schäden vor allem der äußeren Haarzellen durch Einbau der toxischen Substanzen in deren Membran. Besonders gefährlich bei gleichzeitigen Nierenschäden mit Behinderung der Ausscheidung. Vor und während der Gabe dieser Medikamente stets Nierenfunktion und Innenohrfunktion (Tonaudiogramm!) überprüfen.
- Verwendung von Ohrtropfen mit ototoxischen Medikamenten bei bestehender Trommelfellperforation (tympanogener Innenohrschaden).
- Industrieerzeugnisse (Kohlenmonoxid, Nitrobenzol, Anilin).
- Individuell unterschiedliche Empfindlichkeit.

Symptome. Zunehmende *beidseitige Schwerhörigkeit* bis Taubheit, *vestibuläre* Schwindelerscheinungen, Ohrgeräusch (steht gelegentlich als erstes Symptom im Vordergrund der Beschwerden).

Befund. Sensorische Schwerhörigkeit unterschiedlichen Ausmaßes, meist symmetrisch. Zentrale oder periphere Vestibularisfunktionsstörungen.

Therapie

Grundleiden behandeln, ototoxische Substanzen absetzen.

Anmerkung: Bei akuter *Alkoholintoxikation* tritt bei Körperseitenlage ein Lagenystagmus auf, der anfangs zum unten liegenden Ohr, nach einer Stunde zum oben liegenden Ohr gerichtet ist.

5.2.9 Zoster oticus (Herpes zoster oticus)
Engl. herpes zoster oticus

Ursache. Neurotropes Zostervirus, welches reaktiviert wird.

Symptome und Befund
- Auftreten von schmerzhaften **Bläschen** in der Ohrmuschel und im Gehörgang im Rahmen eines fieberhaften Infektes.
- **Neuritis** im Bereich
  - des N. facialis (Fazialisparese mit schlechter Tendenz zur Besserung),
  - des Innenohres (die cochleäre Schwerhörigkeit kann sich bessern, Taubheit nicht), dazu oft
  - des Vestibularorgans (Schwindel und Nystagmus, vestibuläre Erregbarkeitsverminderung oder Unerregbarkeit), selten
  - des N. trigeminus (Trigeminusneuralgien) und u.U. auch

5 · Klinik des Innenohres

– des N. glossopharyngeus (Schluckbeschwerden und Bläschenbildung im Rachen).
- *Liquorveränderungen*: Lymphozyten- und Eiweißvermehrung.
- Virusserologie.

Differentialdiagnose. Grippeotitis (▶ s. Kap. 4.3.1).

Prognose. Innerhalb von vier Wochen Restitutio oder aber Defektheilungen.

✔ Therapie
- Antivirale Therapie mit Aciclovir (Zovirax®), Flamciclovir.
- Gammaglobulin, Antineuralgika.
- Vitamin-B-Komplex, Elektrotherapie der Fazialisparese.
- Antibiotika (Cefotaxim – Claforan®) erforderlich zur Verhinderung einer Superinfektion.
- Örtlich Zinkschüttelmixtur oder Antibiotikasalbe.
- Hämorheologische Infusionstherapie nur bei Hörsturz.

5.2.10 Angeborene und frühkindlich erworbene Hörstörungen

Eine Taubheit (Gehörlosigkeit) hat ein Fehlen der Sprachentwicklung zur Folge (**Taubstummheit**). Entscheidend ist die Früherkennung der Schwerhörigkeit möglichst im Neugeborenenalter, um die vorhandenen Therapiemöglichkeiten wirkungsvoll während der kritischen Phase des Spracherwerbes in den ersten Lebensjahren einsetzen zu können.

Ererbte Schwerhörigkeit
Durch molekulargenetische Analysen konnten in der Zwischenzeit bereits mehrere Schwerhörigkeitsgene identifiziert werden. Dadurch werden für die Zellfunktion und die Zellinteraktion wichtige Proteine (Connexin, Myosin) fehlerhaft codiert. Man unterscheidet *non-syndromale von syndromalen Schwerhörigkeitsformen*, die mit anderen charakteristischen Krankheitssymptomen einhergehen. Bei den non-syndromalen Formen der hereditären Schwerhörigkeit (sensorineural) werden unterschieden:

- **Sporadische (rezessive) Schwerhörigkeit oder Taubheit:** Kann bereits bei der Geburt bestehen. Häufig bei Verwandtenehen, beide Eltern müssen Träger der Erbanlage sein. Entwicklungsstörungen im Bereich von Schnecke, Hörnerven und zentralen Bahnen.
- **Dominante (progressive) Schwerhörigkeit:** Wird meist erst jenseits des Kindesalters manifest, progredienter Verlauf. Hörverlust beiderseits vor allem im mittleren und hohen Frequenzbereich. Ein Elternteil muß Träger der Erbanlage sein. Entwicklungsstörungen im Bereich der Schnecke.
- X-chromosomale Schwerhörigkeit
- **Mitochondriale Schwerhörigkeit:** Mit fehlerhafter genetischer Information in den Mitochondrien. Meistens chronisch-progredient.

Syndromale degenerative progressive Innenohrschwerhörigkeiten können im Zusammenhang mit anlagebedingten Erkrankungen der Haut, der Augen und der inneren Organe vorkommen (▶ s. Kap. 5.2.11).

Erworbene Schwerhörigkeit
Pränatal erworben
- Embryopathia rubeolosa (Virusinfektion, Rötelnerkrankung der Mutter während der Schwangerschaft im 2. und 3. Schwangerschaftsmonat)
- Thalidomidschäden 1960/61 (bei Einnahme des Medikamentes Contergan® Anfang des zweiten Schwangerschaftsmonats) meist kombiniert mit Mittelohrmißbildungen und Mißbildungen des äußeren Ohres
- Konnatale Lues
- Toxoplasmose (selten)
- Stoffwechselerkrankungen (z.B. Diabetes mellitus, Hypothyreose), Zytomegalie (Viruserkrankung) und Alkoholabusus der Mutter

Perinatal erworben
- Geburtsraumen: Perinatale Hypoxie, mechanische Geburtsschäden (Fazialisparese!)
- Kernikterus durch Hyperbilirubinämie bei Erythroblastosis fetalis (Rh-Inkompatibilität), seltener bei Frühgeburten

112 A · Ohr

Postnatal erworben

- Labyrinthitis oder Meningitis (mit Ausfall des Vestibularapparates)
- Infektionskrankheiten, Viruskrankheiten (Mumps, Masern)

Prälinguale – postlinguale Taubheit

Bei Verlust des Gehörs vor Erreichen des 7. Lebensjahres geht der bis dahin bereits vorhandene Sprachschatz wieder verloren (prälinguale Taubheit), danach bleibt das akustische Gedächtnis für Sprache erhalten (postlinguale Taubheit).

Befund

- Taubheit oder alle Grade der cochleären Schwerhörigkeit, im Tonaudiogramm vom pancochleären Typ, oft isolierte Hörverluste im mittleren Frequenzbereich oder Hochtonverluste. Frühzeitige Untersuchung aller Neugeborenen, speziell der Risikokinder (▶ s. auch Kap. 5.2.11)
- Selten zusätzlich retrocochleäre Schwerhörigkeit

Diagnose. Pädaudiologische Untersuchung mit dem Ziel der Früherfassung, der Früherkennung und der Frühbetreuung schwerhöriger Kinder.

Differentialdiagnose. Zentrale Fehlhörigkeit und Wahrnehmungsstörung als Ursache von Dyspraxie und Dyslexie. Nachweis durch spezielle Tests zur Hör- und Sprachentwicklung sowie neuropädiatrische Diagnostik.

✔ Therapie

Sie dient der Sprachanbildung.
- Hörgeräteversorgung beiderseits so früh wie möglich (ab dem 3. Lebensmonat)
- Cochlea-Implantation bei Taubheit und hochgradiger Schwerhörigkeit.
- Frühförderung und Haus-, Hör-, Sprech- und Spracherziehung.
- **Später:** Besuch von speziellen Schulen für hörgeschädigte Kinder.
- Beim Hörtraining werden Vokal-, Konsonanten- und Lautunterscheidungsübungen durchgeführt. Das Hörtraining ist mit einem Ablesetraining verbunden. Der hochgradig Schwerhörige lernt so, sein

Lautunterscheidungsvermögen voll auszunutzen. Neben dem Hören wird vor allem das Erkennen des Sprachrhythmus verbessert. Heute ist in diesen Fällen frühzeitig eine Cochlea-Implantation indiziert.

Sonderschulwesen

Früher erlernten Taube nur die **Gebärdensprache**, die noch immer für die Verständigung unter Gehörlosen wichtig ist, heute wird die **Lautsprachmethode** (Einüben artikulierten Sprechens und Absehen vom Mund) bevorzugt. Schwerhörige sind frühzeitig zu erfassen und nach Feststellung des Grades der Schwerhörigkeit und des Intelligenzgrades einzuschulen. Bei einem Hörverlust von 30% im Hauptsprachbereich kann mit Hörgerät im allgemeinen eine Regelschule besucht werden. Bei stärkerer Schwerhörigkeit stehen Sonderkindergärten, Schwerhörigenklassen und -schulen, weiterführende Schulen und Sonderberufsschulen zur Verfügung. Als Hilfsmittel werden dort individuelle Hörgeräte, Einzel- und Gruppentrainer und Vielhöreranlagen eingesetzt.

5.2.11 Hörstörungen im Rahmen klinischer Syndrome

Zahlreiche Syndrome gehen mit Hörstörungen einher. Die wichtigsten sind:

Hörstörungen mit Augensymptomen

COGAN-Syndrom. Interstitielle Keratitis, fortschreitende Innenohrschwerhörigkeit, Ohrgeräusche, Schwindel. Auftreten bereits bei Jugendlichen (Autoimmunprozeß?).

WAARDENBURG-KLEIN-Syndrom. Lateralverlagerung der inneren Augenmuskeln und der Tränenpunkte (Dystopia canthi), partieller Albinismus (Leukismus: Haarsträhne, Iris, Haut), kongenitale Schallempfindungsschwerhörigkeit. Autosomaldominant. Gendefekt bekannt (PAX3- und MITF-Gen).

ALSTRÖM-Syndrom. Retinadegeneration, Adipositas bereits im Kindesalter, später Diabetes mellitus, fortschreitende Innenohrschwerhörigkeit im zweiten Lebensjahrzehnt beginnend. Autosomalrezessiv.

REFSUM-Syndrom. Retinitis pigmentosa, Polyneuropathie (Extremitätenparästhesien und -paresen), zerebelläre Ataxie, fortschreitende Innenohr- und zentrale Schwerhörigkeit im zweiten Lebensjahrzehnt beginnend. Stoffwechselstörung (Hyperphytanacidämie). Autosomal-rezessiv.

USHER-Syndrom. Retinitis pigmentosa, kongenitale oder früh manifest werdende fortschreitende Innenohrschwerhörigkeit, häufig Vestibularisstörungen. Autosomal-rezessiv. Defekt des Myosin-7A-Gens bei einem Teil der Fälle.

Hörstörungen mit Nierenerkrankung

ALPORT-Syndrom. Nephritis mit fortschreitender Niereninsuffizienz, gelegentlich kongenitale Katarakte, fortschreitende Innenohrschwerhörigkeit im zweiten Lebensjahrzehnt beginnend. Autosomaldominant. Genmutation für Typ IV-Kollagen.

Hörstörungen mit Schilddrüsenerkrankung

PENDRED-Syndrom. Struma mit Jodverwertungsstörung, kongenitale Innenohrschwerhörigkeit, Vestibularisfunktion oft herabgesetzt (Labyrinthdysplasie). Autosomal-rezessiv.

Ohrfehlbildungen ▶ s. Kap. 3.1.

5.2.12 Hörgeräte
Engl. hearing aid

Definition. Hörgeräte dienen der symptomatischen Behandlung einer Schwerhörigkeit. Sie sollen den Hörverlust soweit kompensieren, daß eine ausreichende Verbesserung des Sprachverstehens erreicht wird. Sie geben das über ein Mikrophon aufgenommene und verstärkte Nutzsignal an das Hörsystem des Patienten, in der Regel in den äußeren Gehörgang, an den Schädelknochen oder direkt mechanisch an die Gehörknöchelchen, ab.

Aufbau eines Hörgerätes

Jedes Hörgerät verfügt über eine Eingangsstufe mit Mikrophon, Filter und Vorverstärker, einen individuell programmierbaren Audioprozessor zur Bearbeitung des aufgenommenen Schallsignals, eine Verstärkerendstufe und einen ohrseitigen Wandler. Bei den Wandlern werden unterschieden:

- Körperschallgeber für Knochenleitungshörgeräte
- Elektroakustische Wandler, sog. Hörer bei Luftleitungshörgeräten
- Implantierbare piezoelektrische und elektromagnetische Wandler bei implantierbaren Hörgeräten

Knochenleitungshörgeräte

Sie übertragen das Nutzsignal direkt auf den Knochen. Es existieren
- **Knochenleitungsbügel**, die mit Hilfe eines Federbügels den Körperschallgeber an das Mastoid anpressen. Vorwiegend für Kinder unter 2 Jahren.
- **Knochenverankerte Hörgeräte** (BAHA = Bone Anchored Hearing Aid). Der Kontakt zum Knochen wird direkt perkutan mit Hilfe einer Titanschraube hergestellt, die in die Kortikalis über dem Mastoid eingebracht wird. Nach Einheilen der Schraube kann der Körperschallgeber eingehängt und individuell eingestellt werden.

Sie sind technisch weniger aufwendig, da sie im wesentlichen eine lineare Verstärkung gewährleisten müssen.

Anwendungsbereich. Sie eignen sich für alle Arten der beidseitigen Schalleitungsschwerhörigkeit, die operativ nicht ausreichend verbessert werden können, wie z.B. Mißbildungen des Gehörganges und des Mittelohres oder chronisch sezernierende Ohren bei chronischer Mittelohrentzündung. Auch kombinierte Schwerhörigkeiten mit einem zusätzlichen Innenohrabfall bis zu 40 dB HL kommen in Frage.

Luftleitungshörgeräte

Sie arbeiten mit einem elektroakustischen Wandler (sog. *Hörer*) in Form eines kleinen Lautsprechers, der den Schall in den äußeren Gehörgang und an das Trommelfell abgibt. Die Abdichtung ist bei fast allen Patienten erforderlich, um die durch den geringen Abstand zwischen Mikrophon und Hörer schon bei geringen Verstärkungsgraden auftretende *Rückkopplung* zu vermeiden. Folgende Bauarten werden unterschieden:

- **Hinter-dem-Ohr-Hörgeräte (HdO):** Energie- und Elektronikmodul sowie Mikrophon sind in einem Gehäuse hinter der Ohrmuschel untergebracht (Abb. 5.4b). Es ist durch einen Schallschlauch mit dem Ohrpaßstück verbunden. Sie finden Verwendung bei Kindern, bei hohem Verstärkungsbedarf und bei volldigitalen Mehrkanalgeräten mit größerem Platzbedarf. Sie können bei Brillenträgern auch in die Brillenbügel integriert und auch als Knochenleitungshörgeräte ausgelegt werden.
- **Im-Ohr-Hörgeräte (IO):** Alle Bauteile sind in einem individuell geformten Teil integriert. Man unterscheidet Concha-Geräte mit Plazierung in der Ohrmuschel und CIC-(Complete-in-Canal-)Geräte, die trommelfellnah im Gehörgang plaziert werden (Abb. 5.4a). Sie nutzen die Richtcharakteristik der Ohrmuschel für das Richtungshören aus. Aufgrund der limitierten Größe steht weniger Raum für Energieversorgung und Elektronik zur Verfügung. Sie sind daher vorwiegend für geringere Schwerhörigkeitsgrade geeignet und werden heute vorwiegend verwendet.
- **Taschengeräte mit Kabelzuführung:** Sie werden nur noch selten bei hohem Verstärkungsbedarf, z.B. bei Kindern mit Gehörgangsmißbildung oder bei älteren Menschen, die Probleme mit der Handhabung dieser Geräte haben, verordnet (Abb. 5.4c).

Anwendungsbereich. Alle Grade der Schallempfindungsschwerhörigkeit, außer Taubheit, seltener Schalleitungsschwerhörigkeit, wenn der Gehörgang intakt ist.

Sie sind technisch aufwendiger als die bei Schalleitungsschwerhörigkeit eingesetzten Knochenleitungshörgeräte, da sie neben der frequenzabhängigen mehrkanaligen Verstärkung eine Anpassung an die Restdynamik des Hörfeldes vornehmen sollen. Hierzu dienen:
- Das *Peak Clipping* (PC) zur Beschneidung der Maximalamplituden, um ein Überschreiten der Unbehaglichkeitsschwelle zu vermeiden.

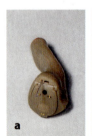
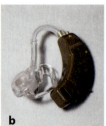
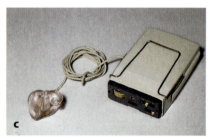
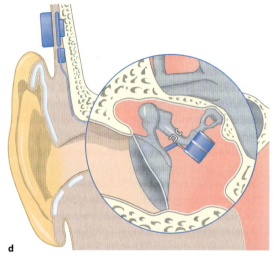

Abb. 5.4a–d. Hörgeräte. **a** IO-Gerät; **b** HdO-Gerät; **c** Taschengerät; **d** teilimplantierbares Hörgerät

- Die *Automatic Gain Control* (AGC = automatische Verstärkungsregelung) mit Kompression des Eingangssignals an den eingeengten Restdynamikbereich des Ohres, um einerseits Lautstärkespitzen zu vermeiden und andererseits einen Informationsverlust wie beim PC zu vermeiden.
- Die automatische *Störschallunterdrückung* zur Verbesserung des Sprachverstehens im Störgeräusch.
- *CROS-Versorgung* (Contralateral Routing of Signals) bei einseitiger Taubheit. Durch Anbringen des Mikrophons am Brillenbügel der tauben Seite und Zuleitung des Schalls in das gut hörende offene Ohr kann ein verbessertes Richtungshören und Sprachverstehen im Störgeräusch erreicht werden. *BICROS-Versorgung* bei seitendifferenter Schwerhörigkeit: Mikrophone auf beiden Seiten und Zuleitung des Schalles auf das bessere Ohr. Neuerdings auch drahtloses Übertragungssystem auf das besser hörende Ohr.
- *Mehrmikrophonsysteme* (Audio-Zoom, Beam Former). Durch Einbau eines zusätzlichen Mikrophons mit *Richtcharakteristik* kann das Hören im Störlärm und das Hören aus unterschiedlicher Entfernung (Zoomeffekt) deutlich verbessert werden.

Implantierbare Hörgeräte (◘ Abb. 5.4d)

Implantierbare Hörgeräte transformieren das aufgenommene Schallsignal in elektrische Spannungsschwankungen, die einen an der Gehörknöchelchenkette befestigten *elektromagnetischen* oder *piezoelektrischen Wandler* antreiben. Dieser versetzt die Gehörknöchelchen direkt mechanisch in Schwingungen. Der Gehörgang bleibt frei. Dadurch können die wesentlichen Nachteile konventioneller Hörgeräte überwunden werden. Diese sind:
- Das Rückkopplungspfeifen bei mangelhaftem Abschluß des Gehörgangs durch das Ohrpaßstück,
- der Okklusionseffekt des Gehörgangs durch Abschirmung der tiefen Frequenzen,
- dadurch auch rezidivierende Gehörgangsentzündungen mit notwendigen Tragepausen,

- die mangelhafte Klangqualität durch Verzerrungen des Hörers und Resonanzen im Gehörgang und
- das sichtbare Stigma der Hörbehinderung.

Diese Nachteile führen häufig zur Ablehnung des Hörgerätes durch den Patienten. Implantierbare Hörgeräte werden zur Zeit als *teil-* und *vollimplantierbare Systeme* angeboten.

Anwendungsbereich. Schallempfindungsschwerhörigkeiten, die nicht mit einem Luftleitungshörgerät versorgt werden können, weil
- es zu rezidivierenden Gehörgangsentzündungen durch die Okklusion des Gehörgangs kommt oder
- kein ausreichendes Sprachverstehen trotz optimierter Anpassung erreicht wird.

Zusatzgeräte. Für alle Hörgerätetypen stehen Zusatzgeräte zur Verfügung:
- Ultraschall-Fernbedienung zur besseren Handhabung,
- Telefonspule zum Empfang des Telefonsignals per Induktion,
- Audio-Schuh zur direkten Einspeisung des Fernseh- und Radiotones und
- FM- (Frequency Modulation) und Infrarotanlagen für den störungsfreien Empfang des Nutzsignals vor allem in Schwerhörigenklassen und bei Veranstaltungen.

Das Sprachsignal z.B. des Lehrers in einer Klasse wird über ein Mikrophon aufgenommen, in ein FM- oder Infrarotsignal umgewandelt und über einen Sender drahtlos dem mit einem speziellen Empfänger ausgestatteten Hörgerät zugeleitet, so daß akustische Störsignale ausgeschaltet und das Hören auch über größere Entfernung in großen Räumen möglich wird.

Hörgeräteversorgung

Sie umfaßt die Verordnung mit Indikationsstellung, die Anpassung und die Kontrolle.

Verordnung. Die Verordnung geschieht durch den Hals-Nasen-Ohren-Arzt auf der Basis des otoskopischen Befundes sowie des Ton- und Sprachaudiogramms bei älteren Kindern und Erwachsenen. Bei Kindern werden die Ergebnisse der altersspezifischen Testverfahren einschließlich der BERA herangezogen.

Indikation. Eine Indikation besteht,
- wenn eine operative Hörverbesserung nicht möglich oder nicht erfolgversprechend ist,
- wenn die anatomischen Voraussetzungen zum Tragen einer Hörhilfe gegeben sind (keine Gehörgangsatresie!),
- ab einem Hörverlust auf dem *besseren Ohr* von 30 dB und mehr in mindestens einer der Frequenzen von 500 bis 3000 Hz oder
- einem Diskriminationsverlust im Sprachaudiogramm von mindestens 20% bei einer Sprachlautstärke von 65 dB und
- auch bei einseitiger Schwerhörigkeit bei besonderer beruflicher Betroffenheit, z.B. bei Lehrern oder einem zusätzlichen Tinnitus.

Anpassung. Die Anpassung erfolgt beim Hörgeräteakustiker, der auch das Ohrpaßstück anfertigt. Die Auswahl des Gerätes wird anhand des otologischen Befundes, der audiometrischen Daten, des subjektiven Höreindruckes sowie durch In-situ-Messungen von Frequenzgang und Verstärkungsleistung der in Frage kommenden Geräte im Vergleich (*vergleichende Anpassung*) am Patienten vorgenommen. Zunehmend Bedeutung gewinnt die *Hörfeldskalierung* zur Anpassung an das Hörfeld des Patienten. Die beidohrige Versorgung ist die Regel.

Abschließend erfolgt die **Kontrolle** durch den verordnenden Hals-Nasen-Ohren-Arzt, der neben dem Sitz den erzielten Hörgewinn überprüft.

5.2.13 Cochlea-Implantat
Engl. cochlear implant

Definition. Cochlea-Implantate sind elektronische Hörprothesen zum Ersatz der ausgefallenen Innenohrfunktion. Bei funktionstüchtigem Innenohr nutzen sie die Eigenschaft des Hörnerven, daß bei direkter elektrischer Reizung ein Höreindruck erzeugt wird.

❷ Aus der Praxis
Die Eltern von Sandra S. hatten bereits nach einigen Lebenswochen den Verdacht, daß ihr Kind nicht hört. Da sie jedoch zu lallen anfing, beruhigten sich die Eltern. Als allerdings nach einem Jahr keinerlei Sprachentwicklung festzustellen war, wurde eine pädaudiologische Untersuchung durchgeführt, die eine Taubheit ergab. Weitere Untersuchungen ergaben einen Ausfall der Innenohrfunktion bei noch erhaltener Hörnervenfunktion. Sandra wurde daraufhin mit einem Cochlea-Implantat versorgt und zeigte bereits nach einem Jahr intensiven Hör-Sprach-Trainings Ansätze für ein offenes Sprachverstehen und eine normale Sprachproduktion. Heute besucht das Kind die Regelschule bei nahezu normaler Hör- und Sprachentwicklung.

Aufbau eines Cochlea-Implantats (❏ Abb. 5.5a, b). Es besteht aus 2 Teilen,
- dem extern getragenen **Sprachprozessor** mit dem Mikrofon zur Schallaufnahme, dem Audioprozessor zur Umsetzung der zu übertragenden auditorischen Information in eine durch das Programm vorgegebene Abfolge von elektrischen Impulsen, die mit Hilfe von Radiowellen transkutan, d. h. durch die intakte Haut hindurch auf das Implantat übertragen werden, sowie der Batterie zur Energieversorgung und
- dem eigentlichen **Implantat** mit der Empfangsspule zur Aufnahme der elektrischen Impulse des Sprachprozessors, die dekodiert und den einzelnen Elektroden auf dem in die Schnecke eingeschobenen Elektrodenträger zugeleitet werden. Die hierzu vom Implantat benötigte Energie wird per Induktion vom Sprachprozessor ebenfalls transkutan übertragen.

Funktionsweise. Da die Elektroden unterschiedlich weit in der Scala tympani liegen, werden verschiedene Abschnitte der Basilarmembran und der zugehörigen Ganglienzellen des Hörnerven gereizt (tonotope Reizung zur Nachbildung der Frequenz-Orts-Transformation des normalen Innenohres). Über die Reizrate an jeder Elektrode läßt sich die zeitliche Struktur der akustischen Information übertragen.

Indikationen. Sie sind gegeben bei
- beiderseitiger *cochleärer Taubheit* oder

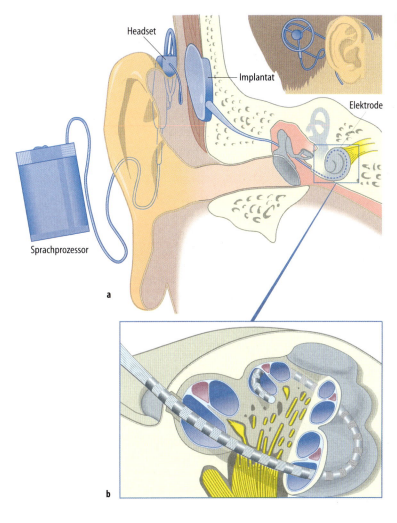

Abb. 5.5a, b. Cochlea-Implantat. **a** Systemübersicht; **b** intracochleäre Elektrodenlage

- *Hörresten*, die durch Hörgeräte für ein Sprachverstehen bzw. den Spracherwerb nicht nutzbar sind,
- *intaktem Hörnerven* und intakter zentraler Hörbahn, (Bei zerstörtem Hörnerven kann durch ein sog. *auditorisches Hirnstammimplantat* mit direkter Reizung der Cochleariskerne ein Hörvermögen teilweise wiederhergestellt werden.),
- *postlingualer* – nach dem definitiven Spracherwerb eingetretener – *Ertaubung*, (Die Ergebnisse sind um so besser, je kürzer die Taubheitsdauer ist. Die Implantation sollte bereits im ersten Jahr nach Ertaubung erfolgen.),
- *prälingualer* – vor dem Spracherwerb erworbener oder kongenitaler – *Taubheit*. Wenn bei Kleinkindern die Implantation bereits ab dem 1. Lebensjahr, spätestens aber im Vorschulalter erfolgt, sind ein *normaler* Hör- und Spracherwerb und der Besuch der Regelschule möglich. Im *Schulalter* werden die Ergebnisse zunehmend ungünstiger. Bei taub geborenen *Erwachsenen* ist ein nennenswerter Nutzen wegen der Entwicklungsdefizite und der *Deprivation* der zentralen Hörbahn mit weitgehendem Verlust der Plastizität nicht mehr zu erwarten.

Cochlea-Implantat-Versorgung

Sie gliedert sich in die Abschnitte Voruntersuchung, Implantation, Prozessoranpassung, Hör- und Sprachtraining.

Voruntersuchung. Sie dient der Feststellung der Eignung des Patienten und umfaßt die Abklärung

- der Taubheitsursache,
- der funktionellen Integrität von Hörnerv und zentraler Hörbahn mit Hilfe des *Promontoriumtestes* (Dabei werden analog der Technik der ECochG über eine Nadelelektrode Impulsströme am Promontorium appliziert und dadurch der benachbarte Hörnerv elektrisch gereizt. Während bei Erwachsenen der subjektive Höreindruck verwendet werden kann, müssen bei Kindern die *elektrisch ausgelösten Hirnstammpotentiale* zur Objektivierung herangezogen werden. Fällt der Test positiv aus, ist eine der wesentlichen Voraussetzungen für ein Cochlea-Implantat gegeben.),
- der psychosozialen Situation des Patienten,
- der Kommunikationssituation und
- des allgemeinen Entwicklungs- und des Sprachentwicklungsstandes bei Kindern.

Implantation. Das Implantat wird in ein Knochenbett hinter dem ausgebohrten Mastoid (Mastoidektomie) unter die Haut eingepflanzt. Die Elektrode wird durch die Mastoidhöhle und nach Anlage einer Öffnung in der basalen Schneckenwindung, sog. *Cochleostomie*, in die *Scala tympani* vorgeschoben.

Postoperative Prozessoranpassung. Nach Abschluß der Wundheilung wird der Sprachprozessor individuell zur Optimierung des Hörergebnisses eingestellt. Bei Kindern erfordert dies spezielle Erfahrung. Die Einstellung muß mehrfach korrigiert werden. Regelmäßige technische Kontrollen sind lebenslang erforderlich, um technische Defekte erkennen und Neuerungen einbringen zu können.

Hör- und Sprachtraining. Postlingual ertaubte Patienten können den durch das Implantat vermittelten Höreindruck mit dem abgespeicherten Höreindruck vergleichen und somit das Gehörte innerhalb weniger Monate verstehen lernen. Sie erreichen in der Regel ein offenes Sprachverstehen ohne sonstige Hilfsmittel. Prälingual ertaube Kinder müssen dagegen Hören als bis dahin neue Sinnesmodalität begreifen und Sprache wie ein normalhörendes Kind erlernen und entwickeln. Dieser Prozeß dauert daher Jahre und erfordert spezielle Cochlea-Implantat-Zentren für Kinder. Entscheidend für die normale Hör- und Sprachentwicklung sind die Früherkennung der Taubheit mit früher Implantation und ein intaktes psychosoziales Umfeld.

5.2.14 Ohrgeräusche
Engl. tinnitus

Definition. Unter Ohrgeräuschen versteht man abnorme auditorische Informationen aufgrund einer Störung im oder in der Nähe des Hörsystems. Bei **objektiven Ohrgeräuschen** wird eine in der Nähe des Innenohres gelegene körpereigene Schallquelle wahrgenommen, während den **subjektiven Ohrgeräuschen = Tinnitus aurium** eine fehlerhafte Informationsverarbeitung im Hörsystem zugrunde liegt. Es handelt sich um ein Symptom des geschädigten Hörsystems.

Ursachen und Pathophysiologie
Objektive Ohrgeräusche
- *Vaskuläre Prozesse* wie Stenosen der A. carotis interna, a-v-Fisteln, Glomustumoren oder eine Anämie. Charakteristisch ist der *pulssynchrone Charakter*.
- *Muskuläre Prozesse.* Spasmen der Binnenmuskeln des Mittelohres (M. stapedius, M. tensor tympani) oder Myokloni der Gaumenmuskulatur machen sich als unregelmäßig klickende Geräusche bemerkbar.
- *Atemabhängige Geräusche* bei klaffender Tube. Die Geräusche werden an das Innenohr fortgeleitet und wie jeder andere akustische Reiz wahrgenommen. Die Ausschaltung der Ursache führt zu ihrem Verschwinden. Insgesamt sind sie selten.

Subjektive Ohrgeräusche. Selten kommen sie bei Mittelohrschwerhörigkeiten wie der Otosklerose, der Otitis media oder dem Tubenkatarrh vor. Mit Beseitigung der Grundkrankheit sind sie zu bessern oder verschwinden. Sehr viel häufiger sind Ohrgeräusche im Rahmen einer *Schallempfindungsschwerhörigkeit* jeglicher Ursache. Ausmaß der Schwerhörigkeit und Schweregrad des Tinnitus

5 · Klinik des Innenohres

korrelieren dabei nicht. Durch die Schädigung der Sinneszellen kommt es zu einer Veränderung der *Spontanaktivität* im Hörnerven, die als Hörempfindung wahrgenommen wird und sich allmählich verfestigt.

Diagnostik von Ohrgeräuschen

Auf Grund ihres plötzlichen Beginns, ihrer Persistenz sowie Fremdartigkeit gegenüber einem normalen akustischen Reiz werden Ohrgeräusche als bedrohlich empfunden. Es entwickeln sich häufig *Sekundärsymptome* wie Schlaf- und Konzentrationsstörungen, Abnahme der Leistungsfähigkeit oder Angstzustände. Aus dem Symptom wird eine eigenständige *Tinnitus-Krankheit*, der Tinnitus dekompensiert. Die Diagnostik darf sich daher nicht nur auf die Erfassung der Ursachen und des Hörverlustes beschränken. Sie umfaßt folgende Stufen:

- Eine HNO-ärztliche Untersuchung einschließlich Nasopharyngoskopie und Auskultation des Ohres.
- Eine audiometrische Differentialdiagnostik zur Bestimmung von Art und Schwere der Hörstörung inklusive Tympanometrie (Gefäßprozesse!).
- Das *Tinnitus-Matching* zur frequenzmäßigen Bestimmung und das *Tinnitus-Masking* zur Erfassung der Maskierbarkeit.
- Bildgebende Diagnostik einschließlich Kernspintomographie, DOPPLER-Sonographie der hirnversorgenden Gefäße und digitaler Subtraktionsangiographie (Gefäßprozesse!).
- *Psychosomatische Exploration* zur Erfassung des subjektiv erlebten Schweregrades und der Sekundärsymptomatik.

✔ Therapie

- Ermittlung der Ursachen und Aufklärung des Patienten als Basis des individuellen Therapieplanes.
- Beratung des Patienten (Counselling).
- Beseitigung der Ursachen bei objektiven Ohrgeräuschen und Mittelohrschwerhörigkeiten.
- Therapie des akuten Tinnitus wie bei Hörsturz.
- Behandlung der zugrunde liegenden Hörstörung.
- Umfelddiagnostik zur Erfassung Tinnitus auslösender oder verstärkender Faktoren wie bei Hörsturz.

- Bei chronischem Tinnitus (mehr als 3 Monate): Ziel ist die Überführung in einen kompensierten Zustand.
- Medikamentöse Therapie mit Antiarrhythmika (Lidocain, Tocainid), Transmitter (Glutamat, Sedativa).
- Tinnitus-Noiser zur Aufmerksamkeitsverlagerung auf ein externes Geräusch, wird getragen wie ein Hörgerät und erzeugt ein »weißes« Rauschen.
- Im Zusammenhang mit einer begleitenden Psychotherapie und Entspannungsübungen zum Abbau der psychischen Belastung bei dekompensiertem Tinnitus wird von einer Tinnitus-Retraining-Therapie gesprochen. Dabei soll der pathologische Mustererkennungsprozeß in der zentralen Hörbahn korrigiert werden.
- Langfristige Betreuung durch den Arzt erforderlich. Therapieergebnisse insgesamt unbefriedigend.

5.3 Verletzungen
Engl. injuries

Felsenbeinquerbruch ▶ s. Kap. 4.1.2

5.4 Tumoren
Engl. tumors

Akustikusneurinom (Kleinhirnbrückenwinkeltumor).

Definition. Neurinom im inneren Gehörgang oder im Kleinhirnbrückenwinkel, meist ausgehend vom N. vestibularis. Zusammensetzung aus Zellen der Schwann-Scheide und reichlich Bindegewebselementen. Je nach Lokalisation unterschiedliche Primärsymptome.

Symptome. Bei intrameataler Ausbreitung mit Druck auf den VIII. Hirnnerven im inneren Gehörgang:

- Zunehmende einseitige Schwerhörigkeit (erstes Symptom) oder Hörsturz
- Ohrensausen (gelegentlich einziges Symptom)
- Schwindel, Gleichgewichtsstörungen (Nur bei Belastungen, selten Dauerschwindel, kaum Schwindelanfall. Bei allmählichem Vestibu-

larisausfall – wie meist – kann Schwindel fehlen.)

Nachbarschaftssymptome bei großen Tumoren

- Sensibilitätsstörungen im äußeren Gehörgang (HITSELBERGER-Zeichen durch Irritation des sensiblen Astes des N. auricularis post. des N. facialis)
- Fazialisparese (oft zuerst Schwäche des M. orbicularis oculi und Geschmacksstörung durch Ausfall der Chorda tympani)
- Bei extrameataler Ausdehnung Trigeminushypästhesien (Kornealreflex abgeschwächt), Abduzensparese, später Kleinhirn- und Hirndrucksymptome

Befund

- **Einseitige, meistens neurale oder sensorineurale Schwerhörigkeit** (Hochtonschwerhörigkeit), später Taubheit (gelegentlich plötzliche Taubheit als erstes Symptom); Verlängerung der Leitzeit bei BERA wichtigster Befund; Ermüdbarkeit oder Fehlen des Stapediusreflexes; pathologische Hörermüdung.
- **Einseitige Untererregbarkeit oder Ausfall des Vestibularorgans** (thermische Prüfung!), nicht selten Spontannystagmus zum gesunden Ohr, Lage- oder Lagerungsnystagmus.
- **Bildgebende Verfahren:** Als Methode der Wahl **Kernspintomographie** nach Gabe von Gadolinium-DTPA (■ Abb. 2.30): Erfassung auch kleiner Tumoren, ehe sie im **Computertomogramm** erkennbar werden. In späteren Stadien auf der Röntgenaufnahme nach STENVERS Erweiterung des inneren Gehörganges.

✔ Therapie

Operative Entfernung (intraoperatives Monitoring N. VII und VIII!), bei Tumoren im inneren Gehörgang transtemporal, bei erloschenem Hörvermögen auch translabyrinthär durch den Otochirurgen, bei Tumoren im Kleinhirnbrückenwinkel nach subokzipitaler Trepanation durch den Neurochirurgen.

Differentialdiagnose

- **MENIÈRE-Krankheit,** dabei Recruitment positiv, Baß-Schwerhörigkeit, bei BERA keine Verlängerung der Leitzeit, neurologische Befunde, Kernspintomographie und Computertomographie unauffallig.
- **Neurovaskuläres Kompressionssyndrom** durch Gefäßschlinge im inneren Gehörgang: einseitige Schwerhörigkeit und Schwindelzustände wie bei Morbus MENIÈRE und bei Akustikusneurinom. Gelegentlich mit Kernspintomographie (MR-Angiografie) nachweisbar.

❓ Fragen

- Wie unterscheiden sich Hörsturz, Neuronitis vestibularis und Morbus MENIÈRE voneinander (s. S. 102, 105, 106)?
- Wie unterscheiden sich die prälinguale und die postlinguale Ertaubung voneinander (s. S. 112)?
- Welche Schritte sind zu unternehmen, um ein Akustikusneurinom zu diagnostizieren (s. S. 120)?
- Welche Formen der Innenohrschädigung durch Lärm kennen Sie (s. S. 108 f)?
- Was versteht man unter Altersschwerhörigkeit (s. S. 109)?
- Welche Medikamente sind ototoxisch (s. S. 110)?
- Welche Ursachen können Ohrgeräusche haben (s. S. 118)?
- Welche Indikationen bestehen für eine Hörgeräteversorgung und für eine Cochlea-Implantat-Versorgung (s. S. 113 f, 117 f)?

B

GK3 2		**Nase, Nebenhöhlen und Gesicht**
GK3 2.1	6	**Anatomie und Physiologie** – 123
GK3 2.2	7	**Untersuchungsmethoden** – 131
GK3 2.3	8	**Klinik** – 143

Die Nase ist der zentrale Teil des Gesichtes. Sie ist ein wesentliches Element der individuellen Physiognomie und gehört zu den unverwechselbaren Kennzeichen. In der plastischen Chirurgie kommt ihr daher besondere Bedeutung zu. Funktionell stellt sie den Eintritt in die oberen Luftwege dar. Die Einatmungsluft wird in dieser »Klimaanlage« auf schleimhautverträgliche Konditionen gebracht. Gleichzeitig ist sie als Sitz des Riechsinnes ein Warn- und Genußorgan. Gewährleistet werden diese Funktionen durch eine hochdifferenzierte Schleimhaut, die ein komplexes Strömungssystem auskleidet.

Die zunehmende Umweltbelastung einerseits, die Veränderung der Wohn- und Arbeitsbedingungen andererseits führen zu starken Belastungen der Schleimhaut, die mit vorwiegend chronischen Entzündungen allergischer und nichtallergischer Genese in steigender Häufigkeit darauf reagiert.

Die Nebenhöhlen als funktionell abhängige pneumatische Räume sind ebenso wie die Tube häufig bei akuten und chronischen entzündlichen Prozessen mitbeteiligt. Von ihnen können z.T. lebensbedrohliche Komplikationen durch ihre Nachbarschaft zum intrakraniellen Raum und zur Orbita auch bei Verletzungen ausgehen. Sie sind ebenso wie die Nasenhaupthöhle Ursprungsort von Tumoren, die durch ihre Ausbreitung in die umgebenden Strukturen ausgedehnte Operationen und umfangreiche plastisch-rekonstruktive und rehabilitative Maßnahmen zur Kompensation funktioneller Ausfälle und Entstellungen erforderlich machen.

Dies trifft in besonderem Maße für das Gesicht zu. Die Gesichtshaut ist Manifestationsort zahlreicher internistischer und dermatologischer Krankheiten.

🅑 Aus der Praxis

Vor 3 Jahren erlitt der Patient bei einem Autounfall Gesichts- und Kopfverletzungen. Eine blutig-wäßrige Nasensekretion sistierte nach einigen Tagen. Jetzt kam es im Rahmen eines akuten Infektes der oberen Luftwege zu heftigen Kopfschmerzen, verbunden mit Lichtscheu, Erbrechen und Bewußtseinstrübung. Die Liquoruntersuchung ergab 5000/3 Zellen. Außerdem konnten Pneumokokken nachgewiesen werden. Unter adäquater antibiotischer Therapie heilte die Meningitis aus. Bei der danach durchgeführten Computertomographie der Rhinobasis zeigte sich ein knöcherner Defekt des Siebbeindaches, der operativ revidiert werden muß. Intraoperativ ergab sich eine nur durch eine dünne Narbe verschlossene Duradehiszens, aus der Liquor austritt. Es wird eine Duraplastik zum Verschluß durchgeführt, um weiteren Meningitiden vorzubeugen.

Entwicklung

Der Gesichtsschädel bildet sich aus mehreren Wülsten des Vorderkopfes. Aus dem **Stirnwulst** entstehen der mediale und der laterale **Nasenwulst**, die die Riechgruben und später die Riechschläuche umgeben. Aus dem medialen Nasenwulst werden Nasenrücken und vorderes Septum, aus den lateralen die Nasenflügel.

Von den **Oberkieferwülsten** aus wachsen die **Gaumenfortsätze**, die den Gaumen bilden und damit Mund- und Nasenhöhle voneinander trennen. Durch das Zusammenwachsen von Nasenseptum und Gaumenplatte entstehen die rechte und die linke Nasenhaupthöhle (◘ Abb. 6.1). An der lateralen Nasenwand bilden sich aus Schleimhautwülsten und Skeletteinlagerungen die **Nasenmuscheln**. Dazwischen entstehen Ausbuchtungen des Nasenepithels, die zur Ausbildung der **Nasennebenhöhlen** führen. Zur Zeit der Geburt sind Kieferhöhle und Siebbeinzellen nur klein, Stirnhöhle und Keilbeinhöhle noch gar nicht vorhanden. Das Wachstum der Nebenhöhlen ist erst zwischen dem 15. und 20. Lebensjahr beendet.

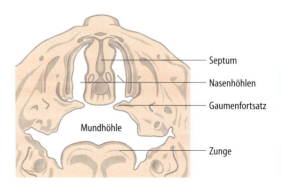

◘ Abb. 6.1. Entwicklung der Nasenhöhlen und der Mundhöhle (nach STARCK)

6

GK3 2.1 **Anatomie und Physiologie**

6.1 Äußere Nase – 124
6.1.1 Knöcherner Teil – 124
6.1.2 Knorpeliger Teil – 124

6.2 Innere Nase – 124
6.2.1 Nasenhaupthöhle – 124
6.2.2 Nasennebenhöhlen – 126

6.3 Physiologie – 128
6.3.1 Nasenatmung – 128
6.3.2 Riechsinn – 129
6.3.3 Sprachbildung – 129

Zur Information

Die Nase besteht aus einem knöchernen und einem knorpeligen Teil.
Die Nasenscheidewand teilt die Nase in zwei Nasenhöhlen. Innen ist die Nase
mit Schleimhaut ausgekleidet. Im vorderen Bereich der Nase befindet sich in
der Nasenschleimhaut ein Venenplexus, der als Locus KIESSELBACH bezeichnet
wird. Bei starkem Nasenbluten stammt das Blut meist aus diesem Venen-
geflecht.
Die Nasenschleimhaut unterteilt sich in zwei Regionen:
- Regio respiratoria und
- Regio olfactoria.
Die Nasennebenhöhlen sind luftgefüllte Hohlräume im Oberkiefer,
der Stirnhöhle, dem Siebenbein und im Keilbein, die mit der Nasenhaupthöhle
in Verbindung stehen.
Die **Funktionen** der Nase sind:
- Regulieren des Atemstromes, Erwärmen, Anfeuchten und Reinigen der
  Atemluft,
- Reflexfunktion (Niesreiz),
- Abwehrfunktion,
- sie enthält das Riechorgan und hat somit die Funktion des Riechsinns und
- sie dient der Sprachbildung.

6.1 Äußere Nase (◻ Abb. 6.2)

6.1.1 Knöcherner Teil
Engl. nasal bone

Der feste knöcherne Teil (*Nasenpyramide*) setzt sich auf jeder Seite zusammen:
- lateral aus dem Stirnfortsatz des Oberkiefers,
- kranial aus dem Nasenfortsatz des Stirnbeins und
- medial aus dem Nasenbein (**Os nasale**).

Die Öffnung der knöchernen Nase ist die **Apertura piriformis**.

6.1.2 Knorpliger Teil
Engl. nasal cartilages

Der **bewegliche knorplige Teil** besteht auf jeder Seite aus dem **Dreieckknorpel** (Cart. triangularis = Cartilago nasi lateralis), der mit der knöchernen Nase und dem knorpligen Septum verbunden ist, und dem **Nasenspitzenknorpel** (Cartilago alaris major), der mit dem Crus mediale (Nasensteg, Columella) und dem Crus laterale (Nasenflügel) die Form des Nasenlochs und den Nasendom bildet. Das die knorplige Nase stützende **knorplige Septum** (Cartilago septi nasi) ist für die *Höhe* der Nasenspitze und zusammen mit den knöchernen Nasenbeinen für die Höhe des Nasenrückens und die Form der äußeren Nase entscheidend (Höckernase, Sattelnase, Schiefnase!).

Der von äußerer Haut mit Talgdrüsen und Haaren (Vibrissae, Furunkelbildung aus den Haarfollikeln!) ausgekleidete, vom Nasenspitzenknorpel umschlossene Teil des Naseninneren ist der Nasenvorhof (**Vestibulum nasi**). Er endet am engen, atemphysiologisch wichtigen »inneren Nasenloch« (= Nasenklappe, Limen nasi) an der unteren Kante des Dreiecknorpels.

Gefäße und Nerven
- A. dorsalis nasi aus A. ophthalmica (A. carotis interna)
- A. angularis aus A. facialis (A. carotis externa)
- Die V. angularis hat Abfluß einerseits über die V. ophthalmica zum Sinus cavernosus (Kavernosusthrombose bei Oberlippen- und Nasenfurunkel!), andererseits über die V. facialis in die V. jugularis interna
- Lymphabfluß besteht über die submandibulären Lymphknoten
- Motorische Versorgung der mimischen Muskulatur durch N. facialis
- Sensible Versorgung durch N. trigeminus

6.2 Innere Nase

6.2.1 Nasenhaupthöhle
Engl. nasal cavity

Nasenwände
Die **Nasenscheidewand** (**Septum nasi**, ◻ Abb. 6.3) trennt rechte und linke Nasenhöhle und bildet

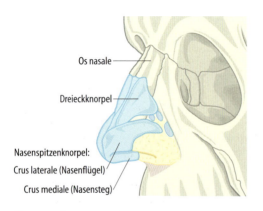

◻ Abb. 6.2. Äußere Nase

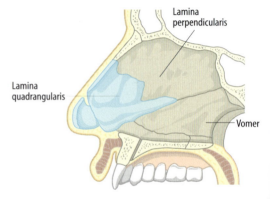

◻ Abb. 6.3. Nasenscheidewand

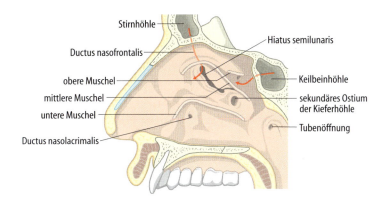

Abb. 6.4. Laterale Nasenwand (Muscheln abgetrennt)

jeweils die mediale Nasenwand. Das Septum besteht aus dem vorderen knorpligen Teil (**Lamina quadrangularis** = Cartilago septi nasi) und dem hinteren knöchernen Teil, der sich aus der **Lamina perpendicularis** des Siebbeins und dem **Vomer** zusammensetzt. Die vordere Kante der Nasenscheidewand gehört zum Nasensteg. Verbiegungen der Nasenscheidewand und Leistenbildungen am Vomer sind häufig und können die Nasenatmung behindern.

Die **Nasenhaupthöhle** reicht vorn von der **Nasenklappe** bis hinten zu den **Choanen**.

- Das Dach wird gebildet vom Nasenbein, der Lamina cribrosa des Siebbeins (Teil der Schädelbasis!) und dem Keilbeinkörper.
- Der Boden entspricht dem harten Gaumen. Er enthält im vorderen Abschnitt den Canalis incisivus mit dem N. nasopalatinus.
- Die laterale Nasenwand (Abb. 6.4) ist zusammengesetzt aus Teilen des Oberkiefers, des Tränenbeins, des Gaumenbeins und des Keilbeins. Sie trägt die Nasenmuscheln (Conchae nasales), von denen die obere und die mittlere Muschel zum Siebbein gehören, die untere dagegen einen selbständigen Knochen bildet.

> **Wichtig**
>
> Unter der *unteren* Muschel (= unterer Nasengang) mündet der Tränennasengang (*Ductus nasolacrimalis*).
>
> Unter der *mittleren* Muschel (= mittlerer Nasengang) liegt das Infundibulum ethmoidale, das sich nasenwärts über den Hiatus semilunaris öffnet. Im Hiatus endet der Ausführungsgang der Stirnhöhle (*Ductus nasofrontalis*). Über das Infundibulum ethmoidale in den Hiatus erfolgt auch der Abfluß aus dem Kieferhöhlenostium. Es münden unter der mittleren Muschel außerdem das sekundäre Ostium der Kieferhöhle im Bereich der Fontanelle und die vorderen Siebbeinzellen.
>
> Unter der *oberen* Muschel (= oberer Nasengang) münden die hinteren Siebbeinzellen. Das Ostium der Keilbeinhöhle liegt hinter der oberen Muschel (Nebenhöhlenöffnungen und Nasengänge = »ostiomeatale Einheit«).
>
> Die mittlere Muschel kann pneumatisiert sein und durch die Vorwölbung in den mittleren Nasengang sowohl die Ostien der Nebenhöhlen, als auch die Nasenatmung verlegen (sog. Concha bullosa).

Auskleidung und Riechsinn

Die Schleimhautauskleidung besteht in der **Regio respiratoria** aus einem mehrschichtigen, Schleimdrüsen enthaltenden **Flimmerepithel**, dessen Flimmerstrom zum Rachen hin gerichtet ist. Lediglich in der **Regio olfactoria** im Bereich der oberen Muschel, dem Nasendach und den obersten Septumanteilen, die zusammen die Rima olfactoria bilden, findet man **Sinnesepithel**, bestehend aus Riechzellen (bipolare Nervenzellen, primäre Sinneszellen) und Stützzellen. Von hier aus gelangen die marklosen **Fila olfactoria** (N. olfactorius = N. I)

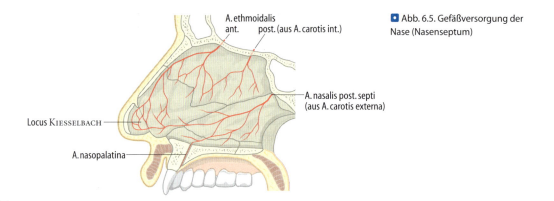

Abb. 6.5. Gefäßversorgung der Nase (Nasenseptum)

durch die *Lamina cribrosa* zum Bulbus olfactorius (möglicher Weg aufsteigender Infektionen zum Schädelinneren!). Die Riechbahn verläuft weiter über den Tractus olfactorius zum Riechzentrum in der Hippocampusregion. In den Nasenmuscheln und am vorderen oberen Septum befindet sich **Schwellgewebe**, das Bluträume enthält und durch das Nasenlumen reflektorisch (vegetativ gesteuert) verengt oder erweitert werden kann. Schwellgewebspolster an den Ostien können die Belüftung und den Abfluß aus den Nasennebenhöhlen behindern.

Gefäßversorgung

Die Nase ist gut mit Blutgefäßen versorgt, um ihre Funktion (Anwärmen der Atemluft) erfüllen zu können. Die beiden Stromgebiete der A. carotis externa und interna bilden hier umfangreich Anastomosen (Abb. 6.5).
Von oben:
- Aa. ethmoidales ant. et post. aus A. ophthalmica (A. carotis interna)

Von hinten:
- Die A. nasalis post. lat. für die laterale Nasenwand und die A. nasalis post. septi für das Nasenseptum entstammen der A. sphenopalatina aus A. maxillaris (A. carotis externa).
- Die A. nasalis post. septi geht über in die A. nasopalatina und verläuft durch das Foramen incisivum zum Gaumen, wo sie mit der A. palatina major anastomosiert.
- Im vorderen Septumabschnitt findet sich ein oberflächlich liegendes Gefäßgeflecht, der **Locus KIESSELBACH** (häufige Blutungsquelle).

- Venöser Abfluß über V. ophthalmica und V. facialis.
- Lymphabfluß über die submandibulären, die retropharyngealen und die tiefen Halslymphknoten.
- Sensible Versorgung durch den ersten und zweiten Trigeminusast (N. V1 und N. V2). Vegetative Versorgung ▶ s. S.127.

6.2.2 Nasennebenhöhlen

Engl. paranasal sinuses

Die Nebenhöhlen sind mit *dünnem Flimmerepithel* ausgekleidet (Abb. 6.6a, b). Der Flimmerstrom ist zur Reinigung der Höhlen nach den Ostien gerichtet, in der Kieferhöhle also nach oben, in der Stirnhöhle nach unten. Durch die *Ostien* (Ausführungsgänge) stehen die Nebenhöhlen mit der Nasenhaupthöhle in Verbindung. Alle Nebenhöhlen haben *topographische Beziehungen zur Orbita* bzw. *zum N. opticus*. Ihre Funktion ist ungeklärt (Resonanzraum?). Bei der Entwicklung der Form der Nebenhöhlen sollen statische Momente eine Rolle spielen. Die pneumatischen Räume führen zu einer *Gewichtserleichterung* des Schädels.

> **Wichtig**
>
> Die Nebenhöhlen (außer der Kieferhöhle) grenzen mit ihren knöchernen Wänden (Teil der Rhinobasis) an den intrazerebralen Raum und stehen dadurch in *Kontakt mit den Hirnhäuten* (Meningitisgefahr! Verletzungen der Dura bei Frakturen!).

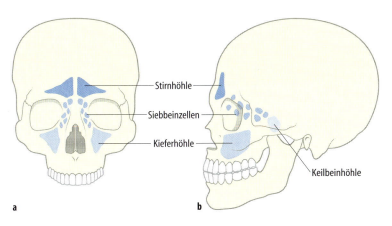

◻ Abb. 6.6a, b. Topographie der Nasennebenhöhlen.
a Von vorne; b von der Seite

Kieferhöhle
(Sinus maxillaris = Antrum HIGHMORI)

Die Kieferhöhle hat die Form einer vierseitigen Pyramide, deren Basis die mediale Wand ist.

Die mediale (nasale) Wand entspricht der lateralen Wand der Nasenhaupthöhle. Sie ist in den oberen Abschnitten bindegewebig (Fontanelle mit sekundärem Ostium). An ungünstig hochgelegener Stelle befindet sich das **Ostium**, das hinten im *Infundibulum ethmoidale* mündet. Über das Infundibulum und den Hiatus semilunaris (◻ Abb. 6.4) des *mittleren Nasengangs* fließt das Sekret in die Nase ab.

Die obere (orbitale) Wand bildet das Kieferhöhlendach und entspricht dem *Orbitaboden*. In dieser Wand verläuft der **N. infraorbitalis (N. V2)**, gelegentlich ohne knöcherne Abdeckung gegenüber der Kieferhöhle (dadurch Gefährdung des Nerven bei Kieferhöhlenentzündungen und bei Operationen!). Im hinteren Winkel zwischen medialer und oberer Wand kann man bei Operationen die *hinteren Siebbeinzellen* erreichen.

Die vordere (faziale) Wand enthält im oberen Abschnitt das *Foramen infraorbitale*, durch das der Nerv austritt. Im lateralen Winkel zwischen oberer und vorderer Wand liegt die Jochbeinbucht (*Recessus zygomaticus*).

Die untere Wand bildet den Kieferhöhlenboden mit der Alveolarbucht (*Recessus alveolaris*). Hier wölben sich häufig, nur durch dünne Knochenlamellen getrennt, die *Wurzeln der vier Backenzähne* vor (Ausgang der odontogenen Kieferhöhleneiterungen, vor allem vom 2. Prämolaren und vom 1. Molaren).

Die hintere Wand grenzt an die *Fossa pterygopalatina*, die den venösen Plexus pterygoideus und die **A. maxillaris** enthält (dort nach Wegnahme der Kieferhöhlenhinterwand Möglichkeit der Unterbindung der Arterie). In der Fossa pterygopalatina liegt auch das vom N. petrosus major (über N. canalis pterygoidei = N. vidianus) versorgte Ganglion pterygopalatinum (vegetative Steuerung der Nasenschleimhaut und der Schwellkörper in den Muscheln: *parasympathisch* = Sekretion verstärkend und Vasodilatation, *sympathisch* = Sekretion hemmend und Vasokonstriktion).

Siebbeinzellen
(Cellulae ethmoidales = Sinus ethmoidalis)

Etwa 8–10 Zellen (Siebbeinlabyrinth), sie grenzen
- **vorn oben** an die Stirnhöhle,
- **oben (Siebbeindach)** an die Schädelbasis (Gefahr aufsteigender Infektionen und intrakranieller Komplikationen!),
- **lateral (Lamina papyracea** = Lamina orbitalis) an die Orbita (Durchbruch von Siebbeineiterungen in die Orbita!),
- **medial** an die oberen Bezirke der lateralen Nasenwand mit mittlerer und oberer Muschel,
- **hinten** an die **Keilbeinhöhle** und
- **unten** lateral an die **Kieferhöhle**.

Die *vorderen Siebbeinzellen* münden mit ihren Ostien über das Infundibulum ethmoidale in den

128   B · Nase, Nebenhöhlen und Gesicht

mittleren, die *hinteren* in den *oberen Nasengang* (◘ Abb. 6.4). Eine der vorderen Siebbeinzellen (**Bulla ethmoidalis**) kann sich in den mittleren Nasengang vorwölben und die mittlere Muschel zum Septum drängen.

Stirnhöhle (Sinus frontalis)

Sie entwickelt sich zwischen Lamina externa und interna des Stirnbeins, ist rechts und links oft verschieden groß, buchtenreich und gekammert und von der Stirnhöhle der anderen Seite durch das **Septum interfrontale** getrennt. Gelegentlich kann sie ganz fehlen (Aplasie).
- Der **Boden** der Stirnhöhle grenzt an die **Orbita** und entspricht Teilen des Orbitadaches (Durchbruch von Stirnhöhleneiterungen in die Orbita!). Im Orbitadach läuft der **erste Trigeminusast (N. V1)** nach vorn zum **Foramen supraorbitale**.
- Die **Hinterwand** ist ein Teil der *vorderen Schädelbasis* (Gefahr intrakranieller Komplikationen!).
- Die **Vorderwand** entspricht den supraorbitalen Stirnpartien.

Der Ausführungsgang (**Ductus nasofrontalis** im Recessus frontalis), nicht selten geschlängelt, liegt am tiefsten Punkt der Stirnhöhle, kann durch Siebbeinzellen eingeengt sein und mündet über das Infundibulum vorn im Hiatus semilunaris in den *mittleren Nasengang* (◘ Abb. 6.4).

Keilbeinhöhle (Sinus sphenoidalis)

Sie liegt im Keilbeinkörper rechts und links, meist verschieden groß, durch ein Septum getrennt.
- Den **Boden** bilden das Dach der Choane und das *Rachendach*.
- Die **Hinterwand** ist sehr dick (Clivus). Dahinter liegt die *hintere Schädelgrube*.
- Das **Dach** grenzt an die *Sella turcica* mit der **Hypophyse** (operativer Zugang zur Hypophyse) und an die *vordere* und *mittlere Schädelgrube* (benachbart Foramen opticum und Chiasma opticum).
- Die **Seitenwand** hat enge Beziehungen zur *A. carotis interna*, zum *Canalis opticus* und zum *Sinus cavernosus* (Kavernosusthrombose!).

- In der **Vorderwand** befindet sich *oben das Ostium*. Es mündet hinter der oberen Muschel (◘ Abb. 6.4).

> **Wichtig**
>
> **Die Keilbeinhöhle weist die meisten Beziehungen zu anatomisch wichtigen Nachbarstrukturen auf, die bei operativen Eingriffen unbedingt zur Vermeidung lebensbedrohlicher Komplikationen beachtet werden müssen.**

6.3   Physiologie
Engl. physiology

Die Nase erfüllt eine wichtige Funktion bei der Atmung und Konditionierung der Atemluft. Sie ist Sitz des Riechsinns und ist bei der Sprachbildung beteiligt.

6.3.1 Nasenatmung
Engl. nasal breathing

Der Hauptluftstrom streicht bei der *Inspiration* zwischen unterer und mittlerer Muschel vom Naseneingang zur Choane (laminare und turbulente Strömung), bei der *Exspiration* etwas tiefer in der Gegenrichtung durch die Nase.

Die *respiratorischen, vegetativ gesteuerten Funktionen* der Nase bestehen in:
- **Regulieren des Atemstroms** und Anpassung an den momentanen Bedarf. Der Nasenwiderstand wechselt – je nach Blutfüllung – auch zwischen beiden Nasenhälften und ist abhängig vom körperlichen Aktivitätsgrad, körpereigenen und Umwelteinflüssen. Er weist einen *zirkadianen Rhythmus* auf.
- **Erwärmen der Atemluft** (32–34 °C) durch unterschiedliche Blutfüllung der Schleimhaut und der Schwellkörper der Muscheln.
- **Reinigen der Atemluft** von Staubteilchen und von kleinen Fremdkörpern durch die Haare (Vibrissae) des Nasenvorhofs und durch den vom Flimmerepithel unterhaltenen Sekretstrom, der zum Rachen gerichtet ist (*mukoziliäre Clearance*).
- **Anfeuchten der Atemluft** durch Wasserverdunstung und Abgabe von *Nasensekret*, das

6 · Anatomie und Physiologie

gleichzeitig die Schleimhaut vor Austrocknung schützt.
- **Reflexfunktion** mit Nies-, Tränen- und Hustenreflex sowie Atemreflex (Atemstillstand bei plötzlich eindringendem Wasser).

Abwehrfunktion
- Sekretorische Immunität durch bakterielle Enzyme (Lysozym, Laktoflavin), leukozytäre Mediatoren (Eosinophiles kationisches Protein = ECP, Leukotriene) und Immunglobuline (IgA, IgG) im viskösen Sekretfilm.
- **Unspezifische Detoxikation** von Gasen, z.B. Ozon oder SO_2 intrazellulär durch Zytochrom-P-450, Superoxiddismutase, Glutathionperoxidase.

Pathophysiologie. Eine **Behinderung der Nasenatmung** führt zur *Mundatmung* und wirkt sich ungünstig auf die *tiefen Atemwege* aus (Austrocknung, Reizung, Entzündung der Schleimhaut).

Reflektorisch durch Sympathikus und Parasympathikus (Ggl. pterygopalatinum), hormonell, durch Entzündungen, Allergien oder durch mechanische, thermische und chemische Reize sowie durch parenteral gegebene Medikamente kann es zu **verstärkten Füllungszuständen der Muscheln** und zu vermehrter Sekretion kommen. Einatmen von warmer Luft führt zum Abschwellen, Einatmen von kalter Luft zum Anschwellen der Muscheln und zu vermehrter Sekretion. Auch kalte Füße z.B. verursachen reflektorisch Muschelschwellungen. Der **Niesreflex** wird durch Reizung der Trigeminusäste ausgelöst.

6.3.2 Riechsinn
Engl. sense of smell

Definition. Es handelt sich um einen Chemosensor zur Wahrnehmung von Duftmolekülen.

Stoffantransport
Bei schnuppernder Atmung gelangen Luftwirbel mit *wasserlöslichen Riechstoffen* in gas- oder staubförmigem Zustand vom Naseneingang her und beim Schlucken oder Ausatmen über den Nasenrachenraum (*gustatorisches Riechen*) bis in die

Regio olfactoria. Die Riechmoleküle lösen sich im Schleim, der die *Riechzellen* des Riechepithels bedeckt. Sie gelangen zu den Poren der Riechhaare dieser Neurone. In den sich anschließenden Riechkölbchen sind *spezifische Rezeptorproteine* (Odor Binding Proteins) verankert. Aus mehreren Zellen mit denselben Rezeptoren bilden sich überlappende Inseln, zu denen ein spezifischer Duftstoff paßt wie der Schlüssel zum Schloß. Über G-Proteine wird die Adenylatzyklase zur Erzeugung des Second messenger cAMP aktiviert. Über spezielle Ionenkanäle kommt es zum Aufbau eines Rezeptorpotentials.

Erregungsleitung
Bei Überschreiten eines Schwellenwertes kommt es zur Auslösung eines fortgeleiteten Aktionspotentials im **N. olfactorius.** Von dort wird die Erregung zum limbischen System (Hippocampus) weitergeführt und zur Geruchswahrnehmung verarbeitet.

Vieles, was man zu *schmecken* glaubt, wird in Wahrheit *gerochen*. Über den Schmecksinn werden nur die Geschmacksqualitäten süß, salzig, sauer und bitter wahrgenommen. Bei konstanter Riechstoffkonzentration kommt es rasch zu einer *Adaption* und damit Minderung der Riechempfindung (Anosmie ▶ s. Kap. 7.5).

Das vomeronasale Organ (JACOBSON-Organ)
Anatomie. Dünner, blind endender Schlauch als Einstülpung der Nasenschleimhaut von 2–8 mm Länge und 0,2–2 mm Durchmesser im unteren vorderen Teil des Septum. Auskleidung mit länglichen Sinneszellen, an die Nervenfasern anschließen. Am Eingang zahlreiche Drüsen.

Funktion. Detektion der Pheromone (Sexuallockstoffe), die in der Drüsenflüssigkeit gelöst und zu den Sinneszellen geleitet werden.

6.3.3 Sprachbildung
Engl. phonation, articulation

Die Nase und wohl auch die Nasennebenhöhlen dienen beim Sprechen als *Resonanzraum*. Die Konsonanten m, n und ng (sog. Resonanten oder Rhinophone) werden gesprochen, *ohne daß der*

Nasenrachenraum durch das Gaumensegel abgeschlossen ist. Die Luft strömt durch die Nase aus.
Beim geschlossenen Näseln (**Rhinophonia clausa** = Rhinolalia clausa) ist dieser Luftstrom durch eine *verlegte Nase* behindert, die Sprache klingt tot; Stockschnupfensprache bei Rhinitis, vergrößerter Rachenmandel, Tumoren, Polypen. Der *Resonanzraum* fehlt.

Beim offenen Näseln (**Rhinophonia aperta** = Rhinolalia aperta,) haben alle Laute einen nasalen Beiklang. Es *fehlt der Abschluß des Nasenrachenraumes*, z.B. bei Vorliegen einer Gaumensegellähmung oder einer Gaumenspalte. Nachweis des offenen Näselns:
- Beim Vorhalten eines **Spiegels** vor die Nase entsteht bei den Verschlußlauten p und t ein Atemfleck;
- bei der **a/i-Probe** (Gutzmann) spürt man beim Zuhalten der Nase ein Vibrieren der Nasenflügel während des Vokals i. Das i hat außerdem einen nasalen Beiklang.

❓ Fragen

- Beschreiben Sie die Ausführungsgänge der Nasennebenhöhlen (s. S. 125 f)!
- Wie erfolgt die arterielle Versorgung der Nase (s. S. 124, 126)?
- An welche anatomischen Strukturen grenzen Siebbein und Keilbeinhöhle (s. S. 127 f)?
- Aus welchen anatomischen Strukturen bestehen die Wände der Nasenhöhle (s. S. 125)?
- Welche respiratorischen Funktionen hat die Nasenhöhle (s. S. 128)?

7

GK3 2.2 # Untersuchungsmethoden

	7.1	**Anamnese** – 132

GK3 2.2.1 | **7.2** | **Inspektion** – 132
 | 7.2.1 | Anteriore Rhinoskopie – 132
 | 7.2.2 | Postrhinoskopie (Rhinoscopia posterior) – 134

GK3 2.2.2 | **7.3** | **Palpation** – 135

 | **7.4** | **Funktionsprüfungen** – 136
GK3 2.2.3 | 7.4.1 | Prüfung der Luftdurchgängigkeit der Nase – 136
 | 7.4.2 | Funktionsdiagnostik der Nasenschleimhaut – 136
GK3 2.2.4 | 7.4.3 | Riechprüfung (Olfaktometrie) und Riechstörungen – 137
 | | 🔵🔵🔵 Riechprüfung

 | **7.5** | **Untersuchung der Nasennebenhöhlen** – 138
GK3 2.2.5 | 7.5.1 | Endoskopie – 138
 | 7.5.2 | Punktion und Spülung der Nebenhöhlen – 138
 | 7.5.3 | Diaphanoskopie – 139
GK3 2.2.6 | 7.5.4 | Bildgebende Verfahren – 139

Zur Information

Die Anamnese und die Inspektion bilden die Grundlage für die weiteren spezifischen rhinologischen Untersuchungen. Zur Funktionsprüfung gehören die Kontrolle der Luftdurchgängigkeit der Nase, die Funktionsdiagnostik der Nasenschleimhaut und die Überprüfung der Riechfunktion. Die Untersuchung der Nasennebenhöhlen erfolgt durch Endoskopie, bildgebende Verfahren wie Röntgenaufnahmen, CT oder MRT und durch die Sonographie. Die Ergebnisse der Untersuchungen bilden die Basis für die Behandlung.

132   B · Nase, Nebenhöhlen und Gesicht

7.1 Anamnese
Engl. anamnesis

Bei der **Erhebung der Vorgeschichte** ist zu fragen nach:
- *Schmerzen*: Wo lokalisiert, zu welcher Tageszeit besonders heftig?
- *Behinderung der Nasenatmung*: Ständig oder nur unter besonderen Bedingungen, einseitig oder beidseitig?
- *Sekretabfluß*: Wäßrig, eitrig, blutig, krustig, nach vorn oder in den Rachen?
- *Störungen* der Geruchswahrnehmung?

7.2 Inspektion
Engl. inspection

Bei der **Inspektion** von Nase und Gesicht ist zu achten auf:
- *Form der äußeren Nase* (angeborene, traumatische, tumoröse Veränderungen)
- *Verfärbung* (Entzündung, Hämatom der Nase, der Augenlider, des Gesichtes)
- *Schwellung* (Furunkel, Trauma, Emphysem der Gesichtsweichteile)
- Befund im *Naseninneren*

7.2.1 Anteriore Rhinoskopie (◘ Abb. 7.1a–d)
Engl. anterior rhinoscopy

Untersuchungstechnik
Lichtquelle und Stirnreflektor werden wie bei der Otoskopie (▶ s. Kap. 2.3) gehandhabt. Das Spekulum (HARTMANN) wird in die geöffnete **linke Hand** gelegt, der Daumen befindet sich oben auf dem Gelenk. Der Zeigefinger stützt sich während der Untersuchung der rechten und der linken Nasenseite an der rechten Wange des Patienten ab.

Bei der *Einführung des geschlossenen Spekulum* ist darauf zu achten, daß die Branchen senkrecht stehen und die vorderen Kanten der Branchen etwas vom Septum wegzeigen, um die Schleimhaut des Septum nicht zu verletzen. Im *Nasenvorhof* wird das Spekulum geöffnet, es spreizt die Nasenflügel ab. Der Nasenvorhof wird besichtigt.

Normalbefund. Inspektion der Nasenhaupthöhle in *zwei Einstellungen* (◘ Abb. 7.1a, b):

- Der Kopf des Patienten wird mit der **rechten Hand** gering *nach vorn* geneigt. Man übersieht dann den Nasenboden, den unteren Nasengang, die untere Muschel und medial die unteren Anteile des Septum mit dem Locus KIESSELBACH. Bei weiter Nase kann man die Choanen sehen.
- Durch *Rückwärtsführen des Kopfes* des Patienten werden der weiter hinten liegende Kopf der mittleren Muschel und der klinisch wichtige *mittlere* Nasengang sowie die oberen Septumanteile sichtbar. Die obere Muschel kann von vorne nicht eingesehen werden. (Die Ostien selbst sind bei der Spiegeluntersuchung nicht zu sehen.)

Pathologische Befunde. Die häufigsten sind: Septumdeviation oder Leistenbildung, Schleimhautschwellung, Muschelschwellung, Schleimhautulzeration, Blut, Eiter, Polypen, Borkenbildung, selten Tumoren, Fremdkörper.

Bei *geschwollener Schleimhaut* läßt sich das Nasenlumen nach Einsprayen von schleimhautabschwellenden Medikamenten (z.B. Otriven® = Xylometazolin oder Privin®) besser übersehen.

Zur Oberflächenanästhesie werden Pinselung oder Watteeinlagen mit 4%igem Xylocain® (Lidocain) oder ein Xylocain®-Pumpspray verwendet.

Abspreizen der mittleren Muschel. Will man die mittlere Muschel von lateral nach medial zum Septum drängen, um den mittleren Nasengang zu erweitern und bessere Abflußbedingungen aus den Nebenhöhlen zu schaffen, so kann ein längeres Spekulum nach Anästhesie in den mittleren Nasengang unter die mittlere Muschel geschlossen eingeführt und dann vorsichtig geöffnet werden. Dieses Abspreizen der mittleren Muschel wurde früher auch zu diagnostischen Zwecken als R**hinoscopia media** ausgeführt.

Mit *Optiken* lassen sich die Verhältnisse im mittleren Nasengang einschließlich der Nebenhöhlenostien genauer inspizieren (Nasenendoskopie ▶ s. Kap. 7.5.1). Dazu stehen Winkeloptiken

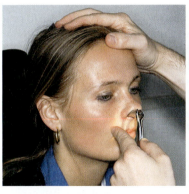 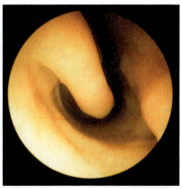

◘ Abb. 7.1a. Anteriore Rhinoskopie. Einstellung untere Muschel und Nasenboden;

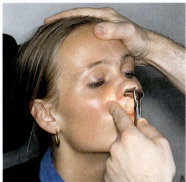 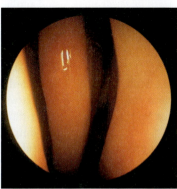

◘ Abb. 7.1b. Anteriore Rhinoskopie. Einstellung mittlere Muschel und mittlerer Nasengang;

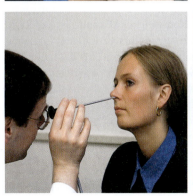 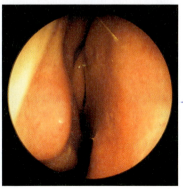

◘ Abb. 7.1c. Anteriore Rhinoskopie. Endoskopie mit 30 Grad Optik; (rechte Nasenhaupthöhle)

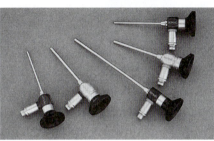

◘ Abb. 7.1d. Anteriore Rhinoskopie. Nasenendoskopie mit Optiken verschiedener Blickwinkel

(0°, 30°, 70°, 120°) und flexible Optiken zur Verfügung (◘ Abb. 7.1c, d).

7.2.2 Postrhinoskopie (Rhinoscopia posterior)
Engl. posterior rhinoscopy

Untersuchungstechnik
Benötigt werden ein Mundspatel (linke Hand) und ein kleines gestieltes Spiegelchen (rechte Hand; ◘ Abb. 7.2a).

Der Stiel des *auf der Glasseite angewärmten* Spiegelchens wird wie ein Federhalter gehalten. Man überprüft die Erwärmung des Instrumentes durch Auflegen der Metallseite auf den eigenen Handrücken.

Mit dem Mundspatel wird die Mitte der Zunge sanft, aber tief heruntergedrückt (nicht an den Zungengrund kommen, da sonst Würgereiz auftritt).

Das Gaumensegel darf nicht kontrahiert sein, der Patient soll versuchen, durch die *Nase zu atmen* oder zu schnüffeln, damit das Gaumensegel einen möglichst großen Abstand von der hinteren Rachenwand bekommt. Das Spiegelchen wird – ohne Zunge, Gaumen oder Rachenhinterwand zu berühren – an der Uvula vorbei in den Raum zwischen Gaumensegel und Rachenhinterwand geführt und nach oben gerichtet. Es muß genau von dem Lichtstrahl des Stirnreflektors getroffen werden. Gelingt die Untersuchung wegen des Würgereizes nicht, lassen sich durch ein Xylocain®-Pumpspray (Lidocain) Zunge und Rachen unempfindlich machen.

Normalbefund. Man erkennt dann im Spiegel ein Teilbild des *Nasenrachenraumes*. Durch geringe Kipp- und Drehbewegungen des Spiegels lassen sich der gesamte Nasenrachenraum und die *Choanen* übersehen.

Am besten orientiert man sich zunächst an der senkrecht stehenden hinteren Kante der Nasenscheidewand (Vomer) und sucht dann die Choanen mit den hinteren Muschelenden, das Rachendach und *seitlich die Tubenwülste* mit den Tubenöffnungen auf (◘ Abb. 7.2b u. ◘ Abb. 7.3a–c).

Pathologischer Befund. Pathologische Befunde sind verdickte hintere Muschelenden, Polypenbildung, schleimiges/eitriges Sekret, vergrößerte Rachenmandel und Tumoren.

Velotraktion. Erschlafft das Gaumensegel nicht und kann deshalb die Postrhinoskopie nicht durchgeführt werden, schiebt man nach Anästhesie je einen dünnen Gummischlauch (Absaug-Katheter) durch jede Nasenseite, faßt ihn im Rachen und führt ihn zum Mund wieder heraus. Die aus dem Nasenloch und dem Mund heraushängenden Schlauchenden werden auf jeder Seite über der Oberlippe geknotet und so das Gaumensegel vorgezogen (Von gleicher Wirkung ist der Velotraktor: Instrument zum selbsttätigen Vorziehen des Gaumensegels.). Es lassen sich dann zur besseren Übersicht auch größere Spiegel verwenden. Unter Benutzung des Operationsmikroskopes können pathologische Befunde an der Schleimhaut noch genauer betrachtet werden. Diese Untersuchung wird häufig mit einer Probeexzision kombiniert.

Nasopharyngoskopie. Die Postrhinoskopie kann auch ohne Stirnreflektor mit Hilfe der **Nasenoptiken** direkt durch die Nase oder seltener mit einer

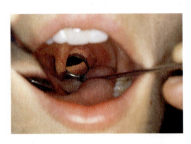

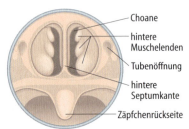

◘ Abb. 7.2a, b. Postrhinoskopie. **a** Halten von Spatel und Spiegel; **b** postrhinoskopisches Bild

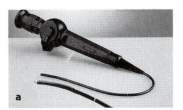

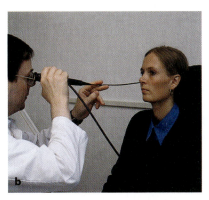

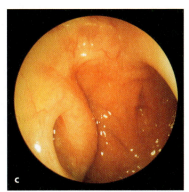

◘ Abb. 7.3a–c. Postrhinoskopische Endoskopie.
a Flexibles Endoskop;
b Untersuchung;
c normaler Endoskopiebefund

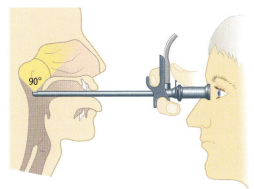

◘ Abb. 7.4. Lupenendoskopie zur transoralen Nasopharyngoskopie

Weitwinkeloptik (**Lupenendoskop**; ◘ Abb. 7.4), die durch den Mund eingeführt und bis zur Rachenhinterwand vorgeschoben wird, vorgenommen werden. Das Bild erscheint im Lupenendoskop anders als bei der Spiegeluntersuchung oben/unten vertauscht.

7.3 Palpation
Engl. palpation

Zu beachten sind bei der Palpation
- des **Nasengerüstes**: Krepitation und Stufenbildung nach Frakturen;
- der **Orbitabegrenzung**: Stufenbildung nach Frakturen, Vorwölbung durch Mukozele oder Tumor;
- der **Nebenhöhlen**: Druck- oder Klopfschmerz der Stirnhöhlenvorderwand, Druckschmerz des Stirnhöhlenbodens oder Druckschmerz der Kieferhöhlenvorderwand bei Nebenhöhlenentzündungen;
- der **Austrittspunkte des N. trigeminus**: Druckschmerz an den Foramina supraorbitale, infraorbitale oder mentale bei Neuralgien;
- des **Nasensteges** mit Anheben der Nasenspitze: Feststellung, ob eine Abweichung der vorderen Septumkante besteht (Subluxatio septi);
- des **Nasenrachenraumes** (nur in Ausnahmefällen vorzunehmen; ◘ Abb. 7.5) bei **Kindern**: Feststellung einer *vergrößerten Rachenmandel*, falls die Postrhinoskopie nicht gelingt, oder bei Verdacht auf *Tumoren*, insbesondere auf ein Nasenrachenfibrom, Feststellung der *harten Konsistenz*.

Man stellt sich seitlich rechts hinter den Kranken, fixiert mit dem linken Arm den Kopf und drückt mit dem linken Zeige- oder Mittelfinger die Wange zwischen die Zahnreihen, um zu verhindern, daß der Kranke den Mund schließt. Mit dem rechten Zeigefinger (Handschuh!) gelangt man dann durch

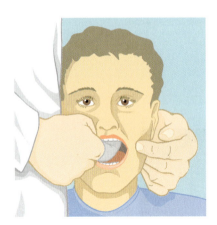

◘ Abb. 7.5. Palpation des Nasenrachenraumes

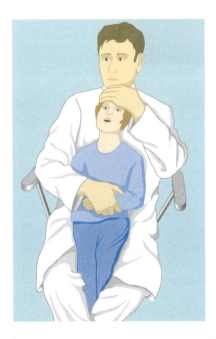

◘ Abb. 7.6. Halten eines Kindes bei der HNO-ärztlichen Untersuchung

den Mund hinter das Gaumensegel und kann den Nasenrachenraum austasten.

Unruhige Kinder sollten bei der Palpation und bei Spiegeluntersuchungen von einer Hilfsperson gehalten werden: Einer der Eltern nimmt das Kind auf den Schoß, fixiert die Beine des Kindes zwischen den Knien bei überkreuzten Unterschenkeln, hält mit der einen Hand beide Arme und Hände des Kindes fest und fixiert den Kopf des Kindes mit der anderen Hand an der Brust (◘ Abb. 7.6).

7.4 Funktionsprüfungen
Engl. functional testing

7.4.1 Prüfung der Luftdurchgängigkeit der Nase

Qualitative Methoden

Beobachtung der *Nasenflügel* bei der Ein- und Ausatmung.

Bei wechselndem Zuhalten eines Nasenloches durch die Nase ein- und ausatmen lassen. Bei Säuglingen Vorhalten einer Flaumfeder oder von Watte.

Auf einem vor die Nasenlöcher gehaltenen Spiegel oder auf eine *Metallplatte* ausatmen lassen und die Größe und Form des Atemniederschlages rechts und links feststellen (ZAUFAL-Spiegel).

Quantitative Methoden

Rhinomanometrie (◘ Abb. 7.7a, b). Messung der *Druckdifferenz* (Δp) zwischen Naseneingang und Nasenrachenraum bei der Einatmung und bei der Ausatmung durch automatisch registrierende Manometer, wobei gleichzeitig die Strömungsgeschwindigkeit (der *Volumenfluß (V)*) gemessen wird. Die gemessenen Werte geben seitengetrennt Auskunft über den respiratorischen Funktionszustand der Nase. Es lassen sich *Schwellungszustände* der Schleimhaut durch Vergleichsmessungen vor und nach Applikation abschwellender Nasentropfen objektivieren (*nasale Provokation*).

Akustische Rhinometrie. Ein Computer berechnet aus den Meßdaten eines *reflektierten Schalls* (Klick am Naseneingang) die parallel zur Nasenklappe liegenden Querschnitte des Naseninneren. Damit lassen sich die Beiträge der einzelnen Nasenabschnitte zum Gesamtwiderstand abschätzen (wenig gebräuchlich).

7.4.2 Funktionsdiagnostik der Nasenschleimhaut

Zytologie. Ausstriche der Nasenschleimhaut werden zur Beurteilung von Epithel, Sekret und zellulärer Immunabwehr konventionell (herkömmliche Färbemethoden) oder immunzytochemisch mit verschiedenen Antikörpern (z.B. Antihuman-IgE-Antikörper) gefärbt. Zur Flimmerschlaganalyse

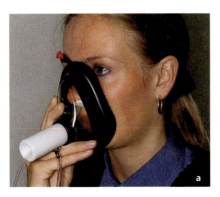 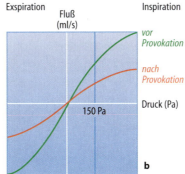

Abb. 7.7a, b. Rhinomanometrie. **a** Aufgesetzte Atemmaske; **b** in- und exspiratorische Druck-Volumen-Kurve

werden ungefärbte, vitale Flimmerzellen direkt unter dem Mikroskop untersucht (= Vitalzytologie).

Sekretanalyse. Antikörperbestimmung im Nasensekret, speziell zum Ausschluß eines IgA-Mangelsyndroms.

Mikrobiologie. Schnellfärbung oder konventionelle Färbung zur Erreger- und Resistenzbestimmung bei akuten und chronischen Rhinitiden.

7.4.3 Riechprüfung (Olfaktometrie) und Riechstörungen

Engl. olfactometry and olfactory dysfunction

Definition. Feststellung der Wahrnehmung und der Erkennung von Riechstoffen.

Qualitative Methoden
- Vor jedes Nasenloch werden nacheinander *reine Riechstoffe* (Olfaktoriusreizstoffe) gehalten, z.B. Wachs, Vanille, Lavendel, Terpentinöl, Birkenteer, Zimt u.ä. Der Patient schnüffelt an den vorgehaltenen Proben.
- Danach Prüfung von *Riechstoffen mit Trigeminusreizkomponente*, z.B. Menthol (kühl), Formalin, Salmiak, Essigsäure (stechend).
- Danach Prüfung von *Riechstoffen mit Geschmackskomponenten* (Reizung des N. glossopharyngeus), z.B. Chloroform (süß), Pyridin (bitter).

Quantitative Methode
Mit dem **Olfaktometer** wird versucht, die *Reizschwelle* in relativen oder absoluten Werten zu bestimmen. Wegen des bisher großen Aufwandes hat diese Methode noch keine klinische Bedeutung erlangt. Eine objektive Olfaktometrie ist durch Aufzeichnung olfaktorisch evozierter Hirnrindenpotentiale (**Computer-Olfaktometrie** analog der ERA, ▶ s. Kap. 2.5.1) möglich.

Riechstörungen (Dysosmien)

Definition. Bei Ausfall des Riechvermögens (**Anosmie**, ▶ s. Kap. 8.7.3) werden die reinen Riechkomponenten nicht wahrgenommen, die Stoffe mit Trigeminusreizkomponenten gespürt bzw. mit Geschmackskomponenten geschmeckt.

Bei eintretender **Hyposmie** geht zuerst die *Erkennungsschwelle*, dann die *Wahrnehmungsschwelle* verloren.

> **Wichtig**
>
> Unter *Parosmie* wird *Fehlriechen* verstanden, z.B. *Kakosmie*: dem Patienten erscheint alles übelriechend. Diese Störung deutet auf zerebrale Prozesse (Hirntumoren) hin. Parosmien auch bei viralen Erkrankungen (Grippe).

Ursachen der Riechstörungen. Diese sind:
- **physiologische Dysosmie** mit zunehmendem Alter,
- **respiratorische Dysosmie** bei behinderter Nasenatmung,

- **Schädigung des Riechepithels:** Bei toxischer Schädigung des Riechepithels oder der Fila olfactoria und bei Viruskrankheiten (Grippe) oder chemischen Einwirkungen und
- **nervale und zentrale Dysosmie:** Bei Trauma durch Abriß der Fila olfactoria bei Schädelbasisbrüchen und bei zentralen Störungen durch Contusio cerebri oder Hirntumoren.

7.5 Untersuchung der Nasennebenhöhlen

Rhinoskopie. Nach Prüfung auf Druck und Klopfschmerzhaftigkeit gibt die Rhinoskopie Hinweise auf eine Nebenhöhlenerkrankung:
- Durch *Eiterstraßen im mittleren Nasengang* (Ausführungsgang von Stirnhöhle, vorderen Siebbeinzellen, Kieferhöhle), über der *mittleren Muschel* (hintere Siebbeinzellen) und an der *Rachenhinterwand* (Keilbeinhöhle).
- **Durch Auftreten von Polypen** im mittleren oder oberen Nasengang (◘ Abb. 8.30).

Postrhinoskopie. Die Postrhinoskopie mit Spiegel oder Optik kann Eiter in der Choane oder an der Rachenhinterwand, vor allem bei Beteiligung der hinteren Siebbeinzellen oder der Keilbeinhöhle, und *Choanalpolypen* ergeben.

7.5.1 Endoskopie
Engl. endoscopy

Bei der **Endoskopie der inneren Nase** werden die Nasenhaupthöhle und die Nasengänge, insbesondere der mittlere Nasengang mit schmalen Geradeausoptiken, mit Winkeloptiken oder mit dünnkalibrigen flexiblen Endoskopen (u.U. mit angeschlossener Videokamera) abgesucht, ob sich Hinweise auf krankhafte Veränderungen z.B. im Bereich der Ausführungsgänge der Nebenhöhlen finden. Mit dem flexiblen Endoskop lassen sich nacheinander Nase, Nasenrachenraum, Rachen und Kehlkopf inspizieren. Endoskopisch kontrollierte Operationen ▶ s. Kap. 8.13.

Antroskopie. Die Antroskopie (Sinuskopie; ◘ Abb. 7.8) ist gebräuchlich zur Untersuchung der Kiefer-

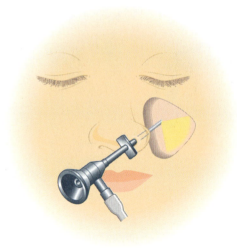

◘ Abb. 7.8. Antroskopie über den unteren Nasengang

höhlen bei Tumorverdacht und zur Schleimhautdiagnostik: Mit einem Trokar Punktion der Kieferhöhle durch den unteren Nasengang (s. u.) oder die Fossa canina im Mundvorhof und Einschieben des Endoskops mit verschiedenen Winkeloptiken, gegebenenfalls Probeexzisionen oder transnasale operative Eingriffe in der Kieferhöhle, u.U. nach Erweiterung des Zugangs im unteren Nasengang.

Kontrollendoskopie. Postoperative Kontrollendoskopie über erweiterte oder angelegte Zugänge zu allen Nebenhöhlen. Mit Endoskopen kann nach einer BECK-Bohrung (▶ s. Kap. 7.5.3) auch die Stirnhöhle untersucht werden.

7.5.2 Punktion und Spülung der Nebenhöhlen

Punktion und Spülung einer Nebenhöhle wurden früher sehr häufig durchgeführt, aber zunehmend durch die Endoskopie ersetzt, da diese aussagefähiger ist und mit einer Probeexzision verbunden werden kann. Bei der Stirn- und Keilbeinhöhle hat die endonasale Mikrochirurgie die Spülung nahezu vollständig ersetzt. Punktion und Spülung werden eingesetzt zu:
- **diagnostischen Zwecken** (Feststellung, ob Sekret in der Nebenhöhle vorhanden ist, das auf Erreger und u.U. zytologisch untersucht werden kann) und

- **therapeutischen Zwecken** (Entfernung des Eiters und Einfüllen eines schleimhautabschwellenden Medikamentes oder eines Antibiotikums).

Kieferhöhle. *Punktion mit spitzer Kanüle* durch den *unteren Nasengang* unter der unteren Muschel und Spülung nach vorheriger Oberflächenanästhesie mit 4%igem Lidocain (Xylocain®). Die Spülflüssigkeit fließt durch das Ostium in die Nase.

Müssen Spülungen an mehreren Tagen wiederholt werden, empfiehlt sich vor allem bei Kindern die Einlage eines *Kunststoffröhrchens* durch die Punktionsstelle während dieser Zeit.

Wegen der Gefahr einer *Luftembolie* bei Anstich eines Schleimhautgefäßes darf sich im Spülsystem keine Luft befinden (*Keine Lufteinblasung!*).

Durch *Fensterung der Kieferhöhle* im unteren oder mittleren Nasengang im Rahmen der Nasennebenhöhlenchirurgie (▶ s. Kap. 8.13) kann eine Daueröffnung geschaffen werden, durch die das Sekret abfließt und eine wiederholte Spülung mit einem stumpfen Röhrchen möglich ist. Sie wird heute im Rahmen der postoperativen Nachbehandlung regelmäßig ausgeführt.

Stirnhöhle

- *BECK-Bohrung*: In örtlicher Betäubung nach einem kleinen Schnitt in der Augenbraue und Anlegen eines Bohrloches in der Stirnhöhlenvorderwand mehrere Tage lang Spülung der Stirnhöhle durch ein Kunststoffröhrchen. Die Spülflüssigkeit läuft durch die natürliche Öffnung in den mittleren Nasengang ab. Indiziert bei isolierter (sub-) akuter Stirnhöhlenentzündung, wird jedoch seltener ausgeführt. Meistens erfolgt eine endonasale Infundibulotomie (▶ s. Kap. 8.13) zur Beseitigung der ursächlich wirksamen Engstelle.
- Postoperativ: *Spülung über das erweiterte Infundibulum wie bei Kieferhöhle.*

7.5.3 Diaphanoskopie
Engl. Diaphanoscopy

Lichtdurchleuchtung der Kieferhöhlen zur orientierenden Untersuchung; in der Praxis gelegentlich noch gebräuchlich.

Kieferhöhle. Im verdunkelten Zimmer wird dem Patienten ein elektrisches Lämpchen in den Mund gehalten. Die Lippen sind zu schließen. Bei gesunden, lufthaltigen Kieferhöhlen findet man ein seitengleiches Aufleuchten der Pupillen, eines sichelförmigen Bezirkes unter den Augen und beider Wangen. Leuchtet eine Seite nicht auf, ist mit einem krankhaften Prozeß auf dieser Seite zu rechnen (Oberkieferprothese vorher herausnehmen!).

7.5.4 Bildgebende Verfahren
Engl. imaging

> **Wichtig**
>
> Die bis vor wenigen Jahren noch sehr häufig zur Diagnostik eingesetzten planen Röntgenaufnahmen der Nasennebenhöhlen wurden in der Zwischenzeit aufgrund der sehr viel besseren und überlagerungsfreien Detaildarstellung und Differenzierung durch die Computertomographie (Knochen- und Schleimhautdarstellung) und Kernspintomographie (Weichteildifferenzierung) weitgehend ersetzt.

Röntgenuntersuchungen

Sie dienen der Darstellung von entzündlichen Schleimhautschwellungen, Sekretansammlungen, Tumoren und Frakturen.

Übersichtsaufnahmen des Schädels sind wegen der Überlagerung der Nebenhöhlen durch Teile der Schädelbasis – insbesondere der Felsenbeinpyramiden – nicht geeignet, alle Nebenhöhlen frei darzustellen. Es werden daher folgende *Spezialaufnahmen* angefertigt:

Okzipitodentale Aufnahme (= okzipitomentale Aufnahme = halbaxiale Aufnahme; ◻ Abb. 7.9a, b).
Die Nase und der weit geöffnete Mund mit dem Kinn liegen der Platte an (Zentralstrahl 30° gegenüber Deutscher Horizontalen angehoben).

Gut dargestellt: Kieferhöhlen, Keilbeinhöhlen (die sich in den geöffneten Mund projizieren) sowie Jochbeine und Kiefergelenke, außerdem die Nasenpyramide. Stirnhöhlen durch Schrägstellung verzeichnet.

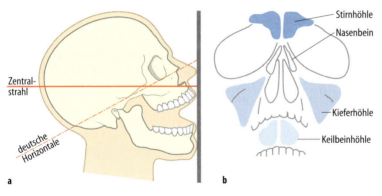

Abb. 7.9a, b. Okzipitodentale Röntgenaufnahme. **a** Einstellung, **b** wichtigste Konturen

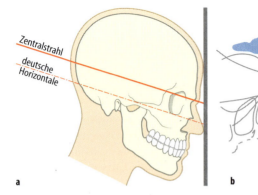

Abb. 7.10a, b. Okzipitofrontale Röntgenaufnahme. **a** Einstellung, **b** wichtigste Konturen

Schlecht: Siebbeine, weil von den Nasenbeinen überlagert. Die Felsenbeine stören nicht, weil sie sich unterhalb der Kieferhöhlen abzeichnen.

Diese Aufnahme wird zur *ersten Übersicht der Nebenhöhlen* angefertigt.

Okzipitofrontale Aufnahme (Abb. 7.10a, b). Stirn und Nase liegen der Platte an.

Gut dargestellt: Stirnhöhlen.

Schlecht: Kieferhöhlen, weil von der Schädelbasis (Felsenbein) überlagert.

Seitliche Aufnahme (bitemporal). Der Schädel liegt seitlich der Platte an.

Gut dargestellt: Stirnhöhlen und vordere Schädelbasis mit Siebbeinzellen und Keilbeinhöhlen sowie Sella turcica, wobei sich allerdings die Strukturen der rechten und der linken Seite aufeinanderprojizieren; Nasenrachenraum.

Auf einer *weichen* seitlichen Aufnahme sind die Weichteile der Nase und Nasenbeinfrakturen gut zu erkennen.

Computertomographie

Gemessen werden die Dichteunterschiede in den verschiedenen durchstrahlten Geweben aufgrund von Absorptionswerten (geringere Strahlenbelastung als bei konventionellen Röntgenaufnahmen). Mit der Computertomographie beste Darstellung von *Knochenprozessen*. Beim Spiral-CT erfolgt die Aufnahme unter fortlaufender Röhrenrotation und mit kontinuierlichem Tischvorschub. Es resultiert ein vollständiger Datensatz der Region, aus dem sich Schichten an beliebiger Position sowie in beliebigen Schnittebenen berechnen lassen. Dreidimensionale Rekonstruktion möglich.

Bei hochauflösender coronarer (frontaler) und axialer (horizontaler, transversaler) Computertomographie sowie Reformationen in sagittaler Projektion gute Darstellung auch der Siebbeinzellen und der Keilbeinhöhle mit den wichtigen angrenzenden Strukturen (N. opticus, A. carotis interna, Schädelbasis, Hypophyse).

- Ausmaß und Lokalisation von Schleimhautveränderungen (wichtig vor endonasaler Nebenhöhlenchirurgie!) anatomische Varianten,

- Tumorausdehnung und Knochendestruktionen im Nasennebenhöhlenbereich,
- bei Schädeltraumen Nachweis der Frakturen, intrakranieller Lufteinschlüsse und Blutungen,
- Nachweis rhinogener Hirnabszesse und
- orbitaler Komplikationen.

Kernspintomographie, Magnetresonanztomographie (MRT)

Sie dient im Nasennebenhöhlenbereich vor allem der Darstellung
- der Nasen- und Nebenhöhlentumoren,
- der endokraniellen Komplikationen bei Schädelhirnverletzungen,
- der Abgrenzung einer Meningoenzephalozele von endonasalen Polypen (3-D-Rekonstruktionsverfahren ▶ s. Kap. 2.6.3) und
- der Differenzierung von Schleimhautprozessen.

Angio-MRT. Darstellung des arteriellen und venösen Gefäßsystems unter Ausnutzung der durch den Partikelfluß der Erythrozyten ausgelösten Signalveränderung. Einsatz wie Angiographie, jedoch schlechtere Auflösung und Kinetik.

Angiographie. Sie wird als digitale Subtraktionsangiographie in 2 Ebenen ausgeführt. Dargestellt werden die Stromgebiete der **A. carotis externa und interna** und ihre venösen Abflußgebiete. **Diagnostisch** wird sie eingesetzt zur
- Lokalisation der Blutungsquelle bei unstillbarem Nasenbluten,
- Bestimmung der Gefäßversorgung von Tumoren und
- Beurteilung der Gefäßwandinfiltration von Tumoren.

Therapeutische Anwendung in Form der **Embolisation** mit Hilfe von Metall-Coils oder Kunststoffpartikeln bei unstillbarem Nasenbluten und präoperativ bei gut vaskularisierten Tumoren.

Computerassistierte Chirurgie (CAS = computer aided surgery).

Intraoperative Navigation mit genauer Lokalisation des chirurgischen Arbeitspunktes. Die Bilddaten werden präoperativ mit am Patientenkopf angebrachten Markern aufgenommen. Zu Beginn der Operation werden die Marker mit den entsprechenden Bilddaten referenziert, um eine Übereinstimmung zwischen der Bilddarstellung und dem operativen Situs zu erzielen. Spezielle Pointer (geeichte Instrumente) dienen zur Lokalisation bestimmter anatomischer Strukturen der Schädelbasis oder des Optikuskanals. Als Bilddaten finden Computertomographie und Kernspintomographie Verwendung.

Intraoperative Bildgebung. Durch intraoperative Computer- oder Kernspintomographie oder die Verwendung der B-Mode-Sonographie kann der Operationsfortschritt kontrolliert und ggf. modifiziert werden. Einsatz in Verbindung mit CAS.

CAD = Computer Aided Design und CAM = Computer Aided Manufacturing. Dreidimensionale Rekonstruktion von Knochendefekten zur maßgeschneiderten maschinengestützten Anfertigung von Ersatzimplantaten.

Sonographie (Ultraschalldiagnostik; ◘ Abb. 7.11)

Die Methode (**Sonographie-A-Mode**) wird eingesetzt zur Erkennung von knöchernen Anomalien, Ergüssen, Schleimhautschwellungen und Tumoren (anstelle oder) zur Ergänzung des Röntgenbefun-

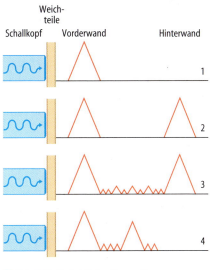

◘ Abb. 7.11. Kieferhöhlendiagnostik. A-Scan-Sonographie (1–4 s. Text)

des. Sie hat sich vor allem bei der *Verlaufskontrolle* von entzündlichen Nebenhöhlenerkrankungen bewährt, um wiederholte Röntgenuntersuchungen zu vermeiden, und wird bei *Schwangeren* und *Kindern* bevorzugt. Dargestellt werden Amplituden des an Grenzflächen reflektierten Schalls.

Im **Echogramm** zeigen sich außer dem Vorderwandecho

- bei lufthaltiger Kieferhöhle kein weiteres Echo *(1)*,
- bei sekretgefüllter Kieferhöhle ein Hinterwandecho *(2)*,
- bei mit Schleimhaut oder Tumorgewebe ausgefüllter Kieferhöhle Zwischenechos in variabler Höhe mit nachfolgendem Hinterwandecho *(3)* und
- bei solitären Polypen, Zysten oder Tumorbildungen, die mit der Vorderwand direkt oder über Schleimhautschwellungen in Zusammenhang stehen, ein Echo an der Grenzschicht des Gewebes zur Luft *(4)*.

B-Mode-Verfahren. Es ermöglicht die zweidimensionale Darstellung u.a. pathologischer Kieferhöhlen- und Stirnhöhlenprozesse mit besserer Auflösung und Spezifität als das A-Mode-Verfahren. Die Darstellung erfolgt mit Grauwertstufen. Es dient insbesondere der Darstellung von Schleimhautschwellungen und Polypen, Zysten und Tumorausdehnungen.

DOPPLER-Sonographie. Sie zeigt die Gefäßversorgung von Tumoren im Zusammenhang mit der B-Mode-Darstellung (Duplex-Sonographie). Dargestellt wird die Frequenzveränderung des Ultraschallsignals durch die am Schallkopf vorbeiströmenden Potentiale (Erythrozyten). Damit kann auch die Flußrichtung festgelegt werden.

Echokontrastverstärker (Ultravist®) setzt im Gewebe kleine Gaspartikel frei: Sie werden zur besseren Differenzierung von pathologischen Prozessen (Lymphknoten) verwendet.

Verfahren zum Nachweis einer Liquorrhoe. Die Methoden werden eingesetzt zum Nachweis und zur Lokalisation einer Rhino- oder Otoliquorrhoe. Nicht selten kann diese bei der Endoskopie nicht

erkannt werden. Neben den bildgebenden Verfahren, vor allem der hochauflösenden Computertomographie kommen folgende Verfahren zum Einsatz (▶ s. Kap. 8.7.3):

- β_2-**Transferrinnachweis** im Nasensekret. Das Protein weist eine hohe Spezifität für Liquor auf. Es wird immunelektrophoretisch nachgewiesen.
- **Zisternographie:** Injektion von Röntgenkontrastmittel in den Liquorraum und Darstellung des Liquorteils mittels Computertomographie.
- **Intrathekale Fluoreszeininjektion:** Nachweis des grün bzw. im Fluoreszenzlicht blau gefärbten Liquors an der Austrittsstelle an der Schädelbasis, unter endoskopischer oder mikroskopischer Kontrolle auch intraoperativ möglich.
- **Liquorszintigraphie:** Szintigraphischer Nachweis von Isotopen im Nasensekret nach intrathekaler Applikation.

✔ Fragen

- Welche Methoden der funktionellen Nasendiagnostik kennen Sie (s. S. 136 f)?
- Mit welchen Methoden lassen sich entzündliche und tumoröse Prozesse der Nasennebenhöhlen am besten darstellen (s. S. 140 f)?
- Wie prüft man die Luftdurchgängigkeit der Nase (s. S. 136)?
- Nennen Sie Ursachen einer Riechstörung (s. S. 137 f)!
- Welche Methoden der Sonographie der Nebenhöhlen kennen Sie (s. S. 141 f)?

GK3 2.3 Klinik

GK3 2.3.5 **8.1 Fehlbildungen** – 145

8.2 Formfehler – 146

8.3 Septumdeviation – 147

GK3 2.3.6 **8.4 Plastische Maßnahmen** – 149

GK3 2.3.4 **8.5 Nasenbluten (Epistaxis)** – 150
🔒🔓 Epistaxis
8.5.1 Ursachen – 150
8.5.2 Diagnose – 150

8.6 Fremdkörper – 152

GK3 2.3.1 **8.7 Frakturen** – 153
8.7.1 Laterale Mittelgesichtsfrakturen (Nebenhöhlenverletzungen) – 154
🔒🔓 Blow-out-Fraktur
8.7.2 Zentrale Mittelgesichtsfrakturen – 156
🔒🔓 Le-Fort-III-Fraktur
🔒🔒🔓 Septumhämatom
8.7.3 Frontobasale Frakturen
(Frakturen der oberen Nebenhöhlen, Schädelbasisbrüche) – 159
🔒🔓 Frontobasale Frakturen

8.8 Weichteilverletzungen – 161

GK3 2.3.2 **8.9 Entzündungen der äußeren Nase** – 162
🔒🔓 Nasenfurunkel

8.10 Entzündungen der Nasenhaupthöhle – 163
8.10.1 Mikrobielle Rhinitiden (Akute Rhinitiden) – 163
8.10.2 Unspezifische granulomatöse Rhinitis (Maligne Granulome) – 166
8.10.3 Spezifische Rhinitiden – 167
8.10.4 Tropenkrankheiten – 168
8.10.5 Rhinitis sicca anterior – 169
8.10.6 Rhinitis atrophicans sine foetore und cum foetore (= Ozaena) – 169
🔒🔓 Ozeana
8.10.7 Allergische Rhinitis und Rhinokonjunktivitis – 170
8.10.8 Hyperreflektorische Rhinitis
(= unspezifische nasale Hyperreaktivität) – 172
8.10.9 Weitere Rhinitisformen – 173

8.11   Umweltmedizin – 173

8.12   Nebenhöhlenentzündungen – 175
8.12.1   Akute Sinusitis – 175
8.12.2   Chronische Sinusitis – 179
8.12.3   Chronische Siebbein-Kieferhöhlenentzündung – 180
         🔴🔴🔴 Polyposis nasi
8.12.4   Odontogene (= dentogene) Kieferhöhleneiterung – 183
8.12.5   Zahnzysten – 183
8.12.6   Mukozele, Pyozele – 183
         🔴 Mukozele
8.12.7   Mykosen – 184

8.13   Operationen an den Nasennebenhöhlen – 185

GK3 2.3.3 **8.14   Tumoren: Gutartige Geschwülste** – 188
8.14.1   Rhinophym (»Pfundnase«, »Kartoffelnase«) – 188
8.14.2   Osteom – 188

8.15   Tumoren: Malignome – 189
8.15.1   Äußere Nase, Gesicht – 189
8.15.2   Nasenhaupthöle und Nasennebenhöhlen – 189

Zur Information

Angeborene Fehlbildungen wie Gesichts- und Nasenspalten sowie angeborene
oder erworbene Formfehler der Nase führen sowohl zu Funktionsstörungen,
entzündlichen Komplikationen als auch kosmetischen Entstellungen.
Nasenbluten kann ein bedrohliches Krankheitszeichen sein. Die Kenntnis der
möglichen Ursachen ist Grundlage für eine rasche Diagnostik und Therapie in
dieser Notfallsituation.
Weichteil- und Knochenverletzungen im Gesichtsschädelbereich treten häufig
bei Verkehrs- und Sportunfällen auf. Insbesondere die endokraniellen Kompli-
kationsmöglichkeiten erfordern eine vollständige Diagnostik und adäquate
Behandlung.
Entzündungen betreffen sowohl die äußere Nase, die Nasenhaupthöhle und die
Nasennebenhöhlen. Zunehmend häufig sind allergische Reaktionen, die von
anderen Rhinitisformen getrennt werden müssen.
Bei den im Gesichtsbereich auftretenden Tumoren handelt es sich meistens um
Malignome.

8.1 Fehlbildungen
Engl. malformation

Gesichtsspalten und **Nasenspalten** sind Folgen ungenügender Vereinigungen der Gesichtswülste oder entstehen durch pathologisches Einreißen von Membranen (Lippenkiefergaumenspalten ▶ s. Kap. 11.1.1).

Nasenfisteln (Dermoidzysten) können bei der embryonalen Furchung der Nase entstehen und sind mit Haut ausgekleidete Gänge, die auf dem Nasenrücken in der Mittellinie beginnen und unter den Nasenbeinen bis zur Nasenwurzel oder zur Schädelbasis reichen.

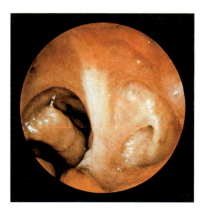

Abb. 8.1. Choanalatresie

Therapie
Exstirpation.

Meningoenzephalozelen entstehen infolge angeborener Dehiszenz der Schädelbasis, meist am Siebbeindach, und wölben sich – gelegentlich pulsierend – ins Naseninnere vor (Sie können mit Nasenpolypen verwechselt werden! Abklärung durch Kernspintomographie).

Therapie
Abtragen und Duraplastik.

Atresie des Naseneinganges (selten), angeboren oder traumatisch.

Therapie
Plastische Operation zur Schaffung des Naseneinganges.

Choanalatresie (Abb. 8.1), angeboren einseitig oder doppelseitig, membranös oder knöchern.

Symptome. Bei einseitiger Atresie aufgehobene Nasenatmung und Schleimabsonderung auf dieser Seite. Einseitige Anosmie. Bei *doppelseitiger Atresie lebensbedrohliche Zustände* bald nach der Geburt, weil die Säuglinge keine Luft durch die Nase bekommen (Dyspnoe und Zyanose). Nahrungsaufnahme erschwert, weil Saugen und Trinken ständig unterbrochen werden müssen, um zu atmen. Dabei Aspirationsgefahr. Die Pflege der Säuglinge ist schwierig, unter Umständen sind Sauerstoffgabe und Sondenernährung notwendig (später geschlossenes Näseln).

Diagnose
- Beim Ausatmen entsteht kein Atemniederschlag auf einem vorgehaltenen Spiegel
- Bei Kindern durch Vorschieben feiner Gummischläuche durch die Nase, die dann nicht im Nasenrachenraum erscheinen
- Bei Erwachsenen durch Postrhinoskopie und Endoskopie
- Röntgendarstellung mit Kontrastfüllung der Nase im Liegen bei zurückgebeugtem Kopf
- Computertomogramm

Therapie
Durchstoßen der Atresieplatte mit einem Trokar bringt nur vorübergehend Erleichterung. Besser endonasales Aufbohren oder weniger gebräuchlich transpalatinal Freilegen und Ausstanzen der Atresieplatte, Schleimhautplastik. Anschließend für Wochen Einlage eines Kunststoffröhrchens in die Choane zur Vermeidung von narbigen Strikturen. Je später im Kindesalter die Operation durchgeführt werden kann, desto besser sind die Dauerergebnisse. Beim Erwachsenen kaum wieder narbige Verengungen.

Synechien
Engl. synechia

Verwachsungen zwischen Septum und lateraler Nasenwand (Muscheln). Angeboren, meist jedoch als Folge von Verletzungen, Entzündungen oder operativen Eingriffen.

Symptom. Behinderung der Nasenatmung.

✓ Therapie
Operative Durchtrennung und für einige Tage Einlegen von Salbenstreifen oder Kunststoffplättchen, um eine Epithelisierung zu erreichen und ein Wiederverwachsen der Wundflächen zu verhindern.

8.2 Formfehler
Engl. deformities

Definition. Abweichungen der äußeren Form der Nase von der Norm.

Formfehler sind angeboren oder nach Traumen oder spezifischen Entzündungen erworben. Sie behindern nicht selten die Nasenatmung (◘ Abb. 8.2). Die operative Behandlung ist daher nicht nur als kosmetischer Eingriff, sondern als endonasal durchzuführende **funktionelle Rhinoplastik** (korrektive Nasenplastik) aufzufassen. Die Korrektur umfaßt die äußere und die innere Nase einschließlich des Septum.

Höckernase. Sie kann den knöchernen und den knorpligen Teil des Nasenrückens betreffen.

✓ Therapie
Abtragen des Höckers und mediale Osteotomien nach Abpräparieren der Weichteile von einem Schnitt im Na-

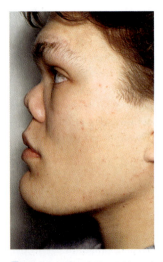

◘ Abb. 8.2. Fehlende Entwicklung der knorpeligen Nase

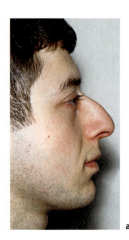

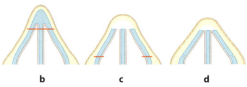

◘ Abb. 8.3a–d. Operation der Höckernase. **a** Laterale Ansicht vor Operation; **b** Höckerabtragung; **c** Verschmälerung der Nase durch laterale Osteotomie; **d** Endzustand

senvorhof aus, anschließend laterale und transversale Osteotomie beiderseits und Aneinanderdrängen der Ossa nasalia notwendig, um den – nach Abtragen des Höckers zu breiten – Nasenrücken zu verschmälern (◘ Abb. 8.3a–d). Nicht selten ist gleichzeitig eine hängende Nasenspitze durch Korrektur des knorpligen Nasengerüstes zu heben.

Breitnase. Nach Traumen häufig mit knöcherner und knorpliger Schiefnase kombiniert.

✓ Therapie
Mediale, laterale und transversale Osteotomien und Verschmälern des Nasengerüstes.

Schiefnase. Die *knorplige* Schiefnase ist oft lediglich durch einen Schiefstand der Nasenscheidewand mit Subluxatio septi bedingt.

✓ Therapie
Septumplastik mit Einstellen der Nasenscheidewand in die Mittellinie genügt meist, evtl. noch Korrekturen an den Dreieckknorpeln (Cartilago nasi lateralis), die das innere Nasenloch begrenzen und die »Nasenklappe« bilden. Bei gleichzeitiger knöcherner Schiefnase zusätzlich Osteotomien zur Mobilisierung der knöchernen Nase (= Septorhinoplastik; ◘ Abb. 8.4a–c).

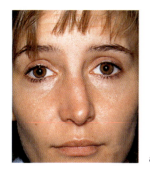

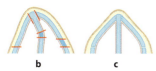

◘ Abb. 8.4a–c. Operation der Schiefnase. **a** Ansicht von vorne; **b** mediale und laterale Osteotomien beiderseits und u.U. Entnahme eines Knochenkeiles aus der flachgestellten seitlichen Nasenwand und aus dem Septum; **c** reponiertes Nasengerüst

Sattelnase. Nach Traumen, malignen Granulomen oder spezifischen Rhinitiden (▶ s. Kap. 8.10.2 u. 8.10.3). Außerdem bei zu ausgedehnten früheren Septumresektionen (Sattel im knorpligen Anteil, ◘ Abb. 8.5) oder als Folge einer Lues III (Sattel im knöchernen Anteil).

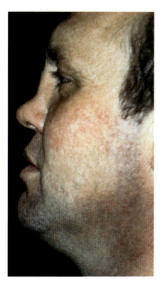

◘ Abb. 8.5. Sattelnase

✓ Therapie
Einbringen eines Knorpelspans aus der Rippe (autologer Knorpel) oder aus Septumanteilen zur Stützung des Nasenrückens. Bei fehlender knorpliger Stütze des Nasenstegs und Absinken der Nasenspitze (Plattnase) Spaneinpflanzung auch in den Nasensteg, u.U. von einem Schnitt im Mundvorhof aus (L-Span).

Formfehler der Nasenflügelknorpel oder Ansaugen der Nasenflügel mit Behinderung der Nasenatmung.

✓ Therapie
Beseitigen der Formfehler nach Freilegen der Flügelknorpel vom Nasenvorhof aus.

8.3 Septumdeviation
Engl. septal deviation

Definition. Abweichung des Septum aus der Mittelstellung oder Formveränderungen.

Ursachen. Die bei allen Angehörigen der weißen Rasse mehr oder weniger starke Verbiegung der Nasenscheidewand ist bedingt durch unterschiedliche *Wachstumszeiten* der knorpligen und knöchernen Anteile und durch Einengung des Raumes zwischen Nasendach und Gaumen beim Menschen infolge der Abknickung der vorderen Schädelbasis und eines hochstehenden harten Gaumens.
    Traumatisch bedingt nach Nasenbeinfrakturen. Eine Septumsubluxation (◘ Abb. 8.6) kann durch ein Geburtstrauma entstehen.

Symptome. Behinderte Nasenatmung, Beeinträchtigung des Riechvermögens, Schnarchen, Kopfschmerzen besonders bei hochgelegener Deviation oder wenn das Septum durch die Verbiegung unter Spannung steht (*Spannungsseptum*). Schnupfen und Nebenhöhlenentzündungen heilen schlecht ab. Durch die Mundatmung trockene Rachenschleimhaut und häufige Rachen- und Kehlkopfkatarrhe, Anginen und Bronchitiden; Epistaxis.

Befund
– Bei der Rhinoscopia anterior lassen sich *Subluxation, Deviation, Leisten (Cristae)* und *Dorn-*

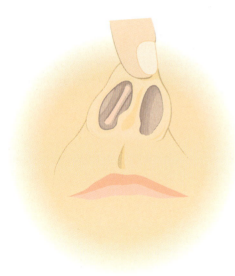

Abb. 8.6. Subluxation der vorderen Septumkante

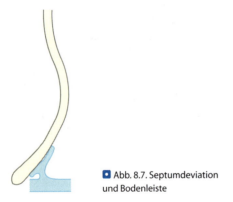

Abb. 8.7. Septumdeviation und Bodenleiste

bildungen (Spinae) – nicht selten am Übergang vom knorpligen zu knöchernen Anteilen der Nasenscheidewand (Abb. 8.7) – leicht feststellen.
- Häufig entsteht durch die ungenügende Luftdurchgängigkeit der Nase eine *vasomotorische Muschelschwellung* und eine *Verdickung der hinteren Enden* der unteren Muscheln, die dann eine zusätzliche Atembehinderung darstellen.
- Die Nasenatmungsbehinderung wird objektiv durch die *Rhinomanometrie* (▶ s. Kap. 7.4.1) registriert.

✓ Therapie

Die Behandlung kann nur operativ sein. Da nicht jede Septumdeviation zu Beschwerden führt, ist eine Indikation zur Operation nur bei Auftreten typischer Symptome gegeben. Sie wird auch im Rahmen der Nasennebenhöhlenchirurgie zur Verbesserung des Zuganges zu den Nebenhöhlen sowie im Rahmen der Epistaxisbehandlung bei sonst nicht zugänglicher Blutungsquelle erforderlich. Bei atrophischer Nasenschleimhaut und bei Kindern (noch wachsender Gesichtsschädel!) ist man mit der Operation zurückhaltend.

Septumoperationen

Septumplastik (COTTLE; Abb. 8.8a). Operationstechnisch schwieriger, aber der Septumresektion vorzuziehen, weil das knorplige Septum als Stütze der Nase erhalten bleibt (*funktionelle Septumchirurgie*). Wird vor allem durchgeführt, wenn nur das Septum verbogen ist (häufig traumatisch) oder eine Subluxation besteht, außerdem im Rahmen der funktionellen Rhinoplastik und bei der operativen Reposition einer frischen Fraktur. Es wird die Knorpelplatte vom knöchernen Nasenboden gelöst und durch Einschnitte im Knorpel spannungsfrei in die Mittellinie gestellt. Müssen Knorpelstreifen entfernt werden, werden sie – falls erforderlich – replantiert. Knochenleisten werden abgetragen. Durch diese Operation läßt sich häufig auch eine knorplige Schiefnase beseitigen, denn ein Schiefstand des knorpligen Septum mit Subluxation zur Gegenseite führt zum Schiefstand der gesamten knorpligen Nase.

Subperichondrale Septumresektion (Killian; Abb. 8.8b). Früher häufig, heute nur noch selten in typischer Weise vorgenommen. Subperichondrales bzw. subperiostales Entfernen des verlegenden Teiles des knorpligen und knöchernen Septum mit allen Leisten- und Spornbildungen. Am Nasensteg und am Nasendach muß ein Knorpelstreifen stehen bleiben, um ein späteres Absinken der Nasenspitze und eine Sattelnase zu vermeiden.

Muscheloperationen

Konchotomie. Abtragen des überschüssigen Muschelgewebes mit der Schere oder dem Shaver (rotierendes Messer). Bei zu ausgedehnter Resektion Gefahr der zu weiten Nase und Trockenheit, später Ozaena. Wird in der Regel an der unteren Muschel ausgeführt. Zusätzlich Abtragen der *verdickten hinteren Enden* mit der Schlinge.

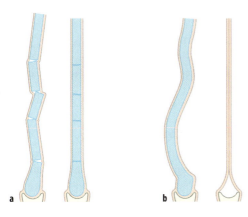

Abb. 8.8a, b. Septumoperationen. **a** Septumplastik (COTTLE); **b** subperichondrale Septumresektion (KILLIAN)

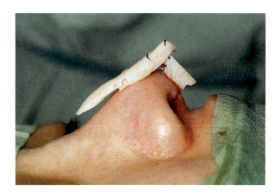

Abb. 8.9. Rekonstruktive Nasenplastik: Rippenspanimplantation bei Sattelnase

Muschelkaustik. Submuköse Koagulation der Schwellkörper entweder mit Elektrokaustik oder mit Neodym-YAG-Laser. Schleimhautschonender, aber weniger wirksam als die Konchotomie. Nachbehandlung zur Schleimhautpflege erforderlich.

8.4 Plastische Maßnahmen

Zur regionalen plastischen Chirurgie gehören die *korrektive* Nasenplastik bei Formfehlern und Mißbildungen und die *rekonstruktive* Nasenplastik bei Defekten, die traumatisch oder bei der operativen Tumorbehandlung entstanden sind.

Die korrektive Nasenplastik umfaßt das äußere Nasengerüst und die Nasenscheidewand, da nicht nur die äußere Form, sondern auch die Luftdurchgängigkeit der Nase berücksichtigt werden müssen (*funktionelle Rhinoplastik*, Septorhinoplastik).

Die Korrekturen werden vom Nasenvorhof aus, nur in Ausnahmefällen nach Aufklappen der Nasenweichteile durchgeführt:
- Korrekturen der knorpligen Nase und des Septum durch Formen der Knorpel,
- Korrekturen der knöchernen Nase durch Osteotomien bei Höckernase, Schiefnase und Breitnase.
- Zusätzlich Aufbau der Nase bei Plattnase und bei knorpliger und knöcherner Sattelnase (Abb. 8.9 u. 8.5) durch autogenen Knorpel oder Knochen.

Die rekonstruktive Nasenplastik zur Deckung der Defekte und zum subtotalen bzw. totalen Nasenersatz verwendet neben Knorpel und Knochen:
- *freie Hauttransplantate* oder *freie gefäßgestielte Transplantate* (mikrovaskuläre Operationen ▶ s. Kap. 20.4.5, Abb. 8.10),
- *freie zusammengesetzte Transplantate* (Haut/Knorpel = *Composite Grafts*) aus der Ohrmuschel,
- *Nahlappen* aus Wange, Stirn oder Skalp (Verschiebelappen, Rotationslappen, Transpositionslappen, Insellappen) oder selten

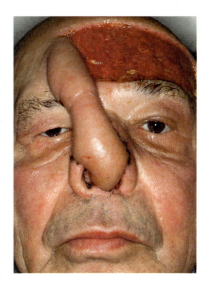

Abb. 8.10. Gesichtsplastik (medianer Stirnlappen)

150   B · Nase, Nebenhöhlen und Gesicht

— *Fernlappen* (Rundstiellappen) von Hals, Arm, Brust oder Bauch.

Gesichtsplastik. Bei der Gesichtsplastik kommen entsprechende Nah- und Fernlappen zur Rekonstruktion von Stirn-, Wangen-, Kiefer- und Lippendefekten zur Anwendung. Die Hautschnitte sind in die *Spannungslinien* der Haut zu legen. Freie revaskularisierte Fettlappen oder desepithelisierte myokutane Lappen dienen zur Unterfütterung eingesunkener oder atrophischer Gesichtspartien.

Oberkieferdefektplastiken. Bei Oberkieferdefektplastiken finden ebenfalls revaskularisierte freie Transplantate (myokutaner Latissimus-dorsi-Lappen, Leistenlappen mit oder ohne Beckenkamm oder osteomyofaszialer Temporalislappen) Verwendung.

8.5 Nasenbluten (Epistaxis)
Engl. nosebleeding

8.5.1 Ursachen

Lokal bedingtes Nasenbluten
Die Ursache liegt in der Nase oder den Nebenhöhlen:
— **Ruptur** eines gestauten Gefäßes am Locus KIESSELBACH (sehr häufig; ◘ Abb. 6.5) durch kleinere mechanische Einwirkungen auf die knorplige Nase, bei Rhinitis sicca anterior, durch bohrenden Finger, durch starkes Schneuzen. Ulzeration der Nasenschleimhaut durch häufiges Kokainschnupfen.
— **Traumatisch** bei Nasenbeinfraktur oder Septumfraktur durch Zerreißen der Schleimhaut, bei Nebenhöhlenfrakturen und bei Schädelbasisfrakturen (frontobasale Frakturen, ▶ s. Kap. 8.7.3).
— Verletzung der Schleimhaut durch **Fremdkörper** (▶ s. Kap. 8.6).
— Sogenannter **blutender Septumpolyp** (Granuloma teleangiectaticum), der seinen Ausgang von der Schleimhaut des vorderen Septum nimmt und wahrscheinlich durch mechanische Reize bedingt ist.

✔ Therapie
Abtragen unter Einbeziehen des Perichondrium.

— **Maligne Geschwülste** der Nase und der Nasennebenhöhlen (▶ s. Kap. 8.15.2).
— **Juveniles Nasenrachenfibrom** (▶ s. Kap. 11.4.1).

Symptomatisches Nasenbluten
— **Fieberhafte Infektionskrankheiten:** Geringfügige Blutungen durch Hyperämie der Schleimhaut der Muscheln oder des Septum (Grippe, Masern oder Schnupfen).
— **Gefäß- und Kreislaufkrankheiten:** Arterielle heftige Blutungen aus größeren Gefäßen in den mittleren und hinteren Abschnitten der Nase (Arteriosklerose, Hypertonie, Nierenerkrankungen).
— **Hämorrhagische Diathesen:** Flächenhafte Schleimhautblutungen oft beiderseits (Hämophilie, Thrombopathie, Morbus WERLHOFF, Leukämie, Lebererkrankungen, Nasenbluten während der Menses, Antikoagulantien-Überdosierung).
— **Morbus RENDU-OSLER:** Blutungen aus Blutgefäßknötchen (Hämangiomen) im Bereich der Nasenschleimhaut. Die Teleangiektasien sind meist auch auf der Mundschleimhaut und der Haut sichtbar.

✔ Therapie
Neodyn-YAG-Laserchirurgie bzw. Kryochirurgie oder Exzision der Septumschleimhaut und Transplantation von Spalthautläppchen.

8.5.2 Diagnose

— Ist die Ursache des Nasenblutens nicht bekannt, sind – sobald die Blutung beherrscht ist – unbedingt gründliche Allgemeinuntersuchungen mit Blutdruckmessung, Herz- und Kreislaufuntersuchung, Blutbild und Blutgerinnungsstatus, Urinuntersuchung usw. erforderlich.
— Endoskopie der Nase zur Lokalisation der Blutungsquelle.
— Computer- oder Kernspintomographie bei Tumorverdacht.
— Angiographie zur Lokalisation der Blutungsquelle.

✓ Therapie

Allgemeine Maßnahmen (auch ohne ärztliche Hilfe):

- Aufrechtsitzen oder Liegen mit angehobenem Kopf und Ausschneuzen.
- Nasenflügel für einige Minuten zusammendrücken und damit einen Druck auf das vordere Septum ausüben.
- Kalte Halsumschläge oder Eisaufschläge auf den Nacken.

Entscheidender und wichtiger sind jedoch die örtlichen Maßnahmen. Sie geschehen unter Sicht bei Verwendung des Nasenspekulum in Oberflächenbetäubung (Spray oder Gazetupfer bzw. Wattebäusche mit Lidocain (4%igem Xylocain®).

- Umschriebene (punktförmige) Ätzung des blutenden Gefäßes mit 40%iger Trichloressigsäure oder Chromsäureperle reicht meist bei Blutung vom Locus KIESSELBACH aus. Nachbehandlung mit weicher Salbe. Beiderseitige Ätzung muß wegen der Gefahr einer Septumperforation unterbleiben. Blutstillende ätzende Watte soll wegen der diffusen Schädigung der Schleimhaut nicht verwendet werden.
- Elektrokoagulation des Gefäßes mit der bipolaren Pinzette ist gelegentlich noch wirkungsvoller.
- Tamponade, falls die Gefäßblutung auf Ätzung nicht steht, eine diffuse Blutung vorliegt oder die Blutungsquelle nicht ausgemacht werden kann:
  – Vordere Tamponade mit Gazestreifen, der mit Salbe getränkt sein kann und sich dann besser wieder entfernen läßt, entweder fortlaufend von hinten nach vorn (◘ Abb. 8.12b), wobei das hintere Tamponadeende in den Rachen abrutschen kann, oder schichtweise in Form von vorgefertigten zigarettenförmig zusammengelegten Salbengazestreifen vom Boden zum Dach oder umgekehrt (◘ Abb. 8.11a). Um

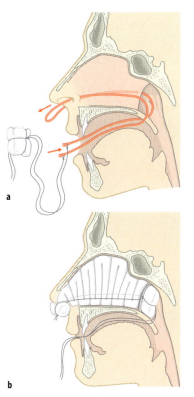

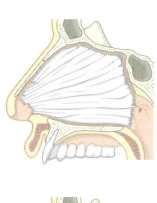

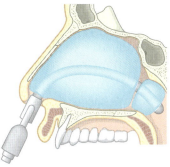

◘ Abb. 8.11a, b. Vordere Tamponade.
a Schichtweise; **b** Doppel-Ballon

◘ Abb. 8.12a, b. Hintere Nasentamponade (BELLOCQ).
a Anbinden des Tupfers an die Enden eines Gummischlauches; **b** »BELLOCQ-Tamponade« in den Nasenrachenraum hochgezogen, Nasenhaupthöhle mit fortlaufender Gaze ausgestopft

152 **B · Nase, Nebenhöhlen und Gesicht**

einen ausreichenden Druck zu erzeugen, muß auch die nicht blutende Nasenseite tamponiert werden.

- Ballonkatheter: Druck auf die blutende Schleimhautstelle anstatt mit einer Gazetamponade mit einem aufblasbaren Silikonkatheter ausüben bzw. mit einem Ballon die Choane abdichten (◘ Abb. 8.11b; weniger aufwendig und angenehmer für den Patienten, dafür aber gelegentlich auch weniger wirksam als eine BELLOCQ-Tamponade).
- Hintere Tamponade (BELLOCQ) ist erforderlich bei arteriellem Nasenbluten aus den hinteren Nasenpartien, falls die vordere Tamponade nicht ausreicht, und bei Blutungen aus dem Nasenrachenraum (z.B. nach Tumoroperationen). Legen der Tamponade am besten in Intubationsnarkose.

Ausführung: Die Enden eines dünnen Gummischlauches werden durch beide Nasenseiten in den Nasenrachenraum vorgeschoben und aus dem Mund wieder herausgeleitet. An diese Enden werden zwei starke Fäden mit einem Gazetupfer oder einem Schaumstoffstück angebunden (◘ Abb. 8.12a). Beim Zurückziehen des Gummischlauches aus der Nase wird der Tupfer mit einem Finger durch die Mundhöhle in den Nasenrachenraum geschoben. Die Fäden werden (nachdem noch eine vordere Tamponade beiderseits zusätzlich ausgeführt ist) am Naseneingang über einem zweiten Tupfer festgeknüpft. Soll lediglich eine Choane tamponiert werden, führt man die Fäden nur durch ein Nasenloch heraus. Zum Mund lose herausgeleitete Fäden dienen der späteren Entfernung des »BELLOCQ« (◘ Abb. 8.12b).

Bei einer vorderen Tamponade, die länger als zwei Tage liegt, und bei jeder hinteren Tamponade muß für einige Tage ein Antibiotikum gegeben werden, um aufsteigenden Infektionen in die Nebenhöhlen oder das Mittelohr sowie dem Toxinschocksyndrom durch Staphylokokkentoxine vorzubeugen.

- Läßt sich eine Blutungsquelle im hinteren Abschnitt der Nase wegen einer Nasenscheidewandverbiegung oder einer Leistenbildung nicht erreichen, muß unter Umständen eine operative Begradigung der Nasenscheidewand vor einer endgültigen Blutstillung durchgeführt werden.

- Gefäßunterbindungen bzw. -verschlüsse durch Clips kommen nur bei heftigen arteriellen Blutungen in Frage, die durch Tamponaden und Kompression nicht zu beherrschen sind.
  - A. maxillaris: Sie wird in der Fossa pterygopalatina erreicht nach Wegnahme der hinteren Kieferhöhlenwand.
  - A. carotis externa, von der die A. maxillaris als letzter Ast abgeht: Sie wird vor dem M. sternocleidomastoideus erreicht und nach Abgang der A. lingualis unterbunden (evtl. Versuch einer Kompression bis zum Eintreffen des Operateurs).
  - Aa. ethmoidales bei Blutungen aus den obersten Nasenabschnitten: Sie werden erreicht über einen Schnitt im Nasenaugenwinkel.
- Angiographie und selektive Embolisation als Alternative zur Gefäßunterbindung.

> **Wichtig**
>
> Nach Stillung des Nasenblutens – falls erforderlich – Infusionen, Transfusionen, Grundleiden behandeln. Wegen der Gefahr des Toxinschocksyndroms durch Staphylokokkenendotoxine muß die Tamponade spätestens nach 4 Tagen entfernt werden.

8.6 Fremdkörper

Engl. foreign bodies

Bei Kindern häufig.

Ursache. Kugeln, Perlen, Münzen, Erbsen, Papier.

Symptome. Zunächst: Einseitige Behinderung der Nasenatmung. Später: Einseitiger eitriger Schnupfen. Sekret fötide, Kopfschmerzen, Nebenhöhlenentzündung. Nach Jahren: Ablagerung von Kalksalzen um den Fremdkörper (*Rhinolith*).

✔ Therapie

Extraktion des Fremdkörpers nach Schleimhautabschwellung und Oberflächenanästhesie, bei Kindern Narkose. Gegebenenfalls Küretten oder Häkchen benutzen! Bei Verwendung von einfachen Pinzetten gleiten glatte runde Fremdkörper ab und gelangen dabei tiefer in die Nase.

> **Wichtig**
>
> *Differentialdiagnose*: Bei Erwachsenen mit einseitigem fötiden Ausfluß an Tumor oder odontogenes Kieferhöhlenempyem denken!

8.7 Frakturen

Aus dem äußeren Erscheinungsbild kann nur bedingt auf das Ausmaß der Verletzungen geschlossen werden. Jede Gesichtsschädelverletzung erfordert daher eine genaue Erhebung der Anamnese und der klinischen Befunde sowie eine bildgebende Diagnostik.

Anamnese. Art und Hergang des Unfalles, Amnesie, Bewußtseinsstörungen, Sehstörung, Schmerzen, Kieferklemme oder -sperre, Sensibilitätsstörung, Flüssigkeitsaustritt aus der Nase (Liquorrhoe).

Allgemeinbefund. Bewußtseinsstatus, Blutung aus Nase und Mund, Luftnot, Blutdruck und Puls.

Inspektion. Hämatome in Gesicht, Mundhöhle und Nase. Blutungsquelle. Formveränderungen des Gesichtes. Augenbefunde: Motilität, Doppelbilder, Pupillenweite und -reaktion. Kieferöffnung und -bewegung, Okklusion, Liquorrhoe.

Palpation. Stufenbildung, Krepitation, Prüfung auf pathologische Beweglichkeit des Oberkiefers (LE-FORT-Frakturen), Knistern der Haut (Emphysem).

Sensibilität. N. infraorbitalis, N. supraorbitalis.

Bildgebende Verfahren. Übersichtsaufnahmen zur Orientierung oder Computertomogramm. Spezialaufnahme je nach Befund.

✔ Therapie

Sofortmaßnahmen und Allgemeinbehandlung.

- Schockbekämpfung durch Infusionen (Auffüllen des Kreislaufs).
- Freihalten der Atemwege (u.U. durch Intubation), bei längerer Bewußtlosigkeit Tracheotomie.
- Blutstillung (vitale Indikation zum Eingriff bei epiduralen Blutungen durch Zerreißung der A. meningea media, bei endokraniellen Blutungen oder lebensbedrohlichen Blutungen aus Nase und Nasenrachenraum).
- Stets Antibiotika und u.U. Tetanusprophylaxe.

Im Nebenhöhlenbereich:

- konservativ bei glatten Frakturen ohne Zeichen einer Komplikation,
- operativ – stets erst nach Abklingen des Unfallschockes,
- vitale Indikation bei intra- und extrakranieller Blutung,
- absolute Indikation bei Frühmeningitis (zusätzlich Meningitisbehandlung), Auftreten eines Pneumatozephalus, Durazerreißung mit Liquorfluß, eingedrungenen Fremdkörpern (Schußverletzungen!), Trümmer- oder Splitterbildungen an der Schädelbasis, vor dem Unfall bereits infizierten Nebenhöhlen und Schädigung des Nervus opticus.
- Relative Indikation wegen der Gefahr der Meningitis bei möglicher Duraverletzung.

Keinesfalls reicht die Versorgung der äußeren Hautwunden aus.

Einteilung der Gesichtsschädelfrakturen

Man unterscheidet (◘ Abb. 8.13a, b):

- **Mittelgesichtsfrakturen,**
  - *laterale* Frakturen: Jochbein, Jochbogen, Orbitaboden,
  - *zentrale* Frakturen: Nasenbein, LE FORT II,
  - *laterozentrale* Frakturen: ESCHER III,
- **frontobasale Frakturen** (eingeteilt nach ESCHER; ▶ s. Kap. 8.7.3) und
- **Unterkieferfrakturen.**

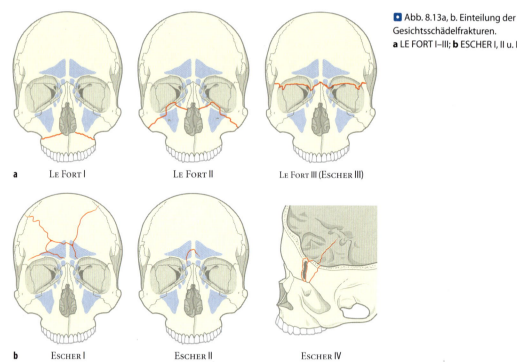

◘ Abb. 8.13a, b. Einteilung der Gesichtsschädelfrakturen.
a LE FORT I–III; b ESCHER I, II u. IV

a   LE FORT I   LE FORT II   LE FORT III (ESCHER III)

b   ESCHER I   ESCHER II   ESCHER IV

8.7.1 Laterale Mittelgesichtsfrakturen (Nebenhöhlenverletzungen)

Engl. lateral midfacial fracture (injuries of paranasal sinuses)

Kieferhöhlen-Jochbeinfraktur (Tripoidfraktur; ◘ Abb. 8.14a, b)

Aus der Praxis

Beim Fahrradfahren stürzt der Patient auf das Gesicht. Neben einer starken Schwellung bemerkt er zusätzlich ein Taubheitsgefühl der rechten Wange. Er kann den Mund nicht vollständig öffnen und nicht richtig kauen. Nach Rückgang der Schwellung bemerkt er außerdem Doppelbilder und eine eingefallene Wange. Nach HNO-ärztlicher Untersuchung und Anfertigen eines Computertomogramms wird die Diagnose einer Jochbeinfraktur gestellt. Die sofortige operative Versorgung führt zur Beseitigung der Symptome.

Ursache. Bei umschriebener Gewalteinwirkung auf das Jochbein und die Kieferhöhlenwände (Impressionsfraktur, Stückbruch, ◘ Abb. 8.14a) kommt es zur Fraktur entlang der knöchernen Strukturen durch laterale Orbitawand, Orbitaboden, laterale Kieferhöhlenwand und Jochbogen mit Einwärtsdrehen des Os zygomaticum.

Symptome und Befund. Monokelhämatom, Stufenbildung im unteren und lateralen Orbitarand, Parästhesien im Bereich des zweiten Trigeminusastes, Doppelbilder durch Absinken des Bulbus, Kiefersperre oder Kieferklemme.

Diagnose
- Röntgenuntersuchung (Computertomogramm, Übersichtsaufnahme)
- Prüfung der passiven Beweglichkeit des Bulbus (Traktionstest)
- Prüfung der Augenmotilitätsstörungen (ophthalmologischer Befund)
- Prüfung der Sensibilität des N. infraorbitalis

Therapie
- Reposition und Fixierung der Bruchstücke (Mini- bzw. Mikroplattenversorgung, ◘ Abb. 8.14b, Drahtosteosynthese).
- Läßt sich das Jochbein bei alten Frakturen nicht mehr reponieren, dann Heben des Bulbus bei Dop-

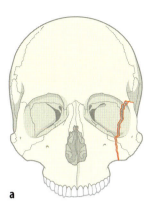
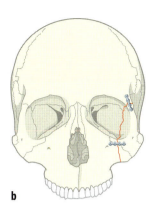

■ Abb. 8.14a, b. Kieferhöhlen-Jochbeinfraktur. **a** Impression des Jochbeinkörpers in die Kieferhöhle; **b** Reposition und Fixation mit Miniplatten

pelbildern durch Einbringen von Knorpelscheibchen auf den Orbitaboden.
- Bei weiterbestehenden Parästhesien u.U. operative Dekompression des zweiten Trigeminusastes.

Komplikationen. Persistierende Doppelbilder, eingesunkene Wange.

Blow-out-Fraktur, isolierte Orbitabodenfraktur (■ Abb. 8.15)

Ursache. Nach Gewalteinwirkung auf den Bulbus (Ball, Faustschlag) bricht der Orbitaboden an seiner dünnsten Stelle (Sollbruchstelle) – zusammen mit Orbitainhalt – in die Kieferhöhle ein, ohne daß die Fraktur durch den Infraorbitalrand geht (indirekte Orbitabodenfraktur).
Der Orbitaboden ist bei jeder Jochbeinfraktur beteiligt. Bei der Blow-out-Fraktur ist das Jochbein nicht betroffen.

Symptome. Parästhesien im Bereich des zweiten Trigeminusastes, Doppelbilder durch Absinken des Bulbus, Enophthalmus, Bewegungseinschränkung des Bulbus beim Blick nach oben (besonders auffallend!) und unten durch Behinderung oder Einklemmung des M. rectus inf. und des M. obliquus inf. Monokelhämatom, Hautemphysem (Knistern) im Unterlidbereich (vor allem nach Naseschneuzen).

Diagnose
- Computertomogramm, okzipito-dentale Röntgenaufnahme: hängender Tropfen in der Kieferhöhle (Orbitainhalt), Hämatom
- Prüfung der passiven und aktiven Bulbusmotilität
- Prüfung der Sensibilität des N. infraorbitalis

✓ Therapie
- Einschieben einer dünnen Knorpelscheibe, von lyoptiliserter Dura oder PDS (Polydioxanonsulfat, selbstauflösend) von einem Transkonjunktival- oder Subziliarschnitt im Unterlid unter das Periost am Orbitaboden, um den Bulbus und evtl. abgesunkenes Fettgewebe zu heben sowie eingeklemmte Muskeln zu befreien.
- (Transfaziale) Kieferhöhlenoperation bei ausgedehnten Zertrümmerungen und Reposition der eingeklappten Knochenfragmente und vorübergehend Abstützen durch einen in die Kieferhöhle über den unteren Nasengang nach Fensterung eingebrachten Ballonkatheter.

Unbehandelt führt die Blow-Out-Fraktur zu einem Enophthalmus und evtl. bleibenden Doppelbildern durch Zerstörung und Fibrose von Orbitafett und Muskulatur.

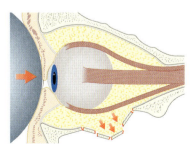

■ Abb. 8.15. Blow-out-Fraktur

Isolierte Jochbogenfraktur

Ursache. Bei rein seitlicher Gewalteinwirkung kommt es zu einem typischen Dreieckbruch des Jochbogens.

Symptome. Abflachen der seitlichen Gesichtspartien, *Kieferklemme* (Mundöffnung erschwert) oder *Kiefersperre* (Okklusion unmöglich).

Diagnose. Computertomogramm, Röntgenaufnahme in axialer Projektion (Henkeltopfaufnahme mit Darstellung der Jochbögen im Seitenvergleich).

✓ Therapie
- Von einem Schnitt im Mundvorhof aus wird der Jochbogen mit einem Elevatorium ohne Eröffnung der Kieferhöhle herausgehebelt (◘ Abb. 8.15) oder er wird von außen mit einem Haken herausgezogen.
- Halten die Bruchstücke nicht von selbst in der richtigen Position, wird eine Drahtung oder Mini- bzw. Mikroplattenversorgung erforderlich (Osteosynthese).

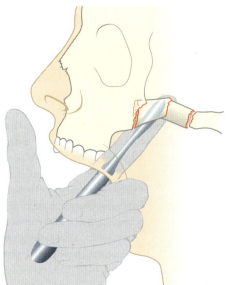

◘ Abb. 8.16. Jochbogenfraktur

8.7.2 Zentrale Mittelgesichtsfrakturen
Engl. central midfacial fracture

Definition. Frakturen im Bereich des Oberkiefers mit und ohne Beteiligung der Orbita und der Frontobasis. Sie können ein- oder beidseitig auftreten. Die Einteilung erfolgt in horizontale (LE FORT I–III, ◘ Abb. 8.13) und vertikale Frakturen.
- **LE FORT I:** Abtrennung des Alveolarfortsatzes vom übrigen Mittelgesicht.
- **LE FORT II:** Pyramidenfraktur des Oberkiefers. Verlauf durch Kieferhöhlenvorderwand, Orbitaboden und Siebbein. Beteiligung der Frontobasis, der Tränenwege und des Orbitainhaltes (Hämatom!) möglich.
- **LE FORT III:** Kompletter Abriß des Mittelgesichtes (*laterozentrale Fraktur*) vom Gehirnschädel unter Einschluß des Jochbeins und des Siebbeins. Frontobasis und Orbita beteiligt.
- **Vertikale Fraktur:** Senkrecht durch den Oberkiefer.

> **Wichtig**
>
> Die zentralen Mittelgesichtsfrakturen gehen mit einer Okklusionsstörung einher.

Symptome. Fehlbiß durch Verschiebung des Oberkiefers, eingesunkener oder verschobener Oberkiefer. Bei Orbitabeteiligung wie laterale Mittelgesichtsfrakturen. Bei Frontobasisbeteiligung wie frontobasale Frakturen (▶ s. Kap. 8.7.3).

Diagnose. Beweglichkeitsprüfung des Oberkiefers, Überprüfung der Okklusion, bildgebende Diagnostik (Röntgenübersichts- und Spezialaufnahmen, Computertomographie).

Therapie

Ziel ist die operative Wiederherstellung der Okklusion durch Stabilisierung der Frakturfragmente.
- Reposition der Frakturfragmente,
- Einstellen der Okklusion u.U. durch intermaxilläre Fixation,
- Plattenosteosynthese und
- Versorgung der Begleitverletzungen (Orbita, N. opticus, Weichteile).

> **Wichtig**
>
> Ohne adäquate Versorgung können dauerhafte schwerwiegende Folgen wie Fehlbiß, sekundäre Kiefergelenkarthropathien, Verformungen des Gesichts, Doppelbilder, Visusverlust oder Sensibilitätsstörungen auftreten, die aufwendige Sekundäreingriffe erforderlich machen.

Nasenbeinfraktur (◘ Abb. 8.17 u. 8.18)

Definition. Geschlossene oder offene Fraktur des Nasenbeines (Os nasale). Meist durch stumpfe Gewalteinwirkung (Fall, Stoß).

> **Wichtig**
>
> Verletzungen des Nasenskelettes, der Nasennebenhöhlen und des Mittelgesichtes gehören zu den *häufigsten Kopfverletzungen* überhaupt. Die mögliche *Mitbeteiligung von Orbita und Frontobasis* muß immer in Betracht gezogen und durch spezielle diagnostische Verfahren abgeklärt werden. Starke Blutungen erfordern Notfallmaßnahmen.

Befund. Schiefstand der Nase mit Impression der gegenüberliegenden seitlichen Nasenwand (◘ Abb. 8.18) oder *Einsinken* und *Verbreiterung* der äußeren Nase je nach Richtung der Gewalteinwirkung

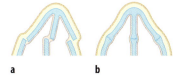

◘ Abb. 8.17a, b. Nasenbeinfraktur.
a Schema; **b** nach Reposition

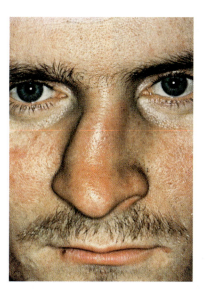

◘ Abb. 8.18. Nasenbeinfraktur: Schiefstand der Nase mit Impression der gegenüberliegenden seitlichen Nasenwand

(seitliches oder frontales Trauma). Anfangs oft verdeckt durch
- Schwellung der äußeren Nase infolge von Hämatomen, auch Lidhämatome
- nur selten Krepitation
- evtl. Platz- oder Rißwunden der Haut (verschmutzte, offene Verletzung)
- Nasenbluten durch Zerreißen der Schleimhaut
- Behinderung der Nasenatmung und des Riechvermögens

Diagnose. Wird gesichert durch das seitliche Röntgenbild der Nase, die okzipito-dentale Röntgenaufnahme zur Darstellung der Nasenpyramide oder die Computertomographie zur Erfassung weiterer Verletzungen.

Therapie

Reposition in örtlicher Betäubung oder – besser wegen der Gefahr der Blutaspiration während der Versorgung – in Intubationsnarkose. Bei Schiefstand der Nase läßt sich eine Reposition in der ersten Woche meist durch kräftigen Daumendruck durchführen. Heftpflasterzug. Gips- oder Metallschiene zur Fixierung.
Bei eingesunkenem Nasenrücken sind das Aufrichten mit einem Elevatorium vom Naseninneren her mit Begradigung des oft frakturierten Septum und eine Tamponade der Nase für einige Tage notwendig. Ver-

sorgung äußerer Wunden: Schienung der äußeren Nase durch Gipsschale.
Bei stärkerer Frakturierung des knorpligen Septum ist eine operative Frakturbehandlung im Rahmen einer Septumplastik indiziert (▶ s. Kap. 8.3). Drahtosteosynthesen (Mikroplattenversorgung) sind nur selten bei Trümmerbrüchen der Nasenbeine erforderlich.

> **Wichtig**
>
> Wird die Reposition innerhalb der ersten 8 Tage versäumt, bleiben eine *traumatische Septumdeviation*, eine *Breit-Sattelnase* (bei Gewalteinwirkung von vorn) oder eine *Schiefnase* (bei Gewalteinwirkung von der Seite) zurück, die später rhinoplastische Eingriffe erfordern (▶ s. Kap. 8.2).

Komplikationen. Ein **Septumhämatom** (◨ Abb. 8.19) kann sich durch eine Septumfraktur, ohne daß es zur Zerreißung der Schleimhaut kommt, bilden und sitzt – meist beiderseits – zwischen Perichondrium bzw. Periost und Knorpel/Knochen. **Symptom:** Kurze Zeit nach dem Trauma völlig verlegte Nasenatmung. **Befund:** Kissenartige pralle Schwellung des Septum.

✓ Therapie
Punktion oder – besser – Inzision, Ablassen des Hämatoms und bds. Antamponieren des Perichondrium an den Knorpel.

Septumabszeß durch Infektion eines Septumhämatoms meist mit Staphylokokken. Kann durch Nekrose des Knorpels zur *Sattelnase* führen. **Symptome und Befund:** Wie bei Septumhämatom, zusätzlich *Druckschmerz* und *Rötung* des Nasenrückens. Meningitisgefahr!

✓ Therapie
Inzision, Ausräumen der Knorpelsequester und Streifeneinlage zwischen die Perichondriumblätter mit offener Nachbehandlung (Drainage) oder Einpflanzen von Knorpelstreifen zwischen die Septumblätter zur Stützung des Nasenrückens unter antibiotischem Schutz (Flucloxacillin – Staphylex®, Clindamycin – Sobelin®).

Septumperforation durch Trauma, häufiger als Folge einer Rhinitis sicca anterior, einer Septumoperation, einer Lues, bei WEGENER-Granulomatose und bei jahrelangem Kokain- und Tabakschnupfen oder nach zu ausgiebiger Koagulation der Schleimhaut bei rezidivierender Epistaxis. **Symptome:** Bei kleiner Perforation Pfeifgeräusch beim Atmen, bei großer Perforation Krustenbildung und rezidivierendes Nasenbluten.

✓ Therapie
Konservativ mit weichen Salben zur Krustenlösung, operativ-plastische Deckung mit gestielten Schleimhautlappen aus der Umgebung.

Auf *Mitbeteiligung der Nebenhöhlen* achten. Bei Frakturausläufern
- bis an die **Kieferhöhle** kommt es zum Hämatom in der Kieferhöhle und diffuser Verschattung der Kieferhöhle im Röntgenbild,
- bis in die **Siebbeinzellen** kann beim Schneuzen ein *Hautemphysem* der Lider und die Orbita auftreten,
- bis in die **Stirnhöhlen** oder das **Siebbein** können bei Beteiligung der Stirnhöhlenhinterwand oder des Siebbeindaches *lebensbedrohliche Komplikationen* entstehen (s. unten, frontobasale Frakturen).

Tritt nach einer Nasenbeinfraktur eine **bleibende Anosmie** auf, ist eine Beteiligung der Schädelbasis mit Schädigung der Fila olfactoria anzunehmen.
Bei behinderter Nasenatmung nach Nasenbeinfraktur besteht nur eine vorübergehende *respiratorische Anosmie*.

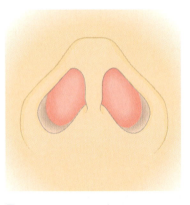

◨ Abb. 8.19. Septumhämatom

8.7.3 Frontobasale Frakturen (Frakturen der oberen Nebenhöhlen, Schädelbasisbrüche)

Engl. frontobasal fracture, anterior skull base fracture

Definition. Frakturen, die die vordere Schädelbasis (mit-) betreffen: Dach der Nasenhaupthöhle (Lamina cribrosa), Siebbeindach, Stirnhöhlenhinterwand, Orbitadach, Keilbeinhöhlendach.

> **Cave**
>
> Cave. Aufsteigende Infektion, Meningitis durch Durabeteiligung.

Ursachen. Verkehrsunfälle, Arbeitsunfälle.

Einteilung. Die Frakturen werden unterteilt nach ESCHER (◘ Abb. 8.20, ◘ Abb. 8.13b):
- **Hohe frontobasale Fraktur = ESCHER Typ I:** Bei Gewalteinwirkung auf das obere Stirnbein strahlen die Frakturen von oben in die Nebenhöhlen ein (ausgedehnte frontobasale Trümmerfraktur mit Impression des Stirnbeins).
- **Mittlere frontobasale Fraktur = Typ II:** Lokalisierte frontobasale Fraktur bei Gewalteinwirkung auf die Stirn-Nasenwurzelgegend kommt es zu typischen Impressionsbrüchen oder Stückbrüchen im Stirnhöhlen-Siebbeinbereich. Ausstrahlung der Frakturlinie evtl. bis in die Keilbeinhöhle.
- **Tiefe frontobasale Frakturen = Typ III:** Bei Abriß des Mittelgesichtes von der Schädelbasis bei Gewalteinwirkung auf das Mittelgesicht (PKW-Unfälle!) entstehen transversale oder vertikale (zentrale) Mittelgesichtsfrakturen = Oberkieferfrakturen nach LE FORT II–III (◘ Abb. 8.13a).
- **Lateroorbitale frontobasale Fraktur = Typ IV:** Bei Gewalteinwirkung mehr von seitlich-vorn Frakturen des Orbitadaches und der Stirnhöhle.

Symptome
- **Blutungen aus Nase und Mund**
- **Brillenhämatom** (◘ Abb. 8.20) oder Monokelhämatom (auch an der Innenseite des Oberlides nachzuweisen!) und subkonjunktivales Hämatom (Hyposphagma)
- **Anosmie** durch Abriß der Riechfäden
- Evtl. **Platzwunden** auf der Stirn (die Zerstörungen in der Tiefe sind im allgemeinen erheblich größer, als die äußeren Wunden vermuten lassen)
- Sichere Zeichen einer gleichzeitigen **Durazerreißung** – oft am Übergang von der Stirnhöhle zum Siebbein, da hier der Knochen besonders dünn ist und zur Splitterung neigt – sind:
  - **Rhinoliquorrhoe** (Abtropfen von wäßriger Flüssigkeit aus der Nase; ◘ Abb. 8.21a). Nachweis von nur im Liquor vorhandenem β_2-*Transferrin* mittels Immunelektrophorese (Liquor sammeln auf in die Nase gelegten

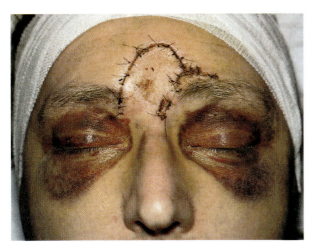

◘ Abb. 8.20. Frontobasale Fraktur mit Brillenhämatom

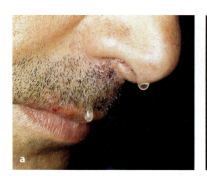
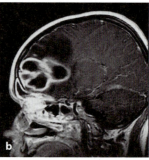

◘ Abb. 8.21a, b. Hirnabszeß und Rhinoliquorrhoe bei frontobasaler Fraktur. **a** Rhinoliquorrhoe; **b** Frontalhirnabszeß im Kernspintomogramm

Schwämmchen). Der Liquorabfluß wird bei Vorneigen des Kopfes und *Kompression* der Vv. jugulares internae stärker. *Glukoteststreifen* werden durch die Flüssigkeit gefärbt (der Liquor ist zuckerhaltig!). In den Liquorraum eingebrachter Farbstoff (*Fluorescein*) kann in der Nase im ultravioletten Licht endoskopisch und laborchemisch nachgewiesen werden. Außerdem lassen sich *radioaktive Isotope*, die vom Liquorraum durch die vordere Schädelbasis in die Nase gelangen, mit Hilfe der Szintigraphie feststellen (▶ s. Kap. 7.5.4).
 – **Pneumatozephalus**: Nachweis der Luftfüllung der Liquorräume durch Röntgenaufnahmen bzw. Computertomographie.
- Häufig zusätzlich *Commotio* oder *Contusio cerebri*
- Pulsierender Exophthalmus und Nasenbluten bei *Verletzung der A. carotis* int. im Bereich des Sinus cavernosus
- *Intrakranielle Blutungen* können sich durch Pulsverlangsamung anzeigen, dazu homolaterale Pupillenerweiterung und Lichtstarre
- Optikusläsionen sind bei weiter, lichtstarrer Pupille zu vermuten

❽ Aus der Praxis

Ein Junge stürzt beim Fußballspiel und zieht sich eine Prellung des rechten Augenbereiches zu. Die starke Schwellung der Lider verbunden mit einem Knistern der Haut stehen im Vordergrund. Erst nach einigen Stunden bemerkt der Junge einen zunehmenden Visusverlust, er kann bei der orientierenden Untersuchung nur noch hell – dunkel unterscheiden. Im Computertomogramm zeigt sich eine Siebbeindachfraktur, die seitlich in die Orbita und den Canalis n. optici einstrahlt. Unter der Diagnose der traumatischen Optikusschädigung erfolgt die sofortige operative Dekompression. Nachfolgend normalisiert sich der Visus völlig.

Diagnose
- Durch *Röntgenaufnahmen*: 80% aller Frakturen lassen sich röntgenologisch darstellen. Erforderlich sind:
  – *Schädelübersichtsaufnahmen* in 2 Ebenen (a.p. und seitliche Projektion),
  – *Spezialaufnahmen* in okzipitofrontaler, -nasaler und -dentaler Aufnahmerichtung, axiale Aufnahme und Nasengerüst seitlich.
- *Computertomogramm*: Methode der Wahl zum Nachweis aller Frakturen, besonders bei Frakturen mit Schädelhirntrauma und Verdacht auf Durariß, intrakranielle Blutung oder Kontusionsherd.

Operation. Die Operation besteht (bei entsprechender Indikation ▶ s. Kap. 8.7.1) in einem Eingriff an Stirnhöhle und Siebbeinzellen mit Enttrümmerung und Anlegen weiter Zugänge zur Nase, um Sekretstauungen an der Schädelbasis zu verhindern (▶ s. Kap. 8.13), gegebenenfalls in einer Versorgung der Durazerreißung, in einer Reposition einer imprimierten Nasenwurzel (Dish-face) und in einem Wiederaufbau der Stirnhöhlenvorderwand durch Mikro- oder Miniplattenversorgung der Bruchstücke oder bei vollständiger Zertrümmerung von Stirnhöhlenvorderwand und -boden selten in einer Verödung der Stirnhöhle:
- Schnitt in der Augenbraue, bei hohen frontobasalen Frakturen Koronarschnitt mit Herunterklappen der Stirnhaut.
- Dabei Entsplitterung und Schaffen glatter Verhältnisse an der Schädelbasis.

- Bei Durazerreißung extradurale Duraplastik mit einem frei transplantierten Galea-Periost-stück oder Fascia-lata-Streifen, die mit Human-Fibrinkleber fixiert werden. Als allogenes (= homologes) Material finden auch lyophilisierte (gefriergetrocknete) Dura und künstlicher Duraersatz (Neuro-Patch®) Verwendung.
- Evtl. Entfernung von zerstörtem Hirngewebe aus den Nebenhöhlen.
- Bei Keilbeinhöhlendachfrakturen und Dura-riß Tamponade der Keilbeinhöhle mit Muskel-oder Fasziengewebe.
- Bei intrakranieller Duraplastik durch den Neu-rochirurgen, die bei gleichzeitiger stärkerer Hirnverletzung erforderlich wird, darf die Ne-benhöhlensanierung nicht unterlassen werden, da von den zertrümmerten Nebenhöhlen aus Spätkomplikationen drohen.
- Gegebenenfalls Knochenersatz an der Schädel-basis durch Schädelknochen oder Biokeramik.
- Optikusdekompression bei Visusverlust und klinisch und/oder radiologisch nachgewiese-ner Optikusverletzung oder -hämatom, mög-lichst innerhalb der ersten 24 h.

> **Wichtig**
>
> Eine *Zusammenarbeit* zwischen HNO-Arzt, Augenarzt, Neurochirurgen (Durahirnverletzung), Kieferchirurgen (Mittelgesichtsverletzung) ist bei allen frontobasalen Frakturen erforderlich.

Spätkomplikationen bei ungenügend operativ versorgten frontobasalen Frakturen sind:
- **Liquorfistel:** Der spontane Verschluß eines Durarisses kann durch einen Knochensplitter oder einen kleinen Hirnprolaps verhindert werden. Duranarben können beim Pressen oder Niesen wieder aufreißen,
- **Spätmeningitis:** Kann noch nach Jahren bei ei-nem Schnupfen auftreten, gelegentlich auch als rezidivierende Meningitis (meist Pneumokok-kenmeningitis),
- **Hirnabszeß** (◘ Abb. 8.21b),
- **Osteomyelitis** des Stirnbeins und
- **Muko- und Pyozele** der Stirnhöhlen (▶ s. Kap. 8.12.6).

> **Wichtig**
>
> Die Spätkomplikationen erfordern sofortige operative Behandlung.

Prognose. Bei den frontobasalen Schädelhirnver-letzungen ist die Prognose abhängig von *endokra-niellen Komplikationen*, die durch die Nebenhöh-lenoperation mit Duraplastik und gegebenenfalls neurochirurgische Eingriffe verhütet bzw. behan-delt werden müssen.

8.8 Weichteilverletzungen
Engl. soft tissue injuries

Sie sind im Gesichtsbereich sehr häufig und be-treffen vor allem die Nase. Auf Begleitverletzungen (s. oben) ist besonders zu achten.

Ätiologie. Je nach Art der Verletzung unterschied-lich ausgedehnte Schnitt-, Riß oder Quetschwun-den. Bei Bißverletzungen Gefahr der lokalen und systemischen Infektion mit Sepsis, Meningitis, Endokarditis und Osteomyelitis.

Erreger. Staphylococcus aureus, Anaerobier.

Diagnose. Inspektion und Fotodokumentation, Sondieren zur Bestimmung der Tiefenausdehnung, bildgebende Diagnostik zur Erfassung von Fraktu-ren und anderen Begleitverletzungen. Mikrobiolo-gische Untersuchung.

✅ Therapie
- Wundreinigung, ggf. sparsame Exzision nekroti-schen Gewebes,
- Blutstillung,
- schichtweiser Wundverschluß,
- Replantation abgetrennter Weichteile,
- rekonstruktive Maßnahmen bei definitivem Ge-websverlust als Sofort- oder Sekundäreingriff (▶ s. Kap. 8.4),
- Tetanusschutz,
- Antibiotika und
- durchblutungsfördernde Mittel bei Replanta-tionen.

Bei Hundebißverletzungen zusätzlich
- Tollwutimmunisierung bei nicht ausreichendem oder zweifelhaftem Impfschutz des Hundes, der im Zweifelsfall zur Diagnosesicherung getötet werden muß.
- Antibiotika gegen Staphylokokken und Anaerobier (Flucloxacillin – Staphylex®, Metronidazol – Clont®).

8.9 Entzündungen der äußeren Nase
Engl. inflammation of the external nose

Naseneingangsekzem
Definition. Nach langdauernder Sekretion aus der Nase, bei Diabetes mellitus oder allgemeiner exsudativer Diathese, bei generalisiertem Ekzem. Chronische Hautveränderungen vor allem am Boden.

Symptome und Befund. Im von Haut ausgekleideten Nasenvorhof Jucken, Krusten- und Borkenbildung, Rhagaden im oberen Recessus.

Therapie
- Ätzen der Rhagaden mit 5%igem Argentum nitricum, Zinksalbe, Einbringen von kortisonhaltiger Salbe in den Nasenvorhof.
- Behandlung des zugrundeliegenden Leidens: z.B. Rachenmandel oder Nasenfremdkörper bei Kindern, Nebenhöhlenentzündung, Diabetes mellitus.

Folgekrankheit. Gesichtserysipel (Wundrose) mit scharf abgegrenzter Rötung der Haut (▶ s. Kap. 7.3.1).

Follikulitis des Naseneingangs
Definition. Rezidivierende Entzündung der Haarbälge durch Staphylokokken, die meist durch den bohrenden Finger in die Haut des Nasenvorhofs eingerieben wurden.

Symptome und Befund. Schmerzen und Spannungsgefühl in der Nasenspitze, Rötung der Nasenspitze oder des Nasenflügels, Krustenbildung im Nasenvorhof, im entzündungsfreien Zustand oft trockene Haut im Nasenvorhof.

Therapie
- Antibiotika- und kortisonhaltige Salben.
- Epilation derjenigen Haare, deren Haarbälge sich immer wieder entzünden.
- Im entzündungsfreien Zustand fetthaltige Salben.

Nasen- und Oberlippenfurunkel
Definition. Eitrig nekrotisierende Entzündung, die aus einer Follikulitis hervorgeht.

Erreger. Staphylococcus aureus.

Symptome und Befund. Ödematöse Anschwellung und Rötung der Nasenspitze und des Nasenrückens (◘ Abb. 8.22), gelegentlich auf die Oberlippe übergehend. Starke Schmerzen, Fieber. Entleerung des Furunkelpfropfes meist in den Nasenvorhof, selten an der Nasenspitze nach außen.

Therapie
- Hochdosierte antibiotische Behandlung i.m. oder i.v. gegen Staphylokokken, z.B. Flucloxacillin (Staphylex®), Cefuroxim, Clindamycin (Sobelin®). Bei schwerem Krankheitsbild Bettruhe und Breikost zur Ruhigstellung der Oberlippe.
- Örtlich: Zur schnelleren Demarkierung und Abstoßung des Pfropfes feuchte Umschläge mit Alkohol. Antibiotikahaltige Salben. Niemals Ausdrücken des Furunkels!

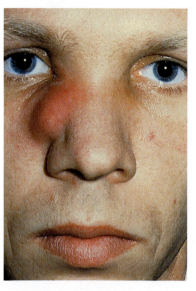

◘ Abb. 8.22. Nasenfurunkel

> **Wichtig**
>
> Komplikationen: Bei Nasenfurunkeln und mehr noch bei Oberlippenfurunkeln besteht die Gefahr einer Thrombophlebitis der V. angularis mit Fortleitung zur V. ophthalmica und zum Sinus cavernosus mit der Folge einer Meningitis.

Kavernosusthrombose (Thrombose des Sinus cavernosus)

Definition. Meist entzündlich bedingte Thrombose des Sinus cavernosus mit lokaler und allgemeiner Krankheitsausbreitung; hohe Mortalität.

Befund
- Erste Zeichen: Druckschmerz im Nasenaugenwinkel und Klagen über Sehstörungen
- Später: Hohes Fieber, septische Temperaturen, Schüttelfrost
- Ödematöse Schwellung der Nasolabialfalte und Lidödem
- Bei ausgebildeter Kavernosusthrombose Chemosis, Protrusio bulbi und Motilitätsstörungen.

Diagnose. Computer- oder Kernspintomographie. Liquorpunktion: Entzündungszeichen.

Differentialdiagnose. Orbitaphlegmone ausgehend von entzündlichen Erkrankungen der Nasennebenhöhlen.

✓ Therapie
- Beim ersten Zeichen einer Beteiligung der V. angularis elektrochirurgische Durchtrennung der Vene im Augennasenwinkel (◘ Abb. 8.23).

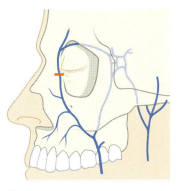

◘ Abb. 8.23. Durchtrennung der V. angularis

- Bei Kavernosusthrombose und Meningitis (Lebensgefahr!) höchste Antibiotikadosen, Versuch einer Entlastung der Orbita bei Protrusio bulbi durch Entfernen der angrenzenden Nebenhöhlenwände, u.U. Antikoagulantien und fibrinolytische Therapie in Zusammenarbeit mit dem Internisten.

8.10 Entzündungen der Nasenhaupthöhle
Engl. Rhinitis

Definition. Entzündungen der Nasenhaupthöhle werden als Rhinitis bezeichnet (◘ Tabelle 8.1).

8.10.1 Mikrobielle Rhinitiden (Akute Rhinitiden)
Engl. acute rhinitis

Virale Rhinitis (Common cold)

Definition. Der **Schnupfen** (Koryza) ist eine *Viruserkrankung* mit Influenza-, Parainfluenza-, RS-, Koronar-, ECHO- und Cox-Rhinoviren (Picornaviren). Ähnliche Symptome werden auch durch bekannte Virusgruppen, z.B. Adenoviren und Grippeviren, hervorgerufen (acute respiratory disease = ARD).

Pathogenese. Übertragung durch Tröpfcheninfektion. Auslösend kann eine allgemeine örtliche Auskühlung (Zugluft) mit reflektorischen Durchblutungsänderungen der Nasenschleimhaut mit Verminderung der Aktivität des Flimmerepithels und dadurch erhöhter Anfälligkeit für virale Infekte sein. Nach Bindung an den epithelialen Adhäsionsrezeptor Induktion des Transkriptionsfaktors NF-KB und Expression entzündungsfördernder **proinflammatorischer Zytokine** und Bildung von Sauerstoffradikalen.

Verlauf. Inkubation einige Stunden bis zwei Tage. Nach zwei weiteren Tagen kann der zunächst abakterielle Infekt durch *Mischinfektion* mit Kokken in einen bakteriellen übergehen. Nach 8–10 Tagen soll die *akute Rhinitis* abgeklungen sein.

Symptome. Kitzeln in der Nase oder im Nasenrachenraum, Niesreiz. Danach Behinderung der

B · Nase, Nebenhöhlen und Gesicht

Tabelle 8.1 Formen der Rhinitidis

Mikrobielle Rhinitiden	Virale Rhinitis (Common Cold)
	Akute bakterielle Rhinitis
	Chronische Rhinitis
Unspezifische granulomatöse Rhinitis (maligne Granulome)	Midline Granulom (Granuloma gangraenescens)
	WEGENER-Granulomatose
Spezifische Rhinitiden	Tuberkulose der Nase Lupus
	Schleimhauttuberkulose
	Sarkoidose (M. BOECK)
	Lues der Nase
Tropenkrankheiten	Lepra
	Rhinosklerom
	Leishmaniose (Leishmaniasis mucocutanea)
	Blastomykosen
Rhinitis sicca anterior	
Rhinitis atrophicans (sine foetore) und cum foetore (= Ozaena)	
Allergische Rhinitis und Rhinokonjunktivitis	
Hyperreflektorische Rhinitis (= unspezifische nasale Hyperreaktivität)	
Weitere Rhinitisformen	Toxisch-irritative Rhinitis
	Rhinitis medicamentosa
	Endokrine Rhinitis
	Postinfektiöse Rhinitis
	Idiopathische Rhinitis

Nasenatmung, Kopfdruck, Reizhusten, wäßrige Sekretion aus der Nase, Augentränen (katarrhalisches Stadium). Später ist die Nase völlig verlegt, das Sekret wird schleimig-eitrig. Beeinträchtigung des Riech- und Schmeckvermögens, Rhinophonia clausa. Gegen Ende der Erkrankung Eindicken des Sekretes und Trockenheitsgefühl auf der Nasenschleimhaut. Fieber besteht im allgemeinen nicht, bei Kindern jedoch gelegentlich. Bei Infektion mit Adenoviren auf- bzw. absteigender Katarrh mit Beteiligung von Pharynx und Larynx und Fieber.

Befund. Nasenschleimhaut und Muscheln gerötet und geschwollen, mit serösem oder schleimig-eitrigem Sekret bedeckt. Haut am Naseneingang entzündlich gerötet, gelegentlich Naseneingangsekzem.

✔ Therapie

- Eine kausale Therapie des Schnupfens gibt es bisher nicht. Bei den ersten Schnupfensymptomen gelingt gelegentlich eine Kupierung mit einem Antihistaminikum.
- Bei verlegter Nase helfen symptomatisch Sympathikomimetika als abschwellende Nasentropfen oder Sprays, z.B. Xylometazolin (Otriven®), Oxymetazolin (Nasivin®) oder orale Schnupfenmittel (Rhinologika, enthalten Sympathikomimetika und Antihistaminika). Für Kinder gibt es Nasentropfen in verdünnten Lösungen, z.B. Otriven® für Säuglinge oder für Kleinkinder. Je stärker die abschwellende

Wirkung der vasokonstriktorischen Nasentropfen ist, desto stärker ist auch die nach 4–6 h auftretende reaktive Hyperämie der Nasenschleimhaut und der Muscheln. Es werden dann erneut abschwellende Nasentropfen benötigt. Bei zu langem Gebrauch abschwellender Nasentropfen tritt eine Gewöhnung an die Tropfen ein. Die Patienten können dann ohne Verwendung der Tropfen alle 4 h nicht mehr auskommen (»Privinismus«, der Name stammt von dem früher sehr viel verwendeten Privin® = Naphazolin). Daher Absetzen der Tropfen möglichst nach einer Woche, weil sonst durch Ausschalten der natürlichen vegetativen Gefäßregulation Entstehen einer Rhinitis medicamentosa (▶ s. Kap. 8.10.9).

━ Bei mehr trockener Schleimhaut Verwendung von schleimhautschonenden, weniger abschwellenden viskösen Nasentropfen, z.B. Bromhexin.

━ Angenehm werden Kamillendampfinhalationen nach vorheriger Schleimhautabschwellung und Nasenspülungen mit Emser-Salz®-Lösung empfunden.

━ Jede Nasenseite einzeln ausschneuzen (Einmal-Papiertaschentücher!), um ein Einpressen des Nasensekretes in die Tube und das Mittelohr zu vermeiden.

━ Bei gleichzeitiger Grippe entsprechende Grippemittel, gegebenenfalls Hustenmittel. Nach einer Grippeerkrankung bleiben gelegentlich eine Hyposmie oder eine Anosmie zurück, die sich durch eine Behandlung mit Kortikosteroiden bessern können.

> **Wichtig**
>
> *Komplikationen:* **Durch Fortleitung akute Mittelohrentzündung oder Nebenhöhlenentzündungen bei bakterieller Mischinfektion.**

Prophylaxe. Abhärtung (Sport, Sauna) und Vitamin C. Gegen einige Influenzavirusstämme (Grippe) Möglichkeit der jährlich zu wiederholenden Impfung.

Akute bakterielle Rhinitis

Bakterielle Superinfektion eines viralen Infektes am häufigsten mit Streptokokken, Pneumokokken, Staphylokokken.

Befund. Eitrige Sekretion bei geröteter und geschwollener Nasenschleimhaut.

Diagnose
━ Nasenendoskopie
━ Mikrobiologie: Streptokokken, Pneumokokken, Haemophilus influenzae, Klebsiellen, Staphylococcus aureus
━ Evtl. Biopsie bei Verdacht auf Malignom oder spezifische Rhinitis

✔ Therapie
Ggf. zusätzlich Antibiotikum.

Chronische bakterielle Rhinitis

Definition. Von einer **chronischen Rhinitis** spricht man, wenn die Erkrankung über drei Monate hinaus andauert.

Pathogenese. Sie wird oft durch eine eitrige Nebenhöhlenentzündung bei Erwachsenen oder durch eine vergrößerte Rachenmandel bei Kindern unterhalten. Chronisch physikalische und chemische Irritationen bei bestimmten Berufen. Zustand nach Nasen- und Nebenhöhlenoperationen mit ausgedehnter Schleimhautreduktion.

Befund. Eitrige Beläge auf der Nasenschleimhaut oder zäher Schleim, verdickte Muscheln und Schleimhauthyperplasien mit behinderter Nasenatmung, retronasaler Sekretfluß.

✔ Therapie
━ Ursachen ausschalten: Nebenhöhlenentzündung behandeln (konservativ und operativ), Adenotomie.
━ Operativ: Isolierte Hyperplasien abtragen, insbesondere auch verdickte hintere Enden der unteren Muscheln. Bei erheblicher Septumdeviation operative Begradigung der Nasenscheidewand.
━ Medikamentös: Abschwellende oder pflegende Nasentropfen oder Sprays, Mukolytika (z.B. Azetylzystein – ACC®, Fluimucil®), Nasenspülung, Emser Salz®, Antibiotikum nach Abstrich.

166   B · Nase, Nebenhöhlen und Gesicht

> **Wichtig**
>
> *Folgekrankheit:* Die hyperplastische Rhinitis kann in eine atrophische Form übergehen. Daneben kann es zur bleibenden *Hyp- oder Anosmie* und zur *chronischen Bronchitis* bei verstärktem retronasalen Sekretfluß kommen.

Differentialdiagnose

- Spezifische Rhinitiden (s. unten).
- Manche *Infektionskrankheiten* (Masern, Scharlach, Varizellen) gehen mit einer Rhinitis einher.
- Bei der früher gelegentlich aufgetretenen *Nasendiphtherie* fanden sich Blutbeimengungen im Nasenschleim und fibrinöse Auflagerungen auf der Schleimhaut.

✅ Therapie

Antiserum, Antibiotikum.

- **Bei Säuglingen kommen** *gonorrhoische* und **syphilitische Rhinitiden** vor. **Mykotische Rhinitiden** entstehen auf dem Boden einer Nebenhöhlenmykose, meist durch Aspergillus.

8.10.2 Unspezifische granulomatöse Rhinitis (Maligne Granulome)

Engl. malignant granulomas

Ursachen. Allergische-hyperergische Reaktion? Autoimmunreaktion? Fehlverhalten des Immunmechanismus? Immundefizit? Lymphom?

Midline-Granulom (Granuloma gangraenescens)

Definition. Nasales T-Zell-Lymphom (Non-HODG-KIN-Lymphom), EBSTEIN-BARR-Virus-positiv (► s. Kap. 11.4.2).

Befund. Granulierende Ulzerationen mit Nekrosen und Gewebszerfall, im Mittelgesicht beginnend. Durch unaufhaltsame Zerstörung von Haut, Weichteilen und Knochen entstehen Gesichtsdefekte.

Histologie. Unspezifische granulierende, nekrotisierende Entzündung.

✅ Therapie

- Radiotherapie.
- Zytostatika (Cyclophosphamid, z.B. Endoxan®), Immunsuppressiva (Azathioprin, z.B. Imurek®), Kortikosteroide, Antibiotika.

> **Wichtig**
>
> *Prognose:* Exitus ohne adäquate Therapie nicht selten nach wenigen Monaten. 5-Jahresüberlebensrate 25%.

WEGENER-Granulomatose

Definition. Granulomatöse Vaskulitis des oberen und unteren Respirationstraktes mit Glomerulonephritis, später generalisierter Organbefall. Die Systemerkrankung befällt die kleinen Arterien und Venen.

Befund

- Initialstadium: Blutig-seröser Schnupfen mit Borkenbildung, Septumnekrose, knorplige Sattelnase ohne Hautzerstörung, gelegentlich auch granulierende Mittelohrentzündung mit Labyrinthitis und subglottische Laryngitis. Dazu pulmonale Infiltrate.
- Im Generalisationsstadium Nieren-, Leber-, Gelenkbeteiligung.

Diagnose

- *Serologischer Nachweis:* Antineutrophile zytoplasmatische Antikörper (ANCA), BKS massiv erhöht.
- *Histologie:* Biopsie aus der Nasen- und Nebenhöhlenschleimhaut, unspezifisches Granulationsgewebe mit histozytär-epitheloidzelligen Knötchen, mehrkernigen Riesenzellen, Eosinophilen und granulomatöse Vaskulitis.

✅ Therapie

- Induktionstherapie mit hochdosierten Kortikosteroiden und Cyclophosphamid.
- Erhaltungstherapie mit Immunsuppression (Azathioprin – Methotrexat®) und Trimethoprim-Sulfamethoxazol über mindestens 6 Monate.

> **Wichtig**
>
> **Prognose:** Früher Exitus ohne adäquate Therapie nicht selten nach wenigen Monaten durch Nierenversagen, jetzt Remissionen und Heilung durch moderne Therapie.

8.10.3 Spezifische Rhinitiden
Engl. Specific rhinitis

Tuberkulose der Nase: Lupus
Engl. lupus
Befund. An der Haut-Schleimhaut-Grenze im Nasenvorhof graurote Granulationen, Infiltrationen und Knötchen. Kleine Geschwüre neben narbigen Bereichen mit Bildung von Krusten und Borken. Langsames Fortschreiten. Es kann zu Zerstörungen des Knorpels und des Knochens kommen.

Diagnose. Durch Probeexzision.
Histologie: Ephitheloidzelltuberkel mit Riesenzellen vom LANGERHANS-Typ.

Komplikation. Nach Jahren Entstehen eines *Lupuskarzinoms*.

✓ Therapie
Tuberkulostatika, Vitamin D.

Tuberkulose der Nase: Schleimhauttuberkulose
Engl. mucosal tuberculosis
Befund. Ausgedehnte schmierige Schleimhautulzerationen am Septum und an den Muscheln. Kommt bei fortgeschrittener Tuberkulose im Endstadium und bei Nachlassen der Abwehrkräfte vor.

Diagnose. Durch Probeexzision sowie Nachweis von Mykobakterien.

> **Wichtig**
>
> Folge vermehrter opportunistischer Infektionen bei Patienten mit Immunsuppression ist die Zunahme an Infektionen mit atypischen und multiresistenten Mykobakterien (Mycobacterium KANSASII, aurium, xenopi, scrophulaceum spp.).

Sarkoidose (Morbus BOECK)
Engl. sarcoidosis (Boeck's disease)
Definition. Granulomatöse Systemerkrankung in mehreren Stadien unklarer Ätiologie. Zugehörigkeit zur Tuberkulose nicht sicher.

Befund. Chronische Granulome in Lymphknoten, Haut, Schleimhaut in Form von mehreren kleinen Knoten oder in Form von solitären größeren, blauroten Knoten. Häufigste nasale Lokalisation an Septum und unterer Nasenmuschel.

Diagnose. Durch Probeexzision. ACE-Bestimmung im Serum.

Histologie. Epitheloidzellknötchen mit Riesenzellen ohne Verkäsung.

✓ Therapie
Kortikosteroide. Solide Knoten exstirpieren.

Lues der Nase
Engl. lues of the nose
Rhinologisch von Interesse ist das *tertiäre Stadium*.

Befund
- Solides *Gumma* oder gummöse Infiltration im Bereich des knöchernen Septum oder der lateralen Nasenwand
- Schmerzhafte Verschwellung der inneren und äußeren Nase oft mit regionärer *Lymphknotenschwellung*
- Tränenwegsinfiltration
- Später *Nekrose* der Infiltration mit Knorpel- und Knochensequestration und übelriechender Sekretion
- Endstadium: *Sattelnase* im knöchernen Nasenanteil, *Septumperforation* (syphilitische Ozaena), Synechien im Naseninneren

✓ Therapie
Antisyphilitische Behandlung (Penicillin). Im Endstadium korrektive bzw. rekonstruktive Nasenplastik.

168   **B · Nase, Nebenhöhlen und Gesicht**

8.10.4   Tropenkrankheiten
Engl. tropical diseases

Lepra
Engl. leprosy
Definition. Infektionskrankheit durch Mycobacterium leprae. Die Übertragung erfolgt durch das Nasensekret. Geringe Kontagiosität.

Vorkommen. Afrika, Asien (Indien), Südamerika, selten Südeuropa.

Befund
- Anfangs serös-blutige Rhinitis und grobknotige Infiltrationen (*Leprome*) der Gesichtshaut, des Nasenvorhofs, der vorderen Nasenscheidewand, der Zunge, der Lippen und der Ohrmuscheln. *Hautnervenbeteiligung*, z.B. Parästhesie und Schwellung im Bereich des N. auricularis magnus. Augenbrauenverlust.
- Später geschwüriger Zerfall der Leprome mit *Einschmelzung* des Nasenskeletts, Septumdefekt und Einsinken der Nase. Schließlich *Vernarbungen* und Synechien in der Nase.

Diagnose. Durch Erregernachweis im Nasensekret.

Histologie
- Tuberkuloide Form: Granulome mit Riesenzellen und Epitheloidzellen
- Lepromatöse Form: Anhäufung von Histiozyten und Plasmazellen

✔ Therapie
Antileprotika, z.B. Dapson®.

Rhinosklerom
Engl. Rhinosclerom
Vorkommen. Südost- und Osteuropa (Polen), Indonesien, Südamerika.

Erreger. Klebsiella rhinoscleromatis, Tröpfcheninfektion, geringe Kontagiosität, gramnegativer Kokkobazillus.

Befund. Anfangs Rhinitis mit *Borkenbildung* (ozaenaartig bei erhaltenem Geruchssinn). Später Knötchen, größere Granulome oder *tumorähnliche Infiltrate* in der Nase innen und außen mit Übergreifen der Veränderungen auf Rachen, Kehlkopf und Luftröhre. Nur selten Septumdefekte. Bei Ausheilung *ausgedehnte Narbenbildung*, u.U. Kehlkopf- und *Trachealstenose*.

Diagnose. Durch Erregernachweis im Nasensekret und im histologischen Präparat.

Histologie. Blasige MIKULICZ-Zellen (im Stadium der Granulombildung).

✔ Therapie
Antibiotika (Streptomycin, Ciprofloxacin). Operative Korrektur narbiger Spätfolgen.

Prognose. Relativ gut.

Leishmaniose (Leishmaniasis mucocutanea)
Vorkommen. Südamerika, Indonesien.

Erreger. Leishmania brasiliensis. Übertragung durch Sandfliegen (Zwischenwirt).

Befund. Knotige Verdickungen der Haut. Im Sekundärstadium Granulationen und Ulzerationen am Septum, an den Nasenflügeln und auf den Taschenfalten, danach fötide Borken in Nase, Rachen und Kehlkopf. Ausheilung mit entstellenden Substanzdefekten.

Diagnose. Durch Erregernachweis im Geschwürausstrich und durch Leishmanin-Test (Komplementbindungsreaktion).

Histologie. Granulationsgewebe, das an Tuberkulose erinnert.

✔ Therapie
Antimonpräparate, Pentamidin.

Prophylaxe. Bekämpfung der Sandfliege.

Blastomykosen
Vorkommen. Nord-, Mittel- und Südamerika.

Erreger. Hefeähnliche Pilze.

Befund. Ulzerationen der Gesichtshaut und polypöse Granulationen oder Ulzerationen im Bereich der Schleimhäute von Nase, Mundhöhle und Rachen. Lymphknotenschwellung am Hals.

Diagnose. Durch Pilznachweis im histologischen Präparat.

✔ Therapie

Chirurgische Entfernung der polypösen Wucherungen. Antimykotika (Amphotericin B®).

Differentialdiagnose. Rotz (Schleimhautulzera, fötide Sekretion).

8.10.5 Rhinitis sicca anterior
Engl. atrophic rhinitis

Definition. Entzündung und Atrophie der Septumschleimhaut hinter der Haut/Schleimhautgrenze.

Ursache. Exogene Schädigungen wie Staub, Dämpfe, Hitze, bohren mit dem Finger.

Befund. Trockene Schleimhaut mit Krustenbildung und Ulzerationen im vorderen Septumabschnitt, gelegentlich Nasenbluten. Im weiteren Verlauf kann es zur Septumperforation kommen.

✔ Therapie

- Dexpanthenol (Bepanthen® Nasensalbe), Emser® Nasensalbe ohne Menthol, Nisita® mineralische Nasensalbe gegen die trockene Schleimhaut und zum Lösen der Krusten.
- Plastische Deckung einer Septumperforation durch gestielte Schleimhautlappen.
- Exogene Ursachen ausschalten.

8.10.6 Rhinitis atrophicans sine foetore und cum foetore (= Ozaena)
Engl. ozena

❸ Aus der Praxis

Bei dem Patienten war es über mehrere Jahre zu einer zunehmenden Behinderung der Nasenatmung gekommen. Der Gebrauch abschwellender Nasentropfen brachte nur vorübergehend Linderung, wobei die Tagesdosis ständig erhöht werden mußte. Eine durchgeführte Muscheloperation brachte eine deutliche Besserung. Danach stellte sich jedoch eine zunehmende Verborkung und Verkrustung ein, die eine intensive lokale Pflege erforderlich machen. Borken müssen jetzt mehrfach täglich entfernt werden. Der von ihnen ausgehende unangenehme fötide Geruch wird von dem Patienten selbst nicht wahrgenommen, hat aber zu erheblichen sozialen Problemen geführt. Der Patient selbst ist durch die Ozaena auch beruflich eingeschränkt.

Ursache

- **Primär:** Nicht geklärt, tritt familiär auf, häufiger beim weiblichen Geschlecht (Osteuropa). Eine Infektion spielt wahrscheinlich keine entscheidende Rolle, eher dürften *konstitutionelle Momente* ausschlaggebend sein. Dafür sprechen auch die meist nur gering pneumatisierten Nebenhöhlen. Die atrophische Schleimhaut begünstigt allerdings *eine Keimansiedlung.*
- **Sekundär:** Gelegentlich *traumatisch* bedingt, nach *Operation* einer hyperreflektorischen Rhinitis bzw. nach Tumoroperationen durch Verlust größerer Schleimhautbezirke, Radiotherapie, Spätfolge des Privinismus, chemische und physikalische Noxen, spezifische Rhinitiden.

Befund

- Weite Nase, Atrophie und fibröse Umwandlung der Schleimhaut und der Muscheln.
- Da auch die Schleimdrüsen atrophieren, Trockenheit der Schleimhaut und Absonderung von sehr zähem Schleim, der eintrocknet und Krüstchen bildet.
- Kopfschmerzen.
- In ausgeprägten Fällen bei *hochgradiger Muschelatrophie* mit erheblicher Bildung von *gelbgrünen Krusten* und Eiterborken, die durch ihre Zersetzung einen *aashaften Gestank* verbreiten, spricht man von der Rhinitis atrophicans cum foetore = *Ozaena* (*Stinknase;* ◨ Abb. 8.24).

Dabei besteht durch Mitbeteiligung des Epithels der Regio olfactoria eine *Anosmie,* so daß die Patienten den Gestank selbst nicht wahrnehmen. Durch den *Fötor* sind die Kranken meist nicht gesellschaftsfähig. Häufig erstreckt sich die trockene Schleimhaut mit der Krustenbildung bis in den *Pharynx* und den *Larynx.*

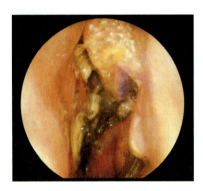

Abb. 8.24. Ozaena

Therapie

Symptomatisch zum Feuchthalten der Schleimhaut:
- Ölige Nasentropfen, z.B. Coldastop® (enthält Vit. A und E) oder Bromhexin (Lubrirhin®-Sprüher), keine abschwellenden Nasentropfen.
- Inhalationen und Spülungen mit körperwarmem Salzwasser oder Emser Sole® (Nasenspülglocke ▶ Abb. 8.25). Nasendusche mit Water-Pic-Gerät oder Rhinocare®, Emser® Nasenspray.
- Traubenzucker als Schnupfpulver (hygroskopische Wirkung).
- Nasensalben (Rhinitis sicca anterior).
- Vitamin A und E in hohen Dosen.
- Seeklima günstig, Hochgebirge ungünstig.

Zur Entfernung der Borken:
- Neben Nasenspülungen mechanisches Ablösen.
- Bei der Entfernung von Nasentamponaden, die einige Stunden gelegen haben, gehen die Borken mit heraus.

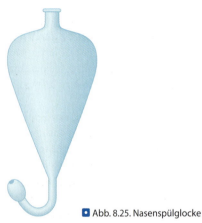

Abb. 8.25. Nasenspülglocke

Operativ:
- Verengung des Nasenlumens, um die Austrocknung zu vermeiden, durch Einpflanzen von Knorpelstückchen zwischen Perichondrium und Septumknorpel sowie subperiostal am Nasenboden und an der lateralen Nasenwand möglich.
- Anlage einer Mund-Nasenfistel, um Speichel zur Befeuchtung aus dem Mundvorhof in die Nasenhaupthöhle befördern zu können.

> **Wichtig**
>
> *Prognose*: Bei ständiger Nasenpflege Zustand erträglich. Nach Operationen oft für Jahre anhaltende Besserung. Vollständige Ausheilung kaum zu erwarten.

Differentialdiagnose. Rhinosklerom, WEGENER-Granulomatose (▶ s. Kap. 8.10.2).

8.10.7 Allergische Rhinitis und Rhinokonjunktivitis

Engl. allergic rhinitis and rhinoconjunctivitis

Aus der Praxis

Bei dem Patienten traten vor 6 Jahren mit Beginn des Frühjahrs erstmals heftige Niesattacken verbunden mit starker wäßriger Nasensekretion und behinderter Nasenatmung auf. Im darauffolgenden Jahr kam es zusätzlich zu einer Konjunktivitis. Trotz der anfänglichen Erfolge der saisonalen antiallergischen Therapie besteht jetzt eine ganzjährige Symptomatik, zuletzt mit Asthmabeschwerden. Diagnostisch ergibt sich eine Sensibilisierung gegen Frühblüher, Gräser und Hausstaubmilben. Es liegt eine Kreuzreaktion mit bestimmten Lebensmitteln vor. Rhinoskopisch findet sich eine ausgeprägte Schleimhautschwellung der Nasenmuscheln und eine Polyposis nasi, die nach dem computertomographischen Befund die Siebbeinzellen, die Kieferhöhlen und die Stirnhöhlen umfaßt. Die Diagnose lautet chronisch-polypöse Rhinosinusitis allergischer Genese mit bronchialer Komponente. Neben einer spezifischen Immuntherapie ist eine endonasale mikrochirurgische Nasennebenhöhlenoperation geplant.

Definition. Die Reaktion entsteht durch direkten Kontakt der Schleimhaut mit Inhalationsallergenen bzw. als Fernreaktion.

Pathophysiologie. Man unterscheidet 2 Phasen:
- **Frühphase** mit Mastzelldegranulation 0–30 min nach Allergenkontakt.
- **Spätphase** 4–12 h nach Allergenkontakt durch Einstrom von Entzündungszellen besonders eosinophilen Granulozyten.

Folgende Formen werden unterschieden:
- **Saisonale Rhinitis** (Heuschnupfen; Pollinose): Am bekanntesten und am häufigsten. Symptome bei Pollenflug während der Baumblüte im zeitigen Frühjahr und der Gräser- und Getreideblüte im Mai und Juni.
- **Nichtsaisonale perenniale Rhinitis** durch Hausstauballergene, vor allem mit am Morgen verstopfter Nase durch Fäzes der Hausstaubmilben, Schimmelpilzsporen, Matratzenfüllstoffe, Bettfedern u.a.
- **Rhinitis durch Tierhaare und Berufsallergene** (Bäcker und Müller durch Mehl, Schreiner durch exotische Hölzer, OP-Personal durch Latex).
- Seltener **Nahrungsmittelallergie** als Fernreaktion (z.B. Milch).

> **Wichtig**
>
> **Die Prävalenz liegt bei 15–20% der Bevölkerung! Es handelt sich somit um eines der häufigsten Krankheitsbilder überhaupt.**

Symptome. Juckreiz in der Nase, Niesattacken, erhebliche wäßrige Sekretion aus der Nase, Augentränen (Rhinokonjunktivitis), Behinderung der Nasenatmung mit Obstruktion, später trockene Schleimhaut, Hyposmie. Fortschreitende Allergeninvasion kann zu Husten, spastischer Bronchitis und Asthma bronchiale (»Etagenwechsel«) führen.

Befund. Verdickte, livide verfärbte Muscheln. Wäßriger oder glasiger Schleim.

Folgekrankheiten. Tubenventilationsstörung, Paukenergüsse, verstärkte Infektneigung.

Diagnose
- Allergologische Anamnese
- Hauttests (Pricktest, Intrakutantest), Scratch-Test, Reibetest
- Nasaler Provokationstest (Aktualitätsnachweis an der Schleimhaut mittels Rhinomanometrie), bronchialer Provokationstest bei bronchialer Komponente, oraler Provokationstest bei Nahrungsmittelallergie
- Eliminationsdiät und Reexposition bei Nahrungsmittelallergie (s. auch aspirinsensitive Rhinitis ▶ Kap. 8.10.8)
- Arbeitsplatzbezogener Provokationstest
- IgE-Antikörpernachweis im Blut durch RAST = Radio-Allergo-Sorbent-Test, ELISA = enzyme-linked immuno sorbent assay oder Fluoreszenz-Enzym-Immuno-Assay (CAP-Klassen 1–6)
- Oberflächlicher Epithelabstrich und Zytologie: Vermehrung eosinophiler Granulozyten und Mastzellen
- Eosinophiles kationes Protein (ECP) im Serum erhöht

✔ Therapie
- Allergenkarenz durch Berufswechsel, Haustiere abgeben, Diät.
- Falls durchführbar während der Gräserblüte Aufenthalt in pollenarmer Umgebung oder milbenarmer Region (Hochgebirge, Nordseeinseln).
- Pollenfilter im Personenkraftwagen.
- Milbenreduktion durch Sanierungsmaßnahmen in der Wohnung (Matratzenüberzüge = Encasing, Bettwäsche, Absenken der Raumtemperatur und der Luftfeuchtigkeit).
- Symptomatische medikamentöse Stufentherapie, ggf. auch in Kombination, je nach Beschwerdegrad:

Akut: Antihistaminika zur kompetitiven Hemmung der Histaminrezeptoren (H1-Rezeptorenblocker) in Form von Nasenspray, z.B. Levocabastin (Livocab®), Acelastin (Allergodil®). Cromoglicinsäure (z.B. Intal® nasal Pulver), Nedocromil (z.B. Irtan®-Nasenspray) zur Stabilisierung der Mastzellen gegen die Histaminfreisetzung.
- Topische Steroide, z.B. Fluocortinbutyl, Beclometason (Beconase® Aquosum), Fluticason (Flutide® nasal), Budenosid (Pulmicort®) zur Hemmung der

Entzündungsreaktion. Ipratropium-Bromid zur Hemmung der wäßrigen Sekretion. Abschwellende Nasentropfen höchstens für kurze Zeit. Zusätzlich systemisch per os: Antihistaminika, z.B. Cetirizin (Zyrtec®), Loratadin (Lisino®), Fexofenadine (Telfast®). Glukokortikoide, z.B. Prednisolon (Decortin H®), kombiniert mit Antihistaminikum z.B. Betamethason und z.B. Cetrizin (Zyotec®) Chronisch: Topische und systemische Steroide, topische und systemische Antihistaminika.

- Spezifische Immuntherapie: Definition: Gabe von Allergenen in aufsteigender Dosierung mit dem Ziel der Antikörperbildung und damit Minderung der klinischen Symptome. Subkutane (ggf. orale) Hyposensibilisierung mit Allergenextrakt, z.B. präsaisonale Kurzzeitimmunisierung mit ALK 7® oder ganzjährige Hyposensibilisierung (Dauer 3–5 Jahre).

Cave: Allergischer Schock. Je nach Schweregrad I–IV: B2-Adrenergika, H1- und H2-Blocker i.v., Theophyllin i.v., Kortikosteroide i.v., Adrenalin i.m. oder i.v., Intubation, Tracheotomie, kardiopulmonale Reanimation.

- Notfallset für Patienten mit Insektengift- und Nahrungsmittel-Anaphylaxie mit Antihistaminikum (Tavegil®-Sirup), Steroiden (Decortin H®) und B2-adrenerges Dosieraerosol (Berotec®).
- Rhinochirurgie: Septumplastik bei Septumdeviation, endoskopische Nebenhöhlenoperation bei chronisch-polypösen Nebenhöhlenentzündungen, Muschelkaustik oder Conchotomie bei Muschelhyperplasie. Eine erhebliche Septumverbiegung mit dadurch behinderter Nasenatmung ist zu operieren, eine gleichzeitige Nebenhöhlenentzündung ist zu behandeln.

Differentialdiagnose. Allergieähnliche Symptome finden sich
- bei einer perennialen Rhinitis mit Eosinophilen, bei der keine IgE-Antikörper nachweisbar sind (NARES = Non Allergic Rhinitis with Eosinophilia Syndrom) und
- **bei der** *aspirinsensitiven Rhinitis* (Analgetika-Asthma-Syndrom): »**Pseudoallergie**« auf nicht steroidale Antiphlogistika und Salicylate in Lebensmitteln und Wein. Sie kann mit polypöser Nebenhöhlenentzündung, Polyposis nasi, Asth-

ma bronchiale, Urtikaria und QUINCKE-Ödem einhergehen.

Pathogenese. Man nimmt an, daß es durch Hemmung der Zyklooxygenase zu einer überschließenden Bildung von Leukotrienen kommt, wie LTC 4 und LTD 4, die u.a. eine starke spasmogene Wirkung an Bronchiolen entfalten.

Diagnose. Nasale, orale und inhalative (bronchiale) Provokation mit ASS bzw. Lys-ASS (ASS = Azetylsalizylsäure).

✔ Therapie
Karenzmaßnahmen, Kortikosteroide, Rhinochirurgie, adaptive Desaktivierung durch langsam steigende Zufuhr von ASS bis zur Toleranzinduktion.

8.10.8 Hyperreflektorische Rhinitis (= unspezifische nasale Hyperreaktivität)
Engl. vasomotor rhinitis oder hyperreactive rhinitis

Definition. Bei diesem früher als *vasomotorische Rhinitis* bezeichneten Krankheitsbild besteht eine gestörte Funktion und Reaktion des autonomen Nervensystems (Überwiegen des Parasympathikus) im Bereich der Nasenschleimhaut, vor allem der Muscheln. Freisetzung von neurogenen Peptiden, die entweder Entzündungszellen stimulieren oder Atemwegsepithelien, glatte Muskulatur, Gefäße und sekretorische Drüsen direkt beeinflussen (sog. *neurogene Entzündung*). Nicht-IgE-abhängiger Pathomechanismus. Eine Allergie ist durch entsprechende Tests auszuschließen (▶ Kap. 8.10.7). Keine Eosinophilie.

Ätiologie. Auslöser sind unspezifische Reize wie Kälte, Rauch, Staub, Alkohol und psychische Komponenten oder z.B. eine Ausschaltung des Sympathikus durch Stellatumblockade.

Symptome
- Wechselnd starke, auch anfallsartige und lageabhängige, seitenwechselnde Behinderung der Nasenatmung. Herabsetzung des Riechvermögens

8 · Klinik

- Absonderung eines wässrigen, in späteren Stadien glasig-schleimigen Sekrets, das in den Rachen hinunterläuft
- Benommenes Gefühl im Kopf
- Niesreiz wie bei allergischer Rhinitis

Befund. Wechselnd starke Muschelschwellungen, verdickte Muschelenden.

✓ Therapie
- Exogene Ursachen (Rauch, Staub) meiden.
- Lokal Versuch mit Anticholinergika, z.B. Atrovent® Dosier-Aerosol (Ipratropiumbromid), Antihistaminika oder topischen Steroiden.
- Nasenspülungen mit NaCl.
- Kurzzeitig abschwellende Nasentropfen (Otriven®, Nasivin®).
- Bei bleibenden Muschelverdickungen operative Muschelverkleinerung und bei Nasenscheidewandverbiegungen Septumplastik.

8.10.9 Weitere Rhinitisformen

Definition. Sie führen zu ähnlicher Symptomatik wie die hyperreflektorische oder allergische Rhinitis, jedoch aus anderer Ursache.

Toxisch-irritative Rhinitis. Auslösung durch verschiedene Chemikalien, wie z.B. Chlor in Schwimmbädern oder gewerbliche Noxen (Lösungsmittel, Formaldehyd, Nickel, Chromate, organische und anorganische Arbeitsstoffe und Zigarettenrauch; Umweltmedizin ▶ s. Kap. 8.11).

Rhinitis medicamentosa. Durch eine Reihe von Arzneimitteln wie Rauwolfia-Alkaloide (»Reserpinschnupfen«), ACE-Hemmer, Antisympathikotonika, Atropin, Antihistaminika, Bromocriptin und Psychopharmaka.

Endokrine Rhinitis. Auch hormonelle Einflüsse, wie Schwangerschaft (*Rhinopathia gravidarum*), Menopause, die »Pille« oder eine Hypothyreose führen zu Muschelschwellungen und – meist trockener – nasaler Obstruktion. Das Tropfen der Nase beim alten Menschen (»**old man's drip**«) in der

Kälte läßt sich durch Einbringen von Bepanthen® Nasensalbe (Dexpanthenol) in den Nasenvorhof beeinflussen.

Postinfektiöse Rhinitis nach viralen, bakteriellen und Pilzinfekten.

Idiopathische Rhinitis bei unbekanntem Pathomechanismus.

8.11 Umweltmedizin
Engl. environmental medicine

Definition. Ursachenabklärung, Diagnostik und Therapie bei Patienten mit gesundheitlichen Beschwerden oder Krankheitssymptomen, die mit Umweltfaktoren in Verbindung gebracht werden.

Ätiologie
- Häufig multifaktoriell, seltener monokausal
- Physikalische Noxen: Lärm (Lärmschwerhörigkeit ▶ s. Kap. 5.2.6), Strahlung
- Chemische Noxen: **Innenraumschadstoffe** (Indoor Pollution) wie SO_2, NO_2, CO, Schwebstäube, Tabakrauch, Formaldehyd, Benzol, Toluol, halogenierte Kohlenwasserstoffe, PCR, Asbest, Radon. *Quellen*: Außenluft, Tabakrauch, natürliche Radioaktivität, Baumaterialien (Holzschutzmittel), Fernsehgeräte, Gasherde, Gasheizungen, Haushaltsprodukte, Kamine, Möbel, Hobbymaterialien. **Außenschadstoffe**: Organische Verbindungen wie Dioxine, Furane, anorganische Gase wie CO, CO_2, NO, NO_2, SO_2, Ozon, Staub und Staubbestandteile, Mineralfaserstoffe wie Asbest.

Symptomatik. Im Vordergrund stehen unspezifische Symptome wie rasche Ermüdbarkeit, Gliederschmerzen und Gelenkschmerzen, Konzentrationsstörungen, Leistungsschwäche, Reizbarkeit, depressive Verstimmung, Kopfschmerzen, Reizzustände der Schleimhäute wie Augenbrennen, Räusperzwang und Husten sowie HNO-assoziierte Symptome wie Rhinitis, Sinusitis, Pharyngitis und Laryngitis.

Diagnostik

- Allgemeine und spezielle umweltmedizinische sowie arbeitsmedizinische Anamnese
- HNO-Untersuchung zur Erhebung des Schleimhautbefundes
- Interdisziplinäre Diagnostik je nach Beschwerdebild
- Effektmonitoring zur Erfassung von Veränderungen biologischer Parameter bei chronischer Intoxikation (Blut, Leber- und Nierenwerte u.a.)
- Humanbiomonitoring mit Bestimmung von Schadstoffspiegeln aus Körperflüssigkeiten und Sekreten
- Schadstoffmessungen in Wasser, Boden, Luft
- Wohnraum- und/oder Arbeitsplatzbegehungen
- Karenz und Reexpositionsversuch

✔ Therapie

- Interdisziplinärer Ansatz.
- Karenz, Elimination oder häufiger Reduktion der Schadstoffexposition durch entsprechende Baumaßnahmen, Ventilation, Lüftung und Luftreinigung in den Gebäuden.
- Sanierung von Gebäuden bei Nachweis kanzerogener Substanzen oder bei hoher Schadstoffkonzentration.
- Reduktion der Emission und Immission von Außenschadstoffen.
- Symptomatische medikamentöse Therapie.
- Psychologische Maßnahmen wie Streß- und Angstabbau, verhaltenstherapeutische Desensibilisierung gegenüber Noxen, Behandlung koexistenter psychischer Probleme.

Krankheitsbilder durch Innenraumschadstoffe

Je nach Exposition und Beschwerdebild werden unterschieden:

- Chronische Formaldehydintoxikation
- *Sick Building Syndrom (SBS)* bei Personen, die in bestimmten Büro-, Versammlungs- oder Schulräumen arbeiten. Die Symptome verschwinden oder bessern sich charakteristischerweise nach Verlassen des Arbeitsplatzes. Multifaktorielles Geschehen durch physikalische, chemische, biologische und psychologische Faktoren.

- *Multiple Chemical Sensitivities (MCS)* und *Idiopathic Environmental Intolerance (IEI)*: Vielfältige teils chronische teils wechselnde Symptomatik mit Beteiligung des Nervensystems. Diskutiert wird eine erhöhte erworbene Reaktion auf nachweisbare Exposition in geringer Dosis. Normaler körperlicher Untersuchungsbefund und Laborteste.
- *Chronic Fatigue Syndrom (CFS)* mit langanhaltender oder chronischer Erschöpfbarkeit ohne ermittelbare Ursache.
- *Holzschutzmittelsyndrom* bedingt durch chronische Intoxikation mit kanzerogenen Substanzen wie Pentachlorphenol (PCP) oder Lindan. Im HNO-Bereich Schleimhautreizungen mit Entzündungen und Gleichgewichtsstörungen. Erhöhte Konzentration in Körperflüssigkeiten ist Grundlage für eine Gebäudesanierung.

Krankheitsbilder durch Außenluftschadstoffe

Aus der Vielzahl möglicher Erkrankungen ist hier die Smogkrankheit durch Erhöhung von Stickoxid, Schwefeldioxid und Gesamtstaubkonzentration mit Verstärkung chronischer Erkrankungen der Atemwege, nasaler Irritation und Tränenfluß zu nennen.

- **Sommersmog:** Durch Erhöhung der Stickoxid- und Ozonkonzentration akutes Auftreten von Rhinitis und Asthmaanfällen sowie Verstärkung von allergischen Erkrankungen und chronischer Sinusitis und Bronchitis.
- Staubbelastungen mit Auslösung chronischer Atemwegserkrankungen, vor allem durch Dieselruß (Nano-Stäube).

Kanzerogene Substanzen. Für folgende Substanzen ist eine kanzerogene Wirkung nachgewiesen oder anzunehmen: Radon, Cadmium, Asbest, polyzyklische aromatische Kohlenwasserstoffe, Benzol, Hartholzstäube (Eiche und Buche), Chrom-IV-Verbindungen.

Die Erkrankung erfolgt meistens im Rahmen einer beruflichen Exposition. Die normale Umweltbelastung erreicht nur subtoxische Konzentration.

8.12 Nebenhöhlenentzündungen
Engl. sinusitis

Definition. Es handelt sich um eigenständige oder häufig eine die Rhinitis begleitende akute oder chronische entzündliche Veränderungen der Nebenhöhlenschleimhaut unterschiedlicher Genese.

8.12.1 Akute Sinusitis
Engl. acute sinusitis

Ätiologie
- Die akute Sinusitis entsteht *fortgeleitet* über die Ostien aus einer akuten Rhinitis und beherrscht nach wenigen Tagen das Krankheitsbild. Auslösend können sein: Schleimhautdisposition, Verschwellung der Nebenhöhlenausführungsgänge, Eindringen von Wasser beim Schwimmen (*Badesinusitis*), Virulenz der Erreger, allgemeine Abwehrschwäche.
- Vorwiegend Pneumokokken und Haemophilus influenzae, seltener Moraxella catarrhalis, Staphylokokken und Streptokokken.
- Seltener *odontogen*, nimmt dann fast immer einen chronischen Verlauf mit fötider Eiterung.

Histologie. Pathologisch-anatomisch handelt es sich um eine ödematöse Schwellung der Nebenhöhlenschleimhaut mit anfangs schleimiger, später bei bakterieller Infektion rein eitriger Absonderung.

Häufigkeit. Meist Siebbein und Kieferhöhle, seltener Stirnhöhle, sehr selten Keilbeinhöhle. *Pansinusitis* = Erkrankung aller Nebenhöhlen.

Beschwerden
- **Siebbein und Kieferhöhle:** Schmerzen – besonders in den Vormittags- und Mittagsstunden – nicht nur über der Kieferhöhle, häufig Kopfschmerzen auch über der gleichseitigen Stirnhöhle oder hinter dem Auge lokalisiert, verstärkt beim Bücken oder Pressen. Druck- und Klopfempfindlichkeit der fazialen Kieferhöhlenwand. Druckschmerz am Austrittspunkt des N. infraorbitalis (V2). Behinderte Nasenatmung und Sekretabfluß.
- **Stirnhöhle:** Erhebliche Schmerzen über der Stirn, starker Druckschmerz am Stirnhöhlenboden, besonders im inneren oberen Augenwinkel. Verstärkte Schmerzen beim Bücken. Klopfempfindlichkeit über der Stirnhöhle (zart mit der Fingerkuppe klopfen!).
- **Keilbeinhöhle:** Dumpfe, in den Hinterkopf ausstrahlende Schmerzen.
- Ein Nebenhöhlenschmerz kann auch als »*Unterdruckschmerz*« auftreten, falls der Ausführungsgang der Nebenhöhle durch entzündliche Schwellung der Schleimhaut oder Erhöhung des Außendrucks, z.B. beim Tauchen oder beim Sturzflug (Barotrauma), verschlossen ist und die Luft aus dem Nebenhöhlenlumen resorbiert wird.

Differentialdiagnose der Kopfschmerzen
Folgende Krankheitsbilder müssen von rhinogenen Kopfschmerzen unterschieden werden:

Primäre Kopfschmerzen
- **Migräne:** Stechender Halbseitenkopfschmerz mit Übelkeit und Erbrechen
- **Spannungskopfschmerz**
- **Cluster-Kopfschmerz**

Sekundäre Kopfschmerzen.
(Folgeerscheinungen einer Grunderkrankung):
- **Trigeminusneuralgie:** Attackenartig auftretende Spontanschmerzen. Druckschmerz umschrieben an den Foramina supra- und infraorbitalia. Gelegentlich nach Traumen und nach Stirn- und Kieferhöhlenoperationen von außen (aseptische Entzündung im Sinus cavernosus?)
- **Zervikalsyndrom:** Vom Nacken aufsteigende Schmerzen (▶ s. Kap. 5.2.1)
- **Arteriitis temporalis:** Bohrende, oft pulsierende Schläfenschmerzen. Geschlängelte, verdichtete Temporalarterien, massiv beschleunigte BSG. Bei Befall der A. centralis retinae Erblindung. Diagnose durch Gefäßbiopsie
- **Medikamentenmißbrauch:** »Phenacetinkopfschmerz«
- **Vasomotorische Störungen und Blutdruckdysregulationen (Hypotonie, Hypertonie):** Schmerzen im Hinterkopf oder in der Stirn lokalisiert (vaskulärer Kopfschmerz)

- **BING-HORTON-Syndrom:** Halbseitige anfallsartige Schmerzen in der Augen-Schläfenregion, Tränensekretion und wäßrige Absonderung aus der Nase
- **CHARLIN-Syndrom:** Anfallsartige Schmerzen im inneren Augenwinkel (Nasoziliarisneuralgie), Tränensekretion und »rotes Auge«
- **SLUDER-Syndrom:** Vorwiegend nächtliche Schmerzattacken einer Gesichtshälfte mit Rhinorrhoe und Niesanfällen (Neuralgie des Ganglion pterygopalatinum) durch Entzündungen oder Tumoren
- **COSTEN-Syndrom:** Durch Bißanomalien (Okklusionsstörungen) einseitige Kopfschmerzen und Neuralgien (Myoarthropathien)
- **Augenerkrankungen:** z.B. Glaukom, nicht korrigierte Fehlsichtigkeit, Schielstellungen
- **Meningitis:** An Intensität rasch zunehmende Kopfschmerzen mit Benommenheit, Nackensteifigkeit, Erbrechen
- **Intrakranielle Erkrankungen:** Subarachnoidalblutung, postkommotionelle Beschwerden, Sklerose der Hirngefäße, Hirntumor

Befund bei akuter Sinusitis
- **Rhinoskopie:** Schwellung der Schleimhaut im mittleren Nasengang (Untersuchung mit Nasenendoskop vorteilhaft) oder
- **Schleimeiter** im mittleren Nasengang, bei isolierter Stirnhöhleneiterung besonders weit vorn. Hyposmie oder Anosmie. Abstrich zum Keimnachweis
- **Postrhinoskopie:** Eiter in der Choane, bei Keilbeinhöhleneiterung Eiterstraße an der Rachenhinterwand
- **Diaphanoskopie** – bei einseitiger Kieferhöhlenentzündung anwendbar – ergibt eine schlechtere Lichtdurchlässigkeit dieser Seite
- **Röntgenaufnahme:** Für Kieferhöhle besonders geeignet okzipitodentale Aufnahme, für Stirnhöhle und Siebbein okzipitofrontale, für Keilbeinhöhle okzipitodentale und seitliche Aufnahme. *Röntgenbefund*: Wandständige Verschattung oder diffuse Verschattung bei Schleimhautschwellung. Sekretspiegel bei Eiteransammlung, der sich je nach Stellung des Kopfes verschiebt

- **Computertomogramm:** Geeignet zur exakten anatomischen Darstellung auch isolierter Verschattungen einzelner Nebenhöhlen, besonders der Siebbeinzellen und der Keilbeinhöhle, vor allem vor geplanten operativen Eingriffen (▶ s. Kap. 7.5.4 u. ◪ Abb. 8.29)
- **Sonographie:** A-Mode: Bei eitergefüllter Nebenhöhle Vorder- und Hinterwandechos, verbreitertes Vorderwandecho bei Schleimhautschwellung. B-Mode: Schleimhautschwellung der Vorderwand bei Sekretspiegel auch Darstellung der Hinterwand und der gesamten Kieferhöhle oder Stirnhöhle.

✔ Therapie
- Abschwellende Nasentropfen bzw. Nasenspray, um den Sekretabfluß aus den Nasennebenhöhlen zu ermöglichen.
- Einlage von Watte, die mit abschwellenden Nasentropfen getränkt ist, unter die mittlere Muschel (»hohe Einlage«). Evtl. zusätzlich Abspreizen der mittleren Muschel in örtlicher Betäubung und Absaugen des Sekretes aus den Nasennebenhöhlen.
- Anwendung von feuchter Wärme (Kamillendampf) oder trockener Wärme (Solluxbestrahlung, Kopflichtbäder, Kurzwellen, Mikrowellen) zur Verbesserung der Durchblutung und schnelleren Abheilung der Entzündung.
- Unmittelbar vor Wärmeanwendung stets abschwellende Nasentropfen!

Medikamente:
- Antibiotika per os (Antibiogramm!), z.B. Amoxicillin (Amoxypen®), Roxithromicin (Rulid®), Levofloxacin (Tavanic®, Zithromax®). Mukolytika, Analgetika.

Bei Fieber:
- Bettruhe.

Die akute Nebenhöhlenentzündung soll nach ein bis zwei Wochen ausgeheilt sein.

Sonst durch HNO-Arzt:
- Bei Kieferhöhleneiterung: Punktion der Kieferhöhle durch den unteren Nasengang und Spülung (▶ s. Kap. 7.5.2) sowie Füllung der Kieferhöhle mit einem wäßrigen Antibiotikum (keine zähflüssige Plombe!), ggf. Fensterung zum unteren Nasengang.
- Bei Stirnhöhleneiterung, falls das Sekret nicht abläuft: Ausräumen der vorderen Siebbeinzellen nach

Eröffnung des Infundibulum und des Recessus frontalis (»Spaltung der Stirnbucht«) zur Schaffung besserer Abflußbedingungen (▶ s. Kap. 8.13) und Septumplastik bei hoher Deviation. BECK-Bohrung im Bereich der Stirnhöhlenvorderwand und Durchspülen der Stirnhöhle mit abschwellenden Medikamenten (▶ s. Kap. 7.5.2) (heute selten durchgeführt).

Komplikationen (◨ Abb. 8.26)

> **Wichtig**
>
> Immer ein Computertomogramm zur Ausdehnung des entzündlichen Prozesses anfertigen.

Sie zeigen sich an durch Lidschwellung und -rötung:
- *Beginnende Durchbrüche*, erkenntlich am kollateralen Ödem – vor allem Lidödem –, lassen sich häufig noch durch die oben angegebene Therapie beherrschen
- *Durchbrüche* durch die knöchernen Wandungen

Kieferhöhle. Kommt beim Kleinkind vor und führt zur *Oberkieferosteomyelitis. Folge*: Abstoßung von Zahnkeimen.

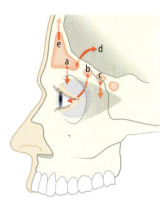

◨ Abb. 8.26. Komplikationen der akuten Stirnhöhlen- und Siebbeineiterung.
a Durchbruch am Boden der Stirnhöhle,
b Durchbruch im Nasen-Augen-Winkel (Siebbein),
c Durchbruch in die hintere Orbita (Siebbein),
d Durchbruch zum Schädelinneren
(= endokranielle Komplikationen),
e Stirnbeinosteomyelitis

✓ Therapie
Antibiotika, sparsame Inzisionen, ggf. Entfernung von Knochensequestern.

Siebbein. Durchbruch im Nasen-Augen-Winkel (◨ Abb. 8.26b) mit Ober- und Unterlidschwellung und Rötung vor allem bei Kindern, deren Stirnhöhlen noch nicht angelegt sind.

✓ Therapie
Siebbeinöffnung endonasal, bei Lidabszeß von außen.

Differentialdiagnose: Tränensackeiterung = Dakryozystitis

✓ Therapie
Dakryozytorhinostomie.

Stirnhöhle. Durchbruch am Boden oder der Vorderwand der Stirnhöhle mit Oberlidschwellung und Rötung (◨ Abb. 8.26a u. ◨ Abb. 8.27).

✓ Therapie
- Endonasale Stirnhöhlenoperation bei kollateralem Ödem.
- Stirnhöhlenoperation von außen (▶ s. Kap. 8.13) bei Abszeßbildung.

Stirnbeinosteomyelitis (◨ Abb. 8.26e): Fortschreiten der Infektion in den Markräumen der Diploe des Stirnbeins selbst oder über die Diploevenen, vorwiegend bei Jugendlichen. Befund: Teigige Schwellung im Stirnbeinbereich oberhalb der Stirnhöhle.

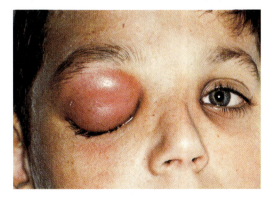

◨ Abb. 8.27. Lidödem bei Durchbruch einer Stirnhöhleneiterung

Nicht sehr hohe septische Temperaturen. Im Computertomogramm fleckige Aufhellungen im Stirnbein erst nach der 2. Woche. Szintigraphisch starke Aktivitätsanreicherung im Knochen.

✓ Therapie
- Stirnhöhlenoperation von außen,
- Abtragen der Lamina externa des Schädelknochens und der Diploe im Erkrankungsbereich.
- Bei Verdacht auf oder nachgewiesenem Durchbruch zum Schädelinneren auch Entfernen der Lamina interna und Freilegen der Dura.
- Hohe Antibiotikagaben (Clindamycin – Sobelin®, Ciprofloxacin – Ciprobay®) über Wochen. Cave: endokranielle Komplikationen!

Orbitale Komplikationen (◘ Abb. 8.28a–c)
Definition. Ausbreitung einer akuten oder chronischen Nasennebenhöhlenentzündung auf den Orbitainhalt.

In Abhängigkeit vom Schweregrad der Entzündung werden unterschieden:
- **Kollaterales Ödem** der angrenzenden Orbitaweichteile mit Lidschwellung.
- **Subperiostalabszeß** mit Ansammlung des Eiters zwischen Lamina papyracea bzw. Stirnhöhlenboden und Orbitakapsel. Klinische Verlagerung des Bulbus nach unten außen mit Protrusio und möglicher Bewegungseinschränkung; evtl. Doppelbilder.
- **Intraorbitaler Abszeß** infolge Durchbruch der Entzündung durch die Orbitakapsel mit deutlicher Bewegungsstörung des Bulbus, Doppelbilder, Protrusio und Druckschmerz.
- **Orbitalphlegmone** durch diffuse Ausbreitung der bakteriellen Infektion in der Orbita. *Lebensbedrohliches Krankheitsbild* mit schwerer Allgemeinsymptomatik, ggf. Sepsis. Gefahr der intrakraniellen Ausbreitung (s. rhinogene endokranielle Komplikationen). *Bulbus steinhart* und fixiert. Massive Protrusio mit Chemosis, ggf. Lidabszeß. Drohender Visusverlust.

> **Wichtig**
>
> *Diagnose*: Bei Verdacht auf orbitale Komplikationen immer Anfertigung eines Computertomogramms oder Kernspintomogramms zur genauen Ausdehnungsbestimmung der Entzündung.

✓ Therapie
- Konservativ mit Antibiotikagabe (gemäß Keimspektrum) bei akuter oder chronischer Sinusitis, z.B. Unacid®, Antiphlogistika, abschwellenden Nasentropfen und hohen Einlagen bei Kollateralödem.
- Kommt es zu keiner Besserung, dann endonasale Nebenhöhlenoperation mit Drainage in die Nasenhaupthöhle.
- Absolute Indikation zur Nasennebenhöhlenoperation auf endonasalem oder extranasalem Weg bei Subperiostal- und intraorbitalem Abszeß mit Drainage der Abszeßhöhle in die angrenzende Nasennebenhöhle.
- Notfallmäßige Operation bei Orbitalphlegmone mit Nasennebenhöhlenoperation zur Drainage und Inzision der Periorbita zur Druckentlastung. Kommt es zur Sepsis oder intrakraniellen Komplikationen, ist eine Exenteratio orbitae indiziert.

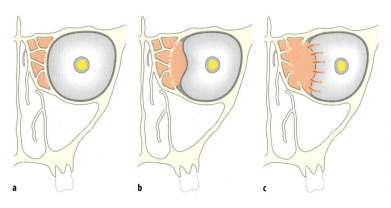

◘ Abb. 8.28a–c.
Orbitale Komplikationen bei Siebbeineiterung.
a Kollateralödem;
b Subperiostalabszeß;
c Orbitalphlegmone

Endokranielle rhinogene Komplikationen (◘ Abb. 8.26d)

Definition. Durchbruch der Entzündung in das Schädelinnere von der befallenen Nebenhöhle bzw. Orbita aus.

Bei *klinischem Verdacht* stets diagnostische Abklärung durch Computertomographie, ggf. Kernspintomographie und Liquorpunktion. Neurologische Untersuchung. Es werden unterschieden:

- **Epiduralabszeß:** Eiteransammlung zwischen knöcherner Begrenzung und Dura
- **Subduralabszeß:** Eiteransammlung zwischen Dura und Hirngewebe. Symptome uncharakteristisch: Dumpfer Kopfschmerz, Fieber, ggf. meningitische Zeichen
- **Stirnhirnabszeß:** Ausbildung eines Abszesses im Frontallappen durch direkte Erregerausbreitung oder auf venösem Weg. Befund: Geringe Herdsymptome mit Kopfschmerzen, Desinteressiertheit, Enthemmung, plötzlichem Erbrechen, Hirndruckzeichen. Computertomographische Darstellung des Abszesses. Initial ohne Kapselbildung, später deutlicher Kapselbereich, ggf. mit Flüssigkeitsspiegel und Lufteinschlüssen (◘ Abb. 8.21)
- **Rhinogene eitrige Meningitis:** Ausbreitung der Entzündung auf die gesamten Hirnhäute, ausgehend von der befallenen Nebenhöhle. Befund: Meningitische Zeichen, Liquorbefund mit massiver Erhöhung der Zellzahl, Erregernachweis, Eiweißvermehrung
- **Thrombophlebitis des Sinus sagittalis superior** mit deutlichen Zeichen der Hirndrucksteigerung, Stauungspapille, Kopfschmerzen
- **Kavernosusthrombose:** Thrombose des Sinus cavernosus durch Fortleitung der Entzündung auf venösem Weg. Lebensbedrohliches Krankheitsbild durch mögliche intrakranielle Ausbreitung und Sepsis. Befund: Stauung und Lidschwellung, Chemosis, Exophthalmus, Beweglichkeitseinschränkung des Bulbus oft beiderseits, Stauungspapille, septisches Krankheitsbild, Meningitiszeichen.

✔ Therapie

Therapie der Komplikationen

- Operative Sanierung der Nebenhöhlenerkrankung zur Beseitigung des Ursprungsherdes.
- Behandlung der endokraniellen Komplikationen, s. Behandlung endokranieller otogener Komplikationen ► Kap. 4.3.5.
- Hochdosiert Antibiotika, Kombinationstherapie.
- Symptomatische Behandlung der Sepsis.

Prognose. Abhängig vom Ausmaß der Komplikationen, Diagnosezeitpunkt und adäquater therapeutischer Intervention. Letalität zwischen 5–30%.

> **Wichtig**
>
> **Die Schwere rhinogener Komplikationen erfordert bei klinischem Verdacht eine umfangreiche Diagnostik und sofortige Therapie. Bei akuten Kopfschmerzen daher immer Abklärung des Nasennebenhöhlenbefundes erforderlich.**

8.12.2 Chronische Sinusitis

Engl. chronic sinusitis

❓ Aus der Praxis

Die Patientin litt seit mehreren Monaten unter z.T. heftigen frontalen Kopfschmerzen und Gesichtsschmerzen über den Kieferhöhlen. Der gelbliche Sekretabfluß in den Rachen führte zu Hustenreiz und Auswurf, die Stimme klang belegt. Bisher durchgeführte konservative Therapieversuche mit Antibiotika hatten zu keiner anhaltenden Befundbesserung geführt. Jetzt wurde eine Nebenhöhlenoperation erforderlich, die der Patientin sofortige Schmerzerleichterung brachte. Der Sekretfluß besserte sich.

Definition. Jede länger als 3 Monate bestehende Entzündung der Nasennebenhöhlen.

Ätiologie

- Geht aus der nicht ausgeheilten akuten bzw. subakuten Sinusitis hervor. Meist Siebbein und Kieferhöhle, seltener Stirnhöhle, selten Keilbeinhöhle
- Allergische Ursache, s. allergische Rhinitis (► s. Kap. 8.10.7)

- Nicht allergische Formen wie bei Rhinitis (▶ s. Kap. 8.10.1)

Grundlage ist die chronische Belüftungsstörung durch Verlegung der ostiomeatalen Einheit (◨ Abb. 8.32) bei Schleimhautschwellung und Polypen. Begünstigende Faktoren sind Septumdeviation, Septumsporn, Concha bullosa und Muschelhyperplasie. Dadurch kommt es zu Sekretstau und Schwellung der Schleimhaut in den Siebbeinzellen und nachfolgend in den abhängigen Nebenhöhlen.

8.12.3 Chronische Siebbein-Kieferhöhlenentzündung
Engl. chronic inflammation of the ethmoidal- and maxillary sinuses

Auftreten in **zwei Formen**:
- Serös-polypöse Form
- Eitrige Form

(Odontogene Kieferhöhleneiterung, ▶ s. Kap. 8.12.4)

Serös-polypöse Form
In den Nebenhöhlen bildet sich polypöse Schleimhaut, die durch die Ostien in die Nase vorwächst. Auftreten von Polypen in der Nasenhaupthöhle (endonasale Polypen = *Polyposis nasi*; ◨ Abb. 8.29 u. ◨ Abb. 8.30a, b). Große – meist in den hinteren Siebbeinzellen oder der Kieferhöhle – gestielte Polypen können sich nach dem Nasenrachenraum hin entwickeln (*Choanalpolyp*, ◨ Abb. 8.31).

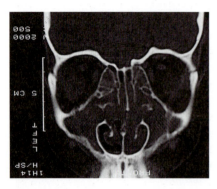

◨ Abb. 8.29. Pansinusitis polyposa beidseits im CT

Zugrunde liegt häufig eine Schleimhautdisposition. Polypen nicht selten bei Asthmatikern und bei Analgetikaunverträglichkeit (▶ s. Kap. 8.10.7).

Pathologische Anatomie. Die Polypen bestehen aus ödematöser Schleimhaut mit Einlagerung von *eosinophilen Leukozyten*. Innerhalb der Schleimhaut kann es zur Bildung von Retentionszysten kommen.

Beschwerden. Geringer als bei der akuten Sinusitis:
- Dumpfer Kopfschmerz,
- verstopfte Nase – meist beiderseits –, bei Polyposis nasi oder Choanalpolyp oft völlige Verlegung der Nasenatmung, dadurch
- Rhinophonia clausa,
- Hyposmie oder Anosmie,
- Sekretabfluß (Schleim) in den Rachen (Rachenkatarrh!).

Befund. Solange die *Schleimhautpolypenbildung auf das Nasennebenhöhlenlumen beschränkt* ist, läßt sich die Diagnose außer durch eine Sinuskopie am besten durch eine *Computertomographie* stellen: Wandständige, wolkige oder diffuse Verschattung der Nebenhöhle. So können auch Schleimhautschwellungen in einzelnen Siebbeinzellen aufgedeckt werden.
- **Bei** *Polyposis nasi*: Rhinoskopisch grauglasige Polypen, die sich mit der Sonde umfahren lassen und deren Stiel meist in den *mittleren Nasengang* unter die mittlere Muschel zu verfolgen ist. Häufig doppelseitig (◨ Abb. 8.29 u. ◨ Abb. 8.30a, b).
- Bei **Choanalpolyp:** Postrhinoskopisch isolierter großer grauglasiger Polyp, der die Choane verlegt (◨ Abb. 8.31) oder den Nasenrachenraum ausfüllt. Palpatorisch weich.
- *Differentialdiagnose* bei vermeintlich isoliertem Polypen am Nasendach: **Meningoenzephalozele:** glatt, bei Betasten mit der Sonde fester als Polyp, Meningitisgefahr bei Verletzung.
- *Differentialdiagnose* bei Choanalpolypen: **Juveniles Nasenrachenfibrom:** Hart, grobhöckrig, am Dach breit gestielt (▶ s. Kap. 11.4.1).
- Abklärung auf Vorliegen einer Allergie oder Analgetikaunverträglichkeit.

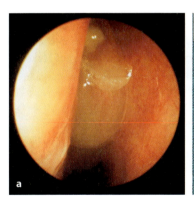
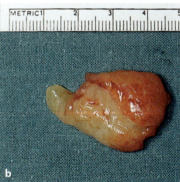

◘ Abb. 8.30a, b. Endonasale Polypen. **a** Endoskopie des mittleren Nasenganges; **b** extrahierter Polyp

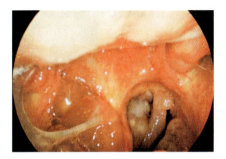

◘ Abb. 8.31. Choanalpolyp

✓ Therapie
- Konservativ bei geringer Schleimhautschwellung mit topischen Steroiden (Beconase®, Flutide nasal®, Topinasal®).
- Operative Behandlung bei Versagen der Therapie oder stärker ausgeprägtem Befund. Operation der betreffenden Nebenhöhle – fast ausschließlich Siebbein und Kieferhöhle – und endonasale Ausräumung der Polypen aus der Nasenhaupthöhle (s. Siebbein- und Kieferhöhlenoperation, ▶ Kap. 8.13). Das Entfernen allein der Polypen aus dem Lumen der Nase führt in Kürze zu Rezidiven der Polyposis nasi von den Nebenhöhlen aus, es soll daher stets die Nebenhöhlenoperation gleichzeitig durchgeführt werden. Aber auch nach sorgfältiger Operation kann es bei entsprechender Schleimhautdisposition zu Rezidiven der Polypenbildung kommen.
- Zusätzlich Septumplastik und Conchotomie.
- Nachbehandlung mit sorgfältiger Entfernung von Wundbelägen, Nasenemulsion und topischen Steroiden über mehrere Wochen.
- Behandlung von Allergie und Analgetikaintoleranz zur Rezidivprophylaxe.

Therapie der Rezidive
Nachoperation und Nachbehandlung mit Kortikosteroiden.

Das gleichzeitige Vorkommen von Erkrankungen der Nebenhöhlen und des Bronchialsystems ist einerseits Ausdruck für die Disposition der gesamten Schleimhaut der Luftwege zu krankhaften – auch allergischen – Reaktionen (sog. **sinubronchiales Syndrom**, vor allem bei Kindern), andererseits verschlimmert die Nebenhöhlenentzündung aber auch die Erkrankung der unteren Luftwege. Letzteres gilt ebenso für eine Pharyngitis, Laryngitis, Tracheitis und Bronchitis, die durch die absteigenden Infekte der oberen Luftwege und das herabfließende Sekret bei Rhinitis, Sinusitis und Entzündung der Rachenmandel ungünstig beeinflußt werden. Auch Magenbeschwerden können nach Verschlucken des Sekretes auftreten. Bei Vorliegen dieser Zusammenhänge und in seltenen Fällen, in denen angenommen werden muß, daß die Nebenhöhlenentzündung als Fokus wirkt, empfiehlt sich die möglichst baldige operative Verbesserung der Nasenatmung und die operative Behandlung der Nebenhöhlenerkrankung, außerdem internistische bzw. pädiatrische Behandlung.

KARTAGENER-Syndrom. Polyposis, Bronchiektasen, Situs inversus.

Mukoviszidose. Polyposis, zystische Pankreasfibrose, Sekretionsstörung der mukösen exokrinen Drüsen (hereditär) mit chronischer Bronchitis, sekundäre Infektion mit Pseudomonas aeruginosa.

✓ Therapie

Kombiniert medikamentös mit Antibiotika, Mukolytika und physikalischer Therapie. Endonasale Nasennebenhöhlenoperation zur Infektsanierung der oberen Luftwege.

Eitrige Form

- Die mäßig verdickte, oft fibröse Nebenhöhlenschleimhaut sondert eitriges Sekret ab (Kieferhöhlenempyem).
- Bei **Mischformen** ist die Schleimhaut stärker geschwollen und stellenweise polypös.
- Ätiologisch handelt es sich meistens um eine Infektallergie bei Staphylococcus-aureus-Infektion.

Symptome. Kopfschmerzen (verstärkt beim Bücken), Schmerzen über der erkrankten Nebenhöhle, meist Kieferhöhle und Siebbein. Die Schmerzen können aber auch fehlen. Schnupfen – häufig einseitig –, eitrige Sekretion aus der Nase. Abfluß von Eiter in den Rachen, besonders im Liegen (Rachen- und Kehlkopfkatarrh!). Der Eiter kann bei ostitischen oder odontogenen Prozessen fötide sein.

Befund

- *Rhinoskopisch*: Da es sich meist um eine Kieferhöhlen- und Siebbeineiterung handelt, Schwellung der Muscheln und der Schleimhaut – oft einseitig – im Bereich des mittleren Nasenganges. Eiter im *mittleren Nasengang*. Bei Mitbeteiligung des hinteren Siebbeins auch Eiter auf der mittleren Muschel.
- *Postrhinoskopisch*: Eiter in der Choane und Eiterstraße an der Rachenhinterwand, besonders bei Mitbeteiligung der hinteren Siebbeinzellen und der Keilbeinhöhle.
- *Röntgenbild* oder *Computertomogramm*: Wandständige Verschattung (gelegentlich mit Sekretspiegelbildung im Lumen) oder diffuse Verschattung.
- *Sonographie (A-Mode)*: Bei sekretgefüllter Kieferhöhle Vorderwand- und Hinterwandecho.

Diagnose

- Die Diagnose der chronischen eitrigen Kieferhöhlenentzündung kann durch die Punktion

und Spülung der Kieferhöhle über den unteren Nasengang gesichert werden, bei der sich Eiter entleert (Antibiogramm, auch auf Mykosen – Aspergillus)
- Bei Siebbeineiterung Abstrich
- Meistens Infektion mit Staphylococcus aureus oder Pseudomonas aeruginosa
- Allergologische Abklärung

✓ Therapie

- Antibiotische Therapie nach Antibiogramm, meist gegen Staphylokokken, z.B. Flucloxacillin (Staphylex®), Cefalexin (Ceporexin®), Clindamycin (Sobelin®), Chinolone (Tarivid®, Ciprobay®, Augmentan®).
- Mukolytika.
- Abschwellende Nasentropfen.
- Die Spülung der Kieferhöhle (▶ s. Kap. 7.5.2) ist zugleich eine therapeutische Maßnahme. Nach der Spülung wird die Kieferhöhle mit einem wäßrigen Antibiotikum gefüllt.
- Kommt es nicht zur Ausheilung, muß auch bei der chronischen eitrigen Form der Nebenhöhlenentzündung eine endonasale Nasennebenhöhlenoperation (▶ s. Kap. 8.13) durchgeführt werden.
- Postoperativ mehrwöchige Nachbehandlung erforderlich.
- Bei der seltenen chronischen Stirnhöhleneiterung endonasales Ausräumen der vorderen Siebbeinzellen und endoskopische Erweiterung des Stirnhöhlenzugangs, nur in seltenen Fällen Operation von außen (bei Komplikationen und Rezidiven). Eine Stirnhöhleneiterung kann auch ausheilen, ohne daß besondere Eingriffe an der Stirnhöhle selbst erforderlich sind, wenn sich schon durch eine Operation des gleichzeitig erkrankten Siebbeins die Abflußverhältnisse aus der Stirnhöhle verbessern lassen (s. Operationen an den Nasennebenhöhlen, ▶ Kap. 8.13).

Schleimhautatrophie. Nicht selten kommt es zur Schleimhautatrophie mit chronischer Eiterung trotz operativer Sanierung und suffizienter Drainage. Die fibrosierte Schleimhaut verfügt über keine ausreichende mukoziliare Clearance und unspezifische Immunabwehr. Der fehlende Sekretfilm erleichtert die Keimbesiedlung. **Befund:** Rhinoskopisch gelb-grüne Schleimabsonderung aus

8 · Klinik

dem mittleren Nasengang, Krustenbildung, fötider Geruch, nur wenig polypöse Schwellung. Im Computertomogramm randständige Verschattung der Nebenhöhlen.

✔ Therapie
- Regelmäßige Nasenspülung mit physiologischer Kochsalzlösung.
- Mechanische Reinigung.
- Nasenemulsion mit Glukose zur Schleimhautpflege.
- Intermittierend antibiotische Therapie nach Antibiogramm.
- Mukolytika (Fluimucil®, Mukosolvan®)
- Bei infektallergischem Geschehen zusätzlich topische Steroide.

Prognose: Keine Heilung möglich, jedoch Besserung mit konsequenter Therapie mit Schleimhautpflege. Als Langzeitfolge chronische Pharyngolaryngitis und Bronchitis.

8.12.4 Odontogene (= dentogene) Kieferhöhleneiterung
Engl. odontogenic maxillary sinusitis

Definition. Von den Zahnwurzeln der Oberkieferzähne ausgehende Kieferhöhlenentzündung.

Entstehung
- Durch *Wurzelgranulome* der Molaren (meist) oder der Prämolaren (seltener),
- durch Wurzelreste, die bei der Extraktion in die Kieferhöhle gestoßen werden oder
- durch Eröffnung der Kieferhöhle bei einer Zahnextraktion = **Kieferhöhlenalveolarkammfistel.**

Befund. Sie tritt einseitig auf. Das eitrige Sekret ist dünnflüssig und *sehr fötide.* Klopfschmerz des betreffenden Zahnes.

Erreger. Oft Anaerobier.

Diagnose. Sicherung durch Röntgenaufnahmen des Oberkiefers (Orthopantomogramm und Wurzelaufnahme).

✔ Therapie
Kieferhöhlenoperation, gegebenenfalls mit Alveolarkammplastik = Schleimhautperiostlappenplastik (▶ s. Kap. 8.13). Zahnbehandlung.

> **Wichtig**
>
> Bei nicht ausheilender einseitiger Sinusitis maxillaris und fötider Sekretion muß eine odontogene Ursache abgeklärt werden.

8.12.5 Zahnzysten
Engl. jaw cysts

Definition. *Radikuläre* Zahnzysten (von der Zahnwurzel ausgehend) oder *follikuläre* (von verlagerten Zahnkeimen um einen rudimentären Zahn ausgehend) können sich in die Kieferhöhle oder den Nasenboden hinein entwickeln und das Kieferhöhlenlumen von unter her einengen bzw. den Nasenboden anheben.

Diagnose
- Rhinoskopie: GERBER-Wulst am Nasenboden.
- Röntgenbild, Computertomogramm.

✔ Therapie
Kleine Zysten werden vom Mundvorhof her ausgeschält (Operation nach PARTSCH II). Große Zysten werden im Rahmen einer Operation der Kieferhöhle exstirpiert, der Hohlraum wird zur Nebenhöhle der Kieferhöhle oder der Nasenhaupthöhle gemacht (nach PARTSCH I).

8.12.6 Mukozele, Pyozele
Engl. mucous cyst (mucocele), pyocele

Definition. Mit Schleim bzw. Eiter gefüllte und durch die Sekretretention erweiterte Nebenhöhle, deren knöcherne Wände sich durch den Sekretdruck verdünnen.

Ursache. Verschluß des Ausführungsganges (Ostium) durch Entzündung, Verwachsung, Tumor oder Trauma (auch postoperativ durch Obliteration des Zuganges zur Nase).

Häufigkeit. Bedingt durch die Enge und Länge des Ausführungsganges am häufigsten *Stirnhöhle* (seltener Siebbeinzellen, Keilbeinhöhle oder Kieferhöhle).

Symptome. Geringer Kopfdruck, Kopfschmerzen, evtl. Doppelbilder oder Visusverlust.

Befund
- Vorwölbung der Nebenhöhlenwandung (Stirnhöhlenboden)
- Nennenswerter Druckschmerz nur bei Infektion (Pyozele)
- Die dünne Wand federt bei Druck (*Ballotment*), dabei gelegentlich Pergamentknistern
- Verdrängung des Bulbus nach lateral und vorn (**Protrusio**)
- *Rhinoskopisch*: Keine Besonderheiten oder aber Zeichen früherer Traumen, Operationen oder Entzündungen, z.B. Synechien (Narbenbildungen)
- Computertomogramm sichert die Diagnose. Diffuse Verschleierung bis Verschattung der Höhle. Die Höhle erscheint aufgetrieben oder weniger buchtenreich als die Gegenseite. Oft völliger Abbau der knöchernen Wände (vor allem am Stirnhöhlenboden) durch den Sekretdruck
- *Sonographisch*: Nachweis des schleimgefüllten Hohlraums

✓ Therapie
Operation der Stirnhöhle endonasal oder von außen mit Anlage einer Drainage zur Nasenhaupthöhle (Marsupialisation) oder komplette Exstirpation des Mukozelensacks bei weit lateral gelegener Stirnhöhlenzele.

Differentialdiagnose. Pneumatozele der Stirnhöhle: Erweiterte Stirnhöhle, mit Luft gefüllt. Ursache ungeklärt. Möglicherweise ehemalige Mukozele, aus der das Sekret abgeflossen ist, oder aber exzessive Pneumatisation durch stärkeres Wachstum der Lamina externa gegenüber der Lamina interna des Stirnbeins.

Nebenhöhlentumoren (▶ s. Kap. 8.14.2).

8.12.7 Mykosen
Engl. mycotic infection, mycosis

Definition. Chronische Entzündungen der Nasennebenhöhlen durch Pilzinfektion.

Erreger. Aspergillus fumigatus, seltener Cryptococcus, Mukormykose.

Formen. Je nach Erregervirulenz und Abwehrlage kommt es zu unterschiedlicher Ausprägung der Mykose:
- Oberflächliche Infektion der Schleimhaut, nur mikrobiologisch zu verifizieren
- Ausbildung einer Pilzwurzel in Form des **Aspergilloms**
- Invasion und lokale Destruktion des angrenzenden Knochens. Gefahr der endokraniellen und orbitalen Komplikation
- Diffuse Infiltration mit Pilzsepsis

Befund
- Chronische Sekretion, z.T. gelblich
- Rhinoskopisch bröcklige Pilzmassen im mittleren Nasengang
- Bei invasiven Formen massive Kopfschmerzen
- Nervenausfälle, z.B. N. opticus, N. infraorbitalis
- Bei Pilzsepsis stark reduzierter Allgemeinzustand

Diagnose
- Endoskopie mit Probeexzision und histologische sowie mykologische Untersuchung
- Im Röntgenbild oder Computertomogramm Verschattung auch einzelner Nebenhöhlen, am häufigsten Kieferhöhle, *mit Verkalkung*, seltener knöcherne Destruktion

✓ Therapie
- Konservativ mit Antimykotika bei allen Formen.
- Operative Sanierung bei Aspergillose und lokal invasiven Formen.
- Lokale Nachbehandlung mit Antimykotika, z.B. mit Amphotericin B®, Nystatin (Moronal®), Clotrimazol (Canesten®), Miconazol (Daktar®).

– Systemische antimykotische Therapie bei Pilzsepsis und lokal invasiven Formen, z.B. Amphotericin B®, Fluconazol (Diflucan®), Flucytosin (Ancotil®).

Prognose. Gut bei oberflächlichem Befall und Aspergillose. Die lokal invasive Form kann unter adäquater Therapie ausheilen. Schlecht bei Komplikationen und Sepsis.

8.13 Operationen an den Nasennebenhöhlen

In der Nebenhöhlenchirurgie stehen je nach individuellem krankhaften Befund abgestufte Operationsverfahren zur Verfügung. Sie werden funktionserhaltend entweder mit Hilfe von Weitwinkeloptiken (Endoskopen) bzw. dem Operationsmikroskop durch die Nasenhaupthöhle (**endonasale Mikrochirurgie** mit entsprechend entwickelten Instrumenten) oder durch eine der knöchernen Nebenhöhlenwände hindurch ausgeführt. Radikalchirurgische Eingriffe werden heute im Gegensatz zu früher nur noch selten vorgenommen. Bei Kindern mit wachsendem Gesichtsschädel sollen ausgedehnte Nebenhöhlenoperationen überhaupt unterbleiben.

Vor endonasalen Nebenhöhlenoperationen empfiehlt sich ein Computertomogramm.

Postoperativ ist eine *Nachbehandlung* erforderlich, um die Belüftungswege offen zu halten und das Sekret zu entfernen.

Siebbeinzellen, Stirnhöhle und Kieferhöhle münden mit ihren Ausführungsgängen in den mittleren Nasengang. Über dieses sog. **ostiomeatale System** (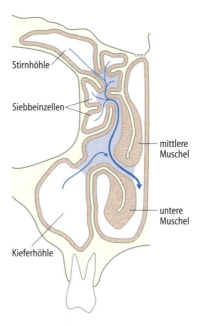 Abb. 8.32) sind die Nebenhöhlen belüftet und entleeren andererseits ihr Sekret in die Nasenhaupthöhle. Schleimhautschwellungen oder Polypen im vorderen Siebbeinbereich mit seinen Engstellen können diese Zugänge verlegen und Entzündungen in den Nebenhöhlen unterhalten.

Operationsprinzip. Das Operationsprinzip besteht in der Beseitigung dieser Engstellen und in der Wiederherstellung der natürlichen Belüftungswege. Dadurch werden die Voraussetzungen zur Ausheilung der Nebenhöhlenentzündung mit Normalisierung der erkrankten Schleimhaut geschaffen.

Abb. 8.32. Ostiomeatale Einheit (H. H. NAUMANN). Rechte Nasenseite

Siebbein

Minimal-invasive Chirurgie. Chirurgie des Infundibulum ethmoidale und des Recessus frontalis im vorderen Siebbein. Bei rezidivierenden Nebenhöhlenentzündungen genügt nicht selten eine endonasale Eröffnung des Infundibulum ethmoidale durch Abtragen des Processus uncinatus des Siebbeins und der medialen Infundibulumwand (*Infundibulotomie* nach MESSERKLINGER) und evtl. zusätzlich eine Ausräumung der vorderen Siebbeinzellen mit Erweiterung der Nebenhöhlenausführungsgänge (z.B. des Recessus frontalis = »Spaltung der Stirnbucht«), um Belüftung und Abfluß der Nebenhöhlen zu gewährleisten. Die dem vorderen Siebbein nachgeordneten Nebenhöhlen, Stirnhöhle und Kieferhöhle, können dann ohne weitere Eingriffe ausheilen.

Endonasale Siebbeinoperation (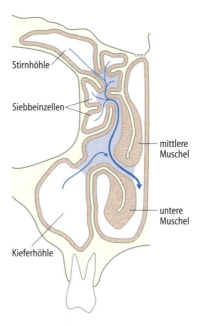 **Abb. 8.33).** Alle Siebbeinzellen zwischen mittlerer Muschel und Lamina papyracea (**Cave:** Orbita!) lassen sich endonasal bis zum Siebbeinzellendach (Schädelbasis) ausräumen. Stets lateral von der mittleren Muschel, nie medial eingehen, um Verletzungen der Lamina cribrosa zu vermeiden! Durch das ausgeräumte

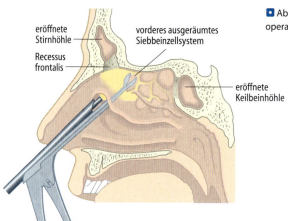

Abb. 8.33. Endonasale Siebbein- und Stirnhöhlenoperation (Endoskop und Faßzange eingezeichnet)

Siebbein kann die Keilbeinhöhle eröffnet werden. Die Operation kann auch zur Deckung von Liquorfisteln und zur Orbitadekompression eingesetzt werden.

Transmaxilläre Siebbeinoperation. Falls die Kieferhöhle über die Fossa canina operiert werden muß (s. unten), können die hinteren Siebbeinzellen durch die Kieferhöhle erreicht werden.

Siebbeinoperation von außen. Hautschnitt von der Augenbraue bogenförmig zur seitlichen Nase unter Schonung bzw. Refixation des medialen Lidbandes und der Trochlea. Wegnahme von Teilen des Tränenbeins und des Nasenbeins. Ausräumen der Siebbeinzellen. Tangentiales (schonendes) Arbeiten an der Schädelbasis mit bester Übersicht über das Siebbeindach. Ist eine Stirnhöhlenoperation von außen (s. unten) erforderlich, werden Siebbein und Stirnhöhle vom gleichen Hautschnitt aus operiert. Erweiterung zur **lateralen Rhinotomie** bei tumorchirurgischen Eingriffen.

Indikationen: Frontobasale Frakturen oder Siebbeinerkrankungen mit Durchbruch nach außen bzw. in die Orbita. Tumorchirurgie.

Stirnhöhle (Abb. 8.34)

Endonasale Stirnhöhlenoperation. Nach Spaltung der Stirnbucht Erweitern des Stirnhöhlenzugangs unter Endoskopkontrolle (**Cave:** Schädelbasis!). Alle Buchten der Stirnhöhle sind auf diesem Weg jedoch nicht zugängig.

Osteoplastische Stirnhöhlenoperation von außen. Hautschnitt von der Augenbraue bogenförmig zur seitlichen Nase oder Koronarschnitt. Nach Bilden eines Knochendeckels aus der Stirnhöhlenvorderwand, der entweder mit dem Periost aufgeklappt oder vorübergehend entnommen wird, Operation unter Erhaltung der Schleimhaut und des natürlichen Ausführungsganges (z.B. bei einer Osteomoperation) oder mit Entfernung der erkrankten Schleimhaut und entweder Schaffen eines breiten Zugangs zur Nase oder alternativ Obliteration der Höhle mit Bauchfett unter Abschluß des Ausführungsganges zur Nase (z.B. bei Polyposis).

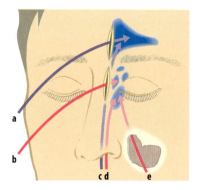

Abb. 8.34. Operative Zugangswege zu Stirnhöhle und Siebbein:
a von außen (Stirnhöhle),
b von außen (Siebbein),
c endonasal (Stirnhöhle),
d endonasal (Siebbein),
e permaxillär (Siebbein)

Radikaloperation der Stirnhöhle nach JANSEN-RITTER mit Schleimhautplastik nach UFFEN-ORDE. Hautschnitt von der Augenbraue bogenförmig zur seitlichen Nase. Wegnahme des knöchernen Stirnhöhlenbodens. Ausräumen der erkrankten Schleimhaut. Wegnahme von Teilen des knöchernen Nasenbeins und Doppellappenplastik aus der Nasenschleimhaut vor dem Kopf der mittleren Muschel. Durch diese Schleimhautauskleidung des weiten Zugangs zur Nase wird einem narbigen Abschluß der operierten Stirnhöhle mit Mukozelenbildung vorgebeugt. Später kaum sichtbare Narbe von der Augenbraue zur seitlichen Nase.

Indikationen: Frontobasale Frakturen (Duraplastik!) oder Stirnhöhlenpolyposis. Mukozelen. Endokranielle Komplikationen. Tumorchirurgie sowie interdisziplinäre Tumorchirurgie im Bereich der Schädelbasis mit Erweiterung zur **lateralen Rhinotomie** durch (passagere) Entnahme der lateralen Nasenwand auch der Kieferhöhlenvorderwand.

Radikaloperation nach RIEDEL zur Velödung der Stirnhöhle. Außer dem knöchernen Stirnhöhlenboden werden auch die Stirnhöhlenvorderwand und alle Schleimhautanteile entfernt. Es bleibt kein *Stirnhöhlenlumen* zurück, die Stirnhöhle sinkt postoperativ ein. Später kann eine *plastische Rekonstruktion* mit Unterfütterung der Einsenkung z.B. durch Kalottenknochen durchgeführt werden. (Eine Veröodung ist auch bei erhaltenen Stirnhöhlenwänden durch Füllen der von Schleimhaut entkleideten Stirnhöhle mit Fettgewebe möglich; s. oben).

Indikationen: Nur selten bei frontobasalen Frakturen mit völliger Zertrümmerung der Stirnhöhlenvorderwand und des Stirnhöhlenbodens, falls ein Wiederaufbau nicht möglich ist, oder bei Mukozelenoperation nach Abbau aller knöchernen Wände.

Kieferhöhle

Transnasale Kieferhöhlenoperation. Zur Entlastung und Drainage der Kieferhöhle wird mitunter lediglich eine *Fensterung* zur Kieferhöhle durch Wegnahme des Knochens im *unteren oder im mitt-*leren Nasengang vorgenommen. Durch angelegte Fenster hindurch lassen sich Gewebeproben bei Tumorverdacht entnehmen und isolierte Polypen oder eine polypöse Schleimhautschwellung weitgehend entfernen (Diese Operation bei Siebbein-Kieferhöhlenpolyposis wird als *endonasale, endoskopisch kontrollierte Siebbein-Kieferhöhlenoperation* bezeichnet!).

Osteoplastische Kieferhöhlenoperation. Schleimhautschnitt in der Umschlagfalte im Mundvorhof. Die Kieferhöhlenvorderwand wird nur *vorübergehend entnommen* und nach der Operation, bei der Schleimhautpolypen abgetragen oder die erkrankte Schleimhaut entfernt werden, und nach Schaffen eines Fensters zum unteren Nasengang wieder eingesetzt (Vorteil gegenüber Radikaloperation: Keine narbige Einziehung von Wangenweichteilen in die operierte Kieferhöhle).

Transorale Operation der Kieferhöhle nach CALDWELL-LUC (◘ Abb. 8.35). Schleimhautschnitt in der Umschlagfalte im *Mundvorhof* oder Zahnfleischrandschnitt. Wegnahme eines Teils der *Kieferhöhlenvorderwand* im Bereich der Fossa canina unter Schonung des N. infraorbitalis. Ausräumen der erkrankten Schleimhaut und Schaffen eines *Fensters zum unteren Nasengang,* evtl. mit Bildung eines Lappens aus der Nasenschleimhaut, um den Zugang offen zu halten.

Indikationen: Heute nur selten bei chronischer Kieferhöhleneiterung, bei Nachoperationen, Pilzerkrankungen, Verletzungen und in der Tumorchirurgie.

Schleimhautplastik nach REHRMANN. Bei gleichzeitigem Bestehen einer *Kieferhöhlenalveolarkammfistel* nach Zahnextraktion. Trapezförmiger Schleimhautperiostlappen aus der bukkalen Gingiva, der durch eine quere Inzision des Periostes an der Basis verlängert wird. Der Lappen wird über die Fistel gelegt und an der palatinalen Seite der Alveole vernäht.

Durch die Kieferhöhle Zugang zum *hinteren Siebbein* und weiter durch das Siebbein zur *Keilbeinhöhle* und zum *Nasenrachenraum.*

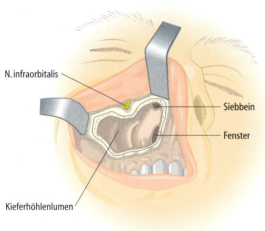

◘ Abb. 8.35. Transorale Kieferhöhlenoperation nach CALDWELL-LUC (Radikaloperation)

Keilbeinhöhle

Die Keilbeinhöhle wird transnasal, transethmoidal oder transseptal erreicht. Durch die Keilbeinhöhlenhinterwand Zugang zur *Hypophyse*.

8.14 Tumoren: Gutartige Geschwülste

8.14.1 Rhinophym (»Pfundnase«, »Kartoffelnase«; ◘ Abb. 8.36)

Engl. rhinophyma
(»hammer nose«, »potato nose«)

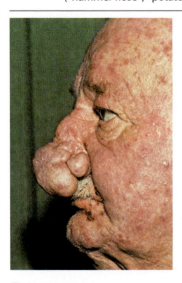

◘ Abb. 8.36. Rhinophym

Definition. Knollige Wucherungen (Hypertrophie, Pseudotumor) der Talgdrüsen der Haut im Bereich der knorpligen Nase mit Gefäßerweiterungen und Bindegewebsvermehrung. Sekundäre Entzündung.

Ätiologie. Oft verbunden mit einer **Rosazea**, meist bei älteren Männern. Als zusätzliche Faktoren werden Alkoholabusus (»Säufernase«), Hitze- oder Kälteschäden, intestinale Erkrankungen und Fettstoffwechselstörungen angenommen.

Befund. Blaurote Verfärbung der tumorartigen knolligen Hautverdickungen, Teleangiektasien.

✓ Therapie

Dermabrasio oder Abtragen (Abschälen) der Hautverdickungen mit flachem Messer oder CO_2-Laser ohne Verletzung des Knorpelgerüstes der Nase. Die Epithelisierung der Wundfläche erfolgt aus dem Epithel angeschnittener Talgdrüsenausführungsgänge.

8.14.2 Osteom

Engl. osteoma

Definition. Gutartiger gestielter Knochentumor ungeklärter Ätiologie.

Häufigkeit. Vorwiegend Stirnhöhle, seltener Siebbein, sehr selten Kieferhöhle.

Histologie. Kompakte oder spongiöse Struktur.

Symptome. Über lange Zeit allmählich zunehmender Kopfschmerz. Später Vorwölbung nach außen.

Diagnose. Zunächst nur durch das Röntgenbild. Zur Lokalisation des Stiels und Ausdehnungsbestimmung Computertomographie. Später Verlegung des Ausführungsganges (Mukozelenbildung) oder Verdrängung des Bulbus oder Ausdehnung nach endokraniell mit Druckatrophie der Dura und endokraniellen Komplikationen.

✅ Therapie

Bei Beschwerden oder drohenden Komplikationen Operation von Stirnhöhle und Siebbein mit Exstirpation des knolligen Osteoms, wenn möglich durch osteoplastische Operation oder endonasal (▶ s. Kap. 8.13).

Differentialdiagnose

- **Ostitis fibrosa** (Osteofibrosis deformans juvenilis, *fibröse Dysplasie JAFFÉ-LICHTENSTEIN*): Langsam zunehmende, schmerzlose knöcherne Aufreibung von Oberkiefer oder Stirn, die operativ modellierend abgetragen werden kann. Später Übergang in Sarkom möglich. Remodellierungsoperation, ggf. Resektion des Stirnbeines.
- **Pneumosinus dilatans:** Langsam zunehmende Vergrößerung meistens der Stirnhöhle, seltener der Kieferhöhle mit Auftreibung und Ausdünnung der knöchernen Wandung infolge eines Ventilmechanismus des Ausführungsganges. Äußerlich sichtbare Vorwölbung. Endokranielle Komplikationen möglich. Operative Verkleinerung über osteoplastische Operation.

8.15 Tumoren: Malignome

8.15.1 Äußere Nase, Gesicht

Im Bereich der äußeren Nase finden sich Basaliome (lokal destruierend, nicht metastasierend), Plattenepithelkarzinome (Spinaliome), Sarkome (selten) und Melanome (selten).

Ätiologie. Aktinische Schädigung der Haut durch vermehrte UV-Licht-Exposition (Landmannshaut) bei Basaliomen, Spinaliomen und Melanomen.

Diagnose

- Durch Probeexzision, außer bei Melanomen, aus der höckrigen, oberflächlich ulzerierten Hautveränderung und histologische Untersuchung.
- B-Scan-Sonographie zur Beurteilung des regionären Lymphknotenstatus (submandibuläre und Kieferwinkellymphknoten).

Differentialdiagnose. Rhinophym, leukämische Infiltrate, Sarkoidose, Lupus erythematodes, Granuloma gangraenescens und WEGENER-Granulomatose (▶ s. Kap. 8.10.2).

✅ Therapie

Exzision und rekonstruktive Plastik (▶ s. Kap. 8.4). Bei kleinen Basaliomen photodynamische (Hämatoporphyrin) oder kryochirurgische Therapie möglich. Bestrahlung (im knorpligen Bereich möglichst vermeiden).

8.15.2 Nasenhaupthöhle und Nasennebenhöhlen

Papillom

Definition. Es handelt sich um einen primär gutartigen epithelialen Tumor, der maligne entarten kann (fakultative Präkanzerose). Meistens im mittleren Nasengang.

Ätiologie. Virusgenese (Papillomviren) wird diskutiert.

Histologie. Fibroepitheliale Geschwulst papillärer Bauart (»inverted papilloma«).

Verlauf. *Klinisch z.T. bösartig* durch Destruktion des Knochens mit möglichem Einbruch in Orbita und Endokranium. Rezidiv- und Malignisierungsgefahr.

Befund. Leicht blutende, lappige papillomatöse Granulationen, von der lateralen Nasenwand und den hinteren Nasenabschnitten ausgehend mit Verlegung der Nasenatmung.

Diagnose durch Probeexzision (Abgrenzung gegen Karzinome). Computer- und Kernspintomographie zur Ausdehnungsbestimmung.

✅ Therapie
Radikale Tumoroperation endonasal oder bei Rezidiv extranasal, kaum strahlensensibel.

Prognose. Bei radikaler Entfernung und regelmäßiger Nachkontrolle gut. Echte Heilung möglich.

Maligne Tumoren
Es kommen **Karzinome und Sarkome** in absteigender Häufigkeit vor (◨ Abb. 8.37):
- **Plattenepithelkarzinome**,
- **Adenokarzinome**, ausgehend von den Schleimdrüsen. Bei chronischer *Hartholz-Staubexposition* (Buche und Eiche) Entstehung im Bereich der mittleren Muschel und im Siebbein, als **Berufskrebs** anerkannt,
- **adenoid-zystische Karzinome**: Tumor ausgehend von Speichel- oder Schleimdrüsen. Der klinische Befund gleicht dem der übrigen Karzinome bei etwas langsamerem Wachstum, vor allem entlang der *Nervenscheiden*. Zum Zeitpunkt der Diagnosestellung häufig schon lokal disseminiert.

✅ Therapie
Radikale Operation wie bei anderen Karzinomen. Kaum strahlensensibel.

Prognose: langfristig ungünstig durch hämatogene (Lunge, Gehirn) und neurogene Metastasierung.
- **Esthesioneuroblastom** (Olfaktoriusneuroblastom): Neuroendokriner Tumor ausgehend vom olfaktorischen Epithel im Bereich der Riechspalte und des oberen Nasenganges, z.T. endokrin aktiv, Vorkommen in jüngeren Jahren, frühzeitige Dura- und Orbitainfiltrationen.

✅ Therapie
Kombinierte Radiochemotherapie, anschließend oder bei kleineren Befunden ausschließlich Operation.

- Sarkome

Lokalisation (◨ Abb. 8.38 u. ◨ Abb. 8.39a, b)
- **Tumoren der oberen Etage:** Kieferhöhlendach, Siebbein (maxillo-ethmoidaler Winkel) und Stirnhöhle (Einbruch in die Orbita und in das Endokranium!)
- **Tumoren der mittleren Etage:** Kieferhöhle und laterale Nasenwand (Einbruch in die Nase, die Orbita und die Fossa pterygopalatina!)
- **Tumoren der unteren Etage:** Alveolarfortsatz, Gaumen und Kieferhöhlenboden (Einbruch in die Mundhöhle!)

Meist handelt es sich um Kieferhöhlenmalignome, seltener geht der Tumor vom Siebbein, der Stirnhöhle oder der Keilbeinhöhle aus. Männer erkranken häufiger als Frauen (3:1).

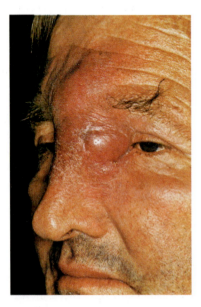

◨ Abb. 8.37. Nebenhöhlenkarzinom mit Durchbruch nach außen

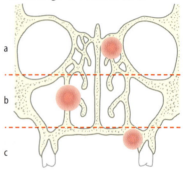

◨ Abb. 8.38. Nebenhöhlenmalignom. Usprung: *a* obere Etage, *b* mittlere Etage, *c* untere Etage

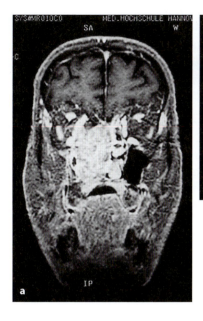
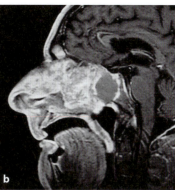

◘ Abb. 8.39a, b. Nasennebenhöhlenmalignom im MRT. **a** Koronar; **b** sagittal

Klassifizierung der Kieferhöhlenkarzinome nach dem TNM-System. Klassische Untersuchung und bildgebende Verfahren prätherapeutisch:
- T1 Antrale Schleimhaut (ohne Knochenarrosion)
- T2 Mediale Kieferhöhlenwand, harter Gaumen, Nase
- T3 Wange, Orbitaboden, Ethmoid, dorsale Kieferhöhlenwand
- T4 Orbitainhalt und benachbarte Strukturen
- N Halslymphknotenmetastasen
- M Fernmetastasen

Symptome. Oft in einem fortgeschrittenen Stadium der Erkrankung:
- Obere Etage: *Doppelbilder* bei Einbruch in die Orbita
- Mittlere Etage: *Einseitig* behinderte Nasenatmung, Ausfluß von *fötide riechendem, eitrigem, mit Blut vermischtem Sekret*. Neuralgiforme Beschwerden im Bereich des 2. Trigeminusastes. Bei Infiltration der Flügelgaumengrube Kieferklemme. Bei Durabeteiligung starke Schmerzen
- Untere Etage: Vorwölbung des Gaumens oder des Alveolarfortsatzes. Prothese paßt nicht mehr. Zahnschmerzen. Zahnlockerung

Befund
- Obere Etage: Beginnender Durchbruch zu erkennen an Rötung, Vorwölbung und Ulzeration im *Nasenaugenwinkel*, Protrusio bulbi bei Einbruch in die Orbita.
- Mittlere Etage: Blutende Granulationen oder polypöse Schwellungen im Bereich der lateralen Nasenwand, *Auftreibung der Wange*, Verdrängung des Bulbus, *Doppelbilder*.
- Untere Etage: Höckriger Tumor oder Ulzeration am harten Gaumen oder am Alveolarkamm (KAPOSI-Sarkom, ▶ Kap. 20.2.3).

Metastasen sind relativ selten und spät (20%). Lymphabfluß in die submentalen und submandibulären Lymphknoten und in die tiefen Halslymphknoten.

Diagnose
- Durch Probeexzision (direkt oder bei Sinuskopie)
- Computertomogramm: Knochendestruktionen zeichnen sich ab
- Kernspintomogramm: Tumorausdehnung und Infiltration in die Umgebung am besten zu sehen
- Liquorpunktion bei Verdacht auf intrazerebrale Aussaat

B · Nase, Nebenhöhlen und Gesicht

✔ Therapie

Präoperative Radiatio:
- Günstige Ergebnisse nach präoperativer Hochvoltbestrahlung.
- Intraoperativ findet sich bei einem Drittel der Patienten kein Tumor mehr, bei einem Drittel ein fraglicher Resttumor und bei einem weiteren Drittel kommt es zu deutlicher Tumorverminderung oder keiner Remission.
- Indiziert vor allem bei Nasennebenhöhlenkarzinomen.

Operativ: Je nach Lokalisation und Ausdehnung des Tumors sind unterschiedliche operative Zugangswege und Resektionen erforderlich.
- Oberkiefer(teil)resektion. Nach Aufklappen der Oberwange durch Schnitt in der Mitte der Oberlippe und Verlängerung des Schnittes paranasal Osteotomien im gesunden Knochenbereich und Resektion des Tumors im Block.
- Bei Tumoren der unteren Etage vom Mundvorhof aus mit Teilresektion des Gaumens.
- Exenteratio orbitae bei Einbruch in die Orbita nach zusätzlichen Lidrandschnitten.
- Kraniofaziale Resektion bei Übergreifen auf die Schädelbasis.

Postoperative Radiatio:
- In Abhängigkeit vom Tumorstadium, der Radikalität des chirurgischen Eingriffes und der Tumorart.
- Einschluß des zervikalen Lymphabflusses in das Bestrahlungsfeld bei Befall der hinteren Siebbeinzellen und der Schädelbasis.

Radiochemotherapie: Polychemotherapie mit Cisplatin oder methotrexathaltigen Kombinationen, evtl. intraarteriell
- bei fortgeschrittenen, inoperablen oder Rezidivtumoren,
- bei Esthesioneuroblastom.

Prognose. Abhängig vom histologischen Typ und primärer Lokalisation des Tumors. Insgesamt ca. 50% 5-Jahresüberlebensrate.

Wichtig

Jede einseitige Behinderung der Nasenatmung mit blutiger Sekretion muß auf Vorliegen eines Malignoms der Nasennebenhöhlen abgeklärt werden.

❓ Fragen

- Welche Formfehler der Nase können auftreten und wie ist deren Behandlung (s. S. 146 f)?
- Wie behandeln Sie unstillbares Nasenbluten? Welche diagnostischen Maßnahmen sind erforderlich? Erstellen Sie ein Interventionsschema (s. S. 150 f)!
- Welche Komplikationen können bei frontobasalen Frakturen auftreten (s. S. 159, 161)?
- Wie können sie diagnostiziert und wie müssen sie behandelt werden (s. S. 160)?
- Wodurch unterscheiden sich LE-FORT- und ESCHER-Frakturen (s. S. 156, 159)?
- Welche Therapie ist bei den verschiedenen Formen der chronischen und akuten Rhinitis verfügbar (s. S. 164)?
- Beschreiben Sie den therapeutischen Stufenplan bei der Behandlung der akuten und chronischen Sinusitis mit unkompliziertem Verlauf und bei Auftreten von Komplikationen (s. S. 176 f, 181, 185 f)!
- Welche Tumoren der Nasennebenhöhlen treten am häufigsten auf (s. S. 188 ff)?
- Welche Therapieoptionen bestehen (s. S. 190)?
- Welche umweltmedizinischen Krankheitsbilder mit Bezug zu den Schleimhäuten der oberen Luftwege sind bekannt (s. S. 173 f)?
- Welche Operationsverfahren im Bereich der Nasennebenhöhlen kennen Sie (s. S. 185 ff)?
- Beschreiben Sie die verschiedenen Formen der Rhinitis (s. S. 164)!
- Welche Komplikationen akuter und chronischer Nasennebenhöhlenentzündungen können auftreten (s. S. 177f, 183)?
- Was versteht man unter frontobasalen Frakturen? Beschreiben Sie deren Symptomatik, Diagnostik und Therapie (s. S. 159 f)!
- Was versteht man unter lateralen, was unter zentralen Mittelgesichtsfrakturen (s. S. 154 f, 156 ff)?

Mundhöhle und Pharynx

GK3 3

GK3 3.1   9   **Anatomie und Physiologie** – 195

GK3 3.2   10   **Untersuchungsmethoden** – 203

GK3 3.3   11   **Klinik** – 207

Mundhöhle und Pharynx bilden funktionell eine Einheit, in der sich Luft- und Speisewege kreuzen. Dadurch ergeben sich spezifische Krankheitsbilder, bei denen sowohl
die Atmung als auch der Schluckvorgang betroffen sind. Der obere Digestivtrakt umfaßt
Mundhöhle, Oro- und Hypopharynx. Er ist Manifestationsort der in der Häufigkeit stark
zunehmenden Plattenepithelkarzinome. Der Nasopharynx hat dagegen Bedeutung für
die Trennung von Luft- und Speiseweg. Hyperplasien des lymphatischen Gewebes führen hier zu den im Kindesalter sehr häufigen Tubenventilationsstörungen mit Ausbildung
von Paukenergüssen. Entzündliche Veränderungen des Tonsillengewebes werden als
Fokus für zahlreiche allgemeinmedizinische Erkrankungen diskutiert.

Aus der Praxis

Der vierjährige Junge leidet seit 2 Jahren an rezidivierenden Infekten der oberen Luftwege, behinderter Nasenatmung und Schwerhörigkeit, die sich immer vorübergehend unter antibiotischer Therapie bessern. Der Mund steht öfters offen. Otoskopisch findet sich beidseits ein Paukenerguß, die massiv vergrößerte Rachenmandel verlegt die Choanen komplett. Die Symptome bilden sich rasch nach Adenotomie und Parazentese sowie Paukendrainage zurück.

Aus der Praxis

Der Patient stellt sich mit einer massiven, nicht schmerzhaften Schwellung im Bereich des Kieferwinkels auf der rechten Seite vor. Zusätzlich klagte er über unspezifische Schluckbeschwerden mit stichartigen Schmerzen, die in das rechte Ohr ausstrahlen. Der Allgemeinzustand ist reduziert. Es besteht kein Fieber. Bei der Spiegeluntersuchung zeigt sich ein ulzerierender Tumor im Bereich der Tonsillenregion rechts übergehend auf den Zungengrund. Massiver Fötor ex ore. In der Anamnese ist ein jahrelanger Alkohol- und Nikotinabusus bekannt. Eine entnommene Probeexzision ergibt die Diagnose eines nicht verhornenden Plattenepithelkarzinoms. Bei der Tumorausdehnung T4N3M0 wird eine Radiochemotherapie durchgeführt, unter der es zu einer partiellen Remission kommt. Das Resttumorgewebe sowie die noch vorhandenen Lymphknotenmetastasen werden operativ entfernt. Postoperativ kommt es zu erheblicher Mundtrockenheit, Schluckbeschwerden mit Aspiration, weswegen eine Tracheotomie erforderlich ist.

GK3 3.1 # Anatomie und Physiologie

9.1   Mundhöhle   – 196

9.2   Rachen (Pharynx)   – 197

9.3   Lymphatischer Rachenring (WALDEYER)   – 198

9.4   Physiologie   – 200

Zur Information

Die Mundhöhle wird unterteilt in den Vorhof (Vestibulum oris) und die eigentliche Mundhöhle. Das Dach der Mundhöhle wird vom harten und weichen Gaumen gebildet. Die Zunge füllt bei geschlossenem Mund die Mundhöhle aus.
Der Rachen (Pharynx) ist der Raum hinter dem Mund und der Nase und stellt einen gemeinsamen Abschnitt des Speise- und Luftweges dar. Er wird in drei Abschnitte unterteilt: Naso-, Oro-, und Hypopharynx.
Der Lymphatische Rachenring (WALDEYER) ist eine Ansammlung von lymphoepithelialem Gewebe, das eine wichtige Rolle bei der immunologischen Abwehr spielt.
Mundhöhle und Rachen dienen als Resonanzraum bei der Artikulation.

9.1 Mundhöhle (Abb. 9.1a, b)

Engl. oral cavity

Der **Mundvorhof** (Vestibulum oris) zwischen den Lippen bzw. Wangen und den Alveolarfortsätzen mit den Zahnreihen ist durch diese von der Mundhöhle abgegrenzt. Das Dach der Mundhöhle wird vom **harten** und **weichen Gaumen** (mit dem Zäpfchen) gebildet. Nach hinten geht die Mundhöhle durch den **Isthmus faucium** in Höhe der vorderen Gaumenbögen in den Mundrachen (Oropharynx) über. Die Mundhöhle ist mit nicht verhornendem Plattenepithel ausgekleidet.

Die **Zunge** füllt bei geschlossenem Mund die Mundhöhle praktisch aus und liegt dem Gaumen an. Sie besteht aus Zungenspitze, Zungenkörper und Zungenwurzel (Zungengrund). Das Foramen caecum linguae und die Papillae vallatae bilden die Grenze zwischen Körper und Wurzel. An der Oberfläche der Zunge (Zungenrücken) finden sich die Papillae fungiformes, filiformes und foliatae (Schmeckknospen), am Zungengrund die flachen Zungenmandeln. Zwischen Zungengrund und Epiglottis liegen die **Valleculae epiglotticae**. Die Muskulatur der Zunge besteht außer der autochthonen Muskulatur aus den einstrahlenden Mm. genioglossi, hyoglossi, palatoglossi und styloglossi. Vom **Mundboden** werden beiderseits nach Anheben der Zungenspitze die Plica sublingualis mit der Caruncula sublingualis (Abb. 9.2a, b), der Mündung der Ausführungsgänge der Glandula sublingualis und der Glandula submandibularis (WHARTON-Gang) sichtbar.

Die Muskulatur des Mundbodens besteht aus den Mm. genioglossi, geniohyoidei und mylohyoidei (Abb. 9.3).

Das Zungenbein bekommt seinen Halt durch die am Unterkiefer bzw. an der Unterfläche des Schläfenbeins ansetzenden Mm. geniohyoidei, digastrici und stylohyoidei.

Gefäße

- A. lingualis (Zunge) mit A. sublingualis (Mundboden), A. palatina descendens (Gaumen) und A. facialis (Wange und Gesicht) aus der A. carotis externa
- Venenabfluß vorwiegend über die V. facialis in die V. jugularis interna
- Lymphabfluß sehr gut ausgebildet über die submentalen und submandibulären zu den tiefen Halslymphknoten (auch kontralateral!).

Nerven der Zunge

- **Motorisch:** N. hypoglossus (XII)
- **Sensibel:** N. lingualis (V3) und N. vagus (X) für Zungengrund
- **Sensorisch:** Geschmacksfasern am Zungengrund N. glossopharyngeus (IX) und an den vorderen zwei Dritteln der Zunge Chorda tympani (aus N. facialis, ▶ Kap. 1.1.2)

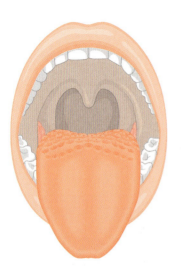 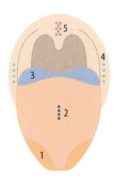

Abb. 9.1a, b. Mundhöhle.
a Übersicht; **b** mit Schmeckzonen
1 süß, *2* salzig, *3* bitter und salzig,
4 u. *5* ohne feste Zuordnung

9 · Anatomie und Physiologie

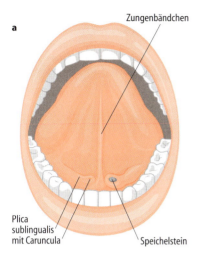
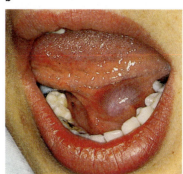

◘ Abb. 9.2a, b. Mundhöhle (Zungenspitze angehoben).
a Schema mit Speichelstein in der Karunkel; b Ranula

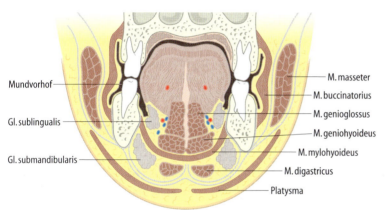

◘ Abb. 9.3. Schnitt durch Mundhöhle, Zunge und Mundboden

Nerven des Gaumensegels
— Äste des N. glossopharyngeus (IX) und des N. vagus (X) für M. levator veli palatini
— Äste des N. trigeminus (V3) für M. tensor veli palatini

Gesichtsnerven
— **Motorisch:** N. facialis (VII)
— **Sensibel:** N. trigeminus (V)

9.2 Rachen (Pharynx)
Engl. throat (pharynx)

Der Rachenraum besteht aus drei untereinander liegenden, jeweils vorn offenen Etagen, dem **Nasopharynx**, dem **Oropharynx** und dem **Hypopharynx** (◘ Abb. 9.4).

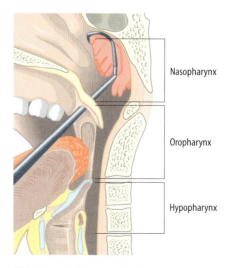

◘ Abb. 9.4. Die Etagen des Rachenraumes (eingezeichnet Adenotom, s. Kap. 11.3.4)

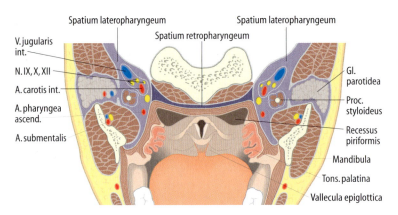

Abb. 9.5. Spatium peripharyngeum: Spatium retropharyngeum und Spatium lateropharyngeum (= parapharyngeum), durch das die großen Halsgefäße laufen

Der Schleimhautmuskelschlauch des Pharynx reicht von der Schädelbasis bis etwa in Höhe des 6. Halswirbels. Die Schleimhaut trägt im Nasopharynx **Flimmerepithel**, im Oro- und Hypopharynx **nicht verhornendes Plattenepithel**.

Das **Spatium peripharyngeum** (Abb. 9.5) ist klinisch von Bedeutung und gliedert sich in zwei Teile: Der spaltförmige, mit Bindegewebe ausgefüllte Raum zwischen Fascia (Lamina) praevertebralis und Fascia pharyngobasilaris wird als **Spatium retropharyngeum** bezeichnet. Das **Spatium lateropharyngeum (parapharyngeum)** liegt rechts und links neben dem Pharynxschlauch und enthält die großen Halsgefäße, Nerven, Lymphbahnen und Lymphknoten und geht in das Mediastinum über. Erkrankungen der Gl. parotidea, der Tonsille und der Zähne können auf das Spatium parapharyngeum übergreifen (Parapharyngealabszeß! Jugularisthrombose!).

Nasopharynx

Der Nasopharynx (Nasenrachen, Epipharynx; Abb. 9.4) ist nach *vorn* über die Choanen zur Nase geöffnet. Die vordere untere Wand besteht aus der Rückseite des weichen Gaumens. Das **Dach** wird von einem Teil der Schädelbasis, der unteren Fläche des Keilbeinkörpers, gebildet. Am Rachendach und der hinteren oberen Pharynxwand sitzt (bei Kindern) die **Rachenmandel**. *Seitlich* findet sich rechts und links die **Tubenöffnung** mit dem sie oben und hinten umgreifenden Tubenwulst, der durch den Tubenknorpel gebildet wird. Die ROSENMÜLLER-Grube liegt zwischen dem Tubenwulst und der hinteren Pharynxwand.

Oropharynx

Der Oropharynx (Mundrachen, Mesopharynx; Abb. 9.4) reicht vom Zäpfchen (**Uvula**) bis zum Rand des Kehldeckels (**Epiglottis**). Er öffnet sich über den **Isthmus faucium** zur Mundhöhle. In ihm liegt zwischen den Gaumenbögen die **Gaumenmandel** (Tonsilla palatina). Der vordere und hintere Gaumenbogen laufen oben im spitzen Winkel zusammen und bilden dort die Fossa supratonsillaris. Der Zungengrund und die Valleculae epiglotticae gehören zum Oropharynx.

Hypopharynx

Der Hypopharynx (Kehlkopfrachen = Laryngopharynx, Schlund; Abb. 9.4) umfaßt den Raum von der Epiglottis bis herab zur Ringknorpelhinterfläche und geht dort am Ösophagusmund in den Ösophagus über. Er steht mit dem Kehlkopfeingang in offener Verbindung. Der Hypopharynx ist durch den davorliegenden Kehlkopf in Ruhe nur spaltförmig ausgebildet mit zwei seitlichen Schleimhautbuchten, den **Recessus piriformes**.

9.3 Lymphatischer Rachenring (WALDEYER)
Engl. Waldeyer's tonsillar ring

Zusammensetzung. Er umfaßt das lymphoepitheliale Gewebe, das sich angehäuft findet
- in der Rachenmandel (und in den Tubenmandeln) im Nasopharynx,
- in den Gaumenmandeln im Oropharynx,
- in den Zungenmandeln im Oropharynx,

- in den Seitensträngen an der Rachenhinterwand rechts und links und
- in den einzelnen Lymphfollikeln in der Schleimhaut der Rachenhinterwand.

Entwicklung Im 3. bis 4. Embryonalmonat beginnt die Entwicklung der Organe des lymphatischen Rachenringes durch Ansammlung von Lymphozyten unter der gefältelten Schleimhaut. Im 7. Monat entstehen in dem diffusen Lymphgewebe primäre Lymphknötchen (Primärfollikel). Die Sekundärfollikel mit Lymphozytenrandwall und hellen Zentren bilden sich erst nach der Geburt.

Gaumenmandel (Tonsilla palatina)

Die Gaumenmandel (◘ Abb. 9.6) sitzt mit ihrer Kapsel dem peritonsillären Bindegewebe auf und ist zum größten Teil durch den vorderen Gaumenbogen bedeckt. Zahlreiche Krypten ziehen von der sichtbaren Oberfläche in die Tiefe des Mandelgewebes und verzweigen sich dort. Die Plattenepithel tragende Oberfläche wird dadurch erheblich vergrößert. Zwischen dem Epithel der Krypten und dem darunterliegenden lymphatischen Gewebe besteht ein sehr enger Kontakt durch Einwandern von Lymphozyten aus dem Tonsillengewebe in das Epithel (**Retikulierung**, Symbiose zwischen dem Epithel und Lymphozyten). Nahe dem Kryptenepithel und diesem auffällig zugeordnet finden sich in dem diffusen Lymphgewebe sekundäre Lymphknötchen (**Sekundärfollikel**) mit einem hellen Zentrum (Keimzentrum) und einer dem retikulierten Epithel zugewandten dunklen Lymphozytenkappe (Polkappe). Die Krypten enthalten Detritus (Mandelpfröpfe), der aus abgeschilfertem Epithel, Lymphozyten, Bakterien und evtl. Speiseresten besteht und beim Schlucken durch Kontraktion der Gaumenbögen und des Zungengrundes ausgepreßt wird.

Rachenmandel (Tonsilla pharyngealis = adenoidea)

Der lymphoepitheliale Aufbau entspricht dem der Gaumentonsille, die Krypten sind jedoch weniger verzweigt und enthalten Schleimdrüsen, die durch ihre Absonderung für eine Reinigung der Krypten sorgen. Die Oberfläche trägt Flimmerepithel. Die Rachenmandel ist unpaarig angelegt.

Gefäße
- A. pharyngea ascendens und A. palatina ascendens (Ast der A. facialis) aus A. carotis externa
- **Venenabfluß** über die V. facialis und die V. jugularis int.; Verbindungen bestehen zum Plexus pterygoideus und zum Sinus cavernosus
- **Lymphabfluß** von Nasopharynx und Rachenhinterwand über die retropharyngealen (prävertebralen) Lymphknoten im Spatium retropharyngeum zu den oberflächlichen und tiefen Halslymphknoten hinter, vor und unter dem M. sternocleidomastoideus
- Die Gaumenmandeln besitzen keine zuführenden Lymphgefäße. Lymphabfluß von den Tonsillen über die Kieferwinkellymphknoten, die auf der Gefäßscheide an der Einmündung der V. facialis in die V. jugularis interna sitzen, zu den tiefen Halslymphknoten auf der Gefäßscheide vor und unter dem M. sternocleidomastoideus. Dorthin auch Lymphabfluß vom Hypopharynx

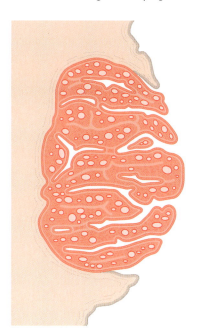

◘ Abb. 9.6. Schnitt durch die Gaumenmandel mit Krypten und Keimzentren (*hell*)

Nerven *Motorisch*:

- M. constrictor pharyngis durch Plexus pharyngeus aus Ästen des N. glossopharyngeus (IX) und des N. vagus (X). (Bei Ausfall Schluckstörung.)

Sensibel:

- Nasopharynx: zweiter Ast des N. trigeminus (V2)
- Oropharynx: N. glossopharyngeus (IX)
- Hypopharynx: N. vagus (X)

9.4 Physiologie

Schluckakt

Er umfaßt die Strukturen von Mundhöhle, Pharynx, Larynx, Ösophagus und Magen. Die beteiligten Muskeln werden durch das Schluckzentrum im Hirnstamm koordiniert und über die Hirnnerven V, VII, IX, X und XI sowie die zervikalen Nerven C1–C3 motorisch und sensibel innerviert.

Zur Aufbereitung des Speisebreis ist zusätzlich eine ausreichende Speichelproduktion, zum Transport eine normale Schleimhaut erforderlich.

Vier Phasen des Schluckvorganges werden unterschieden:

- **Vorbereitungsphase** durch Beißen, Kauen und Formen des Speisebolus
- **Orale Transportphase** bis zum Gaumenbogen (z.T. willkürlich), dauert ca. eine Sekunde
- **Pharyngeale Phase** mit Transport bis zum Ösophaguseingang (unwillkürlich), dauert ca. eine Sekunde
- **Ösophageale Phase** mit Transport in den Magen (unwillkürlich), dauert zwischen 4–20 s.

> **Wichtig**
>
> Aufgrund der Vielzahl der beteiligten Muskeln und Nerven sind die schnellen Phasen am ehesten von Schluckstörungen betroffen.

Im Rachen kreuzen sich **Luftweg** (Nase-Rachen-Kehlkopf) und **Speiseweg** (Mund-Rachen-Ösophagus). Nur bei verlegter Nase kommt es zur **Mundatmung**. Durch die auf den Zungengrund gelangende Nahrung wird der **Schluckreflex** ausgelöst. Dabei schließen sich der Nasenrachenraum durch Anheben des weichen Gaumens an die Rachenhinterwand und der Kehlkopfeingang durch Höhertreten des Kehlkopfes und damit Druck des Zungengrundes auf die Epiglottis, die sich vor den Kehlkopfeingang legt. Die Stimmlippen verschließen die Glottis. Der Speisebrei wird über die Recessus piriformes durch Kontraktion des M. constrictor pharyngis in den Anfangsteil des Ösophagus geschluckt und gelangt durch die peristaltischen Kontraktionen der Ösophaguswand in den Magen.

Sprachbildung

Zur **Artikulation** und als **Resonanzraum** werden die Mundhöhle, der Rachen und die Nasenhöhle benötigt, wobei die richtige Lautbildung von der Zungenstellung und der guten Funktion des Gaumensegels abhängt (▶ s. Kap. 42.1 und 24.2).

Tonsillenfunktion

Mit dem übrigen lymphatischen Gewebe im Körper haben die Tonsillen gemeinsam die Aufgabe der **Lymphozyten- und Plasmazellenbildung** und der **Antikörperbildung** (Immunglobuline IgA, IgD, IgE, IgG, IgM). B-Lymphozyten, die sich in den Keimzentren finden, sind Vermittler der **humoralen** Immunabwehr, T-Lymphozyten vermitteln die **zelluläre** Immunabwehr.

Über die Krypten und das retikulierte Epithel bekommt das lymphoepitheliale Gewebe der Gaumenmandel besonders engen Kontakt mit Bakterien und anderen Fremdstoffen der Mundhöhle, die als Antigene wirken können und als solche »erkannt« werden, wobei LANGERHANS-Zellen beteiligt sind. Über den Blutweg werden die Informationen durch Lymphozyten an das gesamte lymphatische System weitergeleitet und Abwehrstoffe bereitgestellt. Es kann kein Zweifel daran bestehen, daß die Aufgaben des lymphatischen Rachenringes in einer **immunspezifischen Schutz- und Abwehrfunktion** liegen. Außerdem werden Lymphozyten über die Krypten in die Mundhöhle und damit in den Magen und den Darmtrakt abgegeben.

9 · Anatomie und Physiologie

> **Wichtig**
>
> Vor allem in den ersten Lebensjahren (»immunolo-
> gische Lernphase«) sind die Tonsillen als *immunak-
> tives Organ* aufzufassen (Immunkomplexbildung
> aus Antigen und Antikörper, ▶ s. Kap. 11.3.3).

Geschmackssinn

Definition. Es handelt sich um einen Chemosensor
zum Wahrnehmen der vier Geschmacksqualitäten
süß, sauer, bitter und salzig.

Reizauslösung. Die auf der Zungenoberfläche
verteilten Schmeckknospen werden vom Speichel
umspült. Die Geschmacksstoffe werden im Speichel gelöst und so zu den Schmeckknospen transportiert. Die Moleküle und die Rezeptoren passen
dabei ineinander wie Schloß und Schlüssel. Über
den Second messenger CGMP kommt es zum Aufbau des Rezeptorpotentials.

Reizfortleitung. Die ausgelösten Aktionspotentiale werden über die sensorischen Fasern der Chorda
tympani und des N. glossopharyngeus (IX) zu den
Kerngebieten im Hirnstamm geleitet.

? Fragen

- Durch welche Strukturen wird der parapharyngeale Raum begrenzt (s. S. 198)?
- Welche Geschmacksqualitäten sind bekannt (s. S. 201)?
- Welche Funktion haben die Tonsillen (s. S. 200)?
- Beschreiben Sie die einzelnen Phasen des Schluck-vorganges einschließlich der beteiligten anato-mischen Strukturen (s. S. 200)!

GK3 3.2 **Untersuchungsmethoden**

GK3 3.2.1 **10.1** **Inspektion** – 204

GK3 3.2.2 **10.2** **Endoskopie der Mundhöhle und des Pharynx** – 204

GK3 3.2.3 **10.3** **Palpation** – 204

GK3 3.2.4 **10.4** **Schmeckprüfung (Gustometrie)** – 205

GK3 3.2.5 **10.5** **Untersuchung der Mundhöhle
und des Pharynx mittels bildgebender Verfahren** – 205

Zur Information

Die Untersuchung des Mund- und Rachenraumes erfordert unterschiedliche
Untersuchungsverfahren. Neben der Inspektion sind endoskopische Methoden
von Bedeutung sowie die Computertomographie und die Sonographie.
Störungen der Schmeckfunktion werden mit den Methoden der Gustometrie
geprüft.

10.1 Inspektion

Mundvorhof

Bei Reflektorbeleuchtung werden zur Besichtigung des Mundvorhofes mit einem Spatel Lippen und Wangen von den Zahnreihen abgehoben. Dabei Inspektion der Mündungsstellen der **Parotisaus-führungsgänge** gegenüber den zweiten oberen Molaren.

Mundhöhle

Durch Anhebenlassen der Zungenspitze können Veränderung an den Ausführungsgängen der Glandulae submandibulares und sublinguales im Bereich der **Plica sublingualis** festgestellt werden. Bei Druck auf die Kopfspeicheldrüsen von außen muß sich klarer Speichel entleeren. Sondierung des Ausführungsganges der Gl. submandibularis bei Verdacht auf Steine oder Stenosen mit feinen Silbersonden von der Caruncula aus.

Weiterhin Prüfung der Beweglichkeit und der Oberflächenbeschaffenheit der **Zunge** (bei **Hypoglossusparese** weicht die Zunge beim Herausstrecken zur gelähmten, atrophischen Seite ab!). Der Spatel drückt danach tief, aber nicht brüsk den Zungenkörper bei nicht herausgestreckter Zunge hinunter. Der Spatel sitzt dabei in der Mitte des Zungenkörpers, der Mundboden kann nach unten ausweichen.

Oropharynx

Nach Druck auf die Zunge läßt sich der Isthmus faucium überschauen. Die Beweglichkeit des **Gaumensegels** kann durch Sprechenlassen des Vokals a geprüft werden. (Bei einseitiger **Lähmung des N. glossopharyngeus** weichen das Zäpfchen, der weiche Gaumen und die Rachenhinterwand bei Kontraktion zur nicht gelähmten Seite ab! Kulissenphänomen!)

Die **Schleimhaut an der Rachenhinterwand** ist blaß und feucht. Pathologische Befunde sind Trockenheit, firnisartiger Glanz, Tumor, Schwellung und Rötung der Seitenstränge und Eiterstraßen vom Nasenrachenraum.

Bei der Untersuchung der **Gaumentonsille** ist folgendes zu beachten:
- die Größe (Hyperplasie, Tumor),

- die Tonsillenoberfläche (Rötung, Stippchen, Fibrinbeläge und Ulzera, oberflächliche Narben, Zerklüftung),
- die Beschaffenheit des vorderen Gaumenbogens (Rötung bei chronischer Tonsillitis, Vorwölbung bei Peritonsillarabszeß),
- die Luxierbarkeit der Tonsillen (bei chronischer Tonsillitis schlecht luxierbar),
- der Druckschmerz (bei Peritonsillitis) und
- das Exprimat.

Die Zunge wird bei der Untersuchung zu den letzten drei Punkten mit dem in der linken Hand liegenden Spatel nach unten gedrückt, während die rechte Hand mit einem zweiten Spatel oder einem Tonsillentaster die Tonsille durch Eindrücken des vorderen Gaumenbogens luxiert. Gleichzeitig wird dabei die Druckschmerzhaftigkeit geprüft und ein Teil des Krypteninhaltes ausgepreßt, der aus Pfröpfen und Eiter bestehen kann (Abstrich!).

> **Wichtig**
>
> **Bei akuten Tonsillenentzündungen sollen die Tonsillen nicht ausgedrückt oder gequetscht werden.**

Spiegeluntersuchung des Nasopharynx, s. unter Postrhinoskopie (▶ s. Kap. 7.2.2), des Hypopharynx unter Laryngoskopie (▶ s. Kap. 13.2).

10.2 Endoskopie der Mundhöhle und des Pharynx

Mundhöhle und Oropharynx können mit Geradeausoptiken, Naso- und Hypopharynx mit Winkeloptiken oder flexiblen Optiken inspiziert werden. (Lupenendoskopie ▶ s. Kap. 7.2.2).

10.3 Palpation

Finden sich bei der Inspektion krankhafte Veränderungen, ist eine Palpation erforderlich (Untersuchungshandschuh!):
- Tumorkonsistenz und Ausdehnung z.B. bei Tonsillen-, Zungen- oder Wangenveränderungen

10 · Untersuchungsmethoden

- Bimanuelles Tasten von der Mundhöhle und von außen, z.B. bei Veränderungen der Gl. parotidea und der Speicheldrüsen im Mundbodenbereich (▶ s. Kap. 21.2)

> **Wichtig**
>
> An die Inspektion der Mundhöhle und des Oropharynx hat sich stets auch die Palpation der regionären *Lymphknotengebiete* (s. S. 306) submental und am Kieferwinkel anzuschließen!

Nasopharynx, s. S. 197 f.

10.4 Schmeckprüfung (Gustometrie)
Engl. gustometry

Subjektive Gustometrie

Definition. Überprüfung der Schmeckfunktion unter Verwendung der subjektiven Angaben des Patienten.
Geprüft werden die Geschmackskomponenten
- süß mit Zuckerlösung,
- sauer mit Zitronenlösung,
- salzig mit Kochsalzlösung und
- bitter mit Chininlösung.

Die Lösungen stehen in verschiedenen Konzentrationen zur Prüfung des Schmecksinnes bereit und werden nacheinander auf die Zungenoberfläche rechts und links, vorn und hinten mit einer Pipette aufgetropft. Zwischen den einzelnen Prüfungen muß der Mund gespült werden. Süß wird vorwiegend an der Zungenspitze, sauer am Zungenrand und salzig bzw. bitter am Zungengrund wahrgenommen.

Schmeckempfindungen können auch durch elektrische Reizung der Papillen ausgelöst werden (**Elektrogustometrie**); dabei kommt es jedoch zur Mitreizung sensibler Nerven (N. lingualis aus V3).

Objektive Gustometrie

Definition. Mit Hilfe der Ableitung gustatorisch ausgelöster Rindenpotentiale lassen sich die Angaben des Patienten überprüfen.

Wenig gebräuchlich wegen des hohen technischen Aufwandes.

Schmeckstörungen (Dysgeusien)

Definition. Unter **Ageusie** versteht man einen Geschmacksausfall, unter **Hypogeusie** eine Geschmacksminderung.

Nach den Ursachen wird unterteilt in:
- **physiologische Dysgeusie** im Alter,
- **epitheliale Dysgeusie** bei Schleimhautatrophie, Entzündungen, Mangelerkrankungen, chemischen Noxen, Schädigung der peripheren Nerven und Medikamentennebenwirkungen,
- **nervale Dysgeusie** bei Läsion der Chorda tympani im Rahmen von Ohroperationen, Fazialisparesen und N. lingualis-Verletzungen, Läsion des N. glossopharyngeus bei Schädelbasistumoren und nach Tonsillektomie und
- **zentrale Dysgeusie** bei schweren Schädelhirntraumen, progressiver Paralyse, CO-Vergiftungen und Psychosen.

Sensorische Innervation der Zunge, ▶ s. Kap. 9.2.

10.5 Untersuchungen der Mundhöhle und des Pharynx mittels bildgebender Verfahren

Nasopharynx

Zur Darstellung des Nasenrachenraumes und des Rachens, insbesondere bei Naso- und Oropharynxtumoren, eignen sich vor allem Computertomogramme, die die Knochenzerstörungen und die Ausdehnung der Tumoren wiedergeben, und Kernspintomogramme, die die Veränderungen der Weichteile und deren Ausdehnung (Tumoren, Entzündungen) zeigen. Bei Nasenrachenfibrom (▶ s. Kap. 11.4) digitale Subtraktionsangiographie, ggf. mit präoperativer Embolisation.

Oropharynx und Mundhöhle

Zusätzlich zu den beim Nasopharynx eingesetzten Methoden werden verwendet:
- Bei Weichteilprozessen kann vorteilhaft die **B-Mode-Sonographie** eingesetzt werden. Die Untersuchung im M-Mode (Motion Mode) er-

laubt die nichtinvasive Beurteilung von Bewegungsabläufen beim Schlucken und Sprechen.

- In Ergänzung zu den von außen aufgesetzten Schallköpfen können fingergeführte Schallköpfe zur **Endosonographie** verwendet werden.
- Auch **intraoperativ** läßt sich der Ultraschall zur Lokalisation von Speichelsteinen, Lymphknoten, Abszessen und Tumoren sowie zur Resektionskontrolle von Tumoren verwenden.
- Die gleichzeitig durchgeführte Doppler-Sonographie (**Duplexsonographie**) erlaubt die Darstellung der Halsgefäße in Beziehung zum pathologischen Befund einschließlich einer Gefäßwandinfiltration. Sie kann auch zur Abschätzung der Vaskularisation, z.B. bei Glomustumoren oder zur Differenzierung von Lymphknoten eingesetzt werden.
- Röntgenaufnahmen der Halsweichteile und des Nasopharynx sowie des Unterkiefers auch in Panoramatechnik (Orthopantomogramm = OPG) zur Darstellung von Frakturen und Zahnprozessen, eines verlängerten Processus styloideus, Veränderungen der Halswirbelsäule und der Lage der Zunge.

Hypopharynx

Zusätzlich zu den oben genannten Verfahren werden eingesetzt:

- Die **seitliche Halsaufnahme** zeigt eine prävertebrale Verbreiterung der Weichteile an (z.B. bei Retropharyngealabszeß, Mediastinitis, Mediastinalemphysem, Luftschatten nach Ösophagusperforation) und läßt Fremdkörperschatten oder Luftschatten in der Umgebung sich röntgenologisch nicht darstellender Fremdkörper in der oberen Ösophagusenge erkennen.
- Die Recessus piriformes, ein Divertikel oder eine Schluckstörung (Vaguslähmung) sind am besten bei einer **Röntgendurchleuchtung** mit **Kontrastmittel (Breischluck)** darzustellen. Bei Verdacht auf eine Perforation der Hypopharynxwand ist wasserlösliches Kontrastmittel zu verwenden!
- Die Ausdehnung der Tumoren zeigt sich auch im Bereich des Hypopharynx am besten im Computer- und im Kernspintomogramm (3D-Rekonstruktion ▶ s. Kap. 2.6.3). Die B-Mode-Sonographie gibt Hinweise.

❷ Fragen

- Welche Schmeckprüfungen kennen Sie (s. S. 205)?
- Wie läßt sich der Pharynx am besten inspizieren (s. S. 204)?
- Welches bildgebende Verfahren ist für die Darstellung der Weichteilstrukturen der Mundhöhle und des Pharynx auch unter dynamischen Gesichtspunkten am geeignetsten (s. S. 205 f)?

GK3 3.3 Klinik

11.1 Mundhöhle – 209

GK3 3.3.1   11.1.1   Fehlbildungen – 209
       🌑🌑 Lippen-Kiefer-Gaumen-Spalte
       11.1.2   Verletzungen – 210
       11.1.3   Entzündungen – 210

11.2 Zunge und Mundboden – 213
       11.2.1   Entzündungen – 213
       🌑 Quincke-Ödem
       11.2.2   Veränderungen der Zungenoberfläche – 214
       11.2.3   Veränderungen des Zahnapparates – 215

11.3 Rachen – 215
       11.3.1   Entzündungen der Rachenschleimhaut – 215
       11.3.2   Hyperplasie des lymphatischen Rachenringes – 217
       🌑🌑🌑 Adenoide Vegetation

GK3 3.3.2   11.3.3   Entzündungen des lymphatischen Rachenringes – 218
       🌑🌑 Pfeiffer-Drüsenfieber
       🌑🌑🌑🌑 Komplikationen der Angina
       11.3.4   Mandeloperationen – 223
       🌑🌑🌑 Tonsillektomie

GK3 3.3.3   **11.4 Tumoren** – 224
       11.4.1   Gutartige Geschwülste – 224
       🌑🌑🌑🌑 Juveniles Nasenrachenfibrom
       11.4.2   Malignome – 226
       🌑🌑 Mundhöhlenkarzinom
       🌑🌑🌑🌑 Nasenrachenkarzinom

GK3 3.3.5   **11.5 Plastische Maßnahmen** – 231

GK3 3.3.6   **11.6 Schlafbezogene Atmungsstörungen
       (SBAS; Schlafapnoesyndrom)** – 231

GK3 3.3.7   **11.7 Dysphagie (Schluckstörungen)** – 234

Zur Information

Zu den Erkrankungen der Mundhöhle und des Rachens gehören neben Fehlbildungen und Verletzungen vor allem Entzündungen. Tumoren treten in verschiedenen Formen und Altersstufen auf. Veränderungen im Bereich der Atemwege können zu schlafbezogenen Atmungsstörungen (Schlafapnoesyndrom) führen. Veränderungen entlang des Schlucktraktes verursachen Schluckstörungen (Dysphagie).

11.1 Mundhöhle

11.1.1 Fehlbildungen

Lippen-Kiefer-Gaumenspalte
(◘ Abb. 11.1a–d)

Engl. cheilognathopalatoschisis
Definition. Ein- oder beiderseitige Spaltbildung entweder isoliert oder kombiniert im Bereich von Oberlippe, Oberkiefer und Gaumen. Die Lippenspalte wird im Volksmund als Hasenscharte bezeichnet. Auftreten auch im Rahmen von Syndromen.

Ursache
- Genschäden, unregelmäßig dominanter Erbgang
- Intrauterin erworben. Embryopathien (Viruserkrankungen der Mutter, toxische Schäden, Sauerstoffmangel, Vitaminmangel, Nikotin, ionisierende Strahlen)

Entstehung. Hemmungsmißbildung. Ungenügende Verwachsung der seitlichen Gaumenfortsätze oder der Gesichtsweichteile.

Symptome
- Offenes Näseln (Rhinophonia aperta, ▶ Kap. 26.2.1) durch ungenügenden Abschluß des Nasenrachenraumes und der Nase.
- Bei Säuglingen Schwierigkeiten mit der Ernährung, da das Saugen unmöglich sein kann und die Fütterung mit dem Löffel notwendig wird. Austritt von Nahrung aus der Nase.
- Häufig entzündliche Mittelohrerkrankungen oder Mittelohrergüsse (Mukotympanum, ▶ Kap. 4.2.2) mit bleibender Schalleitungsschwerhörigkeit durch die ungeschützt liegende Tubenöffnung und die ungenügende Mittelohrbelüftung (fehlende Kontraktion der Gaumenmuskeln).

Unbehandelt entwickelt sich eine **Otitis media chronica** mit Adhäsivprozeß, mesotympanalem Trommelfelldefekt oder Cholesteatom (▶ s. Kap. 4.3.3).

Befund Die Spalte kann verschieden stark ausgebildet sein:
- Submuköse Gaumenspalte (Sie läßt sich unter der Schleimhaut des weichen Gaumens fühlen.)
- Uvula bifida (doppeltes Zäpfchen; ◘ Abb. 11.1a)
- Spaltbildung unterschiedlicher Ausprägung ein- oder beiderseits (◘ Abb. 11.1b-d)

✓ Therapie
- Operativer Verschluß der Lippe und des Nasenbodens mit 3 Monaten, des weichen Gaumens im ersten Lebensjahr und des harten Gaumens mit 18 Monaten, und zwar im Bereich des weichen Gaumens dreischichtig (Nasenschleimhaut, Muskulatur, Mundschleimhaut), im Bereich des harten Gaumens zweischichtig (Nasenschleimhaut, Mundschleimhaut), ggf. Knochendistraktionsbehandlung.
- Bei velopharyngealer Insuffizienz Brückenlappenplastik zwischen Gaumensegel und Rachenhinterwand.
- Kieferorthopädische Vor- und Nachbehandlung (evtl. Gaumenplatte).
- Postoperativ Sprachübungsbehandlung durch Logopäden.
- Paukendrainage bei Seromukotympanum (▶ s. Kap. 4.2.2), Therapie der chronischen Otitis (▶ s. Kap. 4.3.3).

> **Wichtig**
>
> Keine Adenotomie, um die velopharyngeale Insuffizienz nicht zu verstärken (offenes Näseln, Schluckstörungen).

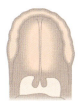 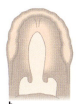 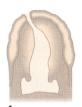 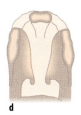

◘ Abb. 11.1a–d. Gaumenspalte. **a** Uvula bifida; **b** Spalte im weichen und hinteren Anteil des harten Gaumens; **c** Lippen-Kiefer-Gaumenspalte; **d** doppelseitige Spalte

210   C · Mundhöhle und Pharynx

Selten Gesichtsspalten: Mediane, schräge und quere Gesichtsspalten, Spalten der Unterlippe, des Unterkiefers und der Zunge.

Anmerkung: Torus palatinus: Selten vorkommender knöcherner Wulst am harten Gaumen im Verlauf der Sutura palatina mediana.

11.1.2   Verletzungen

⓭ Aus der Praxis

Bei dem Kind kam es unmittelbar nach dem Trinken aus einer Sprudelflasche zu heftigen Schmerzen im Mund- und Pharynxbereich. Später stellte sich ein starker Speichelfluß ein. Bei der Inspektion zeigten sich flächige Fibrinauflagerungen der Schleimhaut mit gerötetem Randbereich. Da das Kind zunehmend Zeichen eines Kreislaufschocks mit Azidose entwickelte, wurde eine intensivmedizinische Therapie erforderlich mit parenteraler Ernährung und Korrektur des Säure-Basen-Haushaltes. Unter der Diagnose einer Säureverätzung wurde zusätzlich eine medikamentöse Therapie mit Antibiotika und Cortison zur Vermeidung narbiger Strikturen im Ösophagus eingeleitet. Bei einer Kontrollendoskopie nach 14 Tagen zeigten sich normalisierte Schleimhautverhältnisse. Eine weitergehende Therapie war nicht erforderlich.

Verbrühungen und Verätzungen

Ursachen
- Kinder trinken unbeobachtet aus der Tülle der Kaffee- oder Teekanne
- Verwechslung von Flascheninhalt (in Bier- oder Sprudelflaschen gefüllte Säuren oder Laugen)
- Ungeschicktes Pipettieren
- Suizidale Absicht

Symptome. Brennende Schmerzen im Mund, Schluckbeschwerden, Speichelfluß.

Befund. Kurzdauernde Rötung der Schleimhaut, evtl. Blasenbildung. Nach Minuten oder Stunden – je nach Schwere der Verbrühung oder Verätzung – ist die Mundschleimhaut mit weißlichen, festhaftenden Fibrinbelägen (Schorfen) bedeckt.

✅ Therapie
- Im Vordergrund steht die Behandlung der gleichzeitigen Ösophagus- und evtl. Kehlkopfverätzung (▶ s. Kap. 17.2).
- Bei alleiniger Schädigung der Mundschleimhaut: Schmerzlinderung durch Benzocain (Anaesthesin®-Pastillen) oder Tetracain (Laryngomedin®-Spray), Mundspülen, Antibiotika, Kortikosteroide.

Pfählungsverletzung des Gaumens

Ursache. Kinder stürzen mit einem Bleistift oder einem Stäbchen im Mund hin und perforieren sich den weichen Gaumen.

Komplikationsmöglichkeit. Verletzung der A. carotis communis oder ihrer Äste, die ggf. unterbunden werden müssen. Thrombose des Gefäßes bei Intima-Verletzung.

✅ Therapie

Bei klaffender Wunde Naht der Gaumenschleimhaut; Heparin-Therapie.

Zungenbiß

Ursache. Meist epileptischer Anfall.

Befund. Wegen der guten Blutversorgung der Zunge stärkere Blutung möglich, aber gute Heilungstendenz.

✅ Therapie

Nur bei klaffender Wunde Naht; Tetanusschutz.

11.1.3   Entzündungen

Stomatitis ulcerosa

Ursachen. Zahnschäden; chemische, thermische, bakterielle Einwirkungen.

Symptome. Brennen, Schmerzen, Speichelfluß, Foetor ex ore, schlechter Geschmack, Nahrungsaufnahme erschwert.

Befund. Ulzerationen an Mundschleimhaut und Gingiva. Die leicht blutenden Geschwüre haben einen nekrotischen, mit Fibrin bedeckten Grund. Im Abstrich fusiforme Bakterien und Spirillen.

Therapie

- Auswischen der Ulzera mit 5%iger Chromsäurelösung, Penicillinlösung oder Farbstoffen (Pyoktanninlösung oder Gentianaviolett 1%),
- Mundspülen,
- Zahnbehandlung (s. Angina PLAUT-VINCENT).

Differentialdiagnose Karzinom: Bei allen Ulzerationen der Mundschleimhaut stets an Karzinom denken und durch Probeexzision und histologische Untersuchung Befund abklären.
HIV-Infektion (▶ s. Kap. 20.2.3)

Lues

Primäraffekt. Derbes Infiltrat oder Ulkus mit regionärer, schmerzloser Lymphknotenvergrößerung. Diagnose durch Spirochätennachweis, später serologische Untersuchungen positiv (Luessuchreaktionen).

Sekundäres Stadium. Nach etwa 8 Wochen Erytheme und flache Infiltrate, seichte Ulzera oder Papeln (**Plaques muqueuses**, Plaques opalines). Die Schleimhaut ist oft von einem weißlichen Fibrinschleier bedeckt (rauchige Trübung). Diagnose durch serologische Untersuchung.

Tertiäres Stadium. Gumma im harten oder weichen Gaumen mit späterer Perforation des Gaumens und erheblichen narbigen Veränderungen.

Therapie

- Penicillin i.v., Streptomycin.
- Rekonstruktive chirurgische Maßnahmen bei Gaumenperforation.

Tuberkulose

Befund. Flache konfluierende Ulzera mit girlandenförmigen lividen, granulierenden Rändern.

Entstehung. Bronchogen oder hämatogen.

Diagnose. Durch Erregernachweis, Lungenröntgenuntersuchung und Probeexzision.

Therapie

Tuberkulostatische Therapie.

Blutkrankheiten

Bei **Agranulozytose** oder **akuten Leukosen** entstehen auf der Mundschleimhaut oder den Tonsillen schmutzig belegte, u.U. schwärzlich verfärbte tiefe Ulzera und Nekrosen ohne Lymphknotenbeteiligung.

Diagnose. Durch Blutbild!

Therapie

- Behandlung der Grunderkrankung.
- Lokaltherapie mit Antimykotika, Amphotericin B (Nystatin – Ampho-Moronal®) oder Farbstoffen (Gentianaviolett, Pyoktannin) bei Pilzbefall der Schleimhaut.

Angulus infectiosus (PERLÈCHE)

Ursache. Rhagaden oder Ulzerationen im Mundwinkel bei pyogener Infektion, Soor, Diabetes mellitus oder Lues (Karzinom ausschließen!)

Therapie

Ätzen der Rhagaden mit 5%igem Argentum nitricum.

Gingivostomatitis herpetica (Stomatitis aphthosa)

Ursache. Virusinfektion mit Herpes-simplex-Virus.

Symptome. Fieber, starke brennende Schmerzen im Mund, Mundgeruch, Speichelfluß.

Befund. Anfangs Bläschen, bald darauf zahlreiche linsengroße Erosionen mit weißlichem Fibrinbelag, schmerzhafte Halslymphknoten.

Therapie

- Betupfen der Aphthen mit 5%iger Chromsäurelösung,
- Virustatika (Zostrum® = Idoxuridin, Zovirax® = Aciclovir) oder 1%iger Gentianaviolettlösung,
- Mundspülen,
- reizlose Kost,
- Tetracain (Laryngomedin®-Spray).

Differentialdiagnose

- **Chronisch rezidivierende – habituelle – Aphthen:** Ursache unbekannt, keine Virusinfek-

tion. Oft bei vegetativ labilen Patienten Auftreten einzelner Aphthen in Schüben über Jahre hinweg jeweils für 8–10 Tage, gelegentlich in Abhängigkeit von den Menses. Kein Fieber
- **Morbus BEHÇET:** Multiple Aphthen, Hypopyon-Iritis, Genitalulzera, progrediente Innenohrschwerhörigkeit, allgemeine Vaskulitis, Autoimmunkrankheit (?), kann in wenigen Jahren zur Erblindung und zum Tode führen. HLA-B27 positiv
- **Pemphigus vulgaris der Mundschleimhaut:** Blasen, die platzen, und mit Fibrin bedeckte Erosionen, die später Narben hinterlassen. Autoimmunkrankheit

✓ Therapie
Kortikosteroide, u.U. Immunsuppressiva; Verlauf in Schüben.

- **Erythema exsudativum multiforme:** Fibrinbeläge und Blasen auf der Mundschleimhaut und den Lippen. Lymphknotenschwellungen, Fieber, Hautveränderungen
- **Morbus BOWEN:** Rötlich-weißliche, etwas erhabene Plaques (Präkanzerose!)
- **Lichen ruber planus:** Weißliche Knötchen oder flache Plaques (Präkanzerose!)

Soor (Candidiasis)
Ursache. Sproßpilze (Candida albicans), die auch als Saprophyten auf der Schleimhaut vorkommen. Auftreten der Krankheit bei resistenzgeschwächten, kachektischen Patienten, während einer Strahlen- oder Chemotherapie und nach längerer Antibiotikabehandlung.

Symptome. Brennen in Mund und Rachen, Schluckbeschwerden.

Befund. Die düsterrote Mundschleimhaut ist von weißen Fleckchen, die zu Membranen zusammenfließen können, bedeckt. Die Membranen sitzen mäßig fest und lassen sich ablösen (Blutung). Sie können bis in den Ösophagus reichen.

Diagnose. Durch Abstrichuntersuchungen und Pilznachweis.

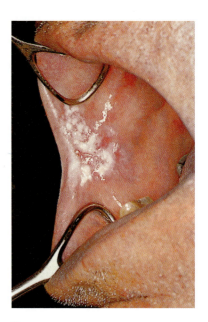

Abb. 11.2. Retroanguläre Leukoplakien

✓ Therapie
Mundspülen und Pinseln der Pilzrasen mit Nystatin (z.B. Moronal®-Suspension) oder Pinseln mit 1%igem Gentianaviolett. Bei Therapieresistenz Verdacht auf HIV-Infektion (▶ s. Kap. 20.2.3).

Leukoplakien
Definition. Weißliche Veränderungen der Schleimhaut durch Dysplasie. Fakultative Präkanzerose.

Ursachen. Mechanische Reize, Nikotin, Alkohol.

Befund. Weißliche Epithelverdickungen, bei Zigarettenrauchern nicht selten auf der Schleimhaut im Mundwinkel (retroanguläre Leukoplakien; ◘ Abb. 11.2).

✓ Therapie
Bei verrukösen oder erosiven Leukoplakien Karzinomverdacht und großzügige Exzision.

11 · Klinik

11.2 Zunge und Mundboden

Engl. tongue and floor of mouth

11.2.1 Entzündungen

Glossitis

Symptome. Zungenbrennen und Schmerzen (besonders an der Zungenspitze und den Zungenrändern), Parästhesien, Schmeckstörungen.

Befund. Gerötete Flecke und Streifen auf der Zungenoberfläche. Die Papillen sind vergrößert und hochrot. Später kommt es zur Atrophie der glatten, glänzenden, roten Schleimhaut.

Ursachen. Scharfe Zahnkanten, Zahnstein, Verwendung verschiedener Metall-Legierungen bei der Zahnsanierung, Mundsoor, Vitaminmangel (A, B und C), Anaemia perniciosa (Zungenbrennen als Frühsymptom der HUNTER-Glossitis), Eisenmangelanämie (Zungenbrennen bei PLUMMER-VINSON-Syndrom), Auftreten in der Menopause, Diabetes mellitus, Zungenbrennen nicht selten psychogen verstärkt oder Zeichen einer larvierten Depression.

Diagnose. Blutbild, Magensaftuntersuchung, Serumeisengehalt, Vitaminspiegel, Blutzucker.

✓ Therapie
- Grundleiden behandeln.
- Gefäßsanierung.
- Antimykotikum (Ampho-Moronal® Lutschtabletten).
- Vitamin A, B und C, Eisenpräparate.
- Mundspülen mit Kamille.
- Scharfe Speisen und Getränke sowie Nikotin meiden.
- Triamcinolonacetonid (Volon A®-Haftsalbe).

Zungenschwellung

✚ Aus der Praxis

Bei der weiblichen Patientin war es bereits zu rezidivierenden Zungenschwellungen nach Einatmen eines bestimmten Parfüms gekommen. Jetzt wird sie notfallmäßig in die Klinik mit einer massiven Schwellung der Zunge und der Lippen und einem erheblichen Stridor eingeliefert. Zuvor hatte sie Sellerie gegessen. Unter der Notfalltherapie mit Kortison und Adrenalin kommt es zu einer raschen Rückbildung der Symptome. Der im Intervall durchgeführte orale Provokationstest zeigt eine Sellerieallergie. Bei eingehaltener Diät treten die Symptome nicht mehr auf.

Definition. Ödematöse Schwellung der Zunge unterschiedlicher Ursache, die meistens akut und rezidivierend auftritt.

Ursachen
- **QUINCKE-Ödem:** Idiopathische Zungenschwellung unklarer Pathogenese, die vor allem im Rahmen von physischen und psychischen Traumen auftritt.

✓ Therapie
Kortikosteroide.

- **Hereditäres angioneurotisches Ödem (HANE):** Quantitativer oder funktioneller C_1-Esterase-Inhibitormangel. Bei Traumen, Infekten oder Kontakt mit bestimmten Nahrungsmitteln kommt es zum plötzlichen Auftreten ödematöser Schwellungen der Zunge, aber auch der Lippen (Capillary Leak Syndrome). Akute Erstickungsgefahr durch Larynxödem (ca. 25% Todesfälle). Akutes Abdomen durch Schwellung der Darmschleimhaut. Spontanremission nach mehreren Stunden.

✓ Therapie
- Im akuten Stadium Zufuhr von C1-Inhibitor, Kortison unwirksam.
- Niedrig dosierte Testosterontherapie zur Prophylaxe.
- Notfallausweis.

- **Allergisch bedingte Zungenschwellung = orales Allergiesyndrom:** Bei direktem Kontakt vor allem mit Lebensmitteln oder auch als Fernreaktion bei bestehender Kreuzallergie zwischen Lebensmitteln und Pollen. Besonders gefährlich bei bestehender Bienen- und Wespengiftallergie. Histamin indiziert. Kann auch bei Therapie mit ACE-Hemmern auftreten (▶ s. Kap. 20.2.3).

214 C · Mundhöhle und Pharynx

✅ Therapie

- Kortikosteroide und Suprarenin (Adrenalin) als Akuttherapie.
- Antihistaminika zur symptomatischen Therapie und Prophylaxe.
- Allergenkarenz.
- Spezifische Immuntherapie (s. auch allergische Rhinitis).
- Allergieausweis.

Zungen- und Mundbodenabszeß

Sie entwickeln sich in der Zunge oder den Logen und Spatien des Mundbodens.

Ursachen

- Verletzungen und Infektion der Zunge durch Einspießen von Fremdkörpern (Gräten, Knochensplittern)
- Vom Zahnsystem (Molaren) oder von der Glandula sublingualis bzw. der Glandula submandibularis ausgehende Mundbodenabszesse oder -phlegmonen (**Angina LUDOVICI**)
- Zungengrundabszeß nach einer Entzündung der Zungentonsillen (**Angina lingualis**)

Symptome

- Schwellung der Zunge, starke Schmerzen bei Bewegungen der Zunge, beim Sprechen, Kauen und Schlucken, beim Betasten
- Bei Übergreifen auf den Mundboden harte Schwellung submental, bei tiefliegenden Abszessen zunächst ohne Rötung der Haut. Starke Druckschmerzhaftigkeit, Kieferklemme, Fieber
- Larynxödem mit Stridor, kloßige Sprache
- Bei phlegmonösen Prozessen Gefahr des Weiterschreitens bis in das Mediastinum

✅ Therapie

- Punktion und Inzision der Zungenabszesse enoral, der Mundbodenabszesse und -phlegmonen submental oder submandibulär.
- Antibiotika, speziell auch gegen Anaerobier (Metronidazol – Clont®; Clindamycin – Sobelin®).
- Spül-Saug-Drainage bei rascher Entzündungsausbreitung.
- Hyperbare Sauerstofftherapie bei Mediastinitis.

Differentialdiagnose: Aktinomykose. Eintritt der stäbchenförmigen anaeroben Bakterien (vorwiegend Actinomyces ISRAELI), die im Gewebe Drusen bilden, über die Gingiva, defekte Zähne, die Speicheldrüsen oder über Verletzungen der Haut durch Gräser und Halme.

Befund. Brettharte, wenig schmerzhafte, blauviolette Infiltrate im Mundboden, Fistelbildung nach außen oder wiederholte Abszesse.

Diagnose. Abstrich, Probeexzision zum Ausschluß eines Malignoms.

✅ Therapie

Antibiotika (Ampicillin), Inzisionen.

11.2.2 Veränderungen der Zungenoberfläche

Lingua plicata. Die Zunge ist von Längs- und Querfurchen durchzogen; angeboren, erblich. **Differentialdiagnose:** MELKERSSON-ROSENTHAL-Syndrom: Zungen-, Lippen- und Wangenschwellung, rezidivierende Fazialisparese. Tritt bei unterschiedlichen Grunderkrankungen auf.

Lingua geographica. Durch oberflächliche Epithelabstoßung der Papillae filiformes runde oder girlandenförmige helle, rosafarbene oder rote Flecke mit grauweißen Säumen, Konstitutionsanomalie. Harmlos!

Glossitis rhombica mediana. In der Mitte des Zungenrückens geröteter erhabener Bezirk mit Atrophie der Papillen. Wahrscheinlich fissurales Angiom (Persistenz des Tuberculum impar). Harmlos!

Leukoplakie. Umschriebene – nicht abwischbare – Epithelverdickung von weißer Farbe (Hyperkeratose). Auf dem Boden einer Leukoplakie kann ein Karzinom entstehen! Fakultative Präkanzerose. **Differentialdiagnose:** Plaques muqueuses bei Lues. Weißlich-leistenartige Veränderungen (orale Haarleukoplakie) am Zungenrand gelegentlich bei HIV-Infektion, ein prognostisch ungünstiges Zeichen (▶ s. Kap. 20.2.3).

Haarzunge. Schwarze oder braune Fäden auf dem Zungenrücken, die durch eine Hypertrophie und Verhornung der Papillae filiformes entstehen. Keine Beschwerden. Gelegentlich bei Mykosen und nach Antibiotikagaben.

✅ Therapie

Entfernung der Fäden mit einer harten Zahnbürste oder Aufweichen mit 3%igem Salicylspiritus, ggf. Antimykotika.

Belegte Zunge. Grauweißer Zungenbelag aus abgeschilferten Zellen, Speiseresten, Bakterien und Pilzen findet sich häufig bei Magen-Darm-Krankheiten, bei Fieber und bei Parodontitis.

Himbeerzunge. Vorkommen bei Scharlach.

HUNTER-Glossitis. Glatte, graurote, trockene Zungenoberfläche mit Atrophie der Papillen bei perniziöser Anämie (Vitamin-B12-Mangel).

11.2.3 Veränderungen des Zahnapparates

- **Gelbfärbung** bzw. gelbbraune Querstreifung **der Zähne** bei Kindern gelegentlich nach Tetrazyklingaben während der Zahnentwicklung. Schwangeren und Kindern bis zum 10. Lebensjahr sollten keine Tetrazykline gegeben werden.
- **Zahnfleischpapillenhyperplasie** nach längerer Behandlung der Epilepsie mit Hydantoinderivaten.
- **Zahnfleischbluten** bei Gerinnungsstörungen, Überdosierung von Antikoagulantien und Azetylsalizylsäure oder Vitamin-C-Mangel.

11.3 Rachen

11.3.1 Entzündungen der Rachenschleimhaut

Engl. inflammation of the pharynx, pharyngitis

Akute Pharyngitis

Engl. acute pharyngitis
Auftreten im Rahmen eines allgemeinen Virusinfektes der oberen Luftwege, bei Kindern u.U. hochfieberhafte Erkrankung. Sekundäre bakterielle Besiedlung.

Symptome. Kratzen und Brennen im Hals, Schluckbeschwerden, Trockenheitsgefühl.

Befund

- Schleimhaut an der Rachenhinterwand gerötet.
- Schleimabsonderung.
- Die lymphatischen Gewebe (einzelne Lymphfollikel und die Seitenstränge) sind verdickt, hochrot und erhaben.
- Bei Fieber, vorwiegender Beteiligung der Seitenstränge und Auftreten von Stippchen auf dem lymphatischen Gewebe sowie ausstrahlenden Schmerzen ins Ohr spricht man von einer **Seitenstrangangina** (gelegentlich bei tonsillektomierten Patienten, Streptokokkeninfektion).

✅ Therapie

- Warme Halswickel, heiße Milch mit Honig angenehm.
- Milde Öle durch die Nase in den Rachen laufen lassen, z.B. Coldastop® (enthält Vitamin A und E).
- Linderung schaffen Lutschtabletten mit Dexpanthenol (z.B. Bepanthen®, Dobendan®) oder Cetylpyridiniumchlorid. Antibiotikahaltige Lutschtabletten sollten vermieden werden, da keine Wirkung auf die Virusinfektion besteht und ein Auftreten allergischer Reaktionen oder eine Soorerkrankung möglich sind.
- Systemische Antibiotikatherapie mit Penicillin-G (Megacillin®) bei schwerer Symptomatik.

Chronische Pharyngitis

Engl. chronic pharyngitis

Definition. Länger als 3 Monate andauernde Entzündung des Pharynx.

Ursachen

- Staubeinwirkung
- chemische Reize am Arbeitsplatz
- trockene Luft in Büroräumen
- Nikotin- oder Alkoholabusus
- ständige Mundatmung bei verlegter Nase infolge Septumdeviation, Muschelschwellung, Nebenhöhlenentzündung oder Rachenmandelhyperplasie
- nicht selten bei hormoneller Umstellung im Klimakterium oder als Folge einer Strahlentherapie im Kopf-Halsbereich

Symptome. Lästiges Trockenheitsgefühl im Hals, Räusperzwang, Absonderung von zähem Schleim, Globusgefühl (Kloßgefühl), Schluckzwang, Schluckbeschwerden beim Leerschlucken, Durstgefühl, Reizhusten.

Befund

- **Meist atrophische Form = Pharyngitis sicca:** Schleimhaut trocken, blaß, atrophisch, firnisartig glänzend, mit etwas zähem Schleim bedeckt. Oft besteht gleichzeitig eine *Rhinitis* und *Laryngitis* sicca. **Differentialdiagnose:** Die trockene atrophische Schleimhaut verbunden mit Zungenbrennen kann Teilsymptom eines **PLUMMER-VINSON-Syndroms** = sideropenische Dysphagie (Eisenmangel bei Frauen, Salzsäuremangel im Magensaft, hypochrome Anämie! In 10% der Fälle entwickeln sich Postkrikoidkarzinome!) oder eines **SJÖGREN-Syndroms** (▶ s. Kap. 2.3.1.4) sein.
- Seltener hyperplastische Form entweder als
  - **Pharyngitis granulosa** (= granularis) mit Hyperplasie der Lymphfollikel, die über die Rachenhinterwand verstreut sind oder als
  - **Pharyngitis lateralis** mit Hyperplasie vorwiegend des lymphatischen Gewebes im Bereich der Seitenstränge, die bis auf Bleistiftdicke anschwellen können. Verbunden oft mit einer Hyperplasie der Zungentonsillen als

Kompensation lymphatischen Gewebes nach Tonsillektomie.

Anmerkung:

Karotidodynie: Druckschmerz entlang der A. carotis. Wahrscheinlich entzündliche Veränderungen der Arterienwand oder Spasmus durch Hyperaktivität des Sympathikus.

✔ Therapie

- Rauchen, scharfe Gewürze, konzentrierte Alkoholika und berufliche Noxen meiden.
- Raumfeuchtigkeit erhöhen (Wasserverdunster in zentralgeheizten Räumen!). Aufenthalt an der See günstig, Hochgebirge ungünstig.
- Inhalieren und Gurgeln mit Emser Salz echt® zur Befeuchtung der Schleimhaut.
- Lutschen von Isla Moos®-Pastillen, Emser Pastillen echt® ohne Menthol.
- Öl durch die Nase in den Rachen bringen zur Linderung des Trockenheitsgefühls, z.B. Coldastop® Nasenöl (enthält Vitamin A und E; Schutzfilm auf der Schleimhaut), Bromhexin zur Befeuchtung.
- Bei Bestrahlungsfolgen Einsprayen der Mundhöhle mit synthetischem Speichel (Glandosane®).
- Bei Pharyngitis lateralis Ätzen der Seitenstränge und evtl. des Zungengrundes mit Argentum nitricum® 5%ig, strichförmig mit Trichloressigsäure 20%ig oder Kryo- bzw. Laserchirurgie des hyperplastischen Gewebes.

Globusgefühl

Bei geringem organischen Befund, aber ausgeprägtem Globusgefühl (funktionelle Schluckbeschwerden, psychosomatisches Krankheitsbild, Globus pharyngis, oft verbunden mit einer Karzinophobie) Linderung durch psychische Führung, evtl. unterstützt durch Tranquilizer (Benzodiazepin). Globusgefühl verbunden mit Stimmveränderungen tritt gelegentlich auch bei funktioneller Blockade der oberen HWS-Gelenke auf. Eine organische Ursache der Schluckbeschwerden und des Globusgefühls ist erst dann ausgeschlossen, wenn durch Röntgenuntersuchungen auch keine **Osteochondrose der Halswirbelsäule** (M. FORRESTIER) und kein verlängerter **Processus styloideus** (Stylalgie) nachgewiesen werden können und außerdem durch gründliche Untersuchung ein beginnendes Tumorwachstum im Oro- und Hypopharynx, eine **Struma** oder ein **ZENKER-Divertikel** (▶ s. Kap. 17.3) ausgeschlossen wurden. Bei ungeklärter Dysphagie (▶ s. Kap. 11.7) u.U. Röntgenvideographie.

11.3.2 Hyperplasie des lymphatischen Rachenringes

Entstehung. Auf konstitutioneller Grundlage in den ersten Lebensjahren. Rückbildung in der Pubertät. Entzündliche Prozesse verzögern die Involution. Bei Erwachsenen finden sich im allgemeinen nur noch kleine Gaumenmandeln und keine Rachenmandel mehr.

Ursache. Immunologische Abwehrvorgänge und endokrine Steuerung wahrscheinlich. Kohlenhydratreiche Kost fördert die Hyperplasie. Geringe entzündliche Reaktionen bei Kindern – auch wenn sie mehrfach im Jahr vorkommen – sprechen für den **Aufbau einer Immunabwehr,** stärkere fieberhafte Entzündungen (Anginen) zeigen eher an, daß sie – wenigstens vorübergehend – geschwächt ist.

Symptome und Befund
- **Gaumenmandelhyperplasie:** Kloßige Sprache, bei rezidivierenden entzündlichen Prozessen Schluckbeschwerden und Schwellung der Kieferwinkellymphknoten
- **Kissing Tonsils:** Die Tonsillen berühren sich in der Mittellinie, dann auch Atemhindernis möglich
- Selten Tubenbelüftungsstörung
- **Rachenmandelhyperplasie:** Sogenannte **adenoide Vegetation (Adenoide),** im Volksmund als »**Polypen**« oder »Wucherungen« bezeichnet

Durch Verlegung des Nasenrachenraumes bei Kindern kommt es in typischer Weise zu:
- **behinderter Nasenatmung** mit offenstehendem Mund (**Mundatmung**) und dümmlichem Gesichtsausdruck, dabei oft hoher spitzer Gaumen
- **Schnarchen,** schlechtem Schlaf (und dadurch mäßigen schulischen Leistungen), geringem Appetit, Teilnahmslosigkeit, Rhinophonia clausa
- **Tubenbelüftungsstörung** mit Trommelfellretraktionen, Schalleitungsschwerhörigkeit, rezidivierenden akuten Mittelohrentzündungen, »Leimohr« (**Seromukotympanum,** ▶ s. Kap. 4.2.2)
- Schleimabsonderung aus der Nase und in den Rachen, chronischer Rhinitis, Sinusitis und Bronchitis sowie regionären Lymphknotenschwellungen hinter dem M. sternocleidomastoideus bei gleichzeitigen entzündlichen Prozessen des adenoiden Gewebes (**Adenoiditis**)

Diagnose der Rachenmandelhyperplasie. Durch Postrhinoskopie (auch Lupenendoskopie oder flexible Endoskopie, ▶ s. Kap. 7.2.2) (◘ Abb. 11.3) oder Palpation des Nasenrachenraumes (falls die Postrhinoskopie bei Kindern nicht gelingt): Die Rachenmandel verdeckt als gelapptes, längsgefurchtes, rötliches – bei Palpationen weiches – Gebilde die oberen Anteile der Choanen und bei starker Hyperplasie auch die Tubenöffnungen.

✓ Therapie

Bei hyperplastischen, die Nahrungsaufnahme und die Atmung behindernden und zu rezidivierenden Anginen neigenden Gaumentonsillen ist die Tonsillektomie, bei

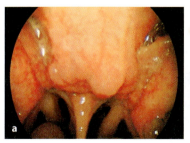
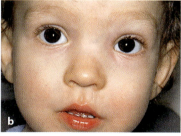

◘ Abb. 11.3a, b. **a** Rachenmandelhyperplasie; **b** Kind mit Facies adenoidea

vergrößerter Rachenmandel mit obigen Symptomen ist die Adenotomie (Abb. 9.4) indiziert.

Differentialdiagnose. Bei behinderter oder verlegter Nasenatmung im Kindesalter: Choanalatresie (► s. Kap. 8.1), Nasenrachenfibrom (► s. Kap. 11.4.1), malignes Lymphom im Nasopharynx (► s. Kap. 11.4.2), Nasenfremdkörper.

11.3.3 Entzündungen des lymphatischen Rachenringes
Engl. inflammation of Waldeyer's tonsillar ring

Akute Entzündung der Gaumenmandel (Angina lacunaris, akute Tonsillitis)
Engl. acute tonsillitis

Aus der Praxis

Der Patient litt seit Jahren unter rezidivierenden Halsschmerzen verbunden mit Fieber und Lymphknotenschwellungen am Hals. Jetzt ist es im Rahmen der akuten Tonsillitis zu massiven Schmerzen auf der rechten Seite, einer Kieferklemme, Schluckbeschwerden und Lymphknotenschwellung am Hals und septischen Temperaturen gekommen. Bei der Untersuchung zeigt sich eine massive Vorwölbung des Gaumens auf der rechten Seite. Bei der Punktion findet sich Eiter. Der Abszeß wird durch Inzision eröffnet, es entleert sich massiv Pus. Zusätzlich entwickelt der Patient zunehmende Schmerzen entlang der Halsgefäßscheide auf der rechten Seite verbunden mit septischen Temperaturen. Bei der Ultraschalluntersuchung stellt sich eine Thrombose der V. jugularis interna dar. Im CT zeigt sich zusätzlich eine Abszeßausbreitung bis ins Mediastinum. Die sofort durchgeführte operative Revision mit Entfernung des Thrombus und tiefer Drainage der Halsweichteile sowie des Mediastinum führt unter intensivmedizinischer Therapie zu einer allmählichen Besserung des Allgemeinzustandes und Ausheilung des Entzündungsprozesses.

Erreger. Meist β-hämolysierende Streptokokken der Serogruppe A. Seltener Pneumokokken, H. influenzae. Bei Kindern auch Viren.

Vorkommen. Vor allem bei größeren Kindern und jugendlichen Erwachsenen, selten nach der Involution des lymphatischen Gewebes, dann meist als **akute Rezidive einer chronischen Tonsillitis.**

Symptome. Schluckbeschwerden, Speichelfluß, Kopfschmerzen, Fieber, Abgeschlagenheit, beim Schlucken Stiche im Ohr.

Befund
- Anfangs nur Rötung und Schwellung der Gaumenmandeln (**Angina catarrhalis**) oder ihrer Follikel (**Angina follicularis**), dann
- Fibrinbeläge als Stippchen und Pfröpfe in den Krypten (**Angina lacunaris,** Abb. 11.4) oder
- konfluierende und auf die Gaumenbögen übergreifende Beläge bei **Pneumokokkenangina**,
- Ödeme der Gaumenbögen und des weichen Gaumens und
- druckschmerzhafte Halslymphknoten.

Stippchen können sich auch auf dem übrigen lymphatischen Gewebe des WALDEYER-Rachenringes finden:
- auf der Rachentonsille: **Angina retronasalis** mit Schwellung der Nackenlymphknoten,
- auf den Zungentonsillen: **Angina lingualis (Zungengrundangina)** mit Gefahr des Zungengrundabszesses, des Glottisödems und Epiglottisabszesses und
- auf den Seitensträngen: **Seitenstrangangina**.

Verlauf. In 3–6 Tagen klingen Fieber und Schluckbeschwerden ab.

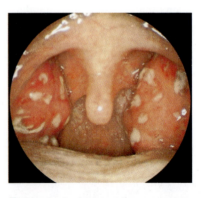

Abb. 11.4. Angina lacunaris

✔ Therapie

- Bettruhe,
- Penicillin oral oder parenteral (1–2 Millionen täglich, mindestens 4 Tage lang), z.B. Megacillin®, bei Allergie Makrolide, z.B. Roxythromycin (Rulid®).
- Analgetika,
- u.U. Kreislaufmittel.
- Örtlich: Warme Halswickel, Mundspülen mit Kamillentee.

Differentialdiagnose. (Dazu Tonsillen- bzw. Schleimhautveränderungen bei Allgemeinerkrankungen):

- **Angina PLAUT-VINCENT** (Angina ulceromembranacea): Einseitige Schluckbeschwerden, Ulzeration einer Tonsille, kraterförmiges Geschwür am oberen Tonsillenpol, Foetor ex ore, schmerzhafte Lymphknotenschwellung am Kieferwinkel, im Abstrich Borrelia vincentii und Fusobacterium fusiforme. Tonsillenkarzinom u.U. durch Biopsie ausschließen. Allgemeinbefinden wenig gestört.

✔ Therapie

Auswischen des Ulkus mit 5%iger Chromsäure, Policresulen (Albothyl®) oder Antibiotikalösung. Antibiotika per os (Penicillin G®, Erythromycin®) bei schwerer Symptomatik.

- **Angina agranulocytotica:** Schmutzige Nekrosen auf den Tonsillen. Starker Foetor ex ore. Keine Lymphknotenschwellung (Blutbild!)
- **Spezifische Angina (Lues II):** Etwa 8 Wochen nach Primärinfektion schleierartige weißliche, u.U. papulöse Beläge auf den Tonsillen und der Mundschleimhaut, Plaques muqueuses (Luessuchreaktionen positiv!)
- **Tuberkulose:** Flache Ulzera mit granulierenden Rändern (Lungenaufnahme!)
- **Scharlachangina:** Düsterrote Tonsillen und Rachenring
- **Diphterie:** Weißliche, fibrinöse – bei Berührung leicht blutende – Membranen über die Tonsillen hinausreichend, süßlich riechend (Abstrich!), dazu Gaumensegellähmung. Nekrosen bis in die Submukosa, Schwellung der Kieferwinkellymphknoten. Fieber

✔ Therapie

Schon bei Verdacht Diphtherieserum und Penicillin G®, bei Allergie Erythromycin®.

- **Herpangina:** Coxsackie-A-Virus. Kleine Aphthen-ähnliche Erosionen auf den vorderen Gaumenbögen, hohes Fieber, Lymphknotenschwellung
- **PFEIFFER-Drüsenfieber** (Lymphoidzellenangina, Monozytenangina, infektiöse Mononukleose): Generalisierte EPSTEIN-BARR-Viruserkrankung des lymphatischen Gewebes. Übertragung durch Mundkontakt (Speichel, Küssen). Tonsillen verdickt, gerötet, Fibrinbeläge, außer Tonsillitis allgemeine Lymphknotenschwellungen, Milzschwellung, Leberschwellung, Myokarditis, Fieber (PAUL-BUNNELL-Test, Monosticon-Schnelltest – Bestimmung heterophiler Antikörper – in der 2.–3. Woche positiv, lymphomonozytäres Blutbild mit Monozyten und atypische Lymphozyten. Serologischer Nachweis von EPSTEIN-BARR-Virus). Atemnot bei massiver Hyperplasie

✔ Therapie

- Konservativ: Bettruhe, Mundpflege, Flüssigkeitszufuhr. Antiphlogistikum, Antipyretikum, Antibiotikum bei bakterieller Superinfektion (kein Ampicillin wegen Exanthem). Mitbehandlung durch Internisten.
- Operativ: Tonsillektomie bei massiver Tonsillenhyperplasie mit Atemnot und protrahiertem schweren Krankheitsverlauf.

- **Soor:** Weiße Stippchen oder Pilzrasen, darunter flache Erosionen der Schleimhaut (mykologische Untersuchung!)

✔ Therapie

Antimykotika wie Nystatin (z.B. Moronal®) oder Ampho-Moronal®; Pinseln mit Farbstoffen.

- **Tonsillenkarzinom:** Ulzeration der Tonsille, auf die Umgebung übergreifend. Probeexzision und histologische Untersuchung!
- **Hyperkeratose der Tonsillen:** Umschriebene weißliche, stachelartige Epithelverdickungen,

die den Befund einer Angina lacunaris vortäuschen können; harmlos
- **Glossopharyngeusneuralgie:**
Stechende Schmerzen im Oropharynx (Tonsille) ohne entzündliche Erscheinungen, ausgelöst durch Kauen, Schlucken oder Sprechen. Verlängerten Processus styloideus ausschließen (Röntgenbild Hals seitlich)

Komplikationen der Angina lacunaris
- **Folgekrankheiten:** Endo-, Myo-, Perikarditis, rheumatisches Fieber, Nephritis (daher nach jeder Angina lacunaris Urinkontrolle!). Immunkomplexe und hyperergische Reaktionen
- **Örtliche Komplikationen:** Peritonsillarabszeß, Retropharyngealabszeß

Peritonsillarabszeß (Paratonsillarabszeß; Abb. 11.5)
Die Entzündung breitet sich im Bindegewebe zwischen Tonsille und
M. constrictor pharyngis aus (Peritonsillitis) und führt dort zu einer Abszedierung. Kann auch nach Tonsillektomie mit verbliebenen Tonsillenresten und Pharyngitis auftreten.

Erreger. Aerob-anaerobe Mischinfektion. Vorwiegend Streptokokken der Gruppe A. Candida albicans.

Symptome. Wenige Tage nach einer Angina lacunaris *einseitige* erhebliche Schluckbeschwerden,

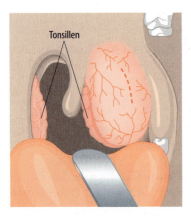

Abb. 11.5. Peritonsillarabszeß links (Inzisionsstelle eingezeichnet)

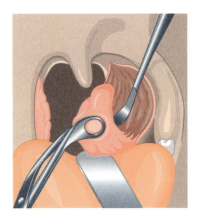

Abb. 11.6. Tonsillektomie

Stiche ins Ohr, kloßige Sprache, Kieferklemme (Mundöffnung behindert), erneut Fieberanstieg.

Befund
- Rötung und Vorwölbung des vorderen Gaumenbogens einer Seite
- Einseitige Bewegungseinschränkung des weichen Gaumens
- Zäpfchen nach der anderen Seite gedrängt und ödematös
- Druckschmerz bei vorsichtigem Betasten des peritonsillären Gewebes
- Schmerzhafte Schwellung der Kieferwinkellymphknoten
- Ultraschall-B-Scan, Röntgen Hals seitlich, CT bei Verdacht auf Ausbreitung entlang der Halsfaszien
- DOPPLER-Sonographie bei Verdacht auf Jugularvenenthrombose

Schwer zu diagnostizieren sind Abszesse, die sich hinter der Tonsille bilden und zu einer Verdickung des hinteren Gaumenbogens und einem Ödem des Kehlkopfeingangs führen (**Retrotonsillarabszeß!**).
Peritonsillarabszesse können in das Spatium parapharyngeum durchbrechen und ins **Mediastinum absinken**. Dann Lebensgefahr.

Differentialdiagnose
- **Uvulaödem** bei Virusinfektionen, hereditärem angioneurotischem Ödem und als allergische Reaktion

- **Kieferklemme:**
  - **myogen:** entzündlich (Peritonsillarabszeß, Mundbodenabszeß, Dentitio difficilis) oder Tumorinfiltration (Kieferhöhlenkarzinom, Tonsillenkarzinom, Tumor in der Flügelgaumengrube)
  - **neurogen:** Tetanus (!)
  - **arthrogen:** Kiefergelenkserkrankung, Kiefergelenks- und Jochbogen- oder -beinfraktur (dabei auch Kiefersperre)

✓ Therapie
- Bei Peritonsillitis Versuch mit Penicillin oral oder parenteral (1–2 Millionen Einheiten pro Tag, 4–5 Tage lang), Augmentan®, Cefuroxim oder Clindamycin (Sobelin®).
- Bei Abszeßbildung Inzision und Spreizen auf der Höhe der Vorwölbung nach vorheriger Punktion (um den Abszeß zu finden). Cave: Verletzung der A. carotis! Einige Tage lang Nachspreizen mit der Kornzange.
- Bei tiefliegenden Abszessen, die sich schlecht entleeren: Abszeßtonsillektomie (»heiße« Tonsillektomie).
- Sonst Tonsillektomie vier Tage nach Abszeßinzision oder im abszeßfreien Intervall.

Allgemeinkomplikation: Sepsis nach Angina (Tonsillogene Sepsis)

Bakterieneinbruch in die Blutbahn auf drei Wegen (◘ Abb. 11.7a) möglich:

- **Hämatogen** über die kleinen Mandelvenen – V. jugularis interna mit Thrombophlebitis (**Jugularisthrombose;** ◘ Abb. 11.7b)
- **Lymphbogen** über die abführenden Lymphbahnen in die Kieferwinkellymphknoten, die der V. jugularis interna anliegen. Über eine Periphlebitis kommt es zur Thrombophlebitis der V. jugularis interna.
- Über einen **Abszeß** oder eine **Phlegmone** des Spatium parapharyngeum (◘ Abb. 9.5) **Thrombophlebitis** der **V. jugularis interna**. Von dem infizierten Thrombus der V. jugularis interna wird infektiöses Material mit dem Blut verschleppt. (Außer tonsillogenen kommen auch **odontogene Halsphlegmonen** vor, die sich bis in das Mediastinum ausbreiten können.)

Differentialdiagnose. Nekrotisierende Fasciitis. Infektion mit Streptokokken der Gruppe A, die sich durch ihre enzymatische Aktivität rasch im Subkutangewebe ausbreiten und Gasbläschen bilden. Myositis und Neuritis, Toxic Shock Syndrome. Foudroyanter Krankheitsverlauf mit hoher Mortalitätsrate durch Überrennen der körpereigenen Abwehr.

Erreger. Mischinfektion mit Streptokokken, Staphylokokken, Anaerobiern und Fusobacterium necrophorum.

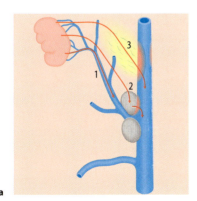
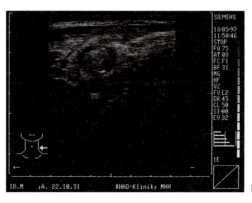

◘ Abb. 11.7a, b. Sepsis nach Angina. **a** Einbruch in die Blutbahn: *1* über die kleinen Mandelvenen, *2* über die Lymphbahnen und die Kieferwinkellymphknoten, *3* über eine Phlegmone des Spatium lateropharyngeum; **b** Jugularvenenthrombose im Ultraschall-B-Scan (*Pfeil*)

Symptome. Septische Temperaturen und **Schüttelfrost.**

Befund
- Druckschmerz und strangförmige Verhärtung der V. jugularis interna vor dem M. sternocleidomastoideus
- Bei der lymphogenen Form verbackene druckschmerzhafte Lymphknotenpakete am Kieferwinkel
- Bei der phlegmonösen Form Infiltration der seitlichen Halsweichteile (Ultraschall-B-Scan und Doppler-Sonographie)
- Im Blutbild Leukozytose und Linksverschiebung. Hohe BKS. Gelegentlich gelingt der Erregernachweis im Blut (Blutkultur), wenn Blut während des Schüttelfrostes entnommen wird
- Bei fortgeschrittenem Krankheitsbild Milzschwellung und septische Metastasen in Lunge, Leber, Haut

✔ Therapie
- Hohe Gaben von Antibiotikakombinationen (z.B. Cefuroxim – Zinacef® und Metronidazol – Clont®) oder breitwirkende Penicilline (Augmentan®, Unacid®; mehrere Millionen Einheiten täglich); Heparinisierung.
- Operative Behandlung: Ausschaltung der Eintrittspforte = Tonsillektomie spätestens nach dem zweiten Schüttelfrost bei der hämatogenen Form. Ausschaltung des Sepsisherdes = Resektion der V. jugularis interna bei Thrombophlebitis der Vene. Eröffnung und Ableitung des Spatium parapharyngeum seitlich am Hals bei phlegmonösen Prozessen in den Weichteilen.

Prognose. Bei rechtzeitiger antibiotischer und operativer Behandlung nicht ungünstig, jedoch stets ernstes Krankheitsbild.

Retropharyngealabszeß

Definition. Abszeßbildung im Spatium retropharyngeum.

Entsteht bei Abszedierung der retropharyngealen Lymphknoten nach Entzündungen im Nasenrachenraum, meist bei Kindern im 1. und 2. Lebensjahr, oder von der Tonsille ausgehend.

Symptome. Schluckbeschwerden, Verweigerung der Nahrung, Behinderung der Nasenatmung, steife Kopfhaltung, subfebrile Temperaturen.

Befund
- Vorwölbung der Schleimhaut an der Rachenhinterwand. Bei Palpation prallelastisch oder Fluktuation
- Lymphknotenschwellung hinter dem M. sternocleidomastoideus
- Auf der seitlichen Röntgenaufnahme des Halses verbreiterter prävertebraler Weichteilschatten, Abszeßnachweis im CT

✔ Therapie
- Inzision der Rachenhinterwand am liegenden Patienten mit rekliniertem Kopf, um eine Aspiration zu verhindern, bei Kindern in Narkose.
- Falls der Abszeß nicht erreicht werden kann, Abszeßtonsillektomie.

Differentialdiagnose. »Kalter« Retropharyngealabszeß als Folge einer Tuberkulose der Halswirbelkörper.

Chronische Tonsillitis

Engl. chronic tonsillitis
Definition. Länger als 3 Monate bestehende Entzündung der Tonsille.

Die Entzündung spielt sich entweder nur in den Krypten (Kryptentonsillitis) oder auch im Parenchym und im peritonsillären Gewebe ab. Sie kann sich ohne stärkere akute Entzündung, aber auch nach rezidivierenden Anginen entwickeln. Zunehmende Vernarbung.

Histologie. Die Krypten enthalten Detritus aus Epithelien, Bakterien, Lymphozyten und Leukozyten. Im Parenchym und im peritonsillären Gewebe finden sich entzündliche Infiltrate und narbige Veränderungen nebeneinander.

Symptome. Keine bis geringe Schluckbeschwerden. Bei Detritus Mundgeruch und schlechter Geschmack. Auch mit rezidivierender akuter Tonsillitis einhergehend.

Befund

- Tonsillenoberfläche zerklüftet und narbig verändert (vor allem nach früherer Tonsillotomie)
- Vordere Gaumenbögen gerötet
- Schlechte Luxierbarkeit der Tonsillen bei peritonsillären Infiltraten und Vernarbungen
- Aus den Tonsillen läßt sich Detritus und flüssiger Eiter ausdrücken
- Die Tonsillen können vergrößert sein bei gleichzeitigem Vorhandensein von Hyperplasie und entzündlichen Veränderungen, sie können durchaus aber auch klein und atrophiert sein

✔ Therapie

Konservative Maßnahmen unwirksam. Indikationen zur Tonsillektomie, (▶ s. Kap. 11.3.4).

(Sogenannte) Herdinfektion

In den chronisch entzündeten Tonsillen wird durch die Streptokokkenantigene eine Antikörperbildung induziert. Die **Tonsillen wirken als Herd (Fokus)** durch Aufnahme und Weiterleitung von Antigenen sowie durch Abgabe von Antikörpern, die mit antigen wirksamen Substanzen Immunkomplexe bilden (**Antigen-Antikörperkomplexe**). Die Immunkomplexe führen in herdfernen Organen zu entzündlichen hyperergischen Reaktionen (fehlerhafter Ablauf der Immunreaktion). »Abgekapselte« entzündliche »Herde« im Tonsillengewebe sind für die Auslösung einer Herdinfektion nach heutiger Kenntnis nicht mehr zwingend notwendig. Es genügen z.B. bereits Streptokokkendepots in den Tonsillenkrypten, um eine krankmachende Mittlerrolle zu spielen.

Die wichtigsten Krankheiten, die erfahrungsgemäß durch **Streptokokken** bedingt sein können, sind:

- Rheumatisches Fieber,
- akuter fieberhafter Gelenkrheumatismus (nicht dagegen primär chronischer Gelenkrheumatismus),
- Glomerulonephritis und Herdnephritis,
- entzündliche Herz- und Gefäßkrankheiten,
- Pustulosis palmaris et plantaris,
- entzündliche Augenkrankheiten,
- Neuritiden (?).

Tests, die bei positivem Ausfall für ein Herdgeschehen sprechen, bei deren negativem Ausfall ein Herd jedoch nicht auszuschließen ist, sind:

- Abstrich und Erregernachweis (häufig β-hämolysierende Streptokokken der Serogruppe A),
- Blutbild mit Zeichen für entzündliche Geschehen,
- erhöhte Blutsenkung,
- Antistreptolysintiter – nach allmählichem Anstieg hoch.
- Provokationstests: Kurzwellenbestrahlung, Ultraschall, Quetschung der Tonsillen. Sie sind jedoch nicht gefahrlos, können zu einem Aufflackern der Herderkrankung führen und sollten daher unterlassen werden.

Auf das Vorliegen eines **Tonsillenfokus** kann aus der Vorgeschichte (rezidivierde Anginen), dem Befund (chronische Tonsillitis) und den Folgekrankheiten nur geschlossen werden. Ein Beweis ist erst durch den Erfolg der Therapie zu erbringen.

✔ Therapie

Da Pinseln, Gurgeln, Antibiotika per os, Mandelabsaugen und Mandelkappen (Tonsillotomie) keinen Einfluß auf die »Herde« oder die Immunkomplexbildung in den Tonsillen haben, kommt nur die Tonsillektomie in Frage.

11.3.4 Mandeloperationen

Tonsillektomie (Gaumenmandelausschälung, ◘ Abb. 11.6)

Engl. tonsillectomy

Indikationen

- Chronische Tonsillitis mit subjektiven Beschwerden (Pfropfbildung mit Foetor ex ore, Schluckschmerzen)
- Verdacht auf Herdgeschehen (bei Operation antibiotischer Schutz!)
- Stets Endokarditisprophylaxe mit Amoxicillin (Amoxipen®) oder Clindamycin (Sobelin®) bei Patienten mit Herzvitium oder Herzklappenersatz
- Rezidivierende Anginen (Operation im Intervall!)

224 C · Mundhöhle und Pharynx

- Nicht abheilender oder wiederholter Peritonsillarabszeß (als Abszeßtonsillektomie oder Operation im Intervall)
- Sepsis nach Angina
- **Hyperplastische Tonsillen** nur dann, wenn sie bei Kindern ein mechanisches Hindernis darstellen oder wenn es zu Schlafapnoe kommt (► s. Kap. 11.6). Die früher üblichen **Tonsillotomien** (Mandelkappungen) bei Kindern werden heute nicht mehr ausgeführt, weil sie zu oberflächlichen Vernarbungen führen und eine Herdwirkung der Tonsillen nicht ausschalten
- Einseitig vergrößerte Tonsille oder erhebliche Seitendifferenz zum Ausschluß eines malignen Geschehens (malignes Lymphom!)
- Bakterieller Streuherd bei immunsupprimierten Patienten. Operative Sanierung erforderlich vor Organtransplantation oder Knochenmarktransplantation mit anschließend notwendiger Immunsuppression, bei krankheitsbedingter Immunsuppression z.B. bei malignem Lymphom
- **Keine** Operationen bei Agranulozytose oder Leukämie und während Poliomyelitisepidemien (postoperativ in früheren Jahren gehäuft bulbäre Form der Poliomyelitis)
- Bei **Hämophile** Tonsillektomie erst nach vorheriger Substitution oder als **Kryotonsillektomie**
- Das **Alter** der Patienten stellt *keine* Gegenindikation dar
- Bei trockenen Schleimhäuten (**Pharyngitis sicca**) sollte man zurückhaltend mit der Tonsillektomie sein, das gleiche gilt für **offene Gaumenspalten**
- Eine **Tonsillektomie bei Kindern unter vier Jahren** während des Aufbaus der Immunabwehr und der »immunologischen Lernphase« ist nur nach strenger Indikationsstellung bei entsprechender schwerwiegender Symptomatik durchzuführen. Später ist durch eine Tonsillektomie kein Immundefekt mehr zu erwarten

Ausführung. Bei Kindern in Intubationsnarkose (am liegenden Patienten mit rekliniertem Kopf), bei Erwachsenen ebenso oder in örtlicher Betäubung. Nach Schlitzen des vorderen Gaumenbogens wird die Tonsille halbscharf aus dem Tonsillenbett (vom oberen Pol angefangen) unter Schonung der Mm. palatoglossus et palatopharyngeus herauspräpariert und am Zungengrund mit einer Schlinge abgeschnürt. Blutende Gefäße werden unterbunden (◘ Abb. 11.6).

Mitunter **Nachblutungen** am Operationstag, sobald die Wirkung der Anästhesieflüssigkeit (der Vasokonstringentien zugesetzt sind) nachläßt, oder am 6. bis 7. Tag, wenn sich die weißlichen Fibrinbeläge (Schorfe) abstoßen. Blutende Gefäße werden bei Nachblutungen umstochen. Bei rezidivierenden Blutungen u.U. Gefäßunterbindung der A. carotis ext. oder ihrer Äste im Spatium parapharyngeum.

Nach der Tonsillektomie hypertrophiert gelegentlich kompensatorisch das lymphatische Gewebe am Zungengrund oder an den Seitensträngen (Globusgefühl!).

Adenotomie (Rachenmandeloperation)

Indikationen. Rachenmandelhyperplasie mit ständigem Schnupfen, Behinderung der Nasenatmung, Schnarchen, Tubenventilationsstörungen, Seromukotympanum, rezidivierende Mittelohrkatarrhe, Nasennebenhöhlenentzündungen, Bronchitits.

Ausführung. In Intubationsnarkose in Rückenlage mit rekliniertem Kopf, um eine Blutaspiration zu vermeiden. Abtragen der vergrößerten Rachenmandel mit dem BECKMANN-Ringmesser (Adenotom, ◘ Abb. 9.4).

11.4 Tumoren

11.4.1 Gutartige Geschwülste

Juveniles Nasenrachenfibrom (Angiofibrom; ◘ Abb. 11.8a–c)

Engl. juvenile nasopharyngeal fibroma, angiofibrom

Definition. Klinisch bösartiger, histologisch gutartiger Tumor (Angiofibrom) unbekannter Ursache. Auftreten bei männlichen Jugendlichen ab 10. Lebensjahr. Lebhafte Wachstumstendenz. Rückbildungstendenz in manchen Fällen nach der Pubertät.

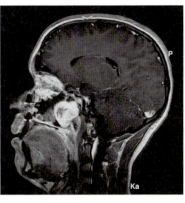
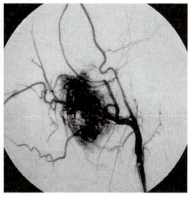
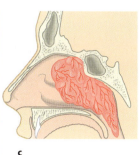

Abb. 11.8a–c. Juveniles Nasenrachenfibrom. a Kernspintomographie; **b** Angiographie der A. maxillaris; **c** Schema

Sitz. Ursprung von der Fibrocartilago basilaris und der A. sphenopalatina. Breitgestielte Basis am Rachendach und der Nasopharynxseitenwand in Richtung Fossa pterygopalatina und der Unterseite des Keilbeinkörpers, füllt den Nasenrachenraum aus und wächst verdrängend und expansiv (klinisch bösartiger Eindruck) in die Nase, in die Nasennebenhöhlen, in die Fossa pterygopalatina und in die Schädelbasis (Clivus, Keilbeinflügel, Sinus cavernosus).

Symptome. Verlegte Nasenatmung mit eitriger Rhinitis, Nasenbluten, Kopfschmerzen, Tubenmittelohrsymptome durch Verlegung der Tube, Rhinophonia clausa, Ausfälle der Hirnnerven I–VI bei Schädelbasisinfiltration.

Befund
- **Postrhinoskopisch:** Knolliger, grauroter Tumor von glatter Oberfläche im Nasenrachenraum mit Ausläufern in die Choanen, Gefäßzeichnung an der Oberfläche (Endoskopie!). Bei Palpation sehr hart. Später Auftreibung des Gesichtsschädels.
- Im **Computertomogramm** und im **Kernspintomogramm** werden vor allem die Knochendestruktion und die Tumorausdehnung deutlich.
- Bei der **digitalen Subtraktionsangiograhie** füllt sich der gefäßreiche Tumor mit Kontrastmittel an.
- Bei der **Probeexzision** erhebliche Blutungsgefahr!

Therapie
- Meist kann eine spontane Rückbildung wegen der Blutung und der verlegten Nasenatmung nicht abgewartet werden.
- Der Tumor ist kaum strahlensensibel, daher Operation: Transmaxilläres transnasales Abtragen des Tumors, dabei heftige Blutung.
- Bei großen Tumoren vorher Embolisation der Tumorgefäße und Unterbindung der A. maxillaris.

Komplikationen. Verbluten. Rezidivneigung, ab dem 25. Lebensjahr jedoch selten.

Differentialdiagnose
- **Rachenmandelhyperplasie:** Bei Palpation weich, gelappt, längsgefurcht
- **Nasopharynxzyste:** Bei Palpation prall-elastisch, glatt (Abb. 11.9)
- **Choanalpolyp:** Weich, glasig, nicht am Rachendach gestielt, sondern aus der Choane kommend (Abb. 8.31)
- **Malignes Lymphom:** Palpatorisch weich, glatte Oberfläche

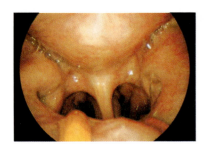

 Abb. 11.9. Nasopharynxzyste

Chordom
Engl. chordoma
Definition. Klinisch bösartiger Tumor, ausgehend von Resten der **embryonalen Chorda dorsalis**.

Sitz an der Schädelbasis mit diffuser Tumorausbreitung in die hintere Schädelgrube, die Hypophyse, den Nasenrachenraum, den Sinus cavernosus, die Nasennebenhöhlen und die Nasenhaupthöhle.

Diagnostik. Durch Computer- und Kernspintomographie sowie Probeexzision.

✓ Therapie
- Operativ Tumorexzision oder Tumorreduktion.
- Postoperativ Protonenbestrahlung.

Prognose. Ungünstig wegen häufig bereits bei Erstdiagnose gegebener Inoperabilität. Erhebliche Rezidivneigung.

11.4.2 Malignome

Am häufigsten kommen folgende Tumoren vor:
- Plattenepithelkarzinome,
- Adenokarzinome,
- adenoidzystische Karzinome (Zylindrome),
- lymphoepitheliale Karzinome (SCHMINCKE-REGAUD),
- maligne Lymphome und
- Sarkome.

Tumorklassifikation
Die prätherapeutische Einteilung (klinische Klassifikation) der am häufigsten vorkommenden Malignome, der Karzinome, erfolgt nach dem **TNM-System** nach klinischer Untersuchung mit **Panendoskopie** (Endoskopie sämtlicher Schleimhautbezirke der Luft- und oberen Speisewege).

Mundhöhle und Lippe. Umfaßt Mundschleimhaut, Alveolarfortsätze, harten Gaumen, Mundboden und Zunge. Tumorstadien:
- TX = Primärtumor kann nicht beurteilt werden
- T_0 = Kein Anhalt für Primärtumor
- Tis = Präinvasives Karzinom (= Carcinoma in situ)
- T_1 = Tumor mit 2 cm oder weniger in seiner größten Ausdehnung
- T2 = Tumor mit mehr als 2 cm, jedoch nicht mehr als 4 cm Ausdehnung
- T3 = Tumor mit mehr als 4 cm Ausdehnung
- T4 = Tumor mit Ausdehnung auf Nachbarstrukturen: Knochen, Skelettmuskeln usw. (Tiefeninfiltration)

Oropharynx. Die gleiche Einteilung gilt für den Oropharynx mit Tonsillen.

Nasopharynx. Für den Nasopharynx wird die Klassifizierung T1–T4 je nach Anzahl der befallenen, den Raum begrenzenden Wände (Bezirke) = T1, T2, nach der Überschreitung des Organs (Befall Nase, Oropharynx) = T2, Infiltration von Knochen oder Nasennebenhöhlen = T3 sowie dem Befall der Schädelbasis und der Hirnnervenbeteiligung = T4 vorgenommen.

Hypopharynx Lymphknoten
- N0–3 zeigt den unterschiedlich starken Befall der regionären Lymphknoten an (Halslymphknotenmetastasen), wobei die Einteilung abhängig ist von der Größe und der Anzahl der Lymphknoten sowie dem ein- oder beiderseitigen bzw. ipsi- oder kontralateralen Befall (die für alle Metastasen von Kopf-Halstumoren gültige Einteilung, ▶ s. Kap. 20.4.2, S. 315).
- MX = Das Vorliegen von Fernmetastasen kann nicht beurteilt werden. M0 und M1 bedeuten keine bzw. vorhandene Fernmetastasen
- pTNM = postoperative histopathologische Klassifikation
- G = Histopathologisches Grading (GX–G4 Differenzierungsgrad)

Mundhöhle: Zunge, Mundboden

Ätiologie Fast stets **Plattenepithelkarzinome**. Entwicklung nicht selten im Bereich von Leukoplakien. Häufig **Alkohol- und Nikotinabusus**, schlechte Mundpflege.

Selten mechanische Alterationen durch Prothesendruck, Zähne, PLUMMER-VINSON-Syndrom (Frauen) infolge Schleimhautatrophie und Eisenmangelanämie.

Symptome. Brennende Schmerzen, verstärkt beim Schlucken, Speichelfluß, Foetor ex ore, Zungenbeweglichkeit eingeschränkt, Schlucken erschwert.

Befund
- Ulzeration am Zungenrand (Abb. 11.10) oder am Zungenrücken bis in den Zungengrund
- Bei Palpation ist in der Umgebung der Ulzeration die Zunge meist in größerer Ausdehnung hart tumorös infiltriert, nicht selten übergehend auf den Mundboden (Abb. 11.11)
- Lymphknotenmetastasen oft beiderseitig

Diagnose. Durch Biopsie, Sonogramm, Computertomogramm, Kernspintomogramm. Staging-Untersuchung zur Ermittlung des M-Stadiums.

✓ Therapie
- Bei Zungenrand- und Zungenrückenkarzinom großzügige Exzision auch mit Laser – evtl. nach Unterbindung der A. lingualis – und (suprahyoidale) Neck dissection der Weichteile.
- Photodynamische Therapie (PDT): Durch selektive Aufnahme eines Photosensibilisators, z.B. 5-Aminolävulinsäure und anschließender Bestrahlung mit Laserlicht bestimmter Wellenlänge kommt es zur Freisetzung zytotoxischer Radikale, die zu einer Schädigung der Tumorzellen mit nachfolgender Nekrose führen. Einsatz bei Präkanzerosen, Carcinoma in situ und frühinvasiven Karzinomen der Mundhöhle.
- Bei den prognostisch besonders ungünstigen verhornenden Plattenepithelkarzinomen von Zungengrund und Mundboden, die häufig bereits inoperabel zur Behandlung kommen, entweder simultane Radio-Chemotherapie durch kombinierte Zystostatika (Carboplatin bzw. Cisplatin/5-Fluoro-Uracil) oder alleinige Strahlentherapie,

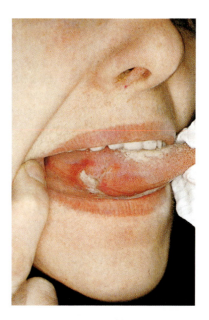

Abb. 11.10. Ulzeration am Zungenrand

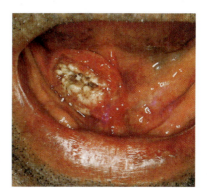

Abb. 11.11. Ulzeration des Mundbodens

- bei Operabilität Zungenteilresektion, Mundbodenteilresektion mit (suprahyoidaler) Neck dissection (u.U. bds.), ggf. Unterkieferdurchtrennung oder -teilresektion, plastische Maßnahmen (▶ s. Kap. 20.5).
- Interstitielle Strahlentherapie oder Brachytherapie im Afterloading-Verfahren bei Rezidivtumoren.

Heilungsergebnisse. Nur 15–25% 5-Jahresüberlebensrate bei Zungengrundtumoren, 35–50% bei Zungenrandtumoren, 30–50% bei Mundbodentumoren.

Differentialdiagnose
- **Zungengrundstruma:** Schilddrüsenknoten in der Gegend des Foramen caecum infolge eines unvollständigen Deszensus der Schilddrüse. Vor evtl. Exstirpation durch Szintigraphie feststellen, daß weiteres Schilddrüsengewebe vorhanden ist, sonst anschließend Substitution erforderlich.
- **KAPOSI-Sarkom:** Hochmaligne Tumorbildung u.a. am harten Gaumen, an der Gingiva und seltener im Kehlkopf bei erworbenem Immundefektsyndrom (HIV, ▶ Kap. 20.2.3).

Lippen und Wangen
Lokalisation. Fast stets **Plattenepithelkarzinome** der Unterlippe oder der Wangenschleimhaut.

Ätiologie. Leukoplakien sind als Präkanzerosen aufzufassen (nicht selten multiples Auftreten), ebenso M. BOWEN. Raucher, insbesondere Pfeifenraucher, sind besonders gefährdet.

Befund. Ulkus mit hartem Rand und Infiltration der Lippe (◘ Abb. 11.12) bzw. der Wange.

Diagnose. Durch Probeexzision und histologische Untersuchung.

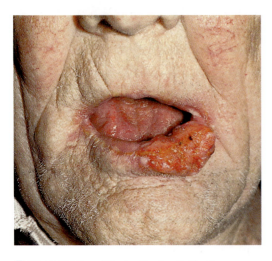

◘ Abb. 11.12. Ulkus mit hartem Rand und Infiltration der Lippe

✓ Therapie
Großzügige Exzision (meist Keilexzision), ggf. rekonstruktive Plastik (▶ s. Kap. 8.4 u. ▶ Kap. 20.5). Exstirpation der regionären Lymphabflußgebiete submental und submandibulär, außerdem Neck dissection und Nachbestrahlung bei N-Stadium 1–3.

Differentialdiagnose. Syphilitischer Primäraffekt.

Nasopharynx
Tumortypen, die besonders im Nasopharynx vorkommen:
- **Karzinome:** Meist verhornende Plattenepithelkarzinome, seltener Adenokarzinome, adenoidzystische Karzinome und Übergangszellkarzinome (Transitional cell carcinoma).
- **Nicht verhornende Karzinome (= lymphoepitheliale Tumoren Typ REGAUD)**
- **Undifferenziertes (anaplastisches) Nasopharynxkarzinom (= lymphoepitheliale Tumoren Typ SCHMINCKE)**, gehäuft in Ostasien.
- **Maligne Lymphome** (lymphoretikuläre Tumoren): Im Nasopharynx vorwiegend Non-HODGKIN-Lymphome (B-Zell- und T-Zell-Lymphome) mit verschiedenem Malignitätsgrad (▶ s. Kap. 20.4.4).

Ätiologie. Beim undifferenzierten Karzinom des Nasopharynx, seltener des Oropharynx, können im Gewebe EPSTEIN-BARR-Viren und im Serum IgA-Antikörper gegen Kapsidantigen und Early-Antigen des EPSTEIN-BARR-Virus nachgewiesen werden. Sie dienen der Therapie- und Rezidivkontrolle und zeigen die Radiosensitivität des Tumors an (humorale Tumormarker).

Histologie. Mit Hilfe von monoklonalen Antikörpern können bei manchen Tumoren immunologische Tumormarker diagnostisch zur Differenzierung einer als Frischmaterial entnommenen Gewebeprobe nachgewiesen werden (pathohistologische Tumormarker).

Symptome
- Anfangs nur **Tubenventilationsstörungen** (!)
- **Behinderte Nasenatmung**, schleimig-eitrige Absonderung mit Blutbeimischung. In diesem Stadium oft nicht erkannt

- Später **Hirnnervenausfälle**: Augenmuskellähmungen, Trigeminusneuralgien. Beteiligung des N. vagus und des N. glossopharyngeus bei Vorwachsen zum Foramen jugulare und durch Metastasen

Befund. Postrhinoskopie und Lupenendoskopie (▶ s. Kap. 7.2.2):
- Primärtumor im Nasenrachenraum (◘ Abb. 11.13a, b), oft nur klein, im Tubenwinkel als höckriges Granulationsgewebe oder als Schleimhautulzeration zu erkennen
- Bei der Ohrspiegelung retrahiertes Trommelfell oder Seromukotympanum
- Schalleitungsschwerhörigkeit

Diagnose
- Durch Probeexzision und histologische Untersuchung. In der Hälfte aller Fälle werden zuerst die Lymphknotenmetastasen – nicht selten beiderseits – unter und hinter dem Ansatz des M. sternocleidomastoideus an der Schädelbasis und im Nacken entdeckt und nach Exstirpation und histologischer Untersuchung als Malignommetastasen erkannt.
- Danach ist eine intensive Fahndung nach dem Primärtumor im Nasenrachenraum erforderlich – u.U. Narkose, Velotraktor, Endoskopie mit verschiedenen Optiken, Operationsmikroskop (Das gleiche gilt bei älteren Patienten mit nicht zu beeinflussendem Tubenmittelohrkatarrh.).
- Computertomogramm oder Kernspintomogramm zur Darstellung der Tumorausdehnung (Staging).

✓ Therapie
- Lymphoepitheliale Tumoren und maligne Lymphome sind strahlensensibel und zeigen rasche Rückbildungen unter Megavolttherapie perkutan. Bestrahlungen auch der abführenden Lymphwege im Nacken und in den seitlichen Halsweichteilen. Nicht selten Rezidive. Bei generalisierten malignen Lymphomen Zytostatika.
- Auch bei Plattenepithelkarzinomen Strahlentherapie bzw. Radio-Chemotherapie, weil die Tumoren operativ praktisch nie radikal zu exstirpieren sind (Einbruch in die Tube und die Schädelbasis!).
- Bei Metastasen Neck dissection (▶ s. Kap. 20.4.2). Perkutane Nach-bestrahlung (Hochvolttherapie).
- Bei Mukotympanum Paukendrainage.
- Intrakavitäre oder interstitielle Radiotherapie bei Rezidiven.
- Operative Resektion über einen lateralen Zugang bei umschriebenen Rezidiven.

Heilungsergebnisse. Nur 15% 5-Jahresüberlebensrate, bei strahlensensiblen Tumoren bis zu 50%. Gilt auch für Oropharynxtumoren.

Differentialdiagnose. Bei übelriechenden Borken oder Sekret im Nasopharynx an Bursitis pharyngealis (TORNWALDT-Krankheit) denken: Entzündung einer Bursa pharyngea am Rachendach (persistierende Tasche in der Mittellinie).

Oropharynx (Tonsille, Zungengrund)
- **Karzinome** und Transitional-Zellkarzinome (mit Abstand am häufigsten)
- **Lymphoepitheliale Tumoren** (SCHMINCKE-REGAUD)
- **Maligne Lymphome** (lymphoretikuläre Tumoren; s. auch ▶ Kap. 20.4, S. 316 f)

Symptome. Frühzeitig einseitige Schluckbeschwerden, stechendes Gefühl im Ohr (Otalgie), kloßige Sprache.

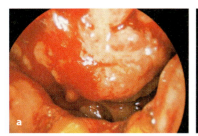
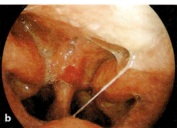

◘ Abb. 11.13a, b. Primärtumor im Nasenrachenraum.
a Nasopharynxkarzinom ($T_3N_0M_0$); **b** lymphoepithelialer Tumor (SCHMINCKE-REGAUD)

Befund
- Ulzeration und geschwüriger Zerfall der Tonsille bei Karzinom (Abb. 11.14), mehr tumoröser Prozeß bei malignem Lymphom.
- Kieferklemme.
- Bei Palpation erscheint die Tonsille verhärtet.
- Ein Übergreifen auf Gaumenbögen, weichen Gaumen und vor allem Zungengrund verschlechtert die Prognose erheblich.
- Frühzeitige Metastasierung in die Kieferwinkellymphknoten (Abb. 11.15).

Diagnose. Durch Biopsie, Sonogramm, Computertomogramm, Kernspintomogramm.

Therapie
Stadienabhängig.
- CIS, T1, chirurgische Therapie ist Primärtherapie. Erweiterte transorale Tonsillektomie mit Einschluß der Gaumenbögen und evtl. Teilen des Zungengrundes auch mit CO_2-Laser oder von außen über laterale Pharyngotomie.
- Chirurgisch-radiotherapeutische Kombinationsbehandlung.
- T3, T4: palliative Tumorverkleinerung mit dem CO_2-Laser, anschließend primäre Radio-Chemotherapie.
- Bei Karzinommetastasen zusätzlich Neck dissection und Nachbestrahlung.
- Bei Übergangszellkarzinom (Transitional cell carcinoma), lymphoepithelialem Tumor und malignem Lymphom Bestrahlung der Tonsillengegend und der seitlichen Halsweichteile (Hochvolttherapie) besser als operative Behandlung. Bei malignen Lymphomen auch Chemotherapie.

Prognose. Durch Kombinationstherapie (simultane Radiochemotherapie) haben die inoperablen Patienten dieselben Überlebenschancen wie die operablen mit Nachbestrahlung. 5-Jahres-Überlebensrate: T1-70%, T2-50%, T3N0-1-30%, T4-20%. Tumoren der Tonsille und des weichen Gaumens haben die beste Prognose, Tumoren der Rachen-

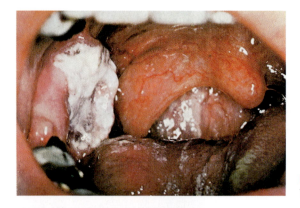

Abb. 11.14. Ulzeration und geschwüriger Zerfall der Tonsille bei Karzinom

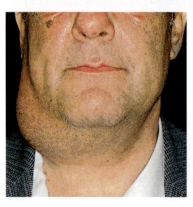

Abb. 11.15. Metastasierung in die Kieferwinkellymphknoten

11 · Klinik

hinterwand und des Zungengrundes die schlechteste.

✅ Therapie

Schmerztherapie: In der Onkologie bei Bedarf nach einem festen Zeitplan regelmäßig durch Kombination von peripher und zentral wirkenden opiatfreien und opiathaltigen oralen, später parenteralen Analgetika (Stufenplan), zusätzlich Neuroleptika. Epidurale, u.U. intradurale Applikation mittels Pumpsystem.

Supportive Therapie: Sie dient der Unterstützung des Allgemeinzustandes während und nach der Therapie. Hierzu gehören die Sicherstellung der Ernährung durch Nährsonde, PEG (Perkutane endoskopische Gastrostomie) und spezielle Sondennahrung, die Mundpflege mit Soorbehandlung und die Schmerztherapie.

Palliative Therapie: Bei inkurablen Tumoren kommt der Linderung der Schmerzen, der Behandlung von Fötor, Mundtrockenheit und Stomatitis sowie der Sicherstellung der Flüssigkeitszufuhr und der Freihaltung der Atemwege besondere Bedeutung zu.

Differentialdiagnose

- Bei Ulzeration: Angina PLAUT-VINCENT, Agranulozytose, Tuberkulose
- Bei tumoröser Vergrößerung der Tonsille und der Lymphknoten: Hyperplasie, HODGKIN-Lymphom

Hypopharynx

(Pulsionsdivertikel Hypopharynx, ▶ s. Kap. 17.3)

11.5 Plastische Maßnahmen

Defekte im Bereich der Mundhöhle entstehen – abgesehen von Lippen-Kiefer-Gaumenspalten (▶ Kap. 11.1.1) – durch Tumoroperationen. Defektplastiken werden vor allem an den Lippen, den Wangen, dem Gaumen und zur Abdeckung des Mundbodens erforderlich.

Man verwendet zur **Rekonstruktion**

- von Lippendefekten Rotationslappen aus der gegenüberliegenden Lippe oder Verschiebelappen aus der Wange,
- von Wangen- oder Mundbodendefekten Hals-, Brust- oder Schulterlappen (Innenauskleidung

mit Spalthaut) oder gefäßgestielte myokutane Insellappen des M. pectoralis major,
- des Mundbodens auch eine Fixation der Restzunge an der Wangenschleimhaut,
- des Gaumens und des Oropharynx Lappen aus der Wangenschleimhaut oder der Temporalgegend oder freie Unterarmlappen (s. unten),
- eines funktionsfähigen Unterkiefers Knochenspäne oder Rekonstruktionsplatten aus Titan oder besser freie Beckenkammtransplantate mit Zahnimplantaten.

Anstelle von Nahlappen kommen Fernlappen (Rundstiellappen) aus der Bauchhaut kaum noch in Frage. Viel verwendet werden heute freie, revaskularisierte Transplantate (mikrochirurgischer Gewebetransfer, z.B. ein myokutaner Latissimus-dorsi-Lappen, ein fasziokutaner Unterarmlappen oder ein osteomyokutaner Lappen mit Beckenkamm bei zusätzlichem Unterkieferknochendefekt. Die Transplantate werden an die Gefäße der Empfängerregion angeschlossen (▶ s. Kap. 20.5).

11.6 Schlafbezogene Atmungsstörungen (SBAS; Schlafapnoesyndrom)

Engl. sleep apnoe syndrome

Definition. Pathologische Veränderung der Atmung im Schlaf mit und ohne Obstruktion der oberen Atemwege. Dies führt zu Störungen des normalen Schlafzyklus, verbunden mit kardiovaskulären Reaktionen und Weckreaktionen.

❗ Aus der Praxis

Der stark übergewichtige Patient leidet unter Tagesmüdigkeit. Er schläft häufig bereits im Sitzen ein. Vor kurzem ist dies auch beim Autofahren passiert. Der Nachtschlaf wird nicht als erholsam erlebt. Seine Ehefrau berichtet über starkes Schnarchen und längere Atempausen während des Schlafes. Bei der Endoskopie finden sich ein verlängertes schlaffes Gaumensegel, ein enger Oropharynx mit Zungenhyperplasie und Tonsillenvergrößerung. Im Schlaflabor kann ein obstruktives Schlafapnoesyndrom diagnostiziert werden. Nach Gewichtsreduktion und Uvulopalatopharyngoplastik stellt sich eine deutliche Besserung der Symptome ein. Die zusätzliche Versorgung mit einer nCPAP-Maske führt zu einer kompletten Symptombeseitigung mit deutlicher Steigerung des Leistungsvermögens.

Formen der SBAS

Nichtobstruktive Formen Fehlende Aktivierung der Atemmuskulatur.
- Bei der zentralen Apnoe liegt eine zentralnervöse Störung des Atemantriebes vor
- Pulmonale Störungen
- Kardiale Störungen

Obstruktive Formen Sistieren des Atemstromes durch Verschluß der oberen Atemwege bei fortgesetzter Tätigkeit der Atemmuskulatur.
- Obstruktives Schnarchen bei partieller Einengung der oberen Luftwege, z.B. verlegte Nasenatmung (Schnarchen = Rhonchopathie).
- Obstruktive Schlafapnoe bei komplettem intermittierenden Verschluß der oberen Luftwege von mindestens 10 s Dauer, z.B. bei oropharyngealem Kollaps (OSAS = Obstruktives Schlafapnoe-Syndrom).

Gemischte Formen. Kombination von zentraler und obstruktiver Form.

Pathophysiologie. Während des Schlafes kommt es zu gehäuftem Auftreten von

- Apnoen mit Sistieren des Atemstroms von mindestens 10 s Dauer,
- Hypopnoen mit Reduktion des Atemstromes um mindestens 50%,
- Abfall der arteriellen Sauerstoffsättigung und Anstieg des Blutdruckes.

Der Schweregrad kann mit dem Apnoe-Hypopnoe-Index (AHI) erfaßt werden, der die Anzahl der Ereignisse pro Schlafstunde wiedergibt. Das Risiko für kardiovaskuläre Folgekrankheiten wie Bluthochdruck oder Schlaganfall ist erhöht.

Häufigkeit. 2–5% der erwachsenen Bevölkerung, nimmt im Alter zu.

Symptome. Leitsymptome sind das Schnarchen, welches durch Gewebsvibration im Bereich der oberen Atemwege entsteht, und die Tagesmüdigkeit mit Einschlafneigung, Sekundenschlaf. Verminderte Leistungsfähigkeit, da der Schlaf nicht erholsam ist.

Diagnose
- Anamnese und Fragebogen zur Erfassung des Risikoprofils und der (Tages-) Müdigkeit.
- Da die Atemstörungen während des Schlafes auftreten, ist die Untersuchung im **Schlaflabor** (Abb. 11.16a, b) erforderlich mit polygraphi-

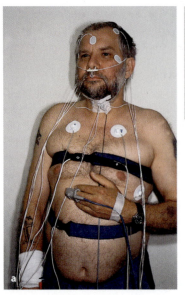
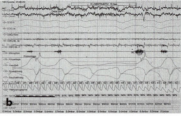

Abb. 11.16a, b. Schlaflabor.
a Patient vorbereitet für das Schlaflabor; **b** Polysomnographiekurve

scher Registrierung (Polysomnographie) und Analyse von
- Elektroenzephalogramm,
- Elektrookulogramm,
- Atemstrom und Atemgeräusch,
- thorakalen und abdominalen Atemexkursionen,
- arterieller Sauerstoffsättigung,
- Blutdruck und Herzfrequenz,
- Elektromyogramm der submentalen und der Beinmuskulatur, Körpermuskulatur.

Es lassen sich die verschiedenen Formen des SBAS differenzieren und der AHI bestimmen. Im EEG zeigt sich eine Schlaffragmentierung. Tiefschlafphasen werden nicht erreicht. Arousal (Aufwachreaktion) des Patienten mit Beinbewegungen, Bradykardie, gefolgt von Tachykardie und Blutdruckanstieg als Zeichen der sympathischen Aktivierung.
- Zur Indikationsstellung für das Schlaflabor stehen **portable Screening-Geräte** für die Apnoediagnostik zur Verfügung.
- Der **Schlaf-Latenz-Test** dient der Erfassung der gesteigerten Einschlafneigung am Tag.
- **Fiberoptische Endoskopie** der oberen Luftwege im Wach- und Schlafzustand zur Erkennung der Engstelle im Bereich von Nase, Pharynx oder Larynx.
- Erweiterte **rhinologische Diagnostik** mit Rhinomanometrie, Allergiediagnostik, bildgebenden Verfahren.
- **Laterales Radiokephalogramm** zur Bestimmung des Abstandes Zungengrund-Rachenhinterwand vor und nach operativer Therapie.

Ursachen
- Anatomisch bedingte Einengung der oberen Luftwege im Bereich von Nase und Pharynx, z.B. Septumdeviation, Nasenrachentumor, Tonsillenhyperplasie
- Funktionell bedingte Einengung durch Kollaps der Pharynxwände, Zurücksinken der Zunge mit zu geringem Abstand zwischen Zungengrund und Pharynxhinterwand (laterales Radiokephalogramm)
- Adipositas
- Alkohol

- Sedativa, Tranquilizer und andere Medikamente, die den Atemantrieb hemmen
- Pulmonale, kardiale oder endokrinologische Erkrankungen
- Neuromuskuläre, neurologische und psychiatrische Erkrankungen (z.B. Narkolepsie)
- Larynxstenosen

✔ Therapie
Ziel ist die Normalisierung der Atmung während des Schlafes durch Unterstützung des Atemantriebes bei der zentralen Apnoe und Offenhalten der kollabierenden sowie Erweiterung der verengten Atemwegsabschnitte. Grundlage ist die exakte Diagnostik zur Bestimmung des Apnoemechanismus.

Allgemeine Maßnahmen:
- Gewichtsreduktion.
- Schlafhygiene mit Vermeiden von Alkohol, Nikotin, Koffein und sedierenden Pharmaka, Seitenlage, Schlafen mit erhöhtem Oberkörper.

Medikamentös:
- Theophyllin zur Steigerung des Atemantriebes (fragliche Wirksamkeit).

Apparativ:
- Überdruckbeatmung mit nCPAP-Maske (Nasal Continous Positive Airway Pressure) gilt heute als Therapiestandard bei dem häufigen oropharyngealen Kollaps. Durch den positiven Druck werden die erschlafften Pharynxwände offen gehalten.
- Bißschiene zur Vorverlagerung des Unterkiefers bei Retrognathie.

Operativ:
- Indiziert zur Beseitigung anatomisch definierter Atemhindernisse sowie zur Straffung erschlaffter Gewebsanteile.
- Septum- und Muschelchirurgie.
- Adenotomie, Tonsillektomie bei lymphatischer Hyperplasie.
- Uvulopalatopharyngoplastik zur Verkürzung und Straffung des Gaumensegels.
- Zungengrundverkleinerung mittels Laser oder Elektrokoagulation.
- Vorverlagerung des Zungengrundes.
- Kieferchirurgische Korrektur.

234   **C · Mundhöhle und Pharynx**

11.7 Dysphagie (Schluckstörungen)

▶ s. auch Kap. 29.3

Engl. dysphagia

Definition. Störung des Schluckvorganges unterschiedlicher Genese entlang des Schlucktraktes von der Mundhöhle bis zum Magen. Zunehmende Häufigkeit im Alter, ab dem 70. Lebensjahr sind ca. 20% der Bevölkerung betroffen.

Ursachen

- Entzündliche Erkrankungen entlang des Schlucktraktes
- Tumoren des Schlucktraktes (z.B. Karzinome)
- Raumforderungen, die von außen den Schlucktrakt verändern, z.B. Struma nodosa, Morbus FORRESTIER (Exophyten der Halswirbelkörper), verlängerter Processus styloideus
- Hypopharynx- und Ösophagusdivertikel
- Membranstenosen des Ösophagus
- ZNS-Erkrankungen (z.B. Apoplex, Multiple Sklerose, Morbus PARKINSON)
- Neurogene oder myogene Systemerkrankungen mit Schlucklähmungen, Achalasie
- Zervikalsyndrom
- Kollagenosen, besonders Sklerodermie
- Gastroösophagealer Reflux mit Ösophagitis
- Fremdkörper
- Medikamentös (z.B. Psychopharmaka)
- Psychosomatisch (z.B. Globus nervosus)

Symptome

- Druckgefühl über Pharynx oder Larynx (Globus)
- Schmerzen beim Schlucken
- Aspiration unterschiedlichen Schweregrades
- Unfähigkeit zur Nahrungsaufnahme
- Regurgitation (Divertikel)
- Begleitsymptome, besonders Heiserkeit, nasale Sprache bei Schlucklähmung

Diagnostik Stets interdisziplinär.

- Anamnese
- Fiberoptische transnasale und transorale Endoskopie, evtl. mit Methylenblauschluck (zeigt die Schluckstraße)
- Panendoskopie einschließlich Probeentnahme bei Verdacht auf Tumor, Divertikel oder Fistel

- Manometrie zur Analyse des zeitlichen Druckverlaufes entlang des Schlucktraktes
- Elektromyographie zur Analyse neurogener und myogener Störungen
- pH-Metrie zur Refluxdiagnostik
- B- und M-Mode-Sonographie zur Analyse des oropharyngealen Schluckvorganges, Struma
- Endosonographie zur Beurteilung von Wandveränderungen und Tumoren des Ösophagus
- Röntgenübersichtsaufnahme der Halsweichteile (Fremdkörper; Morbus FORESTIER)
- Röntgenbreischluck einschließlich Durchleuchtung sowie
- Hochfrequenzkinematographie (bis zu 200 Bilder pro s) unter Verwendung von Kontrastmittel zur Darstellung der gesamten Schluckpassage, zur Differenzierung der Aspiration und zur Berechnung der Passagezeit

Aspirationsformen

- **Prädeglutitive Formen** durch Störung des oralen Bolustransportes mit vorzeitigem Übertritt in den Pharynx
- **Intradeglutitive Formen** durch Störung des Bewegungsablaufes im Bereich von Zungengrund, Pharynxseitenwand, Supraglottis und des Glottisschlusses
- **Postdeglutitive Formen** mit Retention von Speisebrei, der nach Wiedereröffnen der Glottis verzögert in die Trachea übertritt
- **Gastroösophagealer Reflux:** Rückfluß von Säure oder von Speise aus dem Magen oder Divertikeln, mit Refluxösophagitis und chronischer Laryngitis

✔ Therapie

Sie ist primär funktionell bei funktionellen Störungen, primär chirurgisch bei Tumoren und Divertikeln.

Funktionelle Therapie: Zum Erlernen des Schluckens:

- Propriozeptive Faszilitation mit Bahnung der Sensibilität.
- Spezielle Haltungsänderungen beim Schlucken.
- Willkürliches Schluckmanöver.

Chirurgische Therapie: Zur Beseitigung der Grunderkrankung (Tumorresektion, Divertikelspaltung) oder unterstützend zur Vermeidung einer Aspiration:

- Perkutane endoskopische Gastrostromie (PEG) bei schweren Aspirationen, Schlucklähmungen oder Tumorerkrankungen.
- Krikopharyngeale Myotomie bei Schlucklähmung.
- Laryngomandibulopexie bei Zungengrundresektion, Epiglottisresektion.
- Thyreoplastik zur Stimmlippenmedialisierung bei einseitiger Stimmband- oder Schlucklähmung.
- Stents bei ösophagotrachealen Fisteln.
- Larynxverschluß bei anhaltender Aspiration.
- Tracheotomie mit Einsetzen einer blockbaren Kanüle.

Therapie bei Reflux:
- Hochstellen des Bettes.
- Säurehemmung durch H2-Antagonisten (Ranitidin®) oder Protonenpumpenhemmern (Antra® = Omeprazin), Antazida.
- Fundoplicatio.

Allgemeine Therapie:
- Speise mit mittlerer Viskosität.

❷ Fragen

- Benennen Sie die Ursachen von Zungenbrennen (s. S. 213)!
- Welche Formen der Tonsillitis werden unterschieden (s. S. 218 f)?
- Was liegt ursächlich stechenden Schmerzen in der Tonsillenregion zugrunde (s. S. 220)?
- Welche Komplikationen treten bei akuter Tonsillitis auf (s. S. 220)?
- Wann wird eine Tonsillektomie durchgeführt (s. S. 223)?
- Benennen Sie die verschiedenen Formen der Dysphagie, deren Diagnostik und Therapie (s. S. 234 f)!
- Was versteht man unter einem Nasenrachenfibrom (s. S. 224 f)?
- Äußern Sie sich zu Ätiologie, Häufigkeit, Lokalisation, Symptomatik, Diagnostik und Therapie von Tumoren des oberen Aerodigestivtraktes, besonders hinsichtlich möglicher Unterschiede zum Kehlkopfkarzinom (s. S. 226 f u. 272 f)!
- Worin unterscheidet sich der Paukenerguß beim Kind von dem beim Erwachsenen (s. S. 76 u. 229)?
- Schildern Sie Symptomatik, Diagnostik und Therapie schlafbezogener Atemstörungen (s. S. 231 ff)!

D

GK3 4 Larynx und Trachea

GK3 4.1   12   **Anatomie und Physiologie**   – 239

GK3 4.2   13   **Untersuchungsmethoden**   – 247

GK3 4.3   14   **Klinik**   – 253

Der Kehlkopf ist funktionell ein Ventil, das beim Schlucken den Eingang in die Trachea verschließt. Gleichzeitig ist er der Sitz eines Tongenerators zur Erzeugung der menschlichen Stimme. Funktionsausfälle des Ventil- und Stimmbildungsmechanismus bedeuten für den Betroffenen eine erhebliche Einschränkung der Lebensqualität. Die Trachea stellt sich funktionell als Transportrohr der Atemluft dar, das durch seine mechanischen Eigenschaften eine Anpassung bei Körperbewegungen und beim Schlucken erlaubt. Stenosen erfordern besondere therapeutische Konzepte, um die Lebensqualität der Betroffenen entscheidend zu verbessern.

D · Larynx und Trachea

❶ Aus der Praxis

Bei dem 45jährigen Patienten besteht seit 3 Monaten eine zunehmende Heiserkeit, zuletzt auch mit Belastungsstridor. Er ist starker Raucher. Bei der Laryngoskopie zeigt sich ein exophytischer Tumor des unbeweglichen rechtsseitigen Stimmbandes. Anhand des endoskopischen Befundes Klassifikation des Plattenepithelkarzinoms als T3N2M0. Es wird eine Laryngektomie erforderlich. Postoperativ Anbilden der Ersatzstimme.

❶ Aus der Praxis

Nach einem Verkehrsunfall mit Schädelhirntrauma wird ein mehrwöchiger Aufenthalt auf der Intensivstation mit Langzeitintubation erforderlich. Beim Extubationsversuch stellt sich ein zunehmender in- und expiratorischer Stridor ein. Der Patient muß tracheotomiert und zunächst im Stenosebereich mit einem Stent versorgt werden. Später erfolgt die definitive chirurgische Behandlung mit Querresektion des betroffenen Trachealabschnittes und End-zu-End-Anastomose.

Entwicklung

Das Tracheobronchialsystem mit dem Kehlkopf entsteht durch Ausbuchtung aus dem Vorderdarm. Aus dem vorderen oberen Anteil der Ausbuchtung entwickeln sich die Anlagen zur Supraglottis mit der Epiglottis und den Aryknorpeln und aus den oberen Trachealabschnitten Glottis und Subglottis mit dem Ringknorpel. Gefäß- und Nervenversorgung sowie Lymphabfluß sind daher supra- und subglottisch verschieden.

Das Zungenbein entstammt dem zweiten und dritten, der Schildknorpel dem vierten und fünften Schlundbogen. Beim Erwachsenen können die Kehlkopfknorpel, zuerst Schild- und Ringknorpel und später die Aryknorpel, verknöchern.

Der M. cricothyroideus (äußerer Stimmlippenspanner) stammt – ebenso wie der M. constrictor pharyngis (Schlundschnürer) – aus Anteilen des vierten Schlundbogens und wird vom N. laryngeus sup. versorgt. Die innere Kehlkopfmuskulatur leitet sich vom sechsten Schlundbogen ab, ihre Innervation erfolgt durch den N. laryngeus inf. (= N. recurrens). Eine besondere Größenzunahme erfährt der Kehlkopf während der Pubertät.

Anatomie und Physiologie

GK3 4.1

12.1 Das knorplige Kehlkopfgerüst – 240

12.2 Kehlkopfinneres – 240

12.3 Kehlkopfmuskulatur – 242
12.3.1 Stimmlippenspanner – 242
12.3.2 Stimmritzenöffner – 243
12.3.3 Stimmritzenschließer – 243

12.4 Kehlkopfnerven – 244

12.5 Gefäße – 245

12.6 Trachea – 245

12.7 Physiologie – 245

Zur Information

Der Kehlkopf verbindet den Pharynx mit der Luftröhre. Beim Mann tritt er als
»Adamsapfel« deutlich hervor. Der Kehlkopf setzt sich aus folgenden knorp-
ligen Teilen zusammen:
- Kehldeckel,
- Schildknorpel,
- Ringknorpel,
- Stellknorpel.
Das Kehlkopfinnere ist in drei Etagen unterteilt:
- supraglottischer Raum (Vestibulum laryngitis),
- glottischer Raum (Glottis, Rima glottidis) und
- subglottischer Raum.
Die Kehlkopfmuskulatur setzt sich zusammen aus Stimmlippenspannern,
Stimmritzenöffnern und Stimmritzenschließern.
Die Trachea verbindet den Kehlkopf mit den Hauptbronchien und beginnt am
Ringknorpel. Sie besteht aus 16 hufeisenförmigen, hinten offenen Knorpel-
spangen.
Der Kehlkopf ist funktionell ein Ventil, das das Eindringen von Flüssigkeit und
Speisen in die tieferen Luftwege verhindert.
In Höhe der Glottis befindet sich die engste Stelle für die Atmung, die durch
Auseinanderweichen der Stimmlippen bei der Einatmung weit geöffnet wird.

12.1 Das knorplige Kehlkopfgerüst (◘ Abb. 12.1)

Engl. laryngeal cartilages

Kehldeckel (Epiglottis)

Engl. epiglottic cartilage

Löffelförmiger, durchlöcherter, elastischer Knorpel, dessen Stiel (Petiolus) über der vorderen Stimmlippenkommissur liegt. Der freie Epiglottisrand reicht bis in Höhe der Mitte des Zungengrundes nach oben.

Schildknorpel (Cartilago thyroidea)

Engl. thyroid cartilage

Zwei Platten aus hyalinem Knorpel, die vorn im rechten Winkel zusammengewachsen sind und mit der Eminentia laryngea (Adamsapfel) außen am Hals deutlich vorspringen. Die hinteren Ränder laufen oben und unten in die Schildknorpelhörner aus. Durch Bänder sind die oberen mit dem Zungenbein, die unteren mit dem Ringknorpel verbunden. Zwischen Zungenbein und Schildknorpeloberrand finden sich die **Membrana hyothyroidea**, zwischen Schildknorpelunterrand und Ringknorpel das **Lig. cricothyroideum** (= Lig. conicum, Stelle der Koniotomie!).

Ringknorpel (Cartilago cricoidea)

Ein siegelringähnlicher hyaliner Knorpel mit der Platte hinten; engste Stelle des Kehlkopfgerüstes.

Stellknorpel (Cartilago arytaenoidea = Aryknorpel)

Die kleinen Knorpelpyramiden sitzen der Ringknorpelplatte auf und sind mit ihr durch Dreh-Gleitgelenke verbunden. An der Basis der Pyramide dient der nach vorn gerichtete **Processus vocalis** als Ansatz für den M. vocalis, der nach lateral gerichtete **Processus muscularis** als Ansatz für die Mm. cricoarytaenoidei. Auf der Spitze der Pyramide sitzen die funktionell bedeutungslosen WRISBERG- und SANTORINI-Knorpel.

12.2 Kehlkopfinneres (◘ Abb. 12.2 u. ◘ Abb. 12.3)

Engl. laryngeal cavity

Es wird in drei horizontale Etagen unterteilt:
- Der **supraglottische Raum** (Vestibulum laryngis) reicht vom Kehlkopfeingang = Aditus laryngis (Epilarynx: freier Epiglottisrand, aryepiglottische Falten, Aryknorpel) bis zu

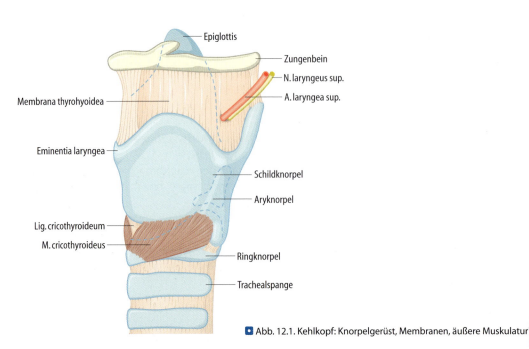

◘ Abb. 12.1. Kehlkopf: Knorpelgerüst, Membranen, äußere Muskulatur

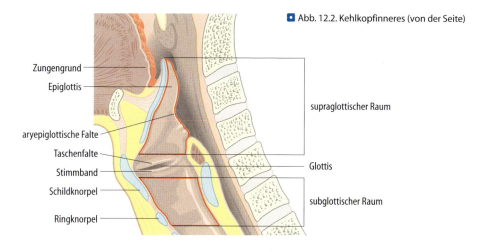

◘ Abb. 12.2. Kehlkopfinneres (von der Seite)

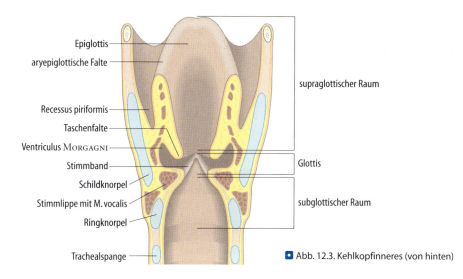

◘ Abb. 12.3. Kehlkopfinneres (von hinten)

den Taschenfalten. Zwischen der Taschenfalte und der Stimmlippe findet sich auf jeder Seite der Eingang in den MORGAGNI-Ventrikel (Ventriculus MORGAGNI, Ventriculus laryngis).
- **Der glottische Raum** (Glottis, Rima glottidis = Stimmritze) liegt zwischen den Stimmlippen, die die Mm. vocales enthalten. Stimmband (Lig. vocale) = Fasern am Rand der Stimmlippe.
- **Der subglottische Raum** reicht unterhalb der Stimmlippe bis zum unteren Rand des Ringknorpels.

Die **Recessus piriformis** liegen lateral von den aryepiglottischen Falten und gehören nicht zum Kehlkopf sondern zum Hypopharynx.

Der Kehlkopf ist mit Becherzellen enthaltendem **mehrreihigen Flimmerepithel** ausgekleidet. Das Sekret wird in Richtung Rachen befördert.

Auf den Stimmlippen und stellenweise auch auf der laryngealen Epiglottisfläche findet sich Schleimhaut mit geschichtetem Plattenepithel, das sich im Alter im Kehlkopf ausdehnt.

12.3 Kehlkopfmuskulatur
Engl. laryngeal muscles

12.3.1 Stimmlippenspanner
Engl. the vocal cord tensors

M. cricothyroideus
Vom vorderen oberen Rand des Ringknorpels zum vorderen unteren Rand des Schildknorpels (◘ Abb. 12.4; ◘ Abb. 12.1).

Funktion. Nähert visierartig den Schildknorpel an den Ringknorpel und spannt dabei die Stimmlippe (**äußerer Stimmlippenspanner**; ◘ Abb. 12.5a).

Funktionsausfall. Beide Stimmlippen schlaff (Der Ausfall eines äußeren Kehlkopfmuskels wirkt sich geringer auch auf die Gegenseite aus). Stimme heiser, kraftlos (◘ Abb. 12.5b).

Innervation. Als einziger Muskel vom **N. laryngeus sup.** innerviert, da der Muskel außerhalb des Kehlkopfgerüstes liegt.

Alle übrigen an Atmung und Stimmbildung beteiligten Muskeln sind **innere** Kehlkopfmuskeln, setzen am Aryknorpel an (◘ Abb. 12.4) und werden vom **N. laryngeus inf. (N. recurrens)** innerviert.

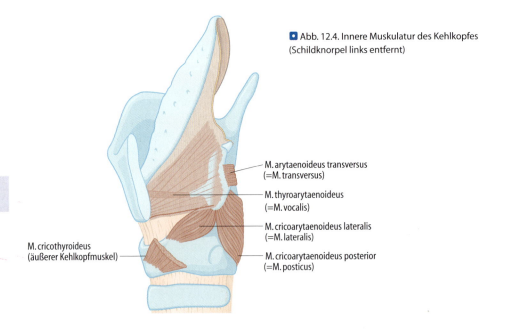

◘ Abb. 12.4. Innere Muskulatur des Kehlkopfes (Schildknorpel links entfernt)

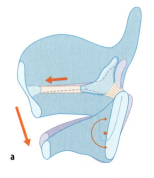
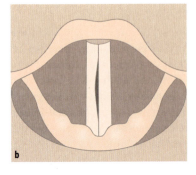

◘ Abb. 12.5a, b. Wirkung des äußeren Kehlkopfmuskels (M. cricothyroideus).
a Funktion;
b Funktionsausfall rechts

M. vocalis (M. thyroarytaenoideus; ◘ Abb. 12.6a)

Der mediale Anteil zieht von der Innenfläche der vorderen Schildknorpelabschnitte zum Processus vocalis des Aryknorpels. Der Muskel liegt in der Stimmlippe, deren freier Rand unter dem Epithel aus den elastischen Fasern des Stimmbandes (Lig. vocale) besteht (Der laterale Anteil des M. thyroarytaenoideus zieht zur Seitenfläche des Aryknorpels).

Funktion. Spannung der Stimmlippen, Verengung der Stimmritze (Rima glottidis) und Feinregulierung des Tones.

Funktionsausfall. Einseitig: schlaffe Stimmlippe. Beiderseits: Bei Phonation bleibt ein ovalärer Spalt zwischen den Stimmlippen bestehen (»Internusschwäche«).

12.3.2 Stimmritzenöffner
Engl. the opener of the glottis

M. cricoarytaenoideus posterior (M. posticus; ◘ Abb. 12.6b)

Von der Ringknorpelplatte zum Processus muscularis des Aryknorpels.

Funktion. Einziger Glottisöffner durch Zug am Processus muscularis des Aryknorpels nach hinten medial.

Funktionsausfall. Die Glottis kann nicht geöffnet werden. Bei beidseitiger Störung Atemnot!

12.3.3 Stimmritzenschließer
Engl. the closing muscles of the glottis

Außer dem bereits als Stimmlippenspanner erwähnten **M. vocalis**:

M. cricoarytaenoideus lateralis (M. lateralis; ◘ Abb. 12.6c)

Von den seitlichen Abschnitten des Ringknorpels zum Processus muscularis des Aryknorpels.

Funktion. Schließt – abgesehen vom hinteren Drittel – die Glottis durch Zug am Processus muscularis des Aryknorpels nach vorn seitlich.

Funktionsausfall. Die Glottis kann nicht geschlossen werden. Bei beidseitiger Störung besteht eine rhombusähnliche Glottisöffnung während der Phonation.

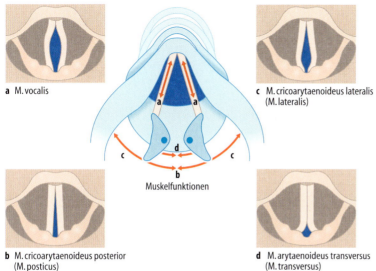

a M. vocalis
b M. cricoarytaenoideus posterior (M. posticus)
c M. cricoarytaenoideus lateralis (M. lateralis)
d M. arytaenoideus transversus (M. transversus)

Muskelfunktionen

◘ Abb. 12.6a–d. Funktion und Ausfall der inneren Kehlkopfmuskeln

M. arytaenoideus transversus (M. transversus; ◘ Abb. 12.6d)

Zwischen den Aryknorpeln.

Funktion. Schließt das hintere Drittel der Glottis durch Annäherung der Aryknorpel. Unterstützt vom M. arytaenoideus obliquus.

Funktionsausfall. Bei beidseitiger Störung bleibt ein hinterer dreieckiger Spalt zwischen den Aryknorpeln während der Phonation bestehen (**Transversus-Schwäche**).

12.4 Kehlkopfnerven (◘ Abb. 12.7)

Engl. laryngeal nerves

N. laryngeus superior. Der N. laryngeus superior geht im oberen Halsteil vom N. vagus (X) ab und versorgt mit einem äußeren Ast motorisch den M. cricothyroideus und mit einem inneren Ast sensibel die obere Kehlkopfschleimhaut bis zum Stimmband (außerdem motorische Fasern für die supraglottische Muskulatur). Dieser Ast gelangt zusammen mit der A. und V. laryngea superior durch die Membrana hyothyroidea in den Kehlkopf.

N. laryngeus inferior. Der N. laryngeus inferior (N. recurrens) geht im unteren Halsteil bzw. im oberen Thoraxbereich vom N. vagus (X) ab und tritt in den Brustraum ein. Der rechte Nerv zieht um die A. subclavia, der linke reicht noch tiefer herab und zieht um den Aortenbogen. Er ist daher durch Prozesse im Mediastinum stärker gefährdet! Sie steigen danach seitlich zwischen Trachea und Ösophagus wieder zum Kehlkopf hoch (Nähe zum unteren Schilddrüsenpol und zur A. thyroidea inf.) und versorgen motorisch die innere Kehlkopfmuskulatur. Der N. recurrens versorgt außerdem die Schleimhaut der subglottischen Region und der Trachea sensibel.

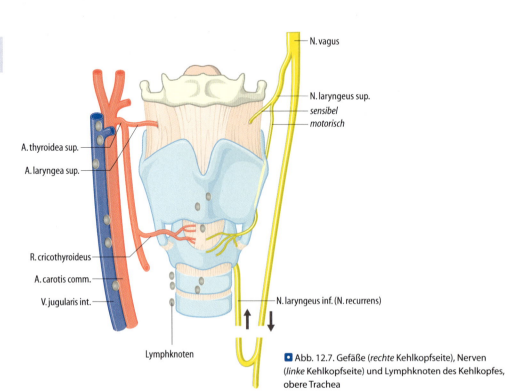

◘ Abb. 12.7. Gefäße (*rechte* Kehlkopfseite), Nerven (*linke* Kehlkopfseite) und Lymphknoten des Kehlkopfes, obere Trachea

12 · Anatomie und Physiologie

12.5 Gefäße (◨ Abb. 12.7)

- **A. laryngea superior** und **R. cricothyroideus** aus A. thyroidea superior aus A. carotis externa (oder A. carotis communis)
- **A. laryngea inferior** (nur für Subglottis und M. cricoarytaenoideus posterior) aus A. thyroidea inferior aus A. subclavia
- Venenabfluß in die **V. jugularis interna**
- **Lymphabfluß:** Die Stimmlippen enthalten nur spärlich Lymphbahnen (prälaryngealer Lymphknoten). Abfluß aus den supraglottischen Abschnitten (Kehldeckel, aryepiglottische Falten, Taschenfalten) in die tiefen Halslymphknoten auf der Gefäßscheide (**Nodi lymphatici cervicales profundi**). Abfluß aus den subglottischen Abschnitten in die **prä- und paratrachealen Lymphknoten** (s. auch ◨ Abb. 12.2).

12.6 Trachea (◨ Abb. 12.7)

Engl. windpipe, trachea

Vom Ringknorpel bis zur Bifurkation 16 hufeisenförmige, hinten offene Knorpelspangen, die durch elastisches Bindegewebe verbunden sind. Die Hinterwand der Trachea ist membranös (**Paries membranaceus**) und liegt auf dem Ösophagus. Die Schleimhaut trägt Flimmerepithel. Der seitlichen Trachealwand liegen die Schilddrüsenlappen an, sie sind vor der Trachea durch den Isthmus verbunden. Beim Schlucken hebt sich die Schilddrüse zusammen mit Kehlkopf und Luftröhre.

12.7 Physiologie

Schutzfunktion

Das Eindringen von Flüssigkeit oder Speisen in die tieferen Luftwege beim Schlucken wird durch die Ventilfunktion vermieden:

- Der Kehlkopf steigt beim Schlucken hoch. Dadurch drückt der Zungengrund die Epiglottis vor den Kehlkopfeingang und verschließt ihn (Die Funktion des Kehldeckels kann auch der Zungengrund allein übernehmen). Mit dem Kehlkopf heben sich die Schilddrüse, nicht jedoch Lymphknoten auf der Gefäßscheide oder laterale Halszysten! Das Heben und Senken von Zungenbein und Kehlkopf beim Schlucken ist im wesentlichen bedingt durch die Kontraktion der vom Zungenbein und Kehlkopf an der Schädelbasis und am Sternum ansetzenden Muskeln.
- Die Stimmlippen legen sich beim Schlucken aneinander und verschließen die Glottis.
- Der Hustenreflex wird ausgelöst, sobald ein Fremdkörper in den Kehlkopf oder in die Trachea gelangt.

Atmung

Die engste Stelle im Kehlkopf liegt in Höhe der Glottis, die durch Auseinanderweichen der Stimmlippen bei der Einatmung weit geöffnet wird (**Respirationsstellung**; ◨ Abb. 13.2a). Stenosen im Kehlkopfbereich führen zu inspiratorischem Stidor, Trachealstenosen zu in- und exspiratorischem Stridor.

Stimmbildung (▶ s. Kap. 24.2)

❓ Fragen

- Welche Funktion haben die einzelnen inneren Kehlkopfmuskeln (s. S. 242 f)?
- Welche Funktionen erfüllt der Kehlkopf (s. S. 245)?
- Welche Schleimhautauskleidung liegt im Kehlkopfinneren vor (s. S. 241)?
- Beschreiben Sie die einzelnen Etagen des Kehlkopfes und nehmen Sie Stellung hinsichtlich möglicher Unterschiede in der Lymphgefäßversorgung (s. S. 241 u. 245)!

GK3 4.2 Untersuchungsmethoden

GK3 4.2.1 **13.1 Inspektion** – 248

13.2 Laryngoskopie – 248

GK3 4.2.2 **13.3 Palpation** – 252

GK3 4.2.3 **13.4 Bildgebende Verfahren** – 252

Zur Information

Die Inspektion beurteilt den Kehlkopf von außen, besonders beim Schluck-vorgang. Die Palpation von außen kann zusätzlich Hinweise auf Veränderungen des Kehlkopfgerüstes geben. Weitere Untersuchungsmöglichkeiten bieten die indirekte und direkte Laryngoskopie. Neben diesen Untersuchungsmethoden stehen zur Diagnostik bildgebende Verfahren wie Röntgenaufnahmen, CT und die Sonographie zur Verfügung sowie die Funktionsprüfungen.

13.1 Inspektion

Die Besichtigung des Kehlkopfes von außen ist wichtig, um Prozesse zu erkennen, die auf das Kehlkopfgerüst übergegriffen haben (Tumoren, Perichondritis). Beim Schluckenlassen sieht man bei schlankem Hals, daß der Kehlkopf mit der Schilddrüse unter der Haut nach oben steigt.

13.2 Laryngoskopie

Engl. laryngoscopy

Indirekte Laryngoskopie

Engl. mirror laryngoscopy

Erstmals an sich selbst durchgeführt 1855 von dem spanischen Gesangslehrer GARCÍA. Gebrauch von Lichtquelle und Stirnreflektor wie bei der Otoskopie (► s. Kap. 2.3). Zur Laryngoskopie benötigt man ein **Mullläppchen**, um die Zunge zu fassen, und einen **Kehlkopfspiegel**, der eine größere Spiegelfläche als der zur Postrhinoskopie verwendete Spiegel besitzt.

Ausführung (Abb. 13.1a, b). Die Zunge wird mit der **linken Hand** vorgezogen: Der Daumen liegt auf der Zunge, der Mittelfinger an der Unterseite der Zungenspitze. Der Mittelfinger schützt das Frenulum der Zunge gleichzeitig vor den scharfen Kanten der unteren Schneidezähne. Der Zeigefinger wird verwendet, um eine herabhängende Oberlippe, ggf. auch einen Schnurrbart nach oben zu schieben. Das Licht wird auf die Uvula gerichtet. Der auf der Glasseite angewärmte Spiegel, dessen Erwärmung auf dem eigenen Handrücken überprüft werden muß, wird wie ein Federhalter in die **rechte Hand** genommen und unter dem Gaumen entlang bis an das Zäpfchen geführt. Der Zungengrund darf dabei nicht berührt werden (Würgereiz!). Das Zäpfchen wird auf die Hinterfläche des Spiegels geladen und nach hinten oben geschoben. Der Spiegelgriff wird im linken Mundwinkel abgestützt.

Durch das Hervorziehen der Zunge richtet sich die Epiglottis auf, und der Einblick in den Kehlkopf wird frei. Sagt der Patient »hi«, stellt sich die Epiglottis noch steiler. Bei starkem Würgereiz kann der Rachen mit einem Xylocain®-Pumpspray (Lidocain) unempfindlich gemacht werden. Zahnprothesen sollten vor der Untersuchung entfernt werden.

Kehlkopfspiegelbild (Abb. 13.2a, b). Im Spiegel werden die **Seiten richtig wiedergegeben** (das rechte Stimmband erscheint im Spiegelbild auch auf der rechten Seite des Patienten), **vorn** (z.B. vordere Kommissur) ist im Spiegel **oben**, **hinten** (z.B. Aryknorpel) ist im Spiegel **unten**.

- Man erkennt **ganz oben** über dem Kehlkopf im Spiegel den *Zungengrund* und die *Valleculae epiglotticae*.
- **Darunter** liegt der *Kehlkopfeingang*, der oben vom *freien Rand der Epiglottis*, rechts und links von den *aryepiglottischen Falten* und unten von den *Aryknorpeln* gebildet wird.
- Innerhalb dieser Begrenzung liegen lateral die *Taschenfalten* und weiter medial die weißen *Stimmbänder* (Ränder der Stimmlippen), zwischen denen man bei der Respiration durch die dreieckige *Glottis* hindurch auf die *Vorderwand*

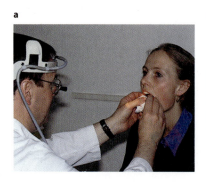
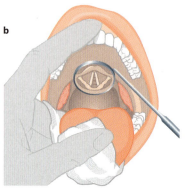

Abb. 13.1a, b Spiegeluntersuchung des Kehlkopfes. **a** Haltung von Spiegel und Zunge; **b** normaler Kehlkopfspiegelbefund

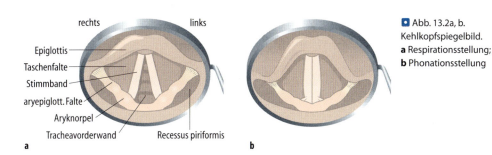

◘ Abb. 13.2a, b. Kehlkopfspiegelbild. a Respirationsstellung; b Phonationsstellung

der *Trachea* mit den oberen Trachealknorpeln sieht (◘ Abb. 13.2a).
- Bei der **Phonation** (»hi« sagen lassen!) legen sich die Stimmbänder in der Mitte der Glottis aneinander und verschließen sie. Die *Beweglichkeit der Aryknorpel* zeigt sich außerdem an der *Entfaltung* der lateral von den aryepiglottischen Falten liegenden Recessus piriformes während der Phonation (◘ Abb. 13.2b).
- Nimmt der Patient gegenüber der **normalen Haltung** (◘ Abb. 13.3a) den **Kopf weit zurück** und steht der Untersucher, läßt sich die **Kehlkopfvorderwand** besonders gut sehen (TÜRCK, ◘ Abb. 13.3b).
- **Beugt der stehende Patient den Kopf vor**, bekommt der Untersucher einen besseren Aufblick auf die **Kehlkopfhinterwand** (KILLIAN, ◘ Abb. 13.3c). Man sollte daran denken, daß das im Spiegelbild scheinbar in einer Ebene liegende Kehlkopfinnere eine Tiefenausdehnung von 8–10 cm vom Epiglottisrand bis in den subglottischen Raum hat.
- Eine indirekte Laryngoskopie ist auch mit einer vergrößernden Weitwinkeloptik (Lupenlaryngoskop = **Lupenendoskop**; ◘ Abb. 13.4a), die durch den Mund bis zur Rachenhinterwand vorgeschoben wird, möglich und kann weitere Aufschlüsse bringen.
- Außerdem lassen sich Kehlkopf und Trachea direkt mit dünnen **flexiblen Endoskopen** (◘ Abb. 13.4b), die durch die Nase oder den Mund vorgeschoben werden, inspizieren.

- **Pathologische** Befunde sind: Rötung, Schwellung, Tumorgranulationen, Ulzerationen, Fremdkörper, Bewegungseinschränkung der Stimmlippen, Rückstände von Speichel im Recessus piriformis (bei Schlucklähmung).

Direkte Laryngoskopie

Engl. direct laryngoscopy
Erstmals angegeben von dem Laryngologen KIRSTEIN 1894. Mit beleuchteten starren Rohren oder Rinnenspateln wird der Kehlkopf direkt eingestellt und betrachtet. Die Laryngoskope können durch Abstützen auf der Brust zu selbsttragenden Instrumenten werden (Stützautoskopie). Beim Einführen des Laryngoskopes wird – wie bei der direkten Tracheoskopie, der Bronchoskopie und der Ösophagoskopie – der Kopf des Patienten weit nach hinten überstreckt und das Rohr über den mundbodenwärts gedrückten Zungengrund vorgeschoben, bis die Epiglottis aufgeladen werden kann (Untersuchung mit flexiblen Endoskopen, s. oben). Die Beatmung geschieht über einen Endotrachealtubus oder JET-Ventilation.

Mikrolaryngoskopie

Operationsmikroskop und Endoskop gestatten es, im Zusammenhang mit der direkten Laryngoskopie am liegenden, narkotisierten Patienten (Intubation oder Injektorbeatmung) unter 6–40facher Vergrößerung Diagnose und Therapie von Stimmlippenveränderungen zu verfeinern (**Mikrochirurgie des Kehlkopfes**, ◘ Abb. 13.4c, endoskopische Operationen, Kehlkopfbehandlungsmöglichkeit mit CO_2-Laserstrahlen, ◘ Abb. 14.23).

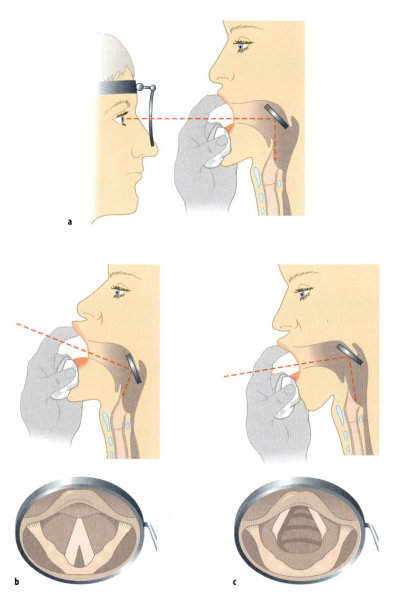

Abb. 13.3a–c. a Normale Haltung beim Spiegeln;
b Besichtigung der Kehlkopfvorderwand (vordere Kommissur);
c Besichtigung der Kehlkopfhinterwand

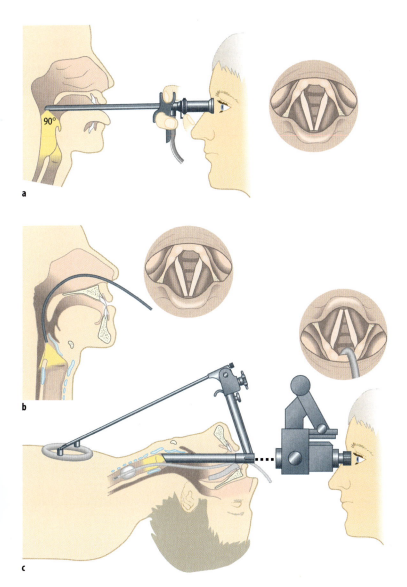

◻ Abb. 13.4a–c. **a** Lupenlaryngoskopie;
b Flexible Endoskopie Kehlkopf;
c direkte Laryngoskopie zur Mikrochirurgie des Kehlkopfes

13.3 Palpation

Bei der Betastung wird die Konsistenz und die Druckschmerzhaftigkeit der Veränderung sowie die Beweglichkeit des Kehlkopfes beim Schlucken und die Lage der Schilddrüse zum Kehlkopfgerüst geprüft. Die Schilddrüse steigt mit dem Kehlkopf beim Schlucken nach oben!

Von großer Bedeutung ist die Palpation der Lymphknotengebiete des Halses, um metastatische Prozesse zu erkennen und sich über Sitz, Ausdehnung und Verschieblichkeit der Metastasen zu orientieren (▶ s. Kap. 19.1 u. 19.2).

13.4 Bildgebende Verfahren
Engl. imaging

Indikationen. Knorpelfrakturen, Stenosen, Kehlkopftumoren, Fremdkörper, Laryngozelen, Verlagerung oder Verdrängung des Kehlkopfes.

Röntgenaufnahmen
- **Seitliche Aufnahmerichtung:** Auf der Aufnahme zeigt sich das Knorpelskelett des Kehlkopfes um so besser, je stärker die Knorpel verkalkt sind. Weiche Aufnahmen dienen dazu, auch die Weichteile und den lufthaltigen Raum des Kehlkopfinneren zur Darstellung zu bringen.
- **Posterior-anteriore Aufnahmerichtung:** Der lufthaltige Raum mit Taschenfalten, Ventriculus MORGAGNI und Stimmlippen wird dargestellt (◨ Abb. 13.5a, b).

Computertomographie
Die hochauflösende Computertomographie zeigt das Ausmaß der Tumorinfiltration, der Knorpelfrakturen sowie Ausdehnung (Sitz) von Laryngozelen und Stenosen.

Kernspintomographie ▶ s. Kap. 2.6.2

Sonographie (Echolaryngographie)
Die Ultraschalluntersuchung (**B-Mode**) läßt Stimmlippen- und Taschenfaltengegend, ihre Funktion und ihre pathologischen Veränderungen erkennen. Möglichkeit auch der endolaryngealen Sonographie mit miniaturisierten Endoskopen. Darstellung von Bewegungsabläufen bei der Phonation und beim Schluckakt durch **M-Mode-Sonographie** von außen. Metastasenaufdeckung und Verlaufskontrolle bei der Therapie maligner Tumoren (▶ s. auch Kap. 19.4).

❓ Fragen
- Was versteht man unter indirekter Laryngoskopie, Lupenlaryngoskopie und direkter Laryngoskopie (s. S. 248 u. 249)?
- Wie läßt sich die Funktion der Stimmbänder untersuchen (s. S. 248 f)?
- Welches bildgebende Verfahren kommt zur Darstellung der Larynxstrukturen am ehesten in Frage (s. S. 252)?
- Was versteht man unter M-Mode-Sonographie (s. S. 252)?

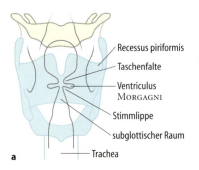
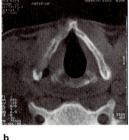

◨ Abb. 13.5a, b. Röntgendarstellung des Kehlkopfes. **a** Konturen des lufthaltigen Raumes bei der posterior-anterioren Röntgenaufnahme des Kehlkopfes; **b** CT in Stimmbandniveau

14

GK3 4.3 **Klinik**

GK3 4.3.1 **14.1 Fehlbildungen** – 255

14.2 Verletzungen – 256
14.2.1 Äußere Einwirkungen – 256
14.2.2 Innere Einwirkungen – 257
14.2.3 Tracheal- und Larynxstenosen – 258

14.3 Entzündungen – 259
14.3.1 Akute Entzündungen – 259
   🔵 Laryngitis subglottica
   🔵🔵 Epiglottitis acuta
14.3.2 Chronische Entzündungen – 262
   🔵🔵 Reinke-Ödem
14.3.3 Spezifische Entzündungen – 264

GK3 4.3.2 **14.4 Kehlkopflähmungen (Stimmlippenlähmungen)** – 264
14.4.1 Myogene Lähmungen – 264
14.4.2 Nukleär ausgelöste und zentrale Lähmungen – 265
14.4.3 Neurogene Lähmungen (infranukleäre Lähmungen) – 265
   🔵🔵 Parese des N. laryngeus superior
   🔵🔵🔵🔵🔵 Recurrensparese
14.4.4 Arthrogene Stimmlippenlähmungen – 267

GK3 4.3.3 **14.5 Tumor des Larynx** – 267
14.5.1 Gutartige Geschwülste – 267
14.5.2 Präkanzerosen – 269
14.5.3 Kehlkopf- und Hypopharynxkarzinom – 270
   🔵🔵🔵🔵🔵 Kehlkopfkarzinom

GK3 4.3.4 **14.6 Tracheotomie** – 276
   🔵🔵 Tracheotomie

GK3 4.3.5 **14.7 Plastische Chirurgie** – 278

14.8 Phonochirurgie – 279

Zur Information

Fehlbildungen verschiedenen Schweregrades führen zur Atemnot. **Verletzungen** des Kehlkopfes entstehen vorwiegend durch äußere Gewalteinwirkung, z.B. bei Verkehrsunfällen oder durch Fremdkörper. Akute **Entzündungen** des Kehlkopfes sind meistens durch Viren bedingt, während chronische Entzündungen häufig durch Nikotinabusus zustande kommen. Zu den spezifischen Entzündungen des Kehlkopfes gehören die Diphtherie, Tuberkulose und Lues. Von besonderer Bedeutung für Stimmbildung und Atmung sind die Stimmbandlähmungen. Kehlkopfkarzinome sind häufig und führen zu erheblichen funktionellen und sozialen Folgen.

14.1 Fehlbildungen

Engl. malformations

Am häufigsten finden sich angeborene **Bildungsstörungen der Epiglottis**. Sie kann rinnenförmig, hufeisenförmig oder sehr schmal ausgebildet sein. Zusammen mit einer besonderen Weichheit beim Säugling ist sie dann Ursache eines inspiratorischen **kongenitalen Stridors** (Stridor laryngis).

✓ Therapie
- Zuwarten, bis sich die Kehlkopfknorpel im ersten Lebensjahr festigen,
- evtl. vorübergehend Intubation oder Stenteinlage,
- Fixation der Epiglottis am Zungengrund.

Segelbildung (Diaphragma) in der vorderen Kommissur zwischen den Stimmbändern führt ebenfalls zu kongenitalem Stridor (◘ Abb. 14.1).

✓ Therapie
- Geschlossene Behandlung: Durchtrennen des Segels (Laserchirurgie) und evtl. Einnähen eines Kunststoffröhrchens oder
- offene Behandlung: Thyreotomie und Einlegen einer T-förmigen Kunststoffplatte, jeweils bis die Wundfläche überhäutet ist (◘ Abb. 14.7).

Larynxatresie führt zur sofortigen Apnoe nach Geburt, wenn nicht über eine zusätzlich vorhandene ösophagotracheale Fistel die Respiration möglich ist.

✓ Therapie
- Notfallmäßige Durchtrennung eines kurzstreckigen Verschlusses, sonst
- Tracheotomie,
- später: Laryngotrachealplastik (▶ s. Kap. 14.2.3).

Laryngozele

Ausweitungen des Sinus MORGAGNI im Sinne einer Laryngozele können angeboren oder erworben sein (Pressen, Husten, Glasbläser!). Befindet sich die Aussackung innerhalb des Kehlkopfes (**innere Laryngozele**), wölbt sich das Taschenband vor (Heiserkeit, Luftnot). Tritt sie dagegen zwischen oberer Schildknorpelkante und Zungenbein durch die Membrana hyothyroidea in die Halsweichteile (**äußere Laryngozele**), kommt es zur Vorwölbung außen am Hals (◘ Abb. 14.2, ◘ Abb.14.3).

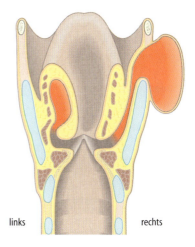

links   rechts

◘ Abb. 14.2. Innere Laryngozele *links*. Äußere Laryngozele *rechts* (Blick auf den aufgeschnittenen Kehlkopf von hinten)

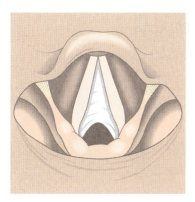

◘ Abb. 14.1. Segelbildung zwischen den Stimmbändern

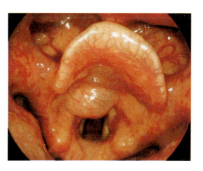

◘ Abb. 14.3. Innere Laryngozele

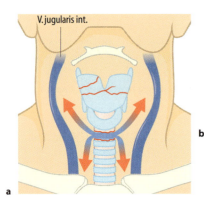

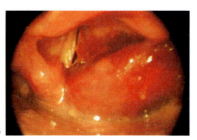

Abb. 14.4a, b. Kehlkopftrauma. **a** Schema der stumpfen Gewalteinwirkung mit Frakturen im Schildknorpel und Abriß der Trachea vom Ringknorpel; **b** endolaryngeales Hämatom

Diagnose. Im Sonogramm, im Röntgenbild, insbesondere im Computertomogramm und im Kernspintomogramm gute Darstellung des Luftsackes; bei Infektion Sekretspiegelbildung.

✓ Therapie
Exstirpation von außen. Kleine innere Laryngozelen können endolaryngeal entfernt werden.

Sulcus glottidis: Längsfurche (Rinnenbildung) entlang der Stimmlippe.

14.2 Verletzungen

14.2.1 Äußere Einwirkungen

Stumpfe Gewalteinwirkung (Abb. 14.4a; Verkehrsunfälle mit Aufprall auf das Lenkrad, Schlägerei, Strangulation). Führt zu Schildknorpelfrakturen und Blutungen (Hämatom, Abb. 14.4b) oder zu Ödemen in den Kehlkopfweichteilen. Atemnot! Bei Schleimhautzerreißung auch Emphyseme. Bei Trachealabriß vom Larynx sofort massive Atemnot.

✓ Therapie
- Stationäre Überwachung (Ödem, Hämatom im Intervall!).
- Antibiotika, Kortikosteroide, Kalzium i.v., Eiskrawatte.
- Bei instabiler Fraktur des Kehlkopfgerüstes Stützen des Kehlkopfes durch endotracheale Intubation oder nach Tracheotomie durch T-Röhrchen (Abb. 14.5; innere Schienung des Kehlkopfes).
- Bei Fraktur mit Dislokation der Fragmente Chondrosynthese mit Titanplatten.
- Bei Trachealein- oder -abriß operative Exploration mit Reanastomosierung.

Scharfe Gewalteinwirkung (Schnitt- und Stichwunden, sehr selten Schußverletzungen). Bei Schnittwunden durch Mord- oder Selbstmordversuch kommt es zur Eröffnung des Kehlkopflumens ober- oder unterhalb des Schildknorpels.

> **Cave**
> Blutung in die eröffneten Atemwege.

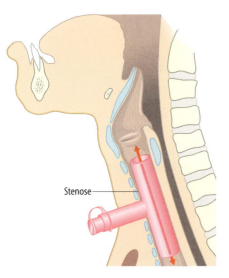

Abb. 14.5. Innere Schienung des Kehlkopfes durch ein T-Röhrchen

✓ Therapie

Schockbekämpfung, operative Versorgung (wie bei stumpfer Gewalteinwirkung), Blutstillung, Intubation oder Tracheotomie.

> **wichtig**
>
> *Spätfolgen: Larynx- oder Trachealstenose* bei ungenügender Frühversorgung der Verletzung.

14.2.2 Innere Einwirkungen

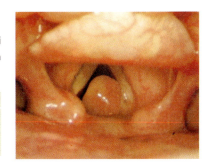

Abb. 14.6. Intubationsgranulom links

Fremdkörper

Gräten, Knochenstückchen, Nadeln in den Valleculae (oft auch in den Tonsillen), den Recessus piriformes oder der Glottis.

Symptome
- Hustenreiz
- Atemnot
- Stechender Schmerz in Kehlkopfhöhe
- Hustenanfälle, wenn der Fremdkörper die Glottis passiert hat
- Bei größeren Fremdkörpern, die in der Glottis hängen bleiben, Erstickungsgefahr
- Bei längerem Liegen der Fremdkörper können Ödeme (bei Kindern!) oder Drucknekrosen entstehen
- Bei plötzlichem Kehlkopfverschluß »Bolustod«

Diagnose. Laryngoskopie (Lupenendoskopie). Röntgenaufnahme bei schattengebenden Fremdkörpern.

✓ Therapie
- Entfernung aus dem Kehlkopf mit Spezialzangen bei indirekter oder direkter Laryngoskopie.
- Falls dazu keine Möglichkeit und drohende Erstickung, Kinder an den Füßen hochhalten, u.U. Nottracheotomie (s. auch Bronchialfremdkörper, ▶ Kap. 17.1).

Intubationsschäden

Intubationsgranulom: Außer zu Verletzungen der Stimmbänder und Epitheldefekten bei der Intubation kann es nach länger liegendem Tubus zu umschriebener Granulationsbildung in der Gegend des unmittelbar unter der Schleimhaut gelegenen Processus vocalis des Aryknorpels – häufig beiderseits – kommen (Abb. 14.6).

Differentialdiagnose. Kontaktgranulom.

Symptom. Die Heiserkeit tritt bei Granulationsbildung einige Tage oder Wochen nach der Intubation auf.

✓ Therapie
- Sorgfältige Abtragung – möglichst bei direkter Laryngoskopie mit Hilfe des Operationsmikroskops –, sonst kommt es nicht selten zu Rezidiven.
- Indikation zur Laserchirurgie.
- Nach der Abtragung Stimmschonung.

Nach Dauerintubation mit Schädigung der subglottischen Schleimhaut oder der Trachealschleimhaut führen **entzündliche Reaktionen** (Ringknorpelperichondritis, Perichondritis der Tracheafringe, Aryknorpelankylose) zu nachfolgender **Stenosierung** von Kehlkopf oder Trachea.

Symptome. Zunehmende Atemnot, Stridor.

✓ Therapie
Operation (plastische Eingriffe, ▶ s. Kap. 14.2.3).

Verbrühungen oder Verätzungen

> **Cave**
>
> Glottisödem, Stridor.

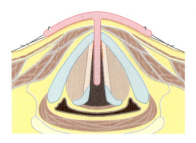

Abb. 14.7. T-Stück zur Behandlung von Stimmbandsynechien

Diagnose. Anfangs ödematöse Schwellung und Rötung der Kehlkopfschleimhaut, nach einigen Stunden weißliche Fibrinbeläge.

✓ Therapie
- Kortikosteroide.
- Bei Atemnot Tracheotomie, vor allem bei Verbrühungen im Kindesalter gelegentlich notwendig.
- Sonst s. Ösophagusverätzungen, ▶ Kap. 17.2.

Synechien

Synechien (Narbensegel) zwischen den Stimmbändern der vorderen Kommissur sind Folgen von Verletzungen oder von Tumoroperationen im Kehlkopf, angeborene Segelbildungen ▶ s. Kap. 14.1.

Symptome. Heiserkeit, Atemnot.

✓ Therapie
- Spaltung des Schildknorpels (Thyreotomie),
- Durchtrennen der Synechien und Einlegen einer T-förmigen Kunststoffplatte für einige Wochen, bis die vorderen Anteile der Stimmbänder wieder überhäutet sind (◘ Abb. 14.7), oder vorübergehendes Einnähen eines Kunststoffröhrchens in die vordere Kommissur bei geschlossenem Kehlkopf.
- Bei dünnen Narbensegeln endolaryngeale Laserchirurgie.

14.2.3 Tracheal- und Larynxstenosen
Engl. tracheostenosis and laryngostenosis

Definition. Funktionell wirksame Einengung des Tracheallumens. Nach Dauerintubation und dadurch bedingter Läsion der subglottischen Schleimhaut oder der Trachealschleimhaut kommen **entzündliche Reaktionen** (Ringknorpelperichondritis, Perichondritis der Trachealringe, Aryknorpelankylose) mit nachfolgender **Stenosierung** von Kehlkopf oder Trachea vor. Die Stenose kann durch Ausbildung einer Narbe starr sein oder bei Verlust des Stützgerüstes mit Tracheo-, seltener Laryngomalazie auch weich sein. Im letzteren Fall funktionelle Stenose durch Kollaps der Trachealwand beim Einatmen durch den anliegenden Unterdruck.

Symptome. Atemnot, inspiratorischer und exspiratorischer Stridor bei Einengung der Trachea auf etwa die Hälfte des Lumens (bei Einengung des Kehlkopfes inspiratorischer Stridor).

Ursachen
- Intubationsfolge oder Komplikation nach Tracheotomie
- Retrosternale Struma, die die Trachea von außen zusammendrückt (Säbelscheidentrachea)
- Intratracheale Struma
- Tracheomalazie, Tracheopathia chondroosteoplastica
- Chronische Laryngotracheitis auch auf dem Boden einer Autoimmunkrankheit als Manifestation der **Relapsing Polychondritis**. Geht einher mit Perichondritis an Ohrmuschel und Nase sowie progredienter Innenohrschwerhörigkeit. Antikörper gegen Kollagen Typ II
- Narben nach Verletzungen und operativen Eingriffen
- Fremdkörper
- Tumoren der Trachea, z.B. Chondrome, Papillome oder Adenome
- Tumoren, die in die Trachea einwachsen, z.B. Ösophaguskarzinome, Mediastinaltumoren oder Lymphknotenmetastasen

✓ Therapie
Je nach Ursache:
- Endotracheal (durch das Tracheobronchoskop) Fremdkörperentfernung, Tumoroperation, Synechiedurchtrennung mit Laser.
- Strumaresektion bei retrosternaler Struma.
- Von außen Freilegen der Trachea und Versteifen der Wand bei Tracheomalazie durch Knorpel- bzw. Knochenspäne oder -spangen.

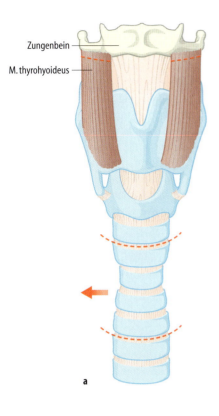
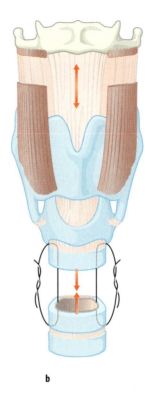

◘ Abb. 14.8a, b. Tracheaquerresektion. **a** Trachealstenose; **b** nach Resektion

- Bei Tracheomalazie auch Tracheopexie (Lateralfixation der Tracheawände durch Naht an umgebendes Gewebe) oder endotracheale Kunststoffspirale, »Stent«).
- Bei erhaltenen Trachealringen endotracheale Einlage eines Kunststoffrohres (Trachealendoprothese) für 4 Monate nach vorherigem Ausschneiden der Narben und Schleimhauttransplantation.
- Larynx- und Trachea-Erweiterungsplastik: Bei subglottischer Stenose als Folge einer Intubation oder Tracheotomie wird die Ringknorpelplatte gespalten, ein Knorpelstück eingesetzt und ein Kunststoffrohr (Kehlkopfendoprothese) als Platzhalter für den erweiterten Luftweg eingesetzt.
- Offene Laryngotrachealrinne, die nach Stabilisierung der Wände mit Knorpel später plastisch wieder verschlossen wird.
- Querresektion: Bei Larynx- und Trachealstenosen wird bei Stenosen bis zu 4 cm eine quere Resektion des stenotischen Abschnittes mit End-zu-End-Anastomose ausgeführt (u.U. nach Mobilisieren der unteren Trachea von einer Thorakotomie aus ◘ Abb. 14.8a, b).
- Trachealtransplantation: Bei längerer Stenose werden dagegen chemisch konservierte homologe (allogene) Tracheaabschnitte implantiert.
- Bei inoperablen Tumoren der Trachea Einlage eines Stents zur Überwindung der Stenose (plastische Operationen am äußeren Hals, ▶ s. Kap. 20.5).

Durchführung der Tracheobronchoskopie (▶ s. Kap. 16.2).

14.3 Entzündungen

14.3.1 Akute Entzündungen

Laryngitis acuta
Engl. acute laryngitis
Definition. Teilerscheinung einer von der Nasen- oder Rachenschleimhaut absteigenden katarrhalischen Entzündung der oberen Luftwege (**Virusinfekt**) oder nach übermäßiger stimmlicher Belastung in trockenen rauchigen Räumen (**nichtentzündlicher Reizzustand**).

Symptome. Rauhe Stimme, Heiserkeit bis zur Aphonie, Trockenheitsgefühl, Kitzeln und Brennen im Hals, Hustenreiz, bei stärkerer Entzündung Schmerzen.

Befund. Stimmlippen gleichmäßig gerötet und aufgelockert, Gefäßzeichnung (Abb. 14.9), auf den Stimmlippen oft etwas Fibrin oder zäher Schleim, Beweglichkeit der Stimmlippen (Respirationsstellung – Phonationsstellung) nicht eingeschränkt.

Therapie
- Stimmschonung, Rauchverbot.
- Heiße Halsumschläge, warme Getränke.
- Dampfinhalationen mit Zusatz von Kamille oder Salbei für einige Tage werden gegen Trockenheit, Kitzeln und Schmerzen angenehm empfunden (Kein Paraffinöl instillieren! – Gurgeln unwirksam!).
- Bei etwas ödematösen Stimmlippen Hydrokortison (Ficortril®-Spray) oder Pfefferminzöl-Zusatz.
- Bei eitriger Entzündung Fusafungin (Locabiosol® Dosier-Aerosol), Antibiotikum (Tetrazyklin z.B. Vibramycin®).
- Gegebenenfalls gegen Husten Bromhexin (Bisolvon®).
- Behandlung des Allgemeininfektes.

Mögliche Folgen. Schädigung des M. vocalis durch ein entzündliches Infiltrat (**Myositis**) mit nachfolgenden myopathischen Schäden, z.B. »Internusschwäche« (▶ s. Kap. 14.4.1).

Differentialdiagnose. Bei einseitiger Stimmlippenrötung: Karzinom, Tuberkulose.

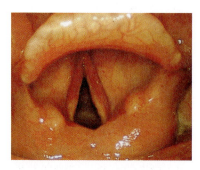

Abb. 14.9. Akute Laryngitis

Laryngitis subglottica (Pseudokrupp)
Engl. subglottic laryngitis (pseudocroup)

Aus der Praxis
Das zweijährige Kind war aus dem Schlaf mit Atemnot, Stridor und bellendem Husten aufgewacht. Durch Schreien und Angstzustände verschlechterte sich die Symptomatik dramatisch. Ein hinzugezogener Notarzt verabreicht Kortikosteroide als Suppositorium, darunter kommt es zu einer raschen Besserung der Symptomatik. Die Anfälle wiederholen sich in den nächsten Jahren mehrmals, vor allem in der feuchtkalten Jahreszeit.

Definition. Bei Virusinfektionen der Kleinkinder kommt es im Rahmen einer akuten Laryngitis vor allem zu einem Ödem des subglottischen lockeren Bindegewebes.

Ätiologie. Viraler Infekt mit bakterieller Superinfektion, meistens Haemophilus influenzae. Begünstigt durch rezidivierende Infekte der oberen Luftwege bei Rachen- und Gaumenmandelhyperplasie.

Symptome. Bellender Husten, inspiratorischer Stridor, Atemnot, (Kruppsyndrom = »**Pseudokrupp**«), Fieber.

Befund
- Nur geringe Rötung der Stimmlippen, dagegen subglottisch blaßrote Wülste (Abb. 14.10).
- Bei Grippeepidemien oder bakterieller Mitinfektion und absteigender Entzündung Bildung von Fibrinbelägen und Membranen in der Trachea: **Stenosierende Laryngotracheitis** (in- und exspiratorischer Stridor!).

Therapie
- Stationäre Behandlung.
- Sedativa, Antibiotika, Kortikosteroide (Suppositorien, z.B. Rectodelt®)
- Freiluftbehandlung oder Sauerstoffzelt. Luft feucht halten.
- Bei Borkenbildung Inhalation/Instillation von Tyloxapol (Tacholiquin®).
- Bei drohender Erstickung oder toxischen Zeichen nasale Intubation mit schleimhautschonenden

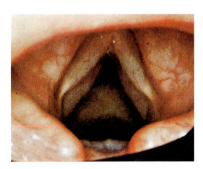

Abb. 14.10. Subglottisch blaßrote Wülste bei Laryngitis subglottica

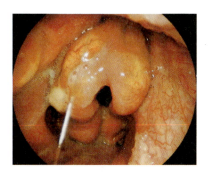

Abb. 14.11. Epiglottitis mit Abszeß

Kunststofftuben (möglichst nicht länger als einige Tage, sonst Schädigung der subglottischen Schleimhaut), später – und besonders bei stenosierender Laryngotracheitis mit Fibrinbelägen in der Trachea – gegebenenfalls Tracheotomie und Absaugen bzw. instrumentelles Entfernen der Krusten aus der Trachea.

Differentialdiagnose. Aspirierte Fremdkörper, spastische Bronchitis, Diphtherie (= echter Krupp).

Epiglottitis (Epiglottisödem, »Glottisödem«)
Engl. epiglottitis

Definition. Ebenfalls bei kleinen Kindern, aber auch gelegentlich bei Erwachsenen kommt es im Verlauf eines Virusinfektes, einer Infektion mit gramnegativen Keimen (Haemophilus influenzae) oder einer Zungengrundangina zu einem Ödem oder zu einem Abszeß der Epiglottis (**Angina laryngis**).

Weitere Ursachen für ein **Larynxödem** sind: Allergie, infizierte Tumoren, Bestrahlungsfolgen, Stauung bei Herzinsuffizienz und Mediastinaltumoren, Insektenstiche, hereditäres angioneurotisches Ödem (= HANE, C1-Esteraseinhibitormangel; primäres Quincke-Ödem ▶ s. Kap. 11.2.1).

Erreger. Bei Kindern Haemophilus influenzae, bei Erwachsenen Streptokokken, Staphylokokken und Pneumokokken.

Symptome. Inspiratorischer Stridor, rauhe Stimme, starke Schluckschmerzen, kloßige Sprache, Speichelfluß, Fieber, rasch zunehmende Atemnot.

Befund
- Ödematöse glasige Schwellung der Epiglottis, oft auch der aryepiglottischen Falten und der Aryknorpelgegenden (Abb. 14.11).

> **Cave**
> Endoskopie kann zu Erstickungsanfall führen.

- Bei Abszedierung starke Rötung und gelblich durchscheinende Kuppe oder nach Abszeßentleerung Fibrinbelag am freien Epiglottisrand.
- Ultraschall-B-Scan zeigt Epiglottisverdickung und Abszeßbildung.

Therapie
Stationäre Behandlung: Antibiotika (bei Kindern Cefotaxim – Claforan® oder Unacid®, bei Erwachsenen Cefuroxim – Zinacef® oder Unacid®) Kortikosteroide, Kalzium, Eiskrawatte, Stichinzision bei Epiglottisabszeß. Bei Atemnot Intubation. Tracheotomie selten erforderlich.

Prophylaxe. Bei Kindern durch Impfung gegen H. influenzae.

Kehlkopfperichondritis
Definition. Entzündung der Knorpelhaut von Ring- und Schildknorpel mit möglicher Knorpeleinschmelzung.

Ursachen
- Epiglottitis bei Angina laryngis
- Ulzerierende spezifische Entzündungen – vor allem Tbc

262 D · Larynx und Trachea

- Mischinfizierte maligne Tumoren nach Tumorbestrahlung mit höchsten Dosen
- Verletzungen, z.B. auch Verletzungen des Ringknorpels bei der Tracheotomie oder durch lange liegende Trachealkanüle, Intubation oder Magensonde

Symptome. Heiserkeit, starke Schmerzen, vor allem beim Schlucken und beim Betasten des Kehlkopfes, Stechen im Ohr, Atemnot.

Befund. Kehlkopfödem, Einschränkung der Stimmlippenbeweglichkeit, Abszedierung, chronischer Verlauf bei Tuberkulose und Tumoren mit Knorpelsequestrierung und nachfolgenden Narbenstenosen.

✔ Therapie
Tracheotomie, hohe Antibiotikagaben, Inzision von Abszessen, Entfernung sequestrierter Knorpelanteile, Infiltrationsanästhesie des N. laryngeus superior zur Schmerztherapie.

14.3.2 Chronische Entzündungen

Laryngitis chronica
Engl. chronic laryngitits
Entstehung
- Aus einer akuten Laryngitis bei mangelnder Stimmschonung und ungenügender Behandlung
- Bei Arbeiten in staubreicher Umgebung oder bei ungünstigen Witterungsverhältnissen
- Bei Nikotinabusus
- Bei behinderter Nasenatmung und dadurch bedingter ständiger Mundatmung. Dabei spielt häufig eine Schleimhautdisposition eine ungünstige Rolle
- Fortgeleitete Entzündung der Schleimhäute mit chronischer Rhinitis, Sinusitis oder Adenoiditis oder aufsteigend bei Bronchitis (ständiger Husten)
- Bei falscher Stimmtechnik und als Folge lange bestehender funktioneller Stimmstörung
- Bei gastroösophagealem Reflux (▶ s. Kap. 17.4.1)

Symptome. Wechselnd starke, über Wochen bestehende Heiserkeit, Reizhusten, Trockenheitsgefühl.

Befund. Stimmlippen gerötet, verdickt, schleimbedeckt oder auffallend trocken, grobe Beweglichkeit nicht eingeschränkt, Kehlkopfschleimhaut insgesamt ebenfalls gerötet und aufgelockert.

✔ Therapie
- Stimmschonung. Verbot von Tabak, Alkohol, scharfen Gewürzen.
- Heiße Wasserdampfinhalationen mit Emser Salz® oder Sole (wegen der trockenen Schleimhaut keine abschwellenden Medikamente!). Sekretlösende Medikamente. Aerosole (Trockennebel) sind weniger geeignet als Feuchtnebel, da sie sich wegen der kleinen Tröpfchen nicht im Kehlkopf, sondern vorwiegend in den Bronchien niederschlagen.
- Tantum® gegen die Schwellung der Kehlkopfschleimhaut.
- Ursachen, vor allem ungünstige Berufseinflüsse, ausschalten.
- Nasenatmung operativ verbessern, Nebenhöhlenentzündungen behandeln.
- Kuraufenthalt mit Soleinhalationen oder Seeklima.
- Bei falscher Stimmtechnik logopädische Behandlung.
- Säuresekretionshemmer und Antazida bei Refluxkrankheit.

Differentialdiagnose. Bei länger als 3–4wöchiger Heiserkeit unbedingt Karzinom oder spezifische Entzündung durch Probeexzision ausschließen! Das gilt insbesondere bei einseitigen Befunden.

Laryngitis chronica sicca
Sie tritt häufig zusammen mit einer Pharyngitis sicca auf und kann zur Ozaena laryngis führen.

Entstehung. Vorwiegend konstitutionell, verschlechtert durch Arbeiten bei großer Hitze, z.B. Glasbläser, Hochofenarbeiter, Heizer sowie Nikotinabusus.

Befund. Hochgradige Trockenheit im Larynx, auf der Schleimhaut und in der Glottis zäher Schleim und gelblich-braune Krusten, Heiserkeit.

✔ Therapie
- Nur symptomatisch zur Linderung der Trockenheit: Tyloxapol (Tacholiquin®-Instillationen). Inhalatio-

nen mit Emser Salz®, Sole oder Bromhexin (Bisolvon®).
- Innenraumbefeuchtung.
- Arbeitsplatzwechsel.

Laryngitis chronica hyperplastica
Befund
- Lappige polypös-ödematöse Stimmlippen (Abb. 14.12), die in der Glottis flattern können (*REINKE-Ödem* = Ödem im subepithelialen Spalt, dem sog. *REINKE-Raum*).
- Heiserkeit mit tiefer Stimme, Dysphonie, später Aphonie; wechselnde Stimme durch flottierende Polypen.
- Vorwiegend bei Rauchern mit Stimmbelastungen (Laryngopathia gravidarum ▶ s. Kap. 26.3.2). Allergie und Schwerhörigkeit abklären.

✓ Therapie
- Abtragung der polypösen Massen durch »Stripping« der Stimmlippen bei direkter Laryngoskopie mit Hilfe des Operationsmikroskops in Intubationsnarkose (Mikrochirurgie des Kehlkopfes, evtl. Laserchirurgie) unter Schonung des Lig. vocale und des M. vocalis.
- Bei doppelseitigem Ödem vordere Kommissur von der Dekortikation aussparen, um postoperative Synechien zu vermeiden.
- Postoperative Stimmtherapie.

Differentialdiagnose
- **Entzündlicher Prolaps des Ventriculus MORGAGNI:** Ödematöse Schleimhaut zwischen Stimmlippe und Taschenfalte.

✓ Therapie
Abtragung.

- **Dyschylischer Pseudotumor** der Taschenfalte: Eine tumorähnliche Auftreibung der Taschenfalte entsteht durch eine Stenose oder einen Verschluß von Schleimdrüsenausführungsgängen infolge einer chronischen Laryngitis. Das Sekret wird gestaut und eingedickt.

✓ Therapie
Submuköse Ausschälung aus der Taschenfalte endolaryngeal (Mikrochirurgie des Kehlkopfes).

- **Kontaktulkus, -granulom:** Schüsselförmige Ulzeration im Bereich des Processus vocalis (Kontaktulkus), gegenüberliegend oft Pachydermie. Aus dem granulierenden Ulkus kann ein größeres Granulom (Abb. 14.13) entstehen, ähnlich dem Intubationsgranulom.

Ursache. Oft psychosomatisch bedingte Überbeanspruchung der Stimme (z.B. Schausteller, Kasernenhof) mit Zusammenschlagen der Aryknorpel (Refluxkrankheit ▶ s. Kap. 17.4.1).

✓ Therapie
- Stimmschonung,
- Versuch mit logopädischer Behandlung,
- größere Granulome in direkter Laryngoskopie abtragen (Indikation zur Lasertherapie), anschließend Stimmtherapie

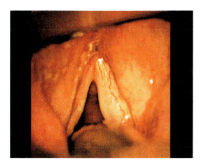

 Abb. 14.12. Laryngitis chronica hyperplastica (REINKE-Ödem)

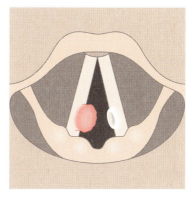

 Abb. 14.13. Pachydermie links (*weiß*) und gegenüberliegende Ulzeration, aus der sich ein Granulom (*rot*) entwickelt hat

264   D · Larynx und Trachea

- Rezidivneigung!
- Säuresekretionshemmer (Omeprazol, Ranitidin®), Antazida oder Fundoplicatio bei Refluxkrankheit.

14.3.3   Spezifische Entzündungen

Diphtherie (KRUPP)

Engl. diphtheria (croup)

Entstehung. Durch Absteigen einer Rachendiphtherie früher häufig, heute sehr selten. Infektion durch Corynebacterium diphtheriae (LÖFFLER).

Symptome. Wie bei akuter Laryngitis. Stimme aphonisch, dazu Schluckbeschwerden und bellender Husten, Fieber, schlechter Allgemeinzustand, toxisches Bild, Atemnot, Zyanose.

Befund. Wie im Rachen weißliche bis gelbgrüne membranöse Beläge, die beim Ablösen zu einer Blutung führen. Süßlicher Geruch.

✓ Therapie

- Diphtherieserum, Antibiotikum.
- Bei zunehmender Atemnot Tracheotomie.

Differentialdiagnose. Stenosierende Laryngotracheitis oder subglottische Laryngitis (Pseudokrupp ▶ s. Kap. 14.3).

Tuberkulose

Engl. tuberculosis

Entstehung. Sekundär. Meist sputogen bei offener Lungentuberkulose, auch hämatogen. Kommt heute selten zur Beobachtung.

Formen. Produktive Form und exsudative Form.

Symptome. Wechselnde Heiserkeit, ins Ohr ausstrahlende Schmerzen beim Schlucken, vor allem bei ulzerösen Prozessen, Hustenreiz.

Befund

- Blaßrote Infiltrate,
- flache Granulationen oder Ulzerationen, vorwiegend an den Stimmlippen (ein- oder beiderseitig), an der Kehlkopfhinterwand und an der laryngealen Epiglottisfläche,

- die Beweglichkeit einer oder beider Stimmlippen kann eingeschränkt sein.

Diagnose. Röntgenaufnahme der Lunge, Probeexzision, Sputumuntersuchung, Magensaftuntersuchung.

✓ Therapie

- Kombination verschiedener Tuberkulostatika je nach Resistenzlage.
- Stärkere einseitige ins Ohr strahlende Schmerzen machen eine Leitungsanästhesie (Procain – Novocain®) oder eine Ausschaltung (70%iger Alkohol) des N. laryngeus sup. an der Durchtrittsstelle durch die Membrana hyothyroidea notwendig.

Differentialdiagnose. Karzinom (durch Probeexzision ausschließen).

Lues

Engl. lues

Die Kehlkopfschleimhaut kann bei einer Rachenschleimhautentzündung im Sekundärstadium der Lues miterkranken sein (Papeln, Plaques muqueuses).

Im Tertiärstadium kommen sehr selten einmal Gummen vor (tiefe harte Ulzerationen, Fötor), die zu einer Zerstörung des knorpligen Kehlkopfgerüstes und nachfolgenden Narbenstenosen des Kehlkopflumens führen.

14.4   Kehlkopflähmungen (Stimmlippenlähmungen)

Engl. laryngoparalysis

14.4.1   Myogene Lähmungen

Engl. myopathic paralysis

Definition. Stimmbandlähmungen durch direkte Schädigung der Kehlkopfmuskulatur.

Selten sind **isolierte Schädigungen** der Kehlkopfmuskeln (spezifische Entzündungen, Diphtherie, Trichinose). Die dabei zu erwartenden Stellungen der Stimmlippen wurden bei der Anatomie der Kehlkopfmuskulatur (▶ s. Kap. 12.3) beschrieben.

Praktische Bedeutung hat die Schädigung der **Mm. vocales** durch eine akute oder chronische Laryngitis, falls während der Erkrankungszeit die Stimmlippen nicht durch Schweigen ruhiggestellt worden sind. Es bleibt danach gelegentlich ein ungenügender Stimmlippenschluß, eine sogenannte »**Internusschwäche**« zurück, die sich bei der Spiegeluntersuchung im Offenbleiben eines ovalären Spaltes zwischen den Stimmlippen bei der Phonation zeigt. Die Stimme ist heiser (⬛ Abb. 12.6a).

Ein gleicher Befund ergibt sich im hohen Alter (Greisenstimme) und bei sehr geschwächten Patienten durch Nachlassen der Spannung der Stimmlippen.

✔ Therapie

Stimmübungen, Elektrotherapie, Stimmbandunterfütterung mit Kollagen in ausgeprägten Fällen.

14.4.2 Nukleär ausgelöste und zentrale Lähmungen

Engl. nuclear related and central paralysis

Definition. Stimmbandlähmungen durch Läsion der Hirnnervenkerngebiete oder des motorischen Kortex und der zentralen Bahnen.

Bulbäre Prozesse äußern sich außer in Stimmlippenlähmungen (N. X) auch in Funktionsstörungen anderer Hirnnerven, vor allem N. V, N. IX, N. XI, N. XII.

Bei Bulbärparalyse treten Schluckstörungen (Dysphagie, ▸ s. Kap. 11.7) und »Verschlucken« auf. Beim WALLENBERG-Syndrom und bei anderen Durchblutungsstörungen, insbesondere im Versorgungsgebiet der A. cerebelli inf. post. kommt es gelegentlich zur homolateralen Stimmlippenlähmung.

14.4.3 Neurogene Lähmungen (infranukleäre Lähmungen)

Engl. neuroparalysis

Definition. Stimmbandlähmung durch Läsionen der Nn. laryngei.

N. laryngeus superior

Allein selten ausgefallen. Gelegentlich bei Verletzungen oder Zustand nach Neck dissection.

Befund. Durch Ausfall des äußeren Kehlkopfmuskels (M. cricothyroideus) Stimmlippe schlaff (⬛ Abb. 12.5).

Symptome. Geringe Heiserkeit, Verlust der hohen Töne und Stimmschwäche, keine Atemnot, Sensibilitätsstörungen der Kehlkopfschleimhaut evtl. mit Aspiration.

N. laryngeus superior und N. laryngeus inferior

Definition. Bei Schädigung des N. vagus proximal des Abgangs des N. laryngeus superior (z.B. an der Schädelbasis bei Tumoren oder bei nukleären Vaguslähmungen).

Befund. Durch **Ausfall des äußeren und aller inneren Kehlkopfmuskeln** steht die gelähmte Stimmlippe in der Mittelstellung zwischen Öffnungs- und Schließungsstellung (d. h. Respirations- und Phonationsstellung), also in der **Intermediärstellung** still (⬛ Abb. 14.14b). Kein Glottisschluß.

Symptome. Stärkere Heiserkeit, hauchige Stimme, keine Atemnot.

✔ Therapie

- Stimmübungsbehandlung,
- Elektrotherapie,
- endoskopische Stimmbandunterfütterung mit Kollagen (zuvor intrakutane Verträglichkeitsprobe),
- Thyreoplastik von außen mit Medialisierung des Stimmbandes (⬛ Abb. 14.14g).

N. laryngeus inferior (N. recurrens)

Ursachen. Die **Rekurrensparese** tritt gelegentlich auf nach Strumaoperationen (besonders Rezidivoperationen), bei Struma maligna, Mediastinaltumoren, Metastasen eines Bronchialkarzinoms oder bei Aortenaneurysma und Linksherzinsuffizienz. Seltener bei Neuritiden und als idiopathische oder »rheumatische« Lähmung (nach Grippe?). Bei mediastinalen Prozessen meist linksseitige Parese.

Befund. Durch **Ausfall der inneren Kehlkopfmuskeln**, also des Stimmritzenöffners und der Stimmritzenschließer, müßte man eine Intermediärstellung der Stimmlippe erwarten. Der intakte äußere

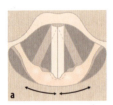
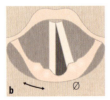
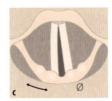
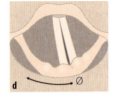
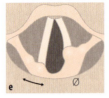
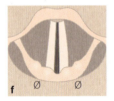
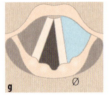

◄ Abb. 14.14a–g. Stimmlippenlähmungen. Stellung der Stimmlippen abhängig vom Ausfall der Kehlkopfnerven.
a Normale Stimmlippenbeweglichkeit;
b Intermediärstellung der linken Stimmlippe bei gleichzeitiger Lähmung des N. laryngeus sup. und des N. laryngeus inf. links;
c Paramedianstellung der linken Stimmlippe bei Lähmung des N. laryngeus inf. links (= »Rekurrenslähmung links«);
d Verbesserung der Stimme durch Anlegen der nicht-gelähmten Stimmlippe an die gelähmte Stimmlippe links;
e Verschlechterung der Stimme durch Atrophie der gelähmten Stimmlippe links (sog. Kadaverstellung);
f Paramedianstellung beider Stimmlippen bei Lähmung des N. laryngeus inf. beiderseits (= »Rekurrenslähmung beiderseits«);
g Medialisierung (Thyreoplastik) durch Einbringen eines Silikonkeiles (*hellblau*)

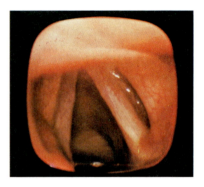

Abb. 14.15. Rekurrensparese rechts mit Paramedianstellung

Kehlkopfmuskel (M. cricothyroideus) zieht jedoch die gelähmte Stimmlippe durch seine Spannfunktion in die Mittellinie, es resultiert die **Median- bzw. Paramedianstellung** (Abb. 14.14c u. Abb. 14.15). Eine Paramedianstellung ist auch denkbar durch eine Teilschädigung des N. recurrens, wonach die Funktion der Schließer die des einzigen Öffners (des M. posticus) überwiegt (»Postikuslähmung«).

Einseitige Rekurrensparese

Symptome
- Nur sehr geringe Heiserkeit, Verlust der Singstimme, leichte Stimmermüdung, keine nennenswerte Atemnot durch die in Paramedianstellung stillstehende Stimmlippe
- Ist die Beweglichkeit der Stimmlippe lediglich eingeschränkt, spricht man von Rekurrensschwäche
- Erregbarkeitsprüfung durch Elektromyographie und Magnetstimulation.

Therapie
- Stimmübungsbehandlung,
- Elektrotherapie.

Ziel der Therapie: Verbesserung der Funktion eines nur geschädigten und nicht durchtrennten Nerven oder Kräftigung der Stimme durch eine Zunahme der Beweglichkeit der nicht gelähmten Stimmlippe, die sich unter Umständen kompensatorisch etwas über die Mittellinie hinaus bis an die gelähmte Stimmlippe legen kann. Das gilt auch für die Behandlung der Intermediärstellung (Abb. 14.14d).

Kadaverstellung. Die Stimme wird schlechter, falls es zu einer allmählichen Atrophie der muskulären Anteile der gelähmten Stimmlippe mit exkavierter Stimmlippe in Intermediärstellung und Verlagerung des Aryknorpels kommt (Abb. 14.14e u. Abb. 14.16).

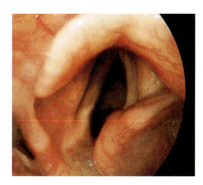

○ Abb. 14.16. Sog. Kadaverstellung der linken Stimmlippe

Symptome. Hauchige Stimme bei großem Luftverbrauch (phonatorische Dyspnoe), klangloser Husten.

✓ Therapie
Thyreoplastik mit Einsetzen eines Silikonkeils oder Knorpelspanes von außen, um das Stimmband zu medialisieren und zu straffen (○ Abb. 14.14g).

Doppelseitige Rekurrensparese

🅘 Aus der Praxis
Die Patientin wurde wegen einer Struma nodosa bereits vor 10 Jahren strumektomiert. Jetzt steht eine erneute Operation an. Postoperativ kommt es zu massiver Atemnot mit inspiratorischem Stridor, der eine Reintubation, später die Anlage eines plastischen Tracheostomas erforderlich macht. Nach 9 Monaten zeigt sich keine Funktionswiederkehr des beiderseits ausgefallenen N. recurrens, so daß eine endolaryngeale laserchirurgische Glottiserweiterung vorgenommen wird. Nach Verschluß des Tracheostomas hat die Patientin eine heisere Stimme, jedoch keine Ruhedyspnoe mehr.

Symptome. Geringe Heiserkeit, starke Atemnot, inspiratorischer Stridor durch Stillstand beider Stimmlippen in Paramedianstellung (○ Abb. 14.14f).

✓ Therapie
- Tracheotomie (▶ s. Kap. 14.6) und Sprechkanüle wegen der Atemnot oft erforderlich.
- Besteht die doppelseitige Rekurrensparese länger als 9 Monate, ist mit einer Rückkehr der Nervenfunktion nicht mehr zu rechnen.
- Um zu verhindern, daß die Patienten Dauerkanülenträger werden, kommt dann die operative Erweiterung der Stimmritze in Frage durch die
- einseitige Arytaenektomie und Stimmlippenverlagerung nach seitlich oben an die Taschenfalte endolaryngeal bei direkter Laryngoskopie (Mikrochirurgie, auch Laserchirurgie bei der Entfernung des Aryknorpels).
- Laterofixation einer Stimmlippe von außen, wobei der Aryknorpel von außen freipräpariert und er selbst oder nach seiner Entfernung der erhalten gebliebene Processus vocalis an die hintere Schildknorpelkante genäht werden kann.
- Laserchirurgische beidseitige Resektion des Processus vocalis zusammen mit dem hinteren Stimmbanddrittel.
- Je stärker die Stimmritze operativ erweitert wird, desto besser ist die Atmung, desto schlechter wird aber die Stimmleistung. Hier gilt es, einen Kompromiß zwischen für die Atmung ausreichender Weite und für die Stimmbildung noch möglicher Weite zu schließen.

14.4.4 Arthrogene Stimmlippenlähmungen
Engl. arthrogenous laryngoparalysis

Definition. Ankylose des Aryknorpels.

Ursache. Bei chronischer Polyarthritis, nach Langzeitintubation, nach Strahlentherapie und bei lange bestehenden Rekurrenslähmungen.

Funktionelle Stimmstörungen (▶ s. Kap. 26.3.2).

14.5 Tumoren des Larynx

14.5.1 Gutartige Geschwülste
Engl. benign tumors

Stimmlippenpolyp
Engl. laryngeal polyp

Histologie. Entzündliche Schleimhauthyperplasie von fibrom- oder angiomartiger Struktur (Pseudotumor) oder echte Fibrome.

Befund. Gestielter oder breitbasig einer Stimmlippe – nicht selten am Übergang vom vorderen zum mittleren Drittel – aufsitzender grauglasiger oder bläulicher, kugeliger »Tumor« (◘ Abb. 14.17 u. ◘ Abb. 14.18). Gelegentlich bei Atmung und Phonation in der Glottis flottierend. Heiserkeit, bei flottierendem Polypen in wechselnder Stärke.

✅ Therapie
Abtragung mit Doppellöffel oder Zängelchen indirekt oder besser und für die Stimmlippe schonender bei direkter Laryngoskopie (mikrochirurgische endolaryngeale Entfernung).

Differentialdiagnose. Intubationsgranulom, Kontaktgranulom.

Stimmlippenknötchen (Phonationsknötchen)
Engl. vocal nodules
Bei Kindern »**Schreiknötchen**«, bei Sängern »**Sängerknötchen**« genannt, entstehen bei mechanischer Überbelastung der Stimmlippen und falscher Stimmtechnik (hyperfunktionelle Dysphonie, ▶ s. Kap. 26.3.2). Häufig bei starker beruflicher Stimmbelastung und bei Schwerhörigen.

Symptome. Heisere, rauhe Stimme, die nicht mehr belastungsfähig ist.

Befund. Bis stecknadelkopfgroße **Epithel- und Bindegewebsverdickungen** korrespondierend auf beiden Stimmlippen am Übergang vom vorderen zum mittleren Drittel der Stimmritze, dem Ort der größten Schwingungsamplitude und maximaler Belastung (»Hühneraugen« der Stimmlippen; ◘ Abb. 14.19).

Diagnostik. Indirekte Larnygoskopie und Stroboskopie. Hörtest.

✅ Therapie
- Stimmschonung und Stimmübungsbehandlung zum Erlernen richtiger Stimmtechnik.
- Arbeitswechsel.
- Bei größeren harten, fibrosierten Knötchen mikrochirurgische Abtragung.

Kehlkopfpapillomatose des Kindes
Engl. laryngeal papillomatosis
Ursache. Humanpapillomavirus, »Schleimhautwarzen«, ähnlich den Warzen der Haut.

Histologie. Fibroepitheliome.

Symptome. Heiserkeit bis Aphonie, bei ausgedehnter Papillomatose inspiratorischer Stridor.

Befund. Blumenkohlartige oder traubige, multiple, blaßrote, weiche Geschwülstchen auf den Stimmlippen, aber auch im Bereich der übrigen Kehlkopfschleimhaut.

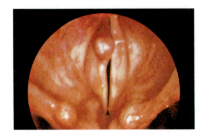

◘ Abb. 14.17. Stimmlippenpolyp rechts

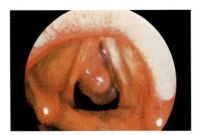

◘ Abb. 14.18. Großer Stimmlippenpolyp rechts

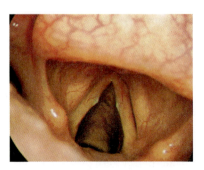

◘ Abb. 14.19. Stimmlippenknötchen (sog. „Hühneraugen" der Stimmlippen)

Therapie

- Entfernung in direkter Laryngoskopie (Indikation zur Laserchirurgie, auch photodynamisch).
- Zellgifte (Podophyllin), die mehrfach örtlich aufgetupft werden, führen nur selten zu einer Rückbildung.
- Eine Röntgenbestrahlung sollte wegen der möglichen Schädigung des kindlichen Kehlkopfgerüstes nicht durchgeführt werden.
- Medikamentöse (auch Interferon-) Behandlung bisher ohne Dauererfolg.
- Bei plötzlicher Verlegung des Kehlkopflumens durch flottierende Papillommassen ist gelegentlich eine Tracheotomie nicht zu umgehen.

Verlauf. Die kindlichen Kehlkopfpapillome rezidivieren bis in das Pubertätsalter häufig (oft auch noch bis in das Erwachsenenalter) und müssen in den meisten Fällen mehrfach in Abständen von Monaten oder Jahren abgetragen werden, am besten mit dem CO_2-Laser. Schonendes Operieren ist erforderlich, um narbige Synechien im Kehlkopfinneren, vor allem im Bereich der vorderen Kommissur zu vermeiden. Ausbreitung in Richtung Trachea und Bronchien ist ein prognostisch ungünstiges Zeichen. Dann auch Todesfälle durch Ersticken möglich.

> **Wichtig**
>
> Papillome beim Erwachsenen sind nicht zurückgebildete kindliche Papillome oder gutartige Tumoren, die zur Entartung neigen (Präkanzerose; ▶ s. Kap. 14.5.2).

Chondrom

Meist von der Ringknorpelplatte ausgehender gutartiger Tumor.

Symptome. Heiserkeit, zunehmende Dyspnoe.

Befund. Subglottische Vorwölbung von glatter, unveränderter Schleimhaut überzogen, beim Betasten von harter Konsistenz.

Diagnose. Laryngoskopie, Röntgenaufnahme, Computertomographie, Kernspintomographie, Probeexzision.

Therapie

Exstirpation nach Laryngofissur (Spaltung des Kehlkopfes).

Prognose. Günstig, selten Entartung als Chondrosarkom, dann Laryngektomie erforderlich.

Differentialdiagnose

- **Amyloidose des Larynx (»Amyloidtumor«):** Einlagerung von Amyloid in die Schleimhaut, entweder sekundär bei generalisierter Amyloidose oder – aus bisher ungeklärter Ursache – primär tumorartig isoliert im Kehlkopf. **Befund:** Kugelige Verdickung im Kehlkopf oder in der Trachea von glatter, gelblich erscheinender Schleimhaut überzogen. **Diagnose:** Durch Probeexzision.

Therapie

- Kortikosteroide.
- Bei tumorartiger Ausbildung Exstirpation endoskopisch-mikrochirurgisch, selten Laryngofissur erforderlich.

- **Plasmozytom:** Es kommt im Bereich der Schleimhaut der oberen Luftwege vor als malignes Lymphom (periphere B-Zell-Neoplasie; ▶ s. Kap. 20.4.4) und als extramedulläre Absiedlung eines ossären Plasmozytoms.

14.5.2 Präkanzerosen

Engl. precancer

Epitheldysplasien

Darunter fallen die klinischen Bilder der **Leukoplakie** und **Pachydermie**. Sie kommen als Vorerkrankung eines Kehlkopfkarzinoms in Frage.

Befund. Weißliche, den Stimmlippen aufsitzende, oft erhabene bis höckerige Partien (◘ Abb. 14.20).

Histologie. Einteilung nach KLEINSASSER:

- Stadium I: Einfache Plattenepithelhyperplasie

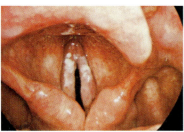

◘ Abb. 14.20. Epitheldysplasien in Form von Stimmlippenleukoplakien beiderseits

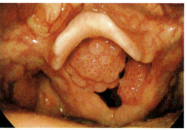

◘ Abb. 14.21. Papillomatose des Kehlkopfes

- Stadium II: Epithelhyperplasie mit vereinzelten örtlichen Zellatypien
- Stadium III: Präkanzeröses Epithel (**Carcinoma in situ**) mit Kernatypien, atypischen Mitosen, Reifungsstörungen des Epithels, jedoch *ohne* infiltrierendes Wachstum = präinvasives Karzinom. (Bei Zerstörung der Basalmembran handelt es sich bereits um ein mikroinvasives Karzinom.)

Die WHO unterscheidet vier Abstufungen der Dysplasie entsprechend dem ansteigenden Entartungsrisiko.

✓ Therapie
- Abtragung am besten im Rahmen einer Dekortikation der Stimmlippe und histologische Untersuchung.
- Bei Carcinoma in situ kann eine Strahlentherapie (perkutane Hochvolttherapie) angeschlossen werden, besonders bei flächenförmiger Ausbreitung oder bei Rezidiven. Gute Stimmqualität. Bei jüngeren Menschen ist man mit einer Bestrahlung zurückhaltender.

Papillom (des Erwachsenen)
Abgesehen von einer rezidivierenden virusbedingten Form, ähnlich den kindlichen Papillomen, kommen beim Erwachsenen solitäre Geschwülste mit stärkerer Verhornung vor.

Histologie. Fibroepitheliome mit breitem vielschichtigen Plattenepithel.

Symptome. Heiserkeit und – je nach Ausdehnung – Atemnot.

Befund. Breitbasig aufsitzende, höckerige rötliche Tumormassen im Kehlkopflumen (◘ Abb. 14.21).

✓ Therapie
- Operative Entfernung (Indikation zur photodynamischen Laserchirurgie) und sorgfältige histologische Aufarbeitung.
- Bei Malignisierung operative Therapie wie bei Larynxkarzinom.
- Kaum strahlensensibel, dennoch bei Rezidiven Strahlentherapie angezeigt.

Prognose. Zweifelhaft, da die Papillome in 20% der Fälle zu maligner Entartung neigen (Präkanzerose!). Engmaschige Kontrolle erforderlich.

14.5.3 Kehlkopf- und Hypopharynxkarzinom
Engl. laryngeal carcinoma and hypopharyngeal carcinoma

Die Tumoren dieser beiden Regionen werden wegen der engen anatomischen und funktionellen Beziehungen gemeinsam dargestellt.

Einteilung. Die Einteilung nach Bezirken, Unterbezirken und Ausdehnung (Staging) zwecks Klassifizierung ist in den ◘ Tabellen 14.1 und 14.2 dargestellt.

Diese **prätherapeutische Klassifizierung** (klinische Untersuchung, Laryngoskopie bzw. Endoskopie und bildgebende Verfahren) ist von praktischer Bedeutung für Behandlungsmöglichkeiten und Prognose.

Kehlkopfkarzinom		
▬ Supraglottis	Suprahyoidale Epiglottis (einschließlich freiem Epiglottisrand, lingualer [vorderer] und laryngealer Oberfläche), aryepiglottische Falte, laryngealer Anteil Arytaenoidgegend	Epilarynx (einschließlich Grenzzone)
	Infrahyoidale Epiglottis Taschenfalten (falsche Stimmlippen)	Supraglottis (ohne Epilarynx)
▬ Glottis	Stimmlippen Vordere Kommissur Hintere Kommissur	
▬ Subglottis		

Hypopharynxkarzinom
▬ Karzinom des Recessus piriformis
▬ Karzinom der Hypopharynxhinterwand
▬ Karzinom der Postkrikoidegegend

▣ Tab. 14.1. Einteilung des Kehlkopfkarzinoms (früher »inneres« Kehlkopfkarzinom) und Hypopharynxkarzinoms (früher »äußeres« Kehlkopfkarzinom) nach Bezirken und Unterbezirken

Tis		Präinvasives Karzinom (Carcinoma in situ)
$T_1N_0M_0$	Stadium I	Tumor auf einen Unterbezirk begrenzt. Beim Stimmlippenkarzinom: Stimmlippe beweglich (*T1a*: Befall einer Stimmlippe, *T1b*: Befall beider Stimmlippen)
$T_2N_0M_0$	Stadium II	Tumor auf zwei Unterbezirke ausgedehnt. Bei Stimmlippenbefall: Stimmlippe eingeschränkt beweglich
$T_3N_0M_0$	Stadium III	Tumor in mehr als zwei Unterbezirken, auf den Larynx begrenzt. Bei Stimmlippenbefall: Stimmlippe fixiert
$T_{1-3}N_1M_0$		Außer Primärtumor Auftreten eines ipsilateralen Lymphknotens (nicht größer als 3 cm)
$T_4\text{-}N_{0-1}M_0$	Stadium IV	Tumor hat die Grenzen des Organs verlassen oder ist in den Knorpel eingebrochen
$T_{1-4}N_{2-3}M_0$		Außer Primärtumor Auftreten von großen, mehreren, bi- oder kontralateralen Lymphknoten
$T_{1-4}N_{0-3}M_1$		Zusätzlich Auftreten von Fernmetastasen

▣ Tab. 14.2. Einteilung nach Ausdehnung (Staging; z.B. Kehlkopfkarzinom): TNM-System = Tumor, Nodulus, Metastase
(▶ s. auch Kap. 11.4.2, 20.4.2 u. 23.4.1)

Kehlkopfkarzinom

Engl. laryngeal carcinoma

Vorkommen. Es erkranken vorwiegend ältere Männer. Der Tumor wird seit den dreißiger Jahren häufiger beobachtet als früher, offenbar nicht nur durch eine verbesserte Diagnostik und eine längere Lebenserwartung, sondern auch wegen der Zunahme äußerer Noxen (Synkarzinogenese). Vor allem ist das Zigarettenrauchen schuld daran, daß die Karzinome der Atemwege heute an erster Stelle der Häufigkeitsstatistik stehen. Etwa 50% aller Malignome des Hals-Nasen-Ohrengebietes sind Kehlkopf- und Hypopharynxkarzinome. Daneben spielt die berufliche Exposition gegenüber Kanzerogenen (Asbest, Chromate, Benzol, Nickel, aromatische Kohlenwasserstoffe) eine Rolle.

Histologie. Meist verhornende oder nicht verhornende Plattenepithelkarzinome, selten Adeno- oder gering oder undifferenzierte Karzinome, sehr selten Sarkome (1%). Vorerkrankungen des Karzinoms können erfahrungsgemäß sein:
- Lange andauernde chronische Laryngitis,
- Pachydermien,
- Leukoplakien und
- Papillome des Erwachsenen.

Diagnose
- Indirekte (mit Spiegel oder Lupenendoskop) und direkte **Laryngoskopie** (mit Larynxoperationsmikroskop und Optiken) und Probeexzision, evtl. Zytologie.
- Die **Stroboskopie** kann bereits bei Beginn der Erkrankung eine Beeinträchtigung der Schwingungsfähigkeit der Stimmlippe aufdecken.
- Computertomogramme und Kernspintomogramme ergeben das Ausmaß der Tumorinfiltration und der Metastasen zur Festlegung des Stadiums.
- Die Sonographie hilft bei Metastasensuche und Verlaufsbeobachtung.

Stimmlippenkarzinom

Prognose. Relativ günstig,
- weil früh Heiserkeit auftritt und dadurch zeitiger Behandlungsbeginn möglich ist,

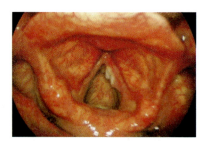

Abb. 14.22. Stimmlippenkarzinom links bis fast in die vordere Kommissur reichend ($T_1N_0M_0$)

- weil die Stimmlippe relativ wenig Lymphbahnen enthält und dadurch selten und spät Auftreten von Metastasen und
- weil die Therapiemöglichkeiten gut sind.

Symptome. Heiserkeit, später Luftnot.

> **Wichtig**
>
> Bei jeder Heiserkeit, die über 3–4 Wochen andauert, Karzinomverdacht! Ausschluß durch Laryngoskopie und gegebenenfalls Probeexzision.

Befund
- Stimmlippe einseitig gerötet, verdickt, höckerig, ulzeriert, mit Fibrin bedeckt (Abb. 14.22), Lupenlaryngoskopie!
- Beweglichkeit anfangs erhalten. Eine Einschränkung der Stimmlippenbeweglichkeit bedeutet ein Einwachsen in die Aryknorpelgegend und verschlechtert die Prognose erheblich (dann kein isoliertes Stimmlippenkarzinom mehr!).

Therapie
- Bei T1-Tumor heute meist endolaryngeale Laseroperation (Abb. 14.23).
- Bei erhaltener Stimmlippenbeweglichkeit und Befall einer Stimmlippe (T1) früher vorwiegend Thyreotomie (Spaltung des Schildknorpels in der Mittellinie) und Chordektomie (Exzision der Stimmlippe mit Musculus vocalis; Abb. 14.24a).
- Perkutane Radiatio (Herddosis etwa 60 Gy = 6000 rad) mit guter Stimmqualität. Nach der Chordektomie bildet sich an Stelle der Stimmlippe eine straffe Narbe mit einer brauchbaren Stimme.

14 · Klinik

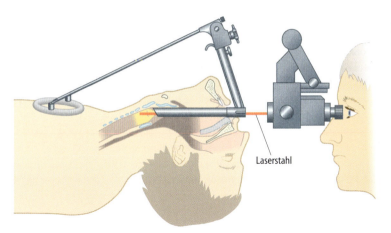

Abb. 14.23. Endolaryngeale Laseroperation

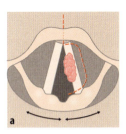
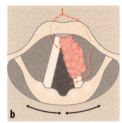
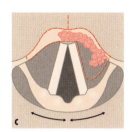

Abb. 14.24a–c. Operative Behandlung des Kehlkopfkarzinoms (für Atmung und Stimme funktionserhaltende Teilresektionen). **a** Thyreotomie (*blau*) und Chordektomie; **b** frontolaterale Teilresektion; **c** supraglottische Teilresektion. Bei endolaryngealem Vorgehen entfällt die Thyreotomie

- Bei Übergreifen auf die vordere Kommissur und den vorderen Abschnitt der anderen Stimmlippe vertikale frontolaterale Teilresektion des Kehlkopfes nach LEROUX-ROBERT (Abb. 14.24b) oder heute häufiger endolaryngeale Laserresektion.

Heilungsergebnisse. 90% 5-Jahresüberlebensrate bei Operation, wenn die Stimmlippe noch beweglich war; etwa ebenso günstig bei Bestrahlung, jedoch keine histologische Tumorkontrolle möglich.

Supraglottisches Karzinom

Prognose. Schlechter als bei glottischem Karzinom,
- weil später erkannt, da erst bei Übergreifen auf das Stimmband Heiserkeit auftritt und
- weil in 40% Metastasen in den tiefen laterozervikalen Halslymphknoten häufig beiderseits auftreten (bei marginalen Tumoren in über 50%).

Symptome. Zunächst uncharakteristisch Druckgefühl im Kehlkopf, später rauhe Stimme und kloßige Sprache, Heiserkeit, Schluckstörung bei Übergreifen auf den Oropharynx.

Befund
- Auf der Taschenfalte oder der laryngealen Epiglottisfläche granulierender, ulzerierter Tumor (Abb. 14.25).
- Später Übergreifen auf die andere Seite, auf das Stimmband oder Durchbruch in den prälaryngealen Fettkörper. Letzteres ist erkennbar an der Starre der Epiglottis.
- Bei Einbruch in den Knorpel: Tumorperichondritis durch Infektion entlang des Tumorzapfens. Bei Perichondritis möglichst operative Behandlung und keine Bestrahlung!
- Übergreifen auf die Vallecula.

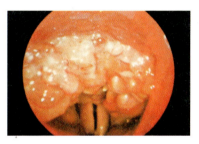

Abb. 14.25. Supraglottisches Karzinom mit Befall beider Taschenfalten und der Epiglottis ($T_2N_0M_0$)

Therapie

- Bei T_1- und T_2-Tumoren endolaryngeale Laserchirurgie möglich wegen geringer Aspirationsgefahr.
- Die operative Therapie ist beim supraglottischen Karzinom – vor allem bei bereits erfolgter Metastasierung – der alleinigen Strahlentherapie überlegen. Die Chemotherapie ist beim Kehlkopfkarzinom weniger erfolgreich. Daher Operation:
- Bei streng halbseitigem Befund: Halbseitenresektion (Hemilaryngektomie), wird heute nur noch selten ausgeführt.
- Bei Befall nur der Epiglottis und des Taschenbandes (bei tumorfreier und gut beweglicher Stimmlippe): auch horizontale supraglottische Teilresektion nach Alonso möglich (◘ Abb. 14.24c,). Danach zunächst Schluckstörungen, bis der Abschluß des restlichen Kehlkopfeinganges beim Schluckakt durch den Zungengrund erfolgt.

Meist handelt es sich jedoch um ausgedehntere Kehlkopfkarzinome, dann

- Laryngektomie (= Totalexstirpation) und – bei Metastasen – Neck dissection en bloc (◘ Abb. 14.26a) sowie perkutane Nachbestrahlung des Operationsgebietes einschließlich der seitlichen Halsregion. (Diese Behandlung ist auch beim subglottischen Karzinom – subglottische Ausdehnung eines Stimmlippenkarzinoms – erforderlich, da eine Teilresektion nicht möglich ist. Der Tumor bricht zeitig in den Knorpel ein und metastasiert früh in die prä- und paratrachealen Lymphknoten.)

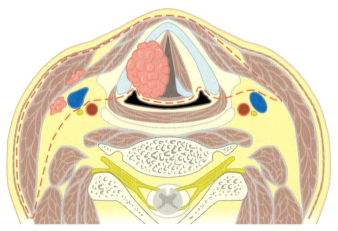

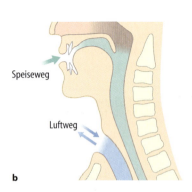

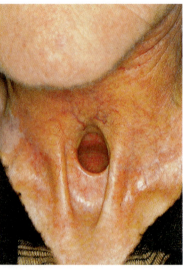

◘ Abb. 14.26a–c. Laryngektomie.
a Halsquerschnitt mit Neck dissection en bloc (*gestrichelt umrandet*);
b Trennen von Luft- und Speiseweg;
c Zustand nach Laryngektomie

Begutachtung. Die Minderung der Erwerbsfähigkeit des Laryngektomierten auf dem allgemeinen Arbeitsmarkt beträgt für die ersten 5 Jahre 100%, nach Heilungsbewährung 70–80% (▶ s. Kap. 28.4), (Behinderung u.a. durch Verlust der sprachlichen Kommunikation, Verlust der Bauchpresse durch fehlenden Glottisschluß, Verlust der Nasenatmung und des Riechvermögens, Schwierigkeiten beim Baden und Schwimmen wegen des Tracheostoma).

Heilungsergebnisse. 5-Jahresüberlebensrate: 60%

Laryngektomie. Absetzen des Kehlkopfes einschließlich des Zungenbeines vom Hypopharynx und von der oberen Trachea. Damit Trennen des Luft- und Speiseweges. Das Pharyngostoma wird verschlossen, der Stumpf der Trachea wird als Tracheostoma in die Halshaut eingenäht (◘ Abb. 14.26b, c). Anlegen einer Neoglottis, chirurgische Stimmrehabilitation (▶ s. Kap. 14.7).

Neck dissection (Radikale Halsausräumung) (▶ s. Kap. 20.4.2). Sie ist als **kurative Neck dissection** bei bereits tastbaren Metastasen (manifeste Metastasen) erforderlich. Metastasen sollten stets operiert werden, da sie auf Bestrahlung schlecht ansprechen. Nachbestrahlung jedoch wichtig. Sind die Metastasen klein und nicht mit der Umgebung verwachsen, kann auf eine Entfernung von M. sternocleidomastoideus und V. jugularis interna verzichtet werden, sog. **funktionelle Neck dissection.**

Bei erfahrungsgemäß früh metastasierenden Karzinomen (z.B. Taschenfalte, Kehlkopfeingang, Hypopharynx) müssen in jedem Fall die tiefen Halslymphknoten auf der Gefäßscheide kontrolliert werden, auch wenn sie von außen nicht zu tasten waren (Möglichkeit der klinisch latenten Metastasen). Von dem operativ aufgedeckten Befund wird der Entschluß zur anschließenden Neck dissection abhängig gemacht. Diese wird je nach Sitz des Primärtumors nur in bestimmten Leveln durchgeführt, sog. **selektive Neck dissection.**

Ersatzsprache. (Rehabilitation des Kehlkopflosen):
- Der Laryngektomierte kann sich mit Hilfe der sog. **Ösophagusersatzstimme** verständigen. In den Ösophagus geschluckte (eingesaugte) Luft wird hochgerülpst (Rülpssprache, Ruktussprache). Ein Stimmklang entsteht dabei am engen Ösophagusmund (»Pseudoglottis«). Die Artikulation ist ungestört, daher ist die üblichere Bezeichnung »Ösophagussprache« nicht korrekt.
- **Stimmprothesen** sind Ventile, die in den Hypopharynxschlauch eingesetzt werden und eine Verbindung zur Tracheahinterwand nahe des Tracheostoma herstellen. Durch sie kann Luft in das Ansatzrohr gepreßt werden.
- **Elektronische Sprechhilfe** (»Elektrolarynx«): Kleiner, batteriebetriebener Tongenerator mit vibrierender Platte (Körperschallgeber), der auf den Mundboden oder den äußeren Hals aufgesetzt wird. Die akustische Energie pflanzt sich durch die Weichteile fort. Mit der in Schwingung versetzten Luft im Ansatzrohr (Rachen, Mund, Nase) wird artikuliert. Aus dem Summton werden Sprachlaute. Durch eine Betonungstaste läßt sich in die knarrende, monotone Sprache eine gewisse Satzmelodie bringen. Chirurgische Stimmrehabilitation (▶ s. Kap. 14.7).

Lebenslange Tumornachsorge mit Kontrollen auf Rezidive und Metastasen.

Hypopharynxkarzinom

Engl. hypopharyngeal carcinoma
Ätiologie. Schleimhautschädigung durch kombinierten Nikotin- und Alkoholabusus: Berufliche Faktoren werden diskutiert.

Prognose. Sehr schlecht,
- weil durch uncharakteristische Symptome erst sehr spät erkannt und
- weil sehr früh Metastasierung (in 70% der Fälle), auch beiderseits.

Symptome
- Geringe Schluckbeschwerden, Verschlucken, Stiche zum Ohr, Kloßgefühl, Fremdkörpergefühl
- Häufig werden zuerst die Lymphknotenmetastasen am Kieferwinkel oder hinter und unter dem Ohr an der Schädelbasis bemerkt
- Heiserkeit erst bei Übergreifen auf den Aryknorpel

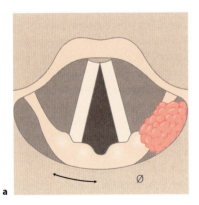
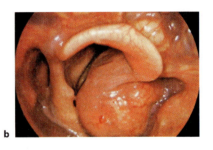

Abb. 14.27a, b. Hypopharynxkarzinom.
a Schema; b Hypopharynxkarzinom im linken Sinus piriformis ($T_3N_0M_0$)

Befund
- Im Recessus piriformis – beim Spiegeln schlecht zu erkennen – übergreifend auf die aryepiglottische Falte, postkrikoidal im Ösophaguseingang, an der seitlichen oder an der hinteren Wand des Hypopharynx Tumormassen (Abb. 14.27a, b)
- Sekundär Einwachsen in das Kehlkopfinnere (Heiserkeit!), in die Schilddrüse und in die prävertebrale Faszie

Prätherapeutisches TNM-System
- T_1–T_2 Befall von einem bzw. zwei Unterbezirken (< 2 cm bzw. 2–4 cm)
- T_3 Tumor fixiert den Larynx (> 4 cm)
- T_4 Tumor infiltriert Knorpel oder Weichteile und Knochen des Halses
- N   Halslymphknotenmetastasen
- M   Fernmetastasen

✓ Therapie
- Bei T_1- und T_2-Tumoren Hypopharynxteilresektion (Laser) möglich, sonst Laryngektomie mit Hypopharynxteilresektion und Neck dissection. Nachbestrahlung. Bei Hypopharynxresektion plastische Rekonstruktion erforderlich.
- Bei inoperablen Tumoren oder Fernmetastasen palliative Tumorverkleinerung mit dem CO_2-Laser (schonend, blutarm) und Bestrahlung (Hochvolttherapie) oder simultane Radio-Chemotherapie.
- Danach durch Strahleneinwirkung auf die Speicheldrüsen häufig Beschwerden durch Trockenheit der Schleimhaut (Strahlensialadenitis, ▶ s. Kap. 23.1.3), die nach Einsprayen von synthetischem Speichel in den Mund gelindert werden können (Glandosane®).
- Während der Bestrahlung von Kopf-Halstumoren Pflege der Mundhöhle bei Schleimhautreaktionen (Epitheliolyse, Mukositis) mit Dexpanthenol (Bepanthen®), Azulon® liquidum, Nystatin (Ampho-Moronal® Suspension).
- Chemotherapie meist in Verbindung mit der Bestrahlung als Radio-Chemotherapie mit Carbo- oder Cisplatin/5-Fluoro-Uracil durchgeführt. In 30% der Fälle lang anhaltende komplette Remissionen. Daher Alternative zur Operation, besonders bei T_2–T_4.
- Im Endstadium ist neben einer Tracheotomie gelegentlich auch noch eine Gastrostomie (perkutane endoskopische Gastrostomie = PEG) erforderlich, um den Patienten ernähren zu können. Tod an Kachexie oder Gefäßarrosion mit Verblutung.

Heilungsergebnisse. 5-Jahresüberlebensrate: 30%.

Schmerztherapie (▶ s. Kap. 11.4.2).

14.6 Tracheotomie
Engl. tracheotomy

Definition. Anlage einer direkten Verbindung zwischen Trachea und Halshaut.

Indikation
Klassische Indikation. Bei mechanischer Behinderung der Atmung im Kehlkopf oder in der oberen Trachea durch Schleimhautentzündungen, Perichondritis, Tumoren, Fremdkörper, Verätzungen,

Verletzungen, Blutungen, Stimmbandlähmungen, Mißbildungen.

Erweiterte Indikation. Bei
- zentralen Atemstörungen,
- bulbären Krankheitsbildern,
- Apoplex,
- Bewußtlosigkeit nach Schlafmittelvergiftungen oder Schädelhirntraumen, kardiopulmonalen Prozessen, komatösen Zuständen, Polyneuritiden, um eine Aspiration zu vermeiden, die Atmung zu erleichtern (z.B. Totraumverkleinerung), den Bronchialbaum besser absaugen zu können und Sekretstauungen zu vermeiden (»Bronchialtoilette«) und eine künstliche Dauerbeatmung durchführen zu können.

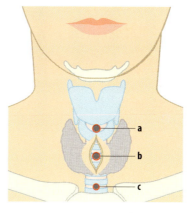

Abb. 14.28. Luftröhrenschnitt:
a Koniotomie;
b Tracheotomie (mit Hautschnitt);
c Punktionstracheotomie

Langzeitintubation und Tracheotomie. Durch eine orotracheale **Intubation** kann eine Atemstörung vorübergehend für einige Tage überbrückt werden (**Langzeitintubation** bei Kindern mit Kunststofftuben nasotracheal auch wenige Wochen ohne geblockten Cuff). Kontrolle der Kehlkopf- und Trachealschleimhaut mit dünnen flexiblen Endoskopen durch den liegenden Tubus. Bei Auftreten von Schleimhautschäden, die subglottische Kehlkopfstenosen, Laryngotrachealfisteln oder Trachealstenosen (▶ s. Kap. 14.2.3) zur Folge haben können, wird eine Tracheotomie erforderlich. Man kann sich die Tracheotomie erleichtern, indem man bei liegendem Tubus ohne Zeitdruck die Trachea eröffnet.

Durchführung der Tracheotomie

In Intubationsnarkose oder örtlicher Betäubung. Hautschnitt quer unterhalb des Ringknorpels oder in der Mittellinie des Halses (◘ Abb.14.28). **Tracheotomie** (= »obere« Tracheotomie, ◘ Abb. 14.28b). Abwärtsdrängen oder Durchtrennen des Schilddrüsenisthmus, der die oberen Trachealringe bedeckt. Inzision der Trachea und Ausstanzen eines kleinen Fensters in Höhe des 2. oder 3. Trachealknorpels (Tracheostoma). Verletzungen des Ringknorpels vermeiden wegen der Gefahr einer Perichondritis mit einer späteren subglottischen Stenose!

Plastisches Tracheostoma. Durch Einnähen der Halshaut an die Trachea entsteht ein epithelisierter Kanal, der einen Kanülenwechsel erleichtert und die Gefahr von Blutungen deutlich reduziert.

Perkutane Dilatationstracheotomie. Mit einer Kanüle wird die Trachea ohne Hautschnitt punktiert und der so geschaffene Kanal aufbougiert, bis eine Trachealkanüle eingeführt werden kann. Korrekte Lage wird fiberendoskopisch kontrolliert. Wegen der möglichen Komplikationen (Punktion des Ösophagus, Gefäßarrosion) nur in Ausnahmefällen indiziert (◘ Abb. 14.28c).

Koniotomie (◘ Abb. 14.28a). Als Nottracheotomie Eingehen zwischen dem gut zu tastenden Schildknorpel und dem Ringknorpel durch das Lig. conicum hindurch (Verwendung kann ein Spezialtrokar mit aufgesetzter Kanüle finden). Eine reguläre Tracheotomie ist anzuschließen.

Trachealkanülen werden in das Tracheostoma eingesetzt, mit einem Band um den Hals fixiert und sollen täglich gewechselt werden:
- Gebogene **Silber- oder Kunststoffkanülen** mit zur Reinigung herausnehmbarem Innenteil gibt es je nach Verwendungszweck in verschiedenen Größen (◘ Abb.14.29a, b).
- **Lochkanülen**, deren äußere Öffnung man beim Sprechen mit dem Finger verschließt, sowie
- **Sprechkanülen**, die sich bei der Ausatmung durch ein Kläppchen selbst verschließen und so das Sprechen mit der Ausatmungsluft

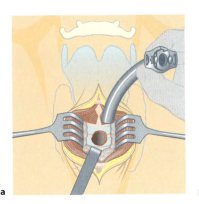
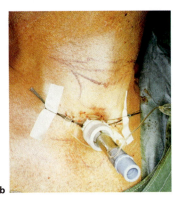

Abb. 4.29a, b. Trachealkanüle. **a** Einsetzen bei der Tracheotomie; **b** Patient mit eingesetzter Beatmungskanüle. Die Kehlkopfstrukturen sind auf die Haut projiziert

gestatten (z.B. bei beiderseitiger Rekurrensparese).
- Extra lange Kanülen für Stenosen in den tiefen Abschnitten der Trachea.
- Kanülen mit aufblasbarer Gummimanschette zum Abdichten der Trachea bei Blutungen, Aspiration oder bei maschineller Beatmung.

Nachbehandlung
Bei Tracheotomierten und Tracheostomaträgern nach Laryngektomie:
- Luft feucht halten, um eine Krustenbildung zu verhindern (Wasserdampf- oder Soleinhalationen).
- Evtl. Einträufeln von Tacholiquin® (Tyloxapol). Bisolvon® (Bromhexin), Mucosolvan® (Ambroxol). Kein Paraffinöl (Gefahr einer »Ölpneumonie«!).
- Trachea und Hauptbronchus steril durch die Kanüle absaugen.

Ein »**erschwertes Décanulement**« kann durch Granulationen, die sich in Höhe eines scheuernden Kanülenendes bilden, durch eine Ringknorpelperichondritis mit nachfolgender subglottischer Stenose (besonders bei Kindern!), durch eine Trachealstenose bzw. eine Tracheomalazie oder durch psychische Faktoren bedingt sein.

> **Wichtig**
> Bei *verstopfter Kanüle* mit Atemnot sofort Kanüle bzw. Kanüleneinsatz herausziehen und neue Kanüle einsetzen.

Für Laryngektomierte ist die Mitarbeit in Selbsthilfegruppen bzw. die Mitgliedschaft im »Bundesverband der Kehlkopflosen« sinnvoll.

4.7 Plastische Chirurgie
Engl. plastic surgery

Plastische Maßnahmen an Kehlkopf und Trachea können durchgeführt werden zwecks:

Bilden einer Neoglottis, chirurgische Stimmrehabilitation
Nach Laryngektomie operativ angelegter Shunt zwischen Trachea und Hypopharynx oder Ösophagusmund (u.U. unter Verwendung einer Ventilprothese) mit dem Ziel, beim Ausatmen im Bereich der Neoglottis eine Stimmbildung zu erreichen, ohne daß beim Schlucken Flüssigkeit oder Speisen in die Trachea gelangen. Das Tracheostoma muß während des Sprechens mit einem Finger oder einem Ventil verschlossen werden.

Wiederherstellung des Speiseweges
Erforderlich nach Resektion des Hypopharynx im Rahmen einer Laryngektomie. Wiederaufbau des Hypopharynx durch einen myokutanen Lappen, freie revaskularisierte Jejunumabschnitte oder einen Unterarmlappen (▶ s. Kap. 20.5).

Anlegen eines plastischen Tracheostoma (primär epithelisiertes Tracheostoma)
Durch gestielte Hautlappen (Transpositionslappen) oder Anteile der Tracheavorderwand oder Vernähen von Haut mit Trachealschleimhaut wird

erreicht, daß zwischen äußerer Haut und Tracheal-schleimhaut kein Wundkanal mit Granulationen bestehen bleibt und die Trachealkanüle nicht zu Gefäßarrosionen führen kann. Das gilt insbesondere, wenn die Tracheotomie tief angelegt werden mußte oder wenn abzusehen ist, daß die Kanüle längere Zeit getragen werden muß. Nach dem Décanulement ist ein operativer Tracheostomaverschluß erforderlich.

Laryngotrachealstenose

Siehe ▶ Kap. 14.2.3

14.8 Phonochirurgie

Engl. phonic surgery

Definition. Operative Verfahren zur Verbesserung der Stimme. Die Indikationsstellung setzt eine exakte phoniatrische Befunderhebung voraus.

Zu den phonochirurgischen Verfahren zählen:
- die Thyreoplastik bei einseitiger Rekurrensparese,
- die endolaryngeale Stimmbandunterfütterung bei einseitiger Rekurrensparese und Internusschwäche,
- die Arytaenoidektomie und Chordektomie sowie Laterofixation bei beiderseitiger Rekurrensparese.

❓ Fragen

- Wann klären Sie eine Heiserkeit mit Hilfe einer Mikrolaryngoskopie und Probeexzision ab (s. S. 249)?
- Welches Therapiekonzept ist bei Larynxtraumen erforderlich (s. S. 257)?
- Wie unterscheiden sich REINKE-Ödem, Kehlkopfpolyp und Sängerknötchen (s. S. 263, 267 u. S. 268)?
- Worin besteht der Unterschied zwischen Intubationsgranulom und Kontaktgranulom (s. S. 257 u. 263)?
- Beschreiben Sie die verschiedenen Formen der Stimmbandlähmung hinsichtlich Ätiologie und laryngoskopischem Befund (s. S. 264)!
- Wie wird die einseitige, wie die beiderseitige Rekurrensparese behandelt (s. S. 266 u. 267)?
- Welche Präkanzerosen des Kehlkopfes kennen Sie (s. S. 269 f)?
- Wie unterscheiden sich supraglottische, glottische und subglottische Karzinome hinsichtlich Symptomatik, Therapie und Prognose (s. S. 270ff)?

E

GK3 5 Ösophagus und Bronchien

GK3 5.1   15   Anatomie und Physiologie   – 283

GK3 5.2   16   Untersuchungsmethoden (Endoskopie)   – 287

GK3 5.3   17   Klinik   – 291

Ösophagus und Bronchien stellen die kaudale Fortsetzung des oberen Aerodigestiv-traktes dar. Sie waren bereits Ende des letzten Jahrhunderts zu einem Teilgebiet der Hals-Nasen-Ohren-Heilkunde durch die Einführung der starren Ösophagoskopie und Tracheobronchoskopie geworden. Die funktionelle Beziehung zu den oberen Luft- und Speisewegen ergibt sich durch dieselbe Schleimhautauskleidung und die ähnliche Ätiologie der Malignome. Mit Einführung der flexiblen Endoskope wurden beide Bereiche zunehmend auch von anderen Fachdisziplinen der Medizin bearbeitet. Zu nennen sind hier die Gastroenterologie, die Abdominalchirurgie, die Pulmonologie, die Pädiatrie und die Intensivmedizin.

Aus der Praxis

Bei der 75jährigen Patientin kam es während der letzten Jahre zu einer zunehmenden Schluckstörung mit Regurgitation von Speise – vor allem im Liegen. Jetzt ist eine Nahrungsaufnahme praktisch nicht mehr möglich. Die Patientin trägt ein Gebiß. Bei der Laryngoskopie zeigt sich ein Speichelsee im Sinus piriformis. Im Breischluck stellt sich ein ZENKER-Divertikel von Faustgröße dar, das Kontrastmittel tritt nur in minimalen Mengen in den Ösophagus über. Nach durchgeführter endoskopischer Divertikelspaltung mit dem CO_2-Laser ist die Patientin beschwerdefrei und kann normal schlucken.

Aus der Praxis

Das 2jährige Kind war zu Hause beim Laufen durch die Wohnung gestürzt. Sofort danach mußte es kurzfristig heftig husten. Der Husten legte sich. Es stellte sich jedoch eine zunehmende Luftnot ein. In der Notfallaufnahme findet sich auskultatorisch ein abgeschwächtes Atemgeräusch über der rechten Lunge. Die Röntgenaufnahme des Thorax zeigt eine überblähte rechte Lunge mit Mediastinalverlegung nach links. Bei der notfallmäßig durchgeführten Tracheobronchoskopie mit starren Endoskopen kann eine den rechten Hauptbronchus verlegende Erdnuß entfernt werden, die zu einem ventilartigen Verschluß bei Exspiration mit Überblähung der Lunge geführt hatte.

Es werden in diesem und im nächsten Kapitel (► Kap. 15 und 18) nur die für das HNO-ärztliche Teilgebiet der Medizin wichtigen Untersuchungsmethoden und Krankheitsbilder abgehandelt.

GK3 5.1 # Anatomie und Physiologie

15.1 Ösophagus – 284
🅰🅱 Ösophagusengen

15.2 Bronchien – 285

15.3 Physiologie – 285

Zur Information

Der Ösophagus ist ein Muskelschlauch, der am Pharynx beginnt und am Magen endet und die aufgenommene Nahrung befördert. Die Länge der Speiseröhre beträgt ca. 23 bis 26 cm.
Die Trachea teilt sich an der Bifurkation in den linken und den rechten Hauptbronchus auf, die sich in der Lunge weiter verzweigen. Störungen können beim Schluckakt auftreten sowie bei der Atmung durch obstruktive Veränderungen.

15.1 Ösophagus (◘ Abb. 15.1a)

Engl. esophagus

Die Speiseröhre, ein 23 bis 26 cm langer Muskelschlauch im Mediastinum, besitzt drei Engen. Die erste (obere) Enge befindet sich in Höhe des Ringknorpels (Ösophagusmund = Ösophaguseingang), die zweite (mittlere) in Höhe der Bifurkation (bedingt durch den kreuzenden Aortenbogen), die dritte (untere) im Bereich der Kardia. Fremdkörper bleiben meist in der ersten Enge stecken; Verätzungen sind im Bereich der Engen am tiefgreifendsten.

Der Ösophagusmund wird durch quere Fasern (Pars fundiformis = KILLIAN-Schleudermuskel) des M. cricopharyngeus gebildet. Darüber liegt an der Hinterwand eine muskelschwache Stelle (KILLIAN-Dreieck), durch die sich die Pharynxschleimhaut nach hinten in das Spatium retropharyngeum vorstülpen kann (ZENKER-Pulsionsdivertikel; ◘ Abb. 17.2). Unterhalb der Pars fundiformis liegt das LAIMER-Dreieck, anatomisch ebenfalls eine muskelschwache Stelle.

Die Ösophaguswand besteht aus Schleimhaut mit nicht verhornendem mehrschichtigen Platten-

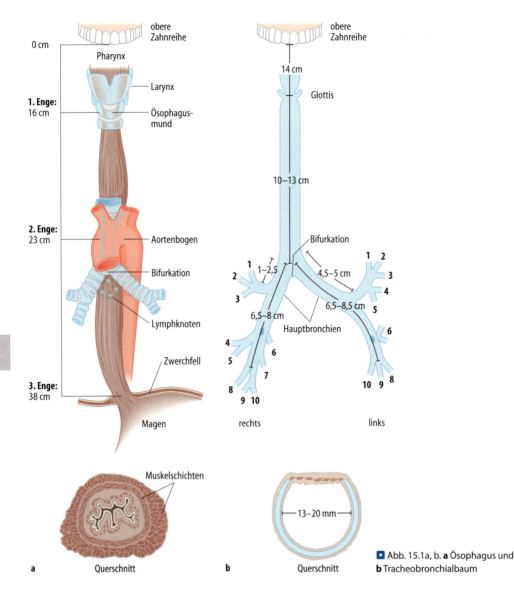

◘ Abb. 15.1a, b. **a** Ösophagus und **b** Tracheobronchialbaum

epithel und Muskulatur (innere Ring- und äußere Längsmuskulatur). Flimmerepithel, das das Sekret in Richtung Kehlkopf transportiert.

15.2 Bronchien

Engl. bronchi

Die Trachea teilt sich an der Bifurkation in den steil verlaufenden rechten Hauptbronchus mit Ober-, Mittel- und Unterlappenbronchus und den flacher verlaufenden linken Hauptbronchus mit Ober- und Unterlappenbronchus (◘ Abb. 15.1b). Weitere Aufteilungen in Segmentbronchien. Die Wände enthalten Knorpelspangen. Die Schleimhaut trägt

15.3 Physiologie

Schluckakt (▶ s. Kap. 9.4)

Lungenfunktion

Für das HNO-Gebiet sind vorwiegend die obstruktiven, weniger die restriktiven Lungenfunktionsstörungen wichtig. Obstruktive Störungen treten auf bei allergischen Erkrankungen im Bereich der Bronchioli (Asthma bronchiale), aber auch durch

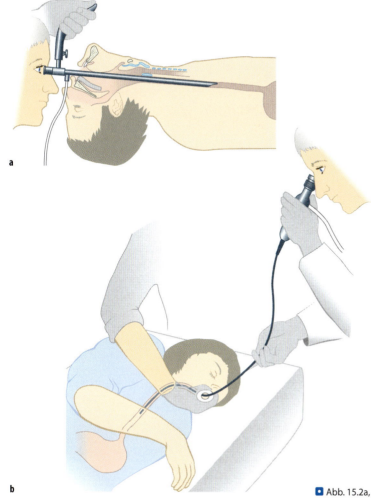

◘ Abb. 15.2a, b. Ösophagoskopie. **a** Starr; **b** flexibel

Verlegung der Atemwege (Schleim, Tumoren, Bronchomalazie und Narbenstenosen).

Funktionsprüfungen

- Im Rahmen der **Spirometrie**, z.B. mit dem inspiratorischen und exspiratorischen TIFFENEAU-Test, ist eine Aussage über den Sitz des Atemwegshindernisses möglich.
- Mit der **Ganzkörperplethysmographie** (Alveolardruck, Volumenfluß) kann außer der Messung des Atemwegswiderstandes (Resistance) differentialdiagnostisch zwischen Asthma bronchiale, Bronchomalazie und starren Stenosen unterschieden werden.
- Die **Blutgasanalyse** (O_2) kann bei gestörter Atmung pathologische Werte ergeben.

❓ Fragen

- Welche Funktion hat der Ösophagus und wie spiegelt sich dies in seinem anatomischen Bau wieder (s. S. 284 u. 285)?
- Wie sind die anatomischen Beziehungen zwischen Ösophagus, Trachea, Bronchien und Aorta (s. S. 284)?
- Beschreiben Sie die drei Engen des Ösophagus (s. S. 284)!
- Wie unterscheiden sich rechtes und linkes Bronchialsystem (s. S. 285)?

16

GK3 5.2 **Untersuchungsmethoden (Endoskopie)**

16.1 **Ösophagoskopie** – 288

GK3 5.2.1 **16.2** **Tracheobronchoskopie** – 288

16.3 **Mediastinoskopie (CARLENS)** – 289

GK3 5.2.2 **16.4** **Bildgebende Verfahren** – 290

Zur Information

Die Untersuchung des Ösophagus erfolgt durch die starre oder flexible Ösophagoskopie.
Entsprechend kann die Trachea endoskopisch (Tracheobronchoskopie) untersucht werden. Bei Verdacht auf Lymphknotenerkrankungen und Tumoren im Bereich des Mediastinums ist zur Abklärung die Durchführung einer Mediastinoskopie möglich. Weitere diagnostische Verfahren sind Röntgenaufnahmen, Röntgenbreipassagen, CT oder MRT sowie die Funktionsuntersuchungen.

16.1 Ösophagoskopie
(◘ Abb. 15.2a, b)

Engl. esophagoscopy

Starre Ösophagoskopie

Sie wird am liegenden Patienten in Intubationsnarkose durchgeführt. Starre beleuchtete Rohre (Ösophagoskope) stehen in verschiedener Länge und Dicke zur Verfügung. Als Lichtquelle wird Kaltlicht verwendet. Bei nach hinten überstrecktem Kopf und in Richtung Mundboden gedrückter Zunge wird das Rohr vorsichtig am Zungengrund entlang geschoben, lädt die Epiglottis auf und gelangt – nach Inspektion des Hypopharynx – hinter den Aryknorpeln in den Ösophaguseingang. Nachdem der Widerstand am Ösophaguseingang mit sanftem Druck überwunden ist, läßt sich das Rohr durch die erste Enge hindurch im Lumen des Ösophagus bis zur Kardia vorschieben. Die Schleimhaut ist rosa, glatt und feucht. Die Länge des oberen Speiseweges zwischen der Zahnreihe und der Kardia beträgt beim Erwachsenen 40–50 cm.

Es kann auch ein pneumatisches Ösophagoskop, durch das Luft in den Ösophagus gepumpt wird, zum Erweitern und zum besseren Inspizieren des Ösophaguslumens Verwendung finden.

Flexible Ösophagoskopie

Zu diagnostischen und therapeutischen Zwecken werden (nicht zur Fremdkörperentfernung!) zunehmend **flexible Fiberglasendoskope** (Fiberskope) verwendet, mit denen auch Magen- und Duodenumuntersuchungen durchgeführt werden können. Die Untersuchung ist für den Patienten weniger belastend und wird in Oberflächenanästhesie bei linker Seitenlage oder im Sitzen vorgenommen.

Pathologische Befunde. Dies sind Wandstarre, Stenosen, Rötung der Schleimhaut, Granulationen, Tumoren, Ulzera, Fibrinbeläge, Varizen, Fremdkörper.

Pathologische Veränderungen werden mit Optiken näher untersucht, Fremdkörper werden entfernt (starres Rohr!), und aus Schleimhautveränderungen können Probeexzisionen durchgeführt werden.

> **Cave**
>
> Gefahr bei der Ösophagoskopie: Durchstoßen der Ösophaguswand (Ösophagusperforation) mit nachfolgender Mediastinitis!

Indikationen zur Ösophagoskopie

- Fremdkörperverdacht
- Tumorverdacht
- Ungeklärte Schluckbeschwerden im Bereich der Speiseröhre
- Kontrolle nach Verätzungen
- Stenoseverdacht
- Ungeklärte Blutungen
- Blutstillung mittels Laser bei Ösophagusvarizen
- Palliative Tumorresektion mittels Laser
- Anlage einer perkutanen endoskopischen Gastrostomie (PEG)
- Stenteinlage bei Stenose, Fisteln und Blutungen

16.2 Tracheobronchoskopie

Engl. tracheobronchoscopy

Starre Endoskopie

Sie wird in Narkose in Form der Beatmungsbronchoskopie am liegenden, relaxierten Patienten vorgenommen. Sauerstoff und Narkosegas werden durch das liegende Rohr zugeführt. Die Bronchoskope haben eine distale Lichtquelle.

Einführen des Bronchoskops durch die Glottis hindurch und Vorschieben in der Trachea bis zur Bifurkation (◘ Abb. 16.1a). Eingehen in den rechten, anschließend in den linken Hauptbronchus und Inspektion aller Bronchialabgänge mit verschiedenen Winkeloptiken.

Flexible Endoskopie

Anstelle der starren Bronchoskope werden zu diagnostischen Zwecken – vor allem auch bei Stenosen, nicht jedoch zur Fremdkörperentfernung – weniger belastende dünne flexible Fiberglasbronchoskope (Fiberskope) in Oberflächenanästhesie eingesetzt. Sie lassen sich durch Nase, Mund oder ein Tracheostoma einführen (◘ Abb.16.1b).

16 · Untersuchungsmethoden (Endoskopie)

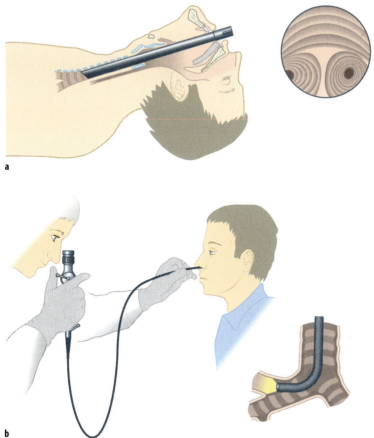

Abb. 16.1a, b. Bronchoskopie. **a** Starr; **b** flexibel

Ein dünnes flexibles Endoskop findet Verwendung zur Schleimhautkontrolle der Trachea bei Langzeitintubation.

Pathologische Befunde. Dies sind Granulationen, Tumoren, Blutungsquellen, Ulzerationen, Fremdkörper.

Indikationen zur Tracheobronchoskopie. Fremdkörperverdacht, Tumorverdacht, Tracheal- und Bronchialstenosen, ungeklärte Blutungen, Nachweis von Schleimhautveränderungen bei spezifischen Entzündungen, Stenteinlage bei Stenosen, Blutungen und Fisteln.

16.3 Mediastinoskopie (CARLENS)

Engl. mediastinoscopy

In Intubationsnarkose wird das Rohr (Mediastinoskop) von einem Hautschnitt im Jugulum aus vorgeschoben, nachdem der tastende Finger vor der Vorderwand der Trachea unter der prätrachealen Faszie einen Weg bis in Höhe der Bifurkation gebahnt hat. Punktion und anschließend Probeexzision aus prä- und paratrachealen Lymphknoten und aus Mediastinaltumoren unter Verwendung des Operationsmikroskops.

Indikationen
- Abklärung von Lymphknotenerkrankungen oder Tumoren des vorderen Mediastinum, z.B. Metastasen eines Bronchialkarzinoms oder eines malignen Lymphoms und Beurteilung der Operabilität des Tumors

- M. BOECK
- M. HODGKIN
- Lymphknotentuberkulose
- Mediastinaltumoren

Cave

Gefäßverletzung und Blutung bei der Probeexzision erfordern gelegentlich eine Thorakotomie, auf die der Operateur vorbereitet sein muß.

16.4 Bildgebende Verfahren

Engl. imaging

Bei Erkrankungen des Ösophagus, des Bronchialbaumes und der Lungen sind unterschiedliche radiologische Untersuchungen (z.B. Röntgenaufnahmen, Röntgenbreipassage oder neuerdings Videofluoroskopie, Computertomogramme, Kernspintomogramme) entsprechend den vorliegenden Symptomen zur Diagnosestellung vor der Ösophagoskopie bzw. der Tracheobronchoskopie indiziert. Lokalisation und Ausdehnung von Trachealstenosen lassen sich am besten im Spiral-Computertomogramm sowie durch Röntgenzielaufnahmen in In- und Expiration darstellen.

❓ Fragen

- Welche Indikationen bestehen heute für die flexible und die starre Endoskopie von Ösophagus und Bronchien und wie werden sie durchgeführt (s. S. 288 f)?

GK3 5.3 **Klinik**

GK3 5.3.1 **17.1 Fremdkörper** – 292
⚡⚡ Fremdkörperaspiration

GK3 5.3.2 **17.2 Verätzungen des Ösophagus** – 293

17.3 Divertikel – 295
⚡⚡⚡⚡⚡ Zenkerdivertikel

GK3 5.3.3 **17.4 Diagnostische Endoskopie** – 296
17.4.1 Ösophagus – 296
17.4.2 Tracheobronchialbaum – 298

Zur Information

Bei der Speiseröhre und der Trachea spielen Fremkörper eine besonders
große Rolle. Verletzungen der Speiseröhre werden häufig durch Verätzungen
verursacht. Außerdem können sich an der Speiseröhre Divertikel bilden.
Tumoren führen zu Luftnot und Dyshagie.

17.1 Fremdkörper

Ösophagusfremdkörper

Sie sitzen meist in der *ersten* Enge des Ösophagus: Fleischbrocken bei zahnlosen Patienten, Münzen bei Kindern, Knochen, Gräten, Zahnprothesenteile, Pfirsichkerne (Abb. 17.1a, b).

Symptome und Befund
- Schmerzen
- Stechen und Druck hinter dem Kehlkopf oder dem Brustbein
- Appetitlosigkeit bei Kindern
- Bei völliger Verlegung des Ösophaguslumens ist das Schlucken von Flüssigkeiten oder Speisen unmöglich
- Hustenreiz durch »Verschlucken« (Eindringen von Speichel in Kehlkopf oder Trachea)
- Die seitliche Röntgenleeraufnahme zeigt schattengebende Fremdkörper oder einen Luftschatten in der Speiseröhre unmittelbar über dem Fremdkörper, da das Lumen des Ösophagus wegen des Fremdkörpers etwas klafft
- Oft Streckhaltung der Halswirbelsäule

✓ Therapie

Ösophagoskopie (starres Rohr!) und endoskopische Fremdkörperentfernung mit entsprechenden Faßzangen unter Sicht des Auges. Zu warnen ist vor blinden Extraktionsversuchen mit sog. Münzenfängern oder dem Versuch, Fremdkörper blind mit Sonden in den Magen zu stoßen.
In der ersten Enge festsitzende und endoskopisch nicht zu lösende Fremdkörper werden durch eine collare Ösophagotomie von außen entfernt.

Komplikation: Ösophagusperforation. Durch spitze Fremdkörper (Knochen, Metallhaken an Prothesen), bei ungeschickten Extraktionsversuchen, bei der Ösophagoskopie oder beim Legen einer Magensonde kann die Ösophaguswand perforiert werden. Mediastinitisgefahr!

Symptome und Befund
- Schmerzen in der Brust und zwischen den Schulterblättern.
- Luftemphysem der verdickten Halsweichteile (Knistern bei Palpation vor allem supraklavikulär).
- Im seitlichen Röntgenbild Fremdkörper direkt (z.B. Knochen) oder indirekt (Fleischbrocken) durch prävertebralen Luftschatten erkennbar. Kann auch Luft im Mediastinum anzeigen. Eine Verbreiterung der prävertebralen Weichteile zeigt eine Entzündung im periösophagealen Gewebe an.
- Die Röntgenbreipassage des Ösophagus mit wasserlöslichem Kontrastmittel läßt durch

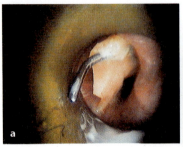
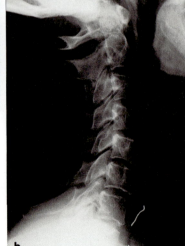

Abb. 17.1a, b. Ösophagusfremdkörper: Zahnprothese.
a Ösophagoskopie;
b Röntgenbild der Halsweichteile seitlich

den Breiaustritt die Perforationsstelle erkennen, am besten mit Hilfe der Röntgenkinematographie.

✔ Therapie

- Liegt die Perforation – wie meist – im Hypopharynx oberhalb des Ösophagusmundes, läßt sie sich von außen leicht erreichen, liegt sie im oberen thorakalen Teil der Speiseröhre, muß die Verletzungsstelle durch kollare Mediastinotomie, bei Verletzungen im tiefen thorakalen Anteil durch eine Thorakotomie freigelegt und vernäht werden. Im Frühstadium und bei kleinen Verletzungen der Ösophaguswand kann man ohne Operation allein mit antibiotischer Behandlung und Ernährung über eine Magensonde auskommen. Abszesse der Halsweichteile sind nach außen zu drainieren.
- Abgekapselte Mediastinalabszesse hinter der Speiseröhre lassen sich endoskopisch durch Schlitzen der Ösophaguswand eröffnen.
- Breitbandantibiotika aus der Gruppe der Penicilline, Cephalosporine und Gyrasehemmer.

Anmerkung: Schleimhautreizungen oder -läsionen des Ösophagus können medikamentenbedingt sein. Tetrazyklinpräparate z.B. sollen mit genügend Flüssigkeit eingenommen werden, um den Ösophagus rasch passieren zu können.

Bronchialfremdkörper

Erste Entfernung eines aspirierten Fremdkörpers durch KILLIAN 1897.

Symptome. Bei Aspiration sind es Hustenanfall, Erstickungsanfall, Stridor. Stechender Schmerz bei spitzen Fremdkörpern.

Befund. Bei Auskultation und mit Hilfe bildgebender Verfahren:
- **Atelektase,** falls Bronchus verschlossen,
- **Überblähung,** falls Ventilverschluß eines Bronchus durch den Fremdkörper. (Der Bronchus weitet sich bei der Inspiration und läßt Luft eintreten).

Dabei häufig auch Verlagerung des Mediastinum. Metallfremdkörper stellen sich im Röntgenbild und bei der Röntgendurchleuchtung dar (u.U. Hilfe

bei der Extraktion). Bei länger liegenden Fremdkörpern eitrige Bronchitis und Granulationsbildung.

Häufigste Fremdkörper. Bei Kindern Erdnußkerne, bei Erwachsenen – vorwiegend im rechten Hauptbronchus – Nadeln, Zahnprothesenteile, Eierschalenteile. Sie werden meist während einer Schreckreaktion aspiriert.

Differentialdiagnose. Bei Ösophagusfremdkörpern (also nicht aspirierten, sondern geschluckten Fremdkörpern) kein Hustenanfall (höchstens Hustenreiz oder Hüsteln durch »Verschlucken«), dafür Schluckbehinderung (**Kehlkopffremdkörper,** ▶ s. Kap. 14.2.2).

✔ Therapie

- Tracheobronchoskopie (starres Rohr!) und endoskopische Entfernung des Fremdkörpers mit verschieden geformten Faßzangen.
- Dabei ergeben sich unter Umständen Schwierigkeiten durch kugelige, das Lumen vollständig verschließende Gebilde, die sich schlecht fassen lassen oder wieder abgleiten. Gefahr des plötzlichen Verschlusses auch des anderen Hauptbronchus (Bolustod!).
- Spitze, in der Wand steckende Nadeln sind mitunter nicht einfach zu entfernen.

Durch länger dauernde bronchoskopische Eingriffe besteht bei Kleinkindern die Gefahr einer Schwellung des lockeren subglottischen Gewebes. Eine anschließende vorübergehende Intubation oder – selten – eine Tracheotomie können dann erforderlich werden.

Wichtig

Jeder plötzliche Hustenreiz beim Kind und eine anhaltende Bronchitis sind zunächst auf eine Fremdkörperaspiration verdächtig und erfordern eine entsprechende diagnostische Abklärung.

17.2 Verätzungen des Ösophagus
Engl. caustic burn of the esophagus

❸ Aus der Praxis

Die Patientin verspürte nach Trinken aus der Flasche einen brennenden Schmerz von der Mundhöhle bis retrosternal, danach entwickelte sie Atemnot und einen Schock. Bei der Inspektion der Mundhöhle fanden sich multiple mit Fibrin belegte Ulzera. Unter dem Verdacht einer Säureverätzung wurde eine Magenspülung und Neutralisation vorgenommen und der Schock intensivmedizinisch behandelt. Nach einer Woche zeigten sich bei der Ösophagoskopie erhebliche Ulzerationen, die eine wochenlange Bougierung erforderlich machten. Jetzt kann die Patientin wieder schlucken, jedoch nur weiche Kost in kleinen Portionen.

Laugen führen zu tiefgreifenden **Kolliquationsnekrosen** = Verflüssigung des Gewebes. **Säuren** führen zu oberflächlichen **Koagulationsnekrosen** = dicke Schorfe.

Häufigste Ätzmittel. Laugen in Bäckereien und bei der Seifenherstellung, Waschmittel, Salmiakgeist, Essigsäure, Salzsäure.

Ursachen
- Versehentlich durch Verwechselung der Flasche.
- Kinder trinken aus nicht gesicherten Flaschen, die Ätzmittel enthalten.
- Suizidale Absicht: Prognostisch ungünstiger, da größere Mengen getrunken werden.

Frische Verätzungen
Der Grad der Verätzung ist abhängig von Menge, Konzentration und Einwirkungsdauer des Ätzmittels.

Symptome. Zunächst brennende Schmerzen in Mund, Rachen und Speiseröhre, Speichelfluß, Brechreiz, evtl. Stridor.

Befund
- **Örtlich:** Die Mund- und Rachenschleimhaut ist in den ersten Stunden gerötet und ödematös geschwollen. Danach bilden sich weiße Fibrinbeläge. Es kann zu einem Kehlkopfödem und zur Atemnot kommen. Aus den Veränderungen der Mund- und Rachenschleimhaut ist im allgemeinen – aber nicht immer! – auf die Schwere der Verätzung im Ösophagus zu schließen. Oft Ätzspuren in der Mundumgebung. Daher **Frühösophagoskopie.**

- **Allgemein:**
  - **Schockzustand**, Intoxikation, Leber- und Nierenschäden, Nierenversagen, Benommenheit
  - **Mediastinitiszeichen** bei Ösophagusperforation: Schmerzen retrosternal und zwischen den Schulterblättern, Mediastinal- und Halsemphysem
  - **Peritonitis** bei Magenperforation: Bauchdeckenspannung, freie Luft im Bauchraum

Verlauf
- Je nach Schwere der Schleimhautschädigung: Bei leichten Verätzungen heilen die Schleimhautläsionen.
- Bei tiefgreifenden Verätzungen mit Zerstörung großer Teile der Schleimhaut bilden sich Ulzera und Fibrinschorfe, nach deren Abstossung es zu einer reparativen Entzündung mit Bindegewebsproliferation, Narbenbildung und später Stenosen kommt.

✅ Therapie
Sofortmaßnahmen:
- Frühösophagoskopie zur Bestimmung der Schädigung.
- Ist die Verätzung nicht länger als 2 h her und bestehen keine Zeichen einer Ösophagus- oder Magenperforation, kann eine Magenspülung mit weichem Schlauch durchgeführt werden. Sie ist vor allem erforderlich, wenn bei einem Suizidversuch zusätzlich Tabletten genommen wurden.
- Reichlich Milch oder Wasser trinken lassen.
- Neutralisation versuchen, wenn viel Ätzmittel getrunken wurde (Suizid) und Behandlung sehr rasch möglich ist (meist nicht sehr effektvoll): Bei Säuren mit Magnesia usta (kein Natriumcarbonat wegen starker Gasbildung), bei Laugen mit verdünnter Essigsäure, Zitronen- oder Orangensaft (neutralisierende Wirkung auch des Magensaftes!).
- Schockbekämpfung mit Infusionen (Auffüllen des Kreislaufs mit Volumenersatzmitteln) und Korrektur des Säure-Basen-Haushaltes.
- Kortikosteroide i.v. bei stärkergradigen Schädigungen.
- Antibiotika als Infektionsschutz, Analgetika, Sedativa. Gegebenenfalls Behandlung von Leber- und

17 · Klinik

Nierenschäden. Intubation bei Bewußtlosen, Tracheotomie bei Larynxödem.

Nach 8 Tagen:
- Kontrollösophagoskopie zur Inspektion der Schwere der Schleimhautveränderungen und des Heilungsverlaufes.
- Bei fehlenden Schleimhautschäden Therapie absetzen.
- Bei Fibrinschleiern und geringen Ätzspuren weiter Antibiotika und Kortikosteroide (per os) zur Verhütung von stärkeren Bindegewebsproliferationen und Narbenbildungen.
- Bei Schleimhautulzerationen, bei denen nachfolgend mit narbigen Stenosierungen zu rechnen ist, täglich Einführen eines weichen Magenschlauches während einiger Wochen (Frühbougierung, um das Lumen zu erhalten).
- Wöchentliche Kontrolle der Schleimhautveränderungen durch Ösophagoskopie (flexible Endoskope), später durch Röntgenbreipassagen (Röntgenkontrastdarstellung des Ösophaguslumens).

Narbenstenosen

Spätfolgen. Spätfolgen einer Verätzung nach ungenügender Behandlung oder unterlassener Frühbougierung: **Stenosen**, häufig ringförmig und im Bereich der zweiten Ösophagusenge oder nur fadenförmiges Lumen über längere Ösophagusabschnitte.

Symptome
- Wenige Wochen nach der Verätzung zunehmende Schluckbehinderung und Abmagerung.
- Plötzlicher Stopp, wenn sich Speise vor die Stenose legt.

Diagnose. Durch **Röntgenbreipassage**, bei der sich Sitz und Ausdehnung der Stenose nachweisen lassen und durch **Ösophagoskopie** zur Entfernung vor der Stenose sitzender Fremdkörper und zur Feststellung der Weite des Ösophaguslumens.

✔ Therapie
Sondieren der Stenose und Aufbougieren des Lumens:
- Während der diagnostischen Ösophagoskopie Beginn der Bougierung unter Sicht des Auges mit Vollbougies, die bei genügender Weite des Ösopha-

gus in den folgenden Tagen mit jeweils dickeren Bougies ohne erneute Ösophagoskopie fortgesetzt werden kann bis zu einem Bougiedurchmesser von 1,5 cm bei Erwachsenen (45 Charrière) und 1 cm bei Kindern (30 Charrière).
- Bei hochgradigen Stenosen Bougieren mit Hohlbougies über einen Faden: Der 8 m lange Leitfaden, der vorn mit einem Bleikügelchen beschwert ist, wandert durch die Stenose bis in den Darm. Über den so im Darm fixierten Faden werden während einiger Wochen täglich Hohlbougies von zunehmender Dicke geschoben (Dauersondenbehandlung). Vorteil: Keine Perforationsgefahr. Später – nach Abschneiden des Fadens, der dann durch den Darm abgeht – Umstellung auf Vollbougies und – wenn möglich – Durchführen der weiteren Bougierung durch den Patienten selbst über längere Zeit. Der Faden kann auch nach Passage der Stenose durch ein Gastrostoma zum Magen herausgeleitet werden. Es läßt sich dann vom Magen aus eine »retrograde Bougierung« mit Hohlbougies durchführen.
- Bei narbigem Verschluß Ösophagusersatz durch Magenhochzug oder Jejunuminterponat.
- Stenosen des Pylorus erfordern Eingriffe durch den Chirurgen (Gastroenterostomie).

17.3 Divertikel
Engl. diverticulum

Entstehung. Infolge spastischer Muskelkontraktionen und hastiger Eßgewohnheiten kommt es zur sackartigen Vorwölbung der Schleimhaut des Hypopharynx an der muskelschwachen Stelle der Hinterwand (»KILLIAN-Dreieck«) zwischen der Pars obliqua und der Pars fundiformis (KILLIAN-Schleudermuskel) des M. cricopharyngeus (Anteil des M. constrictor pharyngis inferior). Dieses Pulsionsdivertikel (ZENKER, ◙ Abb. 17.2a, b) ist also eigentlich ein **Hypopharynxdivertikel** und kein Ösophagusdivertikel.

Symptome
- Die geschluckte Speise bleibt im Hals stecken und wird nach dem Essen unverdaut regurgitiert.
- Fauliges Aufstoßen.
- Betroffen sind fast stets ältere Menschen.

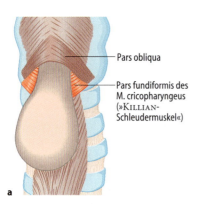
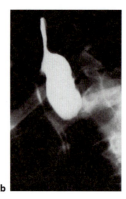

Pars obliqua

Pars fundiformis des M. cricopharyngeus (»KILLIAN-Schleudermuskel«)

 Abb. 17.2a, b. ZENKER-Pulsionsdivertikel. a Schema; b Röntgenbild mit Kontrastmittel

- Je größer das Divertikel ist, desto weniger Speise gelangt in den Ösophagus, da der gefüllte Divertikelsack die Speiseröhre zudrückt.

Befund und Diagnose
- Beim Spiegeln des Kehlkopfes oft schaumiger Speichel in den Recessus piriformes beiderseits.
- Röntgenbreipassage des Ösophagus: Das Divertikel füllt sich mit Kontrastmittel an.

Therapie
- Divertikeloperation von außen (Zugang am Vorderrand des linken M. sternocleidomastoideus): Abtragen oder – allerdings nur bei kleinen bis kirschgroßen Divertikeln möglich – Einstülpen des Divertikelsackes. Die Fasern des Schleudermuskels und der angrenzenden Ringmuskulatur sollen in jedem Fall durchtrennt werden (Myotomie), um Divertikelrezidiven vorzubeugen.
- Endoskopische Schwellendurchtrennung nach A. SEIFFERT: Sie wird bevorzugt durchgeführt. Einstellen der Divertikelschwelle im Ösophagoskop und Durchtrennen der Schwelle bis auf den Divertikelboden mit einer geraden Schere oder heute mit dem CO_2-Laser. Kleinerer Eingriff, jedoch Gefahr der Blutung eines in der Schwelle verlaufenden Gefäßes und der Eröffnung des Mediastinum.

Anmerkung. **Traktionsdivertikel** (zipfelige Ausziehung) des Ösophagus durch narbige Verwachsung mit mediastinalen Lymphknoten bedürfen im allgemeinen keiner Behandlung. Keine Dysphagie.

Selten kommen postentzündliche narbige Membranstenosen (Webs) der Ösophagusschleimhaut zur Beobachtung.

17.4 Diagnostische Endoskopie

17.4.1 Ösophagus

Engl. esophagus

Außer bei der Suche nach Fremdkörpern oder dem Nachweise von Verätzungsfolgen wird eine Ösophagoskopie durchgeführt zur Diagnosesicherung bei Verdacht auf Tumoren oder einen Kardiospasmus (zusammen mit der Manometrie) und zur Abklärung von Blutungen aus dem oberen Speiseweg.

Tumoren
Meist **Plattenepithelkarzinome**, am häufigsten im Bereich der physiologischen Engen, vorwiegend bei älteren Männern.

Symptome
- Zunehmende Schluckschmerzen und Schluckbehinderung, bis der Patient nur noch flüssige Nahrung zu sich nehmen kann,
- Blutbeimengungen im Speichel,
- Gewichtsabnahme und
- nicht selten Rekurrensparese.

Diagnose
- Röntgenbreipassage: Füllungsdefekt, Stenose, die sonst glatte Ösophaguswand erscheint höckerig.
- Ösophagoskopie (▶ s. Kap. 16.1): Starre Enge mit leicht blutenden höckerigen Granulationen, aus denen eine Probeexzision durchgeführt wird.
- Computertomogramm, Kernspintomogramm.

✓ Therapie

Chirurgisch:
- Mittleres/unteres Drittel: Ösophagektomie, Passagewiederherstellung mit Magen- oder Dickdarmhochzug, direkte Anastomosierung.
- Oberes Drittel: Ösophagektomie und Laryngektomie oder alleinige Strahlentherapie, evtl. in Kombination mit Chemotherapie, z.B. 5-Fluorouracil, Etoposid und Cisplatin.

Palliativ:
- Endoskopische Tumorabtragung per Laser. Evtl. in Kombination mit Afterloading-Bestrahlung.
- Einlage von Endoprothesen bzw. Stentimplantation zur Freihaltung der Passage oder Abdichtung einer ösophagotrachealen Fistel.
- Anlage einer PEG (perkutane endoskopische Gastrostomie-Sonde) bzw. laparoskopische Anlage einer Jejunum-Nährsonde.

Prognose. Die Prognose der Ösophaguskarzinome ist allgemein schlecht. Die 5-Jahresüberlebensrate beträgt 10–25% nach »kurativer« Tumorresektion. Im Mittel besteht 1 Jahr lokale Symptomfreiheit nach palliativer Radiotherapie.

Differentialdiagnose

- **Dysphagia lusoria:** Schluckbeschwerden, bedingt durch eine A. lusoria. Der abnorme Verlauf der aus dem Aortenbogen links entspringenden rechten A. subclavia zwischen Wirbelsäule und Ösophagus führt zu einer röntgenologisch und ösophagoskopisch nachweisbaren pulsierenden Einengung des Ösophaguslumens. Arteriographie!
- **Ösophagitis:** Die Ösophagoskopie ergibt bei **Soorbefall** nach langer antibiotischer Behandlung weiße Beläge, bei **Refluxösophagitis** infolge einer gleitenden Hiatushernie mit Kardiainsuffizienz flache, weißlich belegte, leicht blutende Ulzerationen im unteren Ösophagusabschnitt (peptische Geschwüre durch aufsteigenden sauren Magensaft).

Gastroösophagealer Reflux. Steigt der saure Magensaft bis zum Kehlkopfeingang, kann es zu einer chronischen Laryngitis mit Ausbildung eines Kontaktgranuloms kommen. Nachweis des gastroösophagealen bzw. gastrolaryngealen Refluxes durch pH-Metrie und Omeprazol-Test.

✓ Therapie

- Antazida, Säuresekretionshemmer (Ranitidin®), Protonenpumpenhemmer (Omeprazol),
- Fundoplicatio bei therapieresistenten Fällen,
- Schlafen mit erhöhtem Oberkörper.

Massive Blutungen stammen aus **Ösophagusvarizen** bei Leberzirrhose und werden mit einer Ballonsonde gestillt oder bei einer Notfallendoskopie sklerosiert bzw. mit dem Laserstrahl verödet.

Kardiospasmus

Engl. cardiospasm

Definition. Unvermögen zur reflektorischen Erschlaffung des muskulären Verschlußapparates der Kardia beim Schluckakt.

Ursache. Bisher nicht restlos geklärt. Neuromuskuläre Störung? Degenerative Veränderungen im Auerbach-Plexus (Achalasie).

Symptome. Magendruck, krampfartige Beschwerden, Schluckbehinderung, Dysphagie, Abmagerung.

Befund

- Bei der **Röntgenbreipassage:** Erweiterung des Ösophaguslumens oberhalb der Kardia, Breistopp und nur langsame Entleerung durch die enge Kardia. Überall glatte Wandkonturen.
- Bei der **Ösophagoskopie:** Glatte Schleimhaut, unterer Ösophagus weit, Kardia eng. Manometrie zeigt stark erhöhte Drucke. Besonders auf Zeichen eines **Kardiakarzinoms** achten: Tumorgranulationen, Starre des engen Ösophagusabschnittes, Steifheit der Ösophaguswand.

✓ Therapie

- Spasmolytika oft ohne Erfolg, dann
- Dehnen der Kardia mit dicken quecksilbergefüllten Gummischläuchen oder – intensiver – mit dem STARCK-Dilatator (Spreizinstrument) oder einer Ballonsonde (pneumatische Dilatation).
- Bei Rezidiven operativ: Laparotomie und Myotomie.

17.4.2 Tracheobronchialbaum

Engl. tracheobronchial System

Die diagnostische Tracheobronchoskopie dient neben der Fremdkörpersuche vor allem der Biopsie bei Verdacht auf Bronchialtumoren oder spezifische Schleimhauterkrankungen sowie zur Abklärung von Blutungen aus den tiefen Luftwegen.

Tumoren

- Gutartige Tumoren: vorwiegend Adenome
- Bösartige Tumoren: meist Karzinome (das Bronchialkarzinom ist beim Mann das häufigste Organkarzinom! Zigarettenraucher!)

Symptome. Zunächst uncharakteristisch. Bei zunehmender Bronchuseinengung und Sekretstauung mit Infektion bronchitische und pneumonische Zeichen, Husten, Auswurf, Thoraxschmerzen, später Dyspnoe, pfeifende Atmung. Hämoptoe (häufig auch bei Adenomen).

Diagnose. Durch:

- Röntgenuntersuchung einschließlich Bronchographie
- Computertomographie bzw. Kernspintomographie und Szintigraphie
- Tracheobronchoskopie: Absuchen der Trachea, aller Bronchien und Abgänge sowie Verzweigungen mit vergrößernden Geradeaus- und Winkeloptiken oder flexiblen Endoskopen
- Absaugen von Bronchialsekret (u.U. nach bronchoalveolärer Lavage) zur zytologischen und bakteriologischen Untersuchung
- Entnahme von Gewebeproben mit schlanken und flexiblen Probeexzisionszangen zur histologischen Untersuchung

Befund

- **Adenom:** gestielt, oberflächlich glatt oder uneben, glänzend, tiefrot (Blutungsgefahr!), Schleimhaut weitgehend intakt (**DD:** Intratracheale Struma)
- **Plattenepithelkarzinom:** mehr flächenhaftes Wachstum, kleinhöckerig, granulierend, feste Konsistenz, grauweiß
- **Kleinzelliges Bronchialkarzinom:** Konsistenz weicher, Farbe rötlich und Blutungsneigung

✔ Therapie

Operation (bei gutartigen Tumoren evtl. endoskopische Abtragung bzw. Laserchirurgie) oder Bestrahlung. Einzelheiten siehe in internistischen und chirurgischen Lehrbüchern.

Schleimhauterkrankungen

Bronchoskopiebefund. Bei:

- **Tuberkulose:** gelbliche Granulationen und Ulzerationen, später stenosierende Narben, bei tuberkulösen Lymphknoten kommt es zur Kompression des Bronchuslumens oder zur Perforation in den Bronchus.
- **Sarkoidose** (M. BOECK): gelbliche Knötchen oder Plaques mit Granulationen auf der Schleimhaut.

❓ Fragen

- Wie machen sich Ösophagusfremdkörper, wie Bronchialfremdkörper klinisch bemerkbar und welche therapeutischen Massnahmen sind erforderlich (s. S. 292 f u. 293)?
- Welches Stufenschema der Behandlung von Ösophagusverätzungen kennen Sie (s. S. 294 f)?
- Wie unterscheiden sich Tumoren, Entzündungen und Kardiospasmus des Ösophagus (s. S. 296 f)?
- Welche Symptome treten bei der Refluxkrankheit auf und wie wird sie behandelt (s. S. 297)?
- Schildern Sie die Pathophysiologie der Ösophagus- und Hypopharynxdivertikel und deren Therapie (s. S. 295 f)!
- Beschreiben Sie die Symptomatik und Behandlung des ZENKER-Divertikels (s. S. 296)!
- Wo sind Fremdkörper im Ösophagus am häufigsten lokalisiert (s. S. 292)?
- Wie kommt es zur Ösophagusperforation und wie muß diese behandelt werden (s. S. 292)?
- Bei welchen Symptomen besteht Verdacht auf Fremdkörperaspiration (s. S. 293)?
- Wie klären Sie eine Refluxösophagitis ab (s. S. 297)?

F

GK3 6 Hals

GK3 6.1   18   Anatomie   – 301

GK3 6.2   19   Untersuchungsmethoden   – 305

GK3 6.3   20   Klinik   – 309

Die Halsregion als Verbindung zwischen Kopf und Thorax umfaßt mehrere Strukturen, die von unterschiedlichen medizinischen Fachdisziplinen betreut werden. Neben den Halsweichteilen spielen die Wirbelsäule mit Gelenken und Muskulatur sowie das Rückenmark eine wichtige Rolle. Außer Erkrankungen des Lymphabflußsystems bei Kopf-Hals-Tumoren und entzündlichen Prozessen manifestieren sich maligne Lymphome, Fisteln und Zysten. Funktionelle Störungen der Halswirbelsäule mit und ohne morphologische Veränderungen finden sich in großer Zahl nach Schleudertraumen ebenso wie Frakturen.

Aus der Praxis

Bei dem achtjährigen Kind war vor 4 Jahren eine schmerzlose Schwellung oberhalb des Kehlkopfes aufgefallen, die sich in der Folgezeit entzündete. Nach Abszeßspaltung und antibiotischer Behandlung verblieb eine Fistel, die chirurgisch exstirpiert wurde. Nach nur wenigen Wochen stellte sich erneut eine Fistel ein, die sich trotz intensiver Lokaltherapie nicht verschloß. Bis heute wurden daher drei weitere Exstirpationsversuche erfolglos vorgenommen. Bei Darstellung im Röntgenbild und Kontrastmittelfüllung zeigt sich eine mediane Halsfistel, die durch den Zungenbeinkörper bis in den Zungengrund reicht. Nach kompletter Resektion der Fistel unter Einschluß des Zungenbeinkörpers heilt der Prozeß vollständig aus.

Aus der Praxis

Eine 45jährige Frau stellt sich erstmals mit Schwellungen im lateralen Halsbereich beiderseits vor. Die HNO-Spiegeluntersuchung ist unauffällig. Im Ultraschall-B-Scan zeigen sich multiple Lymphknoten im Bereich der Halsgefäßscheide, submandibulär und retroaurikulär. Eine entnommene Biopsie zeigt ein malignes Non-HODGKIN-Lymphom, das nach Komplettierung des Stagings chemotherapeutisch behandelt wird.

GK3 6.1 # Anatomie

18.1 **Muskulatur** – 302

18.2 **Große Halsgefäße und Nerven** – 302

18.3 **Lymphknoten** – 303

Zur Information

Der Hals ist ein Bindeglied zwischen Kopf und Stamm. Zwischen der Halsmuskulatur und dem Bindegewebe verlaufen lebenswichtige Gefäße und Nerven. Ein besonderes Kennzeichen dieser Region sind die vielen Lymphknoten, die bei der Erkennung von Erkrankungen im Kopf-Hals-Bereich von Bedeutung sind.

18.1 Muskulatur

Engl. muscular system

Der **M. sternocleidomastoideus**, der vom Brust- und Schlüsselbein schräg zum Warzenfortsatz zieht, grenzt das vordere vom seitlichen Halsdreieck ab (Regio cervicalis anterior mit Trigonum submandibulare und Trigonum caroticum, Regio cervicalis lateralis mit Trigonum omoclaviculare).

Prälaryngeale Muskulatur. M. sternothyroideus, M. thyrohyoideus, M. sternohyoideus, M. omohyoideus.

Die *Halsfaszien* (oberflächliche, mittlere, tiefe) umgeben Muskeln, Gefäßnervenstränge und Halseingeweide.

Spatium parapharyngeum und **Spatium retropharyngeum** (▶ s. Kap. 9.2).

18.2 Große Halsgefäße und Nerven

Sie verlaufen mit ihren Ästen unter den Muskeln (außer der V. jugularis externa; ◨ Abb. 18.1).

Die **V. jugularis interna** mit V. facialis, V. retromandibularis und V. thyroidea superior. Die V. jugularis interna und die oberflächlich durch das seitliche Halsdreieck laufende V. jugularis externa münden in die V. subclavia. Der Ductus thoracicus endet im Winkel zwischen der linken V. jugularis interna und der linken V. subclavia. Rechts und links im Winkel münden außerdem die Lymphabflüsse aus dem Kopf-Hals-Bereich über die Trunci jugulares dexter et sinister in das venöse System.

Die **A. carotis communis** teilt sich am Sinus caroticus (Pressorezeptoren) in die A. carotis interna und die A. carotis externa mit den von ihr im Halsbereich abgehenden Ästen: A. thyroidea superior, A. pharyngea ascendens, A. lingualis, A. facialis und A. occipitalis. In der Karotisgabel liegt das Glomus caroticum (Chemorezeptor).

Mit und *unter* den Gefäßen ziehen der **N. vagus (X)** – in der Abbildung VI.1 gestrichelt auf der V. jugularis interna eingezeichnet – aus dem Foramen jugulare kommend in den Brustraum und der **Truncus sympathicus** (Grenzstrang mit Ganglion stellatum).

Der **N. hypoglossus** verläuft lateral der A. carotis ext. durch das Trigonum submandibulare zur Zungenmuskulatur.

Die **A. vertebralis** zieht durch die Foramina transversaria der Halswirbel nach oben und dann über den Atlasbogen nach vorn zum Circulus arteriosus cerebri (WILLISII), ohne Halsäste abzugeben.

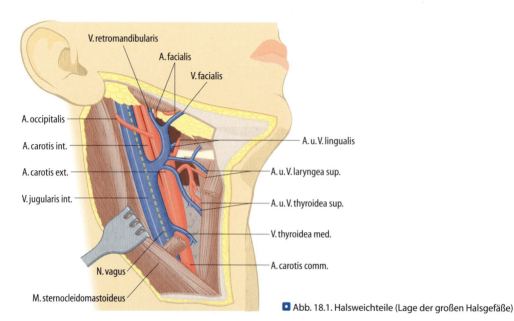

◨ Abb. 18.1. Halsweichteile (Lage der großen Halsgefäße)

Im Trigonum submandibulare kann die **Gl. submandibularis** getastet werden.

18.3 Lymphknoten

Große Bedeutung für die Erkennung und Behandlung von Erkrankungen, insbesondere auch für **Malignome** im Kopf-Hals-Bereich und ihre Metastasierung haben die Lymphabflußgebiete im seitlichen Halsbereich.
Vergrößerte regionäre Lymphknoten sind zu tasten (Abb. 18.2):

- **im Parotisbereich** *a* bei Erkrankungen des äußeren Gehörgangs und der Kopfhaut (Nodi lymphatici parotidei),
- **auf dem Warzenfortsatz** *b* bei Erkrankungen der Ohrmuschel und der Kopfhaut (Nodi lymphatici retroauriculares),
- **hinter dem M. sternocleidomastoideus** *c* im Nacken (nuchal) bei Erkrankungen der Kopfhaut, der Gl. parotidea und des Nasopharynx (Nodi lymphatici cervicales superficiales),
- **vor dem M. sternocleidomastoideus** *d* im Venenwinkel unterhalb des Kieferwinkels und auf der Gefäßscheide bei Erkrankungen der Nasennebenhöhlen, der Tonsillen, der Gl. parotidea, des Zungengrundes, des Hypopharynx und des Kehlkopfes (Nodi lymphatici cervicales profundi mit dem unter dem M. digastricus liegenden Nodus jugulodigastricus). Über diese Lymphknoten Hauptabfluß aus dem Kopf-Hals-Gebiet – einschließlich Schilddrüse,
- **submental und submandibulär** *e* bei Erkrankungen der vorderen Zunge, des Mundbodens, der Lippen, der Wange, der Nasennebenhöhlen und bei Zahnwurzelerkrankungen (Nodi lymphatici submentales bzw. submandibulares),
- **prä- und paratracheal** *f* bei Erkrankungen der subglottischen Region und der Trachea (Nodi lymphatici praelaryngeales bzw. tracheales),
- **supraklavikulär** *g* in der Fossa supraclavicularis (Nodi lymphatici supraclaviculares) bei Erkrankungen des Brustraumes (linke Lunge Abfluß nach rechts außer linker Oberlappen; supraklavikulär links auch Metastasen eines abdominellen oder genitalen Karzinoms = VIRCHOW-Drüse, Mündung des Ductus thoracicus).

❓ Fragen
- Welche Lymphknotengruppen werden am Hals unterschieden (s. S. 303)?
- Welche anatomischen Strukturen finden sich in der Halsgefäßscheide (s. S. 302)?
- Wie verlaufen N. vagus, N. recurrens, N. hypoglossus und N. accessorius nach ihrem Durchtritt durch die Schädelbasis (s. S. 302)?

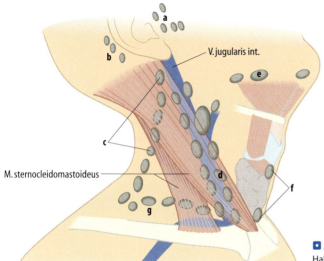

Abb. 18.2. Topographie der Lymphknoten im Halsbereich (*a–g*, s. Text)

GK3 6.2 # Untersuchungsmethoden

GK3 6.2.1 **19.1** **Inspektion der Halsstrukturen** – 306

GK3 6.2.2 **19.2** **Palpation** – 306

19.3 **Gewebeentnahme** – 306

GK3 6.2.3 **19.4** **Bildgebende Verfahren** – 307

Zur Information

Die Diagnostik des Halses beinhaltet die Inspektion und Palpation des Halses, die oft schon eine erste Differenzierung von Krankheitsbildern erlauben. Weitere Untersuchungsmaßnahmen sind die Gewebeentnahme und bildgebende Verfahren wie Ultraschall Röntgenaufnahmen, Szintigraphie, CT, MRT und das moderne PET-Verfahren.

> **Wichtig**
>
> Eine exakte klinische Untersuchung der tributären Gebiete (Quellgebiete) von Kopf und Hals ist Voraussetzung für die Bewertung von Halslymphknotenschwellungen.

19.1 Inspektion der Halsstrukturen

Beim Gesunden sind Halslymphknotenschwellungen – außer gelegentlich bei Kindern und sehr schlankem Hals – nicht zu sehen. **Sichtbare Lymphknoten entsprechen also meist einem krankhaften Zustand.** Zu achten ist bei der Inspektion weiter auf Verdickungen oder Knotenbildungen der Schilddrüse, der submandibulären und submentalen großen Speicheldrüsen, auf Fistelöffnungen, auf halbkugelartige Vorwölbungen im Bereich der Gefäßscheide oder vor dem Zungenbein, die Halszysten entsprechen können, sowie auf Laryngozelen.

19.2 Palpation

Zu tasten ist **bimanuell seitenvergleichend** und bei entspannter Haut. Die Untersuchung erfolgt sowohl von vorn als möglichst auch von hinten am sitzenden Patienten (◘ Abb. 19.1a, b), der den Kopf etwas vorneigen soll. Getastet wird von submental zum Kieferwinkel, danach an der Gefäßscheide entlang zum Jugulum, wobei der Kopf etwas zur Gegenseite gedreht wird, anschließend supraklavikulär und schließlich hinter dem M. sternocleidomastoideus und im Nacken.

Zu achten ist auf Anzahl, Größe (Angabe in cm), Druckschmerz, Verschieblichkeit, Anordnung und Konsistenz der Lymphknoten (**Fixation spricht für Malignität!**).

19.3 Gewebeentnahme

- **Nadelbiopsie, Feinnadelbiopsie und zytologische Untersuchung:** Die Ergebnisse sind wegen der nur geringen Materialmengen oft nicht aussagekräftig. Verwertbar nur bei positivem Ergebnis.

> **Wichtig**
>
> *Probeexzision (Biopsie):* Sie ist die sicherste diagnostische Maßnahme und sollte bei allen länger als vier Wochen bestehenden Lymphknotenvergrößerungen durchgeführt werden.

Entweder wird ein Teil eines Lymphknotens, besser aber noch ein ganzer Lymphknoten mit Kapsel und angrenzendem Gewebe exstirpiert und zur histologischen und immunologischen Untersuchung gegeben (**Cave:** N. accessorius im seitlichen Halsdreieck!).

- **Skalenusbiopsie** (DANIELS): Hierbei werden in örtlicher Betäubung präskalenische Lymphknoten mit dem Fettgewebe im Winkel zwischen V. jugularis interna und V. subclavia unmittelbar über der Clavicula (Trigonum

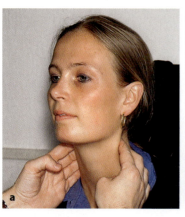
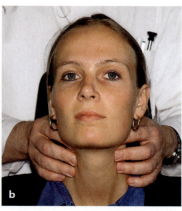

◘ Abb. 19.1a, b. Palpation der Halsweichteile.
a Von vorne; **b** von hinten

omoclaviculare) entfernt (links **Cave:** Ductus thoracicus!).

Indikation. Bei Verdacht auf Sarkoidose oder M. HODGKIN. Bei Karzinom der Lunge, der Brustdrüse, des Bauchraumes und der weiblichen Genitalorgane bereits bei Verdacht auf Metastasen, auch wenn noch keine Halslymphknoten palpabel sind.

19.4 Bildgebende Verfahren
Engl. imaging

Röntgenaufnahme
Röntgenuntersuchungen im Halsbereich werden zur Darstellung der Halswirbelsäule (in 4 Ebenen) und bei Kehlkopf- und Trachealerkrankungen (a.p. und seitlich; ▶ s. Kap. 13.4) und bei Fremdkörpern durchgeführt. In Verbindung mit einer Kontrastmittelfüllung werden sie zur Fisteldarstellung verwendet.

Lymphographie, Szintigraphie
Lymphoszintigraphie (indirekte Methode). Radionuklide werden nach Injektion lymphogen resorbiert, in den regionären Lymphknoten gespeichert und im Lymphoszintigramm nachgewiesen. Heute ist diese Methode vor allem zum Nachweis des **Sentinel-Lymphknotens** bei malignen Melanomen in Gebrauch, um den bevorzugten Abfluß darzustellen und diese Lymphknoten gezielt zu exstirpieren.

Sonographie
- Ultraschall-B-Mode-Untersuchungen werden bei der Suche nach Lymphknotenmetastasen und bei der Verlaufsbeobachtung der Lymphknotenveränderungen während und nach der Strahlentherapie bzw. der Radiochemotherapie eingesetzt
- Möglichkeiten der **ultraschallgesteuerten Feinnadelbiopsie**
- Nachweis von **Wandinfiltrationen der A. carotis**
- Gute Darstellung von Halszysten
- Schilddrüsenveränderungen

Computertomographie
Bestimmung der Ausdehnung solider und zystischer Tumoren und vergrößerter Lymphknoten. 3D-Rekonstruktionsverfahren (▶ s. Kap. 2.6.3); Beziehung und Lage zu den großen Halsgefäßen.

Kernspintomographie
- Derzeit beste Darstellung der Halsweichteile (Tumoren, Metastasen, Lymphome, Speicheldrüsen, große Halsgefäße)
- Lage und Ausdehnung sowie Differenzierung pathologischer Befunde

Untersuchung der Gefäße
- **Angiographie** (digitale Subtraktionsangiographie): Darstellung der Gefäßverläufe und Gefäßveränderungen bzw. des Blutflusses. Embolisation bei Glomus-caroticum-Tumor.
- **Ultraschalluntersuchung** (DOPPLER-Technik) zum Nachweis der Karotisdurchströmung bei stenosierenden Gefäßerkrankungen sowie der Wandinfiltration bei Malignomen, Jugularisthrombose, Glomus-caroticum-Tumor.
- **MRA (Magnet-Resonanz-Angiographie)** zur Beurteilung der Halsgefäße und der Vaskularisation pathologischer Prozesse (◧ Abb. 20.2).

Positronenemissionstomographie (PET)
Nachweis des lokal durch einen malignen Tumor oder seine Metastasen erhöhten Glukosestoffwechsels mit Messung der durch radioaktiv markierte Glukose emittierten Positronen in zweidimensionaler Tomographietechnik. Wird zur Primärtumorsuche bei CUP-Syndrom (▶ s. Kap. 20.4.4) und zur Rezidivkontrolle eingesetzt. Hörcortex ▶ s. Kap. 2.6.4.

? Fragen

- Welche Untersuchungsmethode weist die höchste Sensitivität, welche die höchste Spezifität zur Erfassung und Abklärung vergrößerter Lymphknoten auf (s. S. 306 u. 307)?
- Was versteht man unter Lymphographie und bei welchem Krankheitsbild findet sie heute im Kopf-Hals-Bereich Anwendung (s. S. 307)?
- Was versteht man unter einer Skalenusbiopsie (s. S. 306)?
- Beschreiben Sie Indikation und Durchführung der Mediastinoskopie (s. S. 289)!
- Welche Verfahren sind zur Darstellung und Beurteilung der großen Halsgefäße sowie gefäßreicher pathologischer Prozesse geeignet (s. S. 307)?
- Welche Aussagekraft besitzt die Feinnadelbiopsie (s. S. 306)?

20

GK3 6.3   # Klinik

GK3 6.3.1   **20.1**   **Fehlbildungen**   **– 310**
❷❷❷ Mediane Halszysten
❷❷❷❷❷ Laterale Halszysten

GK3 6.3.2   **20.2**   **Entzündungen**   **– 311**
20.2.1   Lymphknotenhyperplasie   – 311
20.2.2   Unspezifische Lymphadenitis colli   – 311
20.2.3   Spezifische Lymphadenitis colli   – 311

20.3   **Verletzungen**   **– 312**

GK3 6.3.3   **20.4**   **Tumoren**   **– 313**
20.4.1   Benigne Tumoren und tumorartige Neubildungen   – 313
20.4.2   Lymphknotenmetastasen   – 315
20.4.3   CUP-Syndrom (Carcinoma with Unknown Primary)   – 316
20.4.4   Maligne Lymphome   – 316
20.4.5   Weichteilsarkome   – 317

GK3 6.3.4   **20.5**   **Plastische Chirurgie**   **– 317**

20.6   **Schilddrüse**   **– 318**

Zur Information

Erkrankungen im Halsbereich sind Fehlbildungen, Entzündungen, vor allem
der Lymphknoten sowie Verletzungen und Tumoren. Bei Verletzungen können
außer dem Binde- und Muskelgewebe auch lebenswichtige Gefäße und Nerven
betroffen sein, die zu lebensbedrohlichen Situationen führen können.
Bei Tumorerkrankungen ist die regionäre Metastasierung in die Halslymphknoten sowie deren primäre Erkrankung von Bedeutung.

20.1 Fehlbildungen
Engl. malformation

Mediane Halszysten und Fistelgänge
Sie sind Residuen des Ductus thyroglossalis. Die Zyste liegt in der Mittellinie des Halses zwischen Zungenbein und Kehlkopf. Der Fistelgang zieht durch den Zungenbeinkörper oder hinter ihm entlang bis zum Foramen caecum (Abb. 20.1a, b).

Symptome und Befund. Die schleimgefüllte Zyste ist prallelastisch unter der Haut zu tasten und steigt beim Schlucken nach oben. Bei entzündlichen Reaktionen auch Verklebungen mit der Haut. Fluktuation und Durchbruch nach außen (Äußere Fisteln entstehen auf diese Weise oder iatrogen nach Inzision.).

Darstellung der Fistel durch Röntgenaufnahme nach Kontrastmittelfüllung.

Therapie
Sorgfältige Exstirpation der Zyste und des Fistelganges unter Resektion des mittleren Teiles des Zungenbeinkörpers. Bei Zurücklassen von Gangresten Rezidive (▶ s. Fall 1, S. 300).

Differentialdiagnose Struma.

> **Wichtig**
> Am Foramen caecum kann sich eine *Zungengrundstruma* entwickeln, die nur bei Nachweis von weiterem Schilddrüsengewebe (Szintigraphie!) vollständig entfernt werden darf.

Laterale Halsfisteln und -zysten
Sie bilden sich während der embryonalen Entwicklung in unmittelbarer Nachbarschaft des zweiten Schlundbogens (Persistieren des Sinus cervicalis). Die äußere Öffnung des Fistelganges liegt am Vorderrand des M. sternocleidomastoideus meist in Höhe des Kehlkopfes. Der Gang verläuft oberhalb der Karotisgabel zwischen den Gefäßen und mündet als Rest der zweiten Schlundtasche oberhalb der Gaumenmandel in die Fossa supratonsillaris (Abb. 20.1a).

Abgeschlossene Zysten (branchiogene Zysten, zystische Veränderungen zervikaler Lymphknoten?) lassen sich auf der Gefäßscheide palpieren. Sehr selten Entwicklung eines branchiogenen Karzinoms. Selten Fisteln aus der 3. und 4. Schlundtasche.

Therapie
Totale Exstirpation, sonst Rezidivgefahr.

Differentialdiagnose
- Karzinommetastasen
- Lymphknotenschwellungen
- Maligne Lymphome
- Neurinom des N. vagus (X): Tiefsitzender glatter, eiförmiger, harter Tumor ohne vertikale Verschieblichkeit, evtl. Ausdehnung nach medial mit Vorwölbung der Pharynxwand
- Lipom: weich, schmerzlos, meist subkutan gelegen
- Glomus-caroticum-Tumor

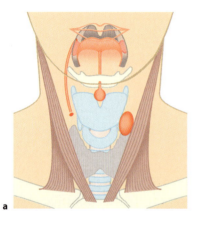
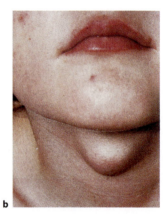

Abb. 20.1a, b. Mediane und laterale Halsfisteln (-zysten). **a** Schema; **b** mediane Halszyste

20.2 Entzündungen

Halsabszesse (▶ s. Kap. 11.33)

20.2.1 Lymphknotenhyperplasie

Engl. lymphoma

Häufig bei Kindern mit Hyperplasie des lymphatischen Gewebes im WALDEYER-Rachenring.

20.2.2 Unspezifische Lymphadenitis colli

Engl. nonspecific lymphadenitis of the neck

- Bei Entzündungen in den Organen (**Primärherd**), aus denen die Lymphe stammt, z.B. bei Angina, Peritonsillarabszeß und Entzündungen der Rachenmandel durch Streptokokken und Staphylokokken (Druckschmerz).
- Bei **Virusinfektion**, z.B. PFEIFFER-Drüsenfieber (infektiöse Mononukleose) mit Milz- und Leberschwellung (▶ s. Kap. 11.3.3).

Diagnose. HNO-Untersuchung, Infektionsserologie, Differentialblutbild, Ultraschall, Feinnadelpunktion mit Zytologie.

✓ Therapie
Behandlung der Grunderkrankung. Sonst Behandlungsversuch mit Antibiotikum.

> **Wichtig**
>
> Falls keine Rückbildung in spätestens vier Wochen erfolgt, sollte eine Diagnosesicherung durch Lymphknotenexstirpation zur Histologie und Mikrobiologie erfolgen.

20.2.3 Spezifische Lymphadenitis colli

Engl. specific lymphadenitis of the neck

Tuberkulose
Engl. tuberculosis
Hämatogen (postprimär, sekundär; Lungenuntersuchung!) oder im Rahmen eines Primärkomplexes (heute selten).

Befund. Derber, verbackener, kaum schmerzhafter Knoten, Haut evtl. livide oder fistelnd.

Differentialdiagnose. Lymphadenitis bei Infektion mit nichttuberkulösen, sog. **atypischen Mykobakterien**, besonders bei Kindern. Diagnose durch Erregernachweis im Punktat oder Biopsat. Sprechen schlecht auf Tuberkulostatika an, daher primär chirurgische Therapie.

✓ Therapie
Tuberkulostatika und Exstirpation, vor allem bei verkästen und fistelnden Lymphknoten, bei denen eine Chemotherapie kaum Wirkung zeigt, oder zu diagnostischen Zwecken.

Sarkoidose (M. BOECK)
Diagnose durch Probeexzision, ggf. Skalenusbiopsie oder Mediastinoskopie und histologische Untersuchung (Sarkoidose der Nase, ▶ s. Kap. 8.10.3).

Lues
Indolente Lymphknoten im Rahmen eines Primäraffektes oder hämatogen im Sekundärstadium.

Diphtherie
Erhebliche Lymphknotenschwellung bei Rachendiphtherie (in den letzten Jahren kaum noch aufgetreten).

Katzenkratzkrankheit (Lymphoreticulosis benigna)
Lymphadenitis mit Fieber, Abgeschlagenheit, später papulomatöse und pustulöse Hauteffloreszenzen 2–6 Wochen nach Verletzung durch Tierkrallen.

Erreger sind wahrscheinlich Afipia felis und Bartonella HENSELAE.

✓ Therapie
Ciprofloxacin (Ciprobay®), Trimethoprim.

Tularämie
Wenige Tage nach Kontakt oder Verletzung durch ein infiziertes Tier (Erreger: Francisella tularensis). Akutes Krankheitsbild.

Toxoplasmose

Definition. Infektion mit Toxoplasma gondii. Häufige Erkrankung, Durchseuchungsgrad der Bevölkerung ca. 40%.

Befund. Isolierte Lymphadenitis vor allem der lokalen Lymphknoten, seltener Allgemeininfekt mit Beteiligung anderer Lymphknotenstationen oder innerer Organe. Schädigung des Fetus während der Schwangerschaft möglich.

Diagnose. Serologisch durch Antikörpernachweis (SABIN-FELDMANN-Test). Lymphknotenbiopsie mit charakteristischer Histologie.

✔ Therapie

Sulfonamide, Daraprim®, in Abhängigkeit von dem Antikörperstatus und dem Antikörpertiter, nur bei frischen, aktiven Infektionen.

Aktinomykose (▶ s. Kap. 11.2.1)

AIDS
(acquired immune deficiency syndrome)

Definition. Infektion mit HI-Virus (human immunodeficiency virus).

Pathophysiologie. Das Virus zerstört die T-Helferzellen (CD4-Zellen) und schwächt die Immunabwehr (Immunmangelsyndrom, zellulärer Immundefekt).

Befund und Verlauf

- **Akute HIV-Infektion** mit Fieber und Lymphknotenschwellung
- **Asymptomatische Latenzzeit**
- **Lymphadenopathiesyndrom:** Einige Monate nach der HIV-Infektion Auftreten schmerzloser Lymphknotenschwellungen im Nacken hinter dem M. sternocleidomastoideus
- **AIDS-related complex (ARC)**
- **Vollbild der Krankheit:** Jahre nach der HIV-Infektion treten Fieber, Diarrhoe, Gewichtsverlust und opportunistische Infektionen auf, denen die Patienten nicht selten erliegen. CD4-Zellen < 200 µl. Persistierende Lymphknotenschwellungen

- **Ohr:** Rezidivierende Otitis externa und Otomykosen, periaurikuläre KAPOSI-Sarkome, chronische rezidivierende Otitis media mit atypischen Erregern und gehäuften Komplikationen (Mastoiditis, Fazialisparese, Hirnabszeß), Hörsturz, retrocochleäre Schwerhörigkeit durch Neuritis und Meningitis, Fazialisparese
- **Nase:** Dermatosen der äußeren Nase, KAPOSI-Sarkome, chronisch rezidivierende Sinusitis mit gehäuften Komplikationen und Infektionen durch Pseudomonas und Candida
- **Mundhöhle und Speicheldrüsen:** Haarzellenkoplakie des Zungenrandes, oropharyngeale Candidiasis, Schleimhautulzera, KAPOSI-Sarkome
- **Hypopharynx und Larynx:** Therapieresistente Candidiasis, Schluckbeschwerden, Heiserkeit und Dyspnoe durch KAPOSI-Sarkome, Lymphome oder Plattenepithelkarzinome
- **Hals:** KAPOSI-Sarkome, akute Lymphadenitiden und persistierende indolente generalisierte Lymphknotenschwellung häufig als Initialsymptom, Non-HODGKIN-Lymphome bei 3–5% der Patienten
- **Speicheldrüsen:** Rezidivierende Sialadenitis mit Ausbildung von Parotiszysten

Diagnose. Serologisch durch Nachweis von Antikörpern.

✔ Therapie

- Bisher keine kurative Therapie bekannt.
- Passagere Besserung durch antiretrovirale Kombinationstherapie mit Nukleosidanaloga (AZT, Retrovir®), Proteinaseinhibitoren (Saquinavir, Fortovase®) oder nichtnukleosidalen RT-Inhibitoren (Nevirapin, Viramune®).
- Symptomatische Therapie der opportunistischen Infektion.
- Supportive Therapie bei reduziertem Allgemeinzustand.

20.3 Verletzungen

Bei den Verletzungen ist zwischen offenen (meistens Stich-, Schnitt- oder Schußverletzungen) und stumpfen Formen (Strangulationen, Aufprall) zu unterscheiden. Die Folgen betreffen Gefäße, Nerven, Luft- und Speisewege. Werden sie nicht erkannt, entwickeln sich u.U. lebensbedrohliche Komplikationen.

Befund
- Schnittverletzungen, Schußwunden, Stichverletzungen
- Blutungen, u.U. heftig aus den großen Halsgefäßen
- Heiserkeit, Atemnot, evtl. erst im Intervall (Hämatom, Ödem)
- Schwellungen, langsam zunehmend als Zeichen einer inneren Blutung mit drohender Atemnot
- Hautknistern als Zeichen eines Emphysems
- Eingespießte Fremdkörper

Diagnose. Die Diagnostik muß immer interdisziplinär erfolgen und sämtliche möglichen Verletzungsfolgen berücksichtigen:
- HNO-Spiegeluntersuchung und Untersuchung der Halsweichteile
- Fiberoptische Untersuchung von Pharynx, Larynx, Trachea und Ösophagus
- Röntgenaufnahmen a.p. und seitlich zum Erfassen von Fremdkörpern, Lufteinschlüssen oder Frakturen der Halswirbelsäule sowie des Kehlkopfes
- Ultraschall-B-Scan-Untersuchung inklusive DOPPLER-Sonographie zur Abklärung von Gefäßverletzungen von großen Fremdkörpern und Hämatomen
- Computertomogramm und Kernspintomogramm zur genauen Darstellung von Knochen-, Weichteil- und Gefäßverletzungen
- Überprüfung der Hirnnervenfunktion

Wichtig

Aus dem äußeren Befund kann nicht auf das Ausmaß der inneren Verletzungen geschlossen werden. Daher ist immer eine eingehende Diagnostik zur Abklärung erforderlich.

✔ Therapie
- Atemwege sichern, ggf. Intubation, bei Verlegung des Kehlkopfes auch Tracheotomie.

- Blutstillung durch Kompression oder Unterbindung von Gefäßen, ggf. Gefäßnaht und Rekonstruktion bei der A. carotis communis oder A. carotis interna.
- Kreislaufstabilisierung.
- Heparin bei Gefäßverletzungen zur Vermeidung von Thrombosen.
- Stationäre Beobachtung für mindestens 24 h.
- Tetanusschutz.
- Frakturbehandlung durch Unfallchirurgen.
- Nervennaht oder -rekonstruktion.
- Plastische Maßnahmen im Intervall.

20.4 Tumoren

20.4.1 Benigne Tumoren und tumorartige Neubildungen

Lipom und Lipomatose
Definition. Gutartige, lokalisierte, teilweise multilokuläre Fettgewebsvermehrung, die z.T. gekapselt ist. Bei mehrfacher Ausformung spricht man von Lipomatose. Bei der MADELUNG-Erkrankung handelt es sich um eine diffuse Fettgewebsvermehrung vorwiegend im Nacken- und Kinnbereich. Ätiologisch liegt hier meist ein Alkoholabusus vor.

Befund. Umschriebene oder diffuse weiche Schwellung, die z.T. kugelig erhaben ist.

Diagnose
- Inspektion und Palpation. Weiche, z.T. elastische Tumoren
- Ultraschall-B-Scan-Untersuchung zeigt die Fettgewebsvermehrung, z.T. auch die Kapsel an. Typisch sind fischzugartige Echomuster
- Kernspintomogramm zur sicheren Differenzierung und genauen Lokalisationsbestimmung u.U. erforderlich

Differentialdiagnose. Zysten, akute Lymphadenitis, maligne Lymphome.

✔ Therapie
Exstirpation bei kosmetisch störendem Lipom oder bei funktioneller Behinderung, z.B. durch Kompression.

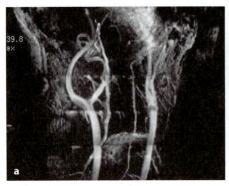
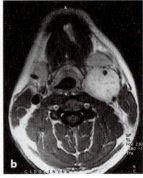

Abb. 20.2a, b. Glomus-caroticum-Tumor. **a** Angiographie mit typischer Lage in der Karotisgabel; **b** Magnet-Resonanz-Tomographie

Hämangiom

Definition. Gutartige, von Gefäßzellen ausgehende, z.T. ausgedehnte Neubildung.

Ätiologie und Pathogenese. Hämangiome finden sich meistens schon bei Neugeborenen, können jedoch auch im späteren Lebensalter auftreten. Bei Kindern zeigen sich spontane Rückbildungstendenzen. Wachsende Hämangiome können lokal destruieren. Treten die Hämangiome zusammen mit Erkrankungen des zentralen Nervensystems auf, spricht man von **Phakomatosen**. Nach der Gefäßkonfiguration werden kavernöse von nicht kavernösen Hämangiomen unterschieden.

Befund. Unterschiedlich intensiv rötlich-bläulich verfärbte Hautareale, z.T. mit Beteiligung der Schleimhäute, z.T. exophytisches Wachstum. Obstruktion der Atemwege möglich. Spontanblutungen bei Verletzungen oder beim Pressen.

Diagnose
- Fiberoptische Untersuchung zur genauen Ausdehnungsbestimmung,
- Ultraschallfarbduplexuntersuchung zur Bestimmung des Vaskularisationsgrades, der zuführenden Gefäße sowie der Beziehung zu den großen Halsgefäßen und anderen Strukturen,
- Computertomogramm und Kernspintomogramm zur genauen Ausdehnungsbestimmung und
- Angiographie bei geplanter Embolisation.

Differentialdiagnose
- Andere vaskularisierte Tumoren, z.B. Glomuscaroticum-Tumor.
- **Lymphangiom.** Hierbei handelt es sich um ektatische Lymphgefäße, die nicht vaskularisiert sind. Lymphangiome müssen bei Kompressionserscheinungen oder Verlegungen von Atem- und Speisewegen reseziert werden.

✓ Therapie
- Spontane Rückbildungstendenz abwarten.
- Bei wachsenden Hämangiomen Indikation zur Embolisation bzw. operativen Resektion.
- Rezidivneigung gegeben.
- Bei Therapieversagen auch Strahlentherapie möglich.
- Lasertherapie zur Verödung der Gefäße, u.U. in mehreren Schritten.

Glomus-caroticum-Tumor

Definition. Gutartiger, von den Zellen des Glomus caroticum ausgehender gefäßreicher Tumor, z.T. hormonaktiv – nicht chromaffines Paragangliom.

Symptome. Schmerzlose Schwellung im lateralen Halsdreieck, z.T. pulssynchrones Ohrgeräusch, Vagus- und Hypoglossuslähmung im fortgeschrittenen Stadium.

Befund und Diagnose
- Palpatorisch eher harter, vertikal nicht verschieblicher Tumor in der Karotisbifurkation
- Auskultatorisch pulssynchrones starkes Strömungsgeräusch
- Farbduplexsonographie zeigt gefäßreichen Tumor, der die Karotisgabel aufspreizt und z.T.

mit der Gefäßwand verbacken ist. Mehrere ernährende Gefäße
- Kernspintomogramm zeigt die genaue Tumorausdehnung und -lokalisation in Beziehung zu A. carotis communis, externa und interna (◘ Abb. 20.2b)
- Angiographie (digitale Subtraktionsangiographie) zur Darstellung der zu- und abführenden Gefäße sowie zur Embolisation (◘ Abb. 20.2a)
- Neurologischer Status bei Verdacht auf Gefäßwandinfiltration
- Überprüfung der Hirnnervenfunktion N. VII, IX–XII.

✔ Therapie

Chirurgische Exstirpation nach Freilegung der großen Halsgefäße. Der Tumor kann im allgemeinen von der Gefäßwand getrennt werden. Sollte diese infiltriert sein, ist ein gefäßchirurgischer Ersatz erforderlich. Bei besonders stark vaskularisierten Tumoren präoperative Embolisation.

20.4.2 Lymphknotenmetastasen

Definition. Regionäre Metastasierung vorwiegend von Plattenepithelkarzinomen des Kopf-Hals-Gebietes, seltener von thorakalen, abdominalen und urogenitalen Tumoren in die Halslymphknoten.
- Die Prognose eines Tumorleidens ist deutlich schlechter, wenn bei der Erstuntersuchung bereits Metastasen vorhanden sind.
- Dies gilt vor allem für mit den Halsgefäßen und mit der tiefen Halsfaszie verwachsene (fixierte) Metastasen.
- Die Metastasierungshäufigkeit undifferenzierter Karzinome ist stärker als die ausdifferenzierter Karzinome.

Einteilung von Lymphknotenmetastasen nach der TNM-Klassifikation

- NX Regionäre Lymphknoten können nicht beurteilt werden
- N0 Keine regionären Lymphknotenmetastasen
- N1 Metastase in solitärem ipsilateralen Lymphknoten, 3 cm oder weniger in größter Ausdehnung

- N2a Metastase in solitärem ipsilateralen Lymphknoten, mehr als 3 cm, aber nicht mehr als 6 cm in größter Ausdehnung
- N2b Metastasen in multiplen ipsilateralen Lymphknoten, keiner mehr als 6 cm in größter Ausdehnung
- N2c Metastasen in bilateralen oder kontralateralen Lymphknoten, keiner mehr als 6 cm in größter Ausdehnung
- N3 Metastase im Lymphknoten mehr als 6 cm in größter Ausdehnung. Hinweis: Diese Metastasen sind dann meistens auch fixiert

Metastasierungshäufigkeit

- Nase und Nasennebenhöhlen 20%
- Mundhöhle 45%
- Kopfspeicheldrüse 50%
- Nasopharynx 60% (bis 30% bilaterale Metastasen)
- Mittelohr 30%
- Oropharynx 70%
- Hypopharynx 70%
- Kehlkopf 25% (Stimmbandkarzinom nur 7%)

✔ Therapie

Neck dissection
Definition:
- Entfernung aller Lymphknoten einschließlich des umgebenden Fett- und Bindegewebes der gesamten Halsseite oder bestimmter regionärer Lymphknotengruppen (sog. Level)

Indikation:
- Manifeste oder wahrscheinliche Halslymphknotenmetastasen bei bekanntem Primärtumor.
- Lymphknotenmetastasen bei unbekanntem Primärtumor (CUP-Syndrom, ▶ Kap. 20.4.3).
- Ggf. bei Halslymphknotentuberkulose, falls diese auf konservative Therapie nicht anspricht.

Formen:
- Kurative Neck dissection zur Entfernung gesicherter Halslymphknotenmetastasen.
- Elektive Neck dissection bei nicht nachgewiesenen, jedoch nach Art und Lokalisation des Tumors sehr wahrscheinlichen Halslymphknotenmetastasen (Zunge, Zungengrund, Tonsille, Supraglottis).

Unterteilung nach der Radikalität des Eingriffes:

- Radikale Neck dissection: Sie besteht in der operativen Entfernung des gesamten Lymphgefäße und -knoten enthaltenden Gewebes am Hals. Dazu gehören die V. jugularis interna, evtl. die A. carotis externa bzw. deren Äste, der M. sternocleidomastoideus und das Fettgewebe bis zum vorderen Rand des M. trapezius einschließlich des N. accessorius zwischen Schädelbasis und Supraklavikulargrube. Erhalten bleiben die A. carotis, der N. vagus und die Mm. scaleni. Inoperabilität bei Einbruch des Tumors in die A. carotis communis oder interna. Die Möglichkeiten des Gefäßersatzes sind begrenzt, ggf. hohe Komplikationsrate. Indiziert bei Kapseldurchbruch der Metastase und Verwachsung mit der Umgebung.

- Funktionelle oder konservierende Neck dissection: Entfernung des gesamten Fett- und Bindegewebsblockes mit den Lymphknoten en bloc unter Erhalt von N. accessorius, V. jugularis interna und der Muskulatur. Indiziert bei nicht fixierten Lymphknotenmetastasen sowie bilateraler und elektiver Neck dissection.

- Suprahyoidale Neck dissection: Ausräumung des Fettgewebes einschließlich der Lymphknoten und der Glandula submandibularis im Trigonum submandibulare und submentale. Indiziert bei kleinen Karzinomen der vorderen Zunge, des Mundbodens oder der Lippe sowie als elektive Neck dissection zum Nachweis von Lymphknotenmetastasen.

- Selektive oder modifizierte Neck dissection: Ähnlich wie bei der suprahyoidalen Neck dissection beschränkt sich die Ausräumung auf definierte Abschnitte (Level 1–7) des Halses in Abhängigkeit von der Art, der Lokalisation und der Größe des Primärtumors. Indikationen bisher noch nicht allgemein anerkannt. Dient vor allem zu Stagingzwecken bei klinisch nicht nachweisbaren Metastasen, jedoch hoher Metastasierungswahrscheinlichkeit.

- Monoblockresektion bei topographischer Nachbarschaft von Primärtumor und Lymphabflußgebiet. Gemeinsame Resektion.

- Postoperative Radiotherapie bei nachgewiesenen Metastasen unter Einschluß des Primärtumor- und des Lymphabflußgebietes.

20.4.3 CUP-Syndrom (Carcinoma with Unknown Primary)

Definition. Klinisch und histologisch manifeste Lymphknotenmetastasen eines malignen Tumors bei nicht nachweisbarem Primärtumor zum Zeitpunkt der Diagnosestellung.

Diagnose. Intensive Primärtumorsuche durch Panendoskopie im Kopf-Hals-Gebiet, Bronchoskopie, Gastroduodenoskopie, Rekto- und Koloskopie, Untersuchung des Urogenitaltraktes, Positronenemissionstomogramm (PET), multiple Probeexzisionen, u.U. Tonsillektomie.

> **Wichtig**
>
> Der Primärtumor manifestiert sich meistens im weiteren Verlauf der Erkrankung. Sogenannte branchiogene Karzinome aus einer lateralen Halszyste oder -fistel sind dagegen sehr selten.

20.4.4 Maligne Lymphome

Engl. malignant lymphoma

Definition. Maligne Erkrankung des lymphatischen Systems mit vorwiegender Lymphknotenmanifestation, seltener extranodale Manifestation im Bereich des Tonsillengewebes.

Klassifikation

Unterteilung anhand morphologischer, vorwiegend immunhistologischer und molekulargenetischer Parameter. Einteilung nach der Kiel-Klassifikation oder seit neuestem nach der R.E.A.L.-Klassifikation (Revised European American Lymphoma Classification). Unterteilung erfolgt in zwei Gruppen:

HODGKIN-Lymphome (Morbus HODGKIN, Lymphogranulomatose): Stadieneinteilung I–IV je nach Anzahl befallener Lymphknotenregionen auf einer oder auf beiden Zwerchfellseiten oder extralymphatischer Organe.

Non-HODGKIN-Lymphome (ca. 75%): 6–14 Neuerkrankungen pro 100000 Einwohner und Jahr. Hochmaligne Lymphome häufiger bei jüngeren Patienten. Niedrigmaligne Lymphome gehäuft bei älteren Patienten. Inzidenz steigend.

- B-Zell-Lymphome: Vorläufer-B-Zell-Neoplasien und periphere B-Zell-Neoplasien mit verschiedenen Subtypen.
- T-Zell-Lymphome: Vorläufer-T-Zell-Neoplasien und periphere T-Zell-Neoplasien mit verschiedenen Subtypen.

Diagnose

- Lymphknotenexstirpation aus den **Halsweichteilen**. Dadurch am ehesten zu diagnostizieren, weil hier die Lymphknoten am besten erreichbar sind; histologische Untersuchung.
- Sorgfältige Inspektion des lymphatischen Rachenrings auf Vorliegen tumorverdächtiger Veränderungen.
- Allgemeine Staging-Untersuchung zum Nachweis nodaler und extranodaler Manifestationen.

✔ Therapie

Radiotherapie oder Chemotherapie (Mehrfachkombination) je nach Malignitätsgrad und Stadium. Ggf. Knochenmarktransplantation.

Prognose. Abhängig von Stadium, Erkrankungsalter und Subtyp. Bei Morbus HODGKIN Gesamtüberlebensraten 50–85%, bei Non-HODGKIN-Lymphom 40–85%.

20.4.5 Weichteilsarkome

Engl. soft tissue sarcomas

Vorkommen und Häufigkeit. Sie kommen vor allem bei Kindern als Rhabdomyosarkome, bei Erwachsenen als Neuro-, Fibro-, Neurofibro-, Synovialzellsarkome vor. Insgesamt selten.

Befund und Diagnose

- Schmerzlose, später schmerzhafte Schwellung der Halsweichteile
- Probeexzision zur histologischen Klärung
- Staging-Untersuchung, da frühzeitig hämatogene Metastasierung

✔ Therapie

- Es existieren international abgestimmte Therapieprotokolle.
- Meistens kombinierte Behandlung mit Chemotherapie, Operation und Radiotherapie.

20.5 Plastische Chirurgie

Engl. plastic surgery

Halsweichteildefekte entstehen z.B. nach großen Tumoroperationen, nach Entfernung voroperierter oder vorbestrahlter Karzinome sowie nach ausgedehnten Verbrennungen oder Hautschäden durch Bestrahlung.

Die **Rekonstruktion** erfolgt durch **regionale**, **gestielte** oder **freie Lappen**.

Regionale Lappen

Sie werden aus der unbestrahlten, unversehrten Haut der Umgebung gewonnen. Bei allen plastischen Operation sollten die Spannungslinien bzw. die Faltenlinien der Haut beachtet werden. Die Schnittlinien sollten, wenn möglich, mit ihnen übereinstimmen.

Gestielte Lappen

- Brusthautlappen
- Gefäßgestielte **myokutane Insellappen** wie Pectoralis-major- oder Latissimus-dorsi-Lappen
- Seltener Deltopektorallappen, Skapula- und Nackenlappen
- Verschluß der Entnahmestellen durch Verschiebelappen oder Spalthaut vom Oberschenkel

Freie Lappen

Sie werden verwendet, wenn die Haut im Bereich der Regionallappen nach vorheriger Bestrahlung oder chirurgischen Eingriffen nicht zu verwenden ist oder sich für die Defektdeckung aus funktionellen Gründen nicht eignet. Der mit Gefäßstiel entnommene Lappen wird mit Hilfe einer mikrochirurgischen Gefäßanastomose an Gefäße im Empfängergebiet, z.B. A. thyroidea oder A. facialis sowie V. jugularis externa oder interna angeschlossen. Verwendet werden:

- freier Latissimus-dorsi-Lappen,
- Unterarmlappen,

318 F · Hals

- Lappen aus der Iliofemoralregion und
- Jejunumtransplantate zur Rekonstruktion von Schleimhautdefekten, z.B. im Hypopharynx oder Ösophagus.

20.6 Schilddrüse

Engl. thyroid gland

Erkrankungen der Schilddrüse können ebenfalls vom HNO-Arzt diagnostiziert werden. Er übernimmt auch die chirurgische Therapie im Rahmen der Trachealchirurgie sowie der Behandlung bösartiger Kopf-Hals-Tumoren, bei denen die Schilddrüse mitbetroffen ist.

Symptome. Schwellung in der Mittellinie des Halses (z.T. asymmetrisch), Globus nervosus, Schluckbeschwerden, Atemnot bei Kompression der Trachea, Zeichen der Hyper- oder Hypothyreose, z.T. Schmerzen.

Befund und Diagnose
- Diffuse Vergrößerung der Schilddrüse Grad 1–3
- Palpatorisch Vergrößerung sowie Knotenbildung erkennbar
- Beim Schlucken verschiebt sich die Schilddrüse in vertikaler Richtung
- Größenbestimmung und Differenzierung durch Ultraschall-B-Scan-Untersuchung (Struma diffusa, Struma nodosa, Adenome, Entzündungen, Malignome)

- Röntgenbreischluckuntersuchung und Röntgenaufnahmen der Trachea bei Verdacht auf Einengung des Lumens
- Feinnadelpunktion zur Dignitätsbestimmung
- Hormonbestimmung aus dem Plasma
- Schilddrüsenszintigraphie zur Beurteilung des Aktivitätszustandes und Differenzierung von knotigen Veränderungen

✔ Therapie

- Je nach Befund konservativ durch Internisten oder chirurgisch durch Allgemeinchirurgen oder HNO-Arzt.
- Resektion der betroffenen Schilddrüsenanteile bzw. Totalthyreoidektomie bei Malignom nach vorheriger Identifizierung und Freilegung des N. recurrens, ggf. unter intraoperativem Monitoring der Rekurrensfunktion über in das Stimmband eingestochene EMG-Elektroden.

❓ Fragen

- Beschreiben Sie die Embryogenese der medianen Halszyste, der medianen Halsfistel, der lateralen Halszyste und der lateralen Halsfistel (s. S. 310 f)!
- Beschreiben Sie die bevorzugten Lymphabflußgebiete für entzündliche und tumoröse Prozesse im Kopf-Hals-Bereich (s. S. 303)!
- Welche Formen der Neck dissection kennen Sie (s. S. 315)?
- Wie stellen Sie die Diagnose eines Glomus-caroticum-Tumors (s. S. 314)?
- Welche entzündlichen Erkrankungen der Halsweichteile sind Ihnen bekannt und wie sieht deren Behandlung aus (s. S. 311 f)?

G

GK3 7 Kopfspeicheldrüsen

GK3 7.1   21   **Anatomie und Physiologie**   – 321

GK3 7.2   22   **Untersuchungsmethoden**   – 325

GK3 7.3   23   **Klinik**   – 329

Neben den drei großen, paarig angelegten Kopfspeicheldrüsen bilden mehrere hundert, im Bereich von Mundhöhle und Pharynx gelegene kleine Speicheldrüsen den für Verdauung, lokale Immunabwehr und Schleimhautschutz wichtigen Speichel. Die sekretorische Drüsenfunktion ist an ein differenziertes Drüsen- und Gangepithel geknüpft, das durch zahlreiche Noxen, Entzündungsvorgänge und Stoffwechselstörungen geschädigt werden kann, was zur Xerostomie führt. Abflußstörungen durch Steine führen zu charakteristischen Krankheitsbildern. Neben den häufigen benignen Tumoren finden sich Malignome, die für die Patienten weitreichende Konsequenzen auch im Äußeren mit sich bringen.

Aus der Praxis

Die 50jährige Patientin bemerkte erstmals vor 3 Jahren eine schmerzhafte Schwellung der rechten Wange, die sich unter konservativer Therapie zurückbildete. Diese Episoden wiederholten sich in der Folgezeit mit zunehmender Häufigkeit und Intensität. Jetzt leidet sie unter fast ständigen Schmerzen und Schwellungen. Der Prozeß hat jetzt auch die Gegenseite erfaßt. Trockene Schleimhaut in Mund, Nase und Auge liegt vor. Bei der Untersuchung zeigt sich eine verhärtete, knotig indurierte Glandula parotidea beiderseits. Beim Ausstreichen zeigt sich zäher, fast leimartiger Speichel, der den Gang obstruiert. In der B-Bild-Sonographie findet sich eine vermehrte Echogenität, ein unregelmäßiges Echomuster mit z.T. echoarmen Arealen. Bei der Gangfüllung sieht man im Röntgenbild eine Rarefizierung des Gangsystems mit Ektasien. Die durchgeführte Biopsie ergibt den dringenden Verdacht auf Vorliegen eines Morbus SJÖGREN sowie eines malignen Lymphoms. Es wird daher neben einer totalen Parotidektomie eine Polychemotherapie durchgeführt.

Aus der Praxis

Der Patient hatte eine einseitige knotige Schwellung der Glandula parotidea bemerkt. Das anfänglich langsame Wachstum beschleunigte sich in letzter Zeit erheblich. Seit 2 Tagen bemerkte er eine Fazialisparese auf der rechten Seite sowie starke Schmerzen. Bei der Untersuchung findet sich ein palpatorisch harter, nicht verschieblicher Knoten, auf dem die Haut verbacken ist. Im Ultraschall-B-Scan zeigt sich eine unscharf begrenzte Raumforderung mit unregelmäßigem Echobesatz. In der Kernspintomographie stellt sich ein ca. 3 x 4 cm großer, unscharf begrenzter, mit der Umgebung verbackener Tumor in der Drüse dar. Die Probeexzision ergibt ein Adenokarzinom. Als Therapie wird eine radikale Parotidektomie mit Fazialisresektion und -rekonstruktion durchgeführt.

GK3 7.1 **Anatomie und Physiologie**

21.1 **Anatomie** – 322

21.2 **Physiologie** – 322

Zur Information

Die drei großen Drüsen der Kopfspeicheldrüsen sind:
- Glandula parotidea (Parotis),
- Glandula submandibularis und
- Glandula sublingualis.

Daneben gibt es viele kleine Speicheldrüsen. Täglich werden etwa
1 bis 1,5 l Speichel abgesondert, der vor allem aus Schleim besteht,
aber auch Verdauungsenzyme enthält.

21.1 Anatomie (◘ Abb. 21.1)

Die **Glandula parotidea** (die Parotisdrüse, die »Parotis«) sitzt vor und unter dem Gehörgang in der Fossa retromandibularis und auf dem M. masseter und reicht nach oben bis an den Jochbogen. Sie ist von einer Faszie bedeckt. Der Ausführungsgang (Ductus parotideus, STENON-Gang), oberhalb dessen sich gelegentlich ein kleiner akzessorischer Drüsenlappen befindet, zieht über den M. masseter und mündet in der Wangenschleimhaut auf einer Papille gegenüber dem zweiten oberen Molaren. Der Stamm des N. facialis tritt hinten in die Drüse ein und teilt sich in der Drüse in seine Hauptäste. Dadurch, daß die Fazialisäste und weitere Verzweigungen etwa in einer Ebene liegen, kann man einen inneren und einen äußeren Anteil des Drüsenkörpers unterscheiden (Bedeutung für die Parotischirurgie!), ohne daß es sich um zwei getrennte Parotislappen handelt.

Die **Glandula sublingualis** befindet sich im Mundboden unter der Plica sublingualis, während die **Glandula submandibularis** teils auf dem M. mylohyoideus, teils weiter hinten und tiefer auf dem M. digastricus liegt. Der Ausführungsgang (Ductus submandibularis, WARTHON-Gang), in den auch ein Teil der kleinen Gänge der Gl. sublingualis ziehen, mündet in der Caruncula sublingualis.

Außer den drei großen paarigen Speicheldrüsen finden sich mehrere hundert kleine Speicheldrüsen in der Gaumen-, Rachen-, Wangen- und besonders Lippenschleimhaut und befeuchten sie.
Sekretorische **Nerven** der Speicheldrüsen:
- Gl. parotidea über N. petrosus minor – Ganglion oticum.
- Gl. submandibularis und Gl. sublingualis über Chorda tympani.

21.2 Physiologie

Funktion der Kopfspeicheldrüsen
- **Verdauungsfunktion** (Aufspaltung von Stärkemolekülen durch a-Amylase. Emulgierung von Nahrungsbestandteilen)
- **Exkretorische Funktion** (Jod, Antikörper, Blutgerinnungsfaktoren sowie körperfremde Substanzen, z.B. Antibiotika, Schwermetalle, Viren – z.B. auch HIV)
- **Reinigung** und **Schutzfunktion** für Mundhöhle (Schleimhaut, Zähne!) und Rachen durch den Speichelfluß sowie durch im Speichel enthaltene antibakteriell wirksame Substanzen (Lysozym, IgA, Lactoferrin, α-Amylase)
- Spezifische **Immunabwehr** durch sekretorisches IgA und IgG

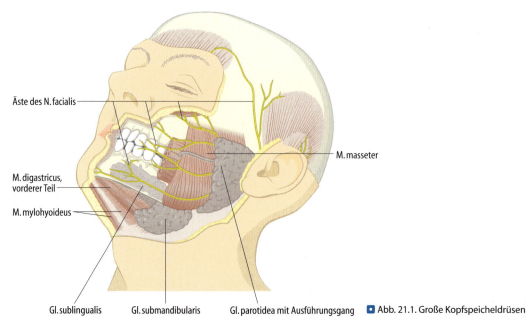

◘ Abb. 21.1. Große Kopfspeicheldrüsen

- Durch die Befeuchtung der Mundhöhle wird die **Schmeckempfindung** vermittelt und die **Artikulation** ermöglicht. Dysphagie bei Mundtrockenheit

Speichel

- Tägliche Produktion 1000 bis 1500 ml
- **Organische Bestandteile:** Enzyme (vorwiegend α-Amylase, Kallikrein). Immunglobuline, Serumproteine, Muzine und Kohlenhydrate
- **Anorganische Bestandteile:** Protonen, Natrium, Kalium, Kalzium, Magnesium, Bikarbonat, Chlorid, Phosphat
- Die Gl. parotidea sondert serösen, die Gl. sublingualis vorwiegend mukösen und die Gl. submandibularis serös-mukösen Speichel ab
- Speichel wird nach Einbringen von dünnen Kunststoffkathetern in die Ausführungsgänge gewonnen, zunächst ohne und anschließend nach Stimulation (Zitronensäure, Pilocarpin). Es wird die jeweilige Speichelflußrate gemessen (**Sialometrie**). Zusätzlich können chemische, bakterielle und immunologische Analysen des Sekretes durchgeführt werden. Durch den liegenden Katheter ist anschließend eine **Sialographie** möglich. **Sialorrhoe:** Vermehrte Speichelproduktion); **Xerostomie:** Mundtrockenheit.

❓ Fragen

- Beschreiben Sie den grundsätzlichen Aufbau der Kopfspeicheldrüsen (s. S. 322)!
- Wie unterscheiden sich die großen Kopfspeicheldrüsen hinsichtlich Zusammensetzung und Menge des produzierten Speichels (s. S. 323)?
- Welche Funktion hat der Speichel (s. S. 322 f)?
- Was versteht man unter kleinen Speicheldrüsen (s. S. 322)?

GK3 7.2 Untersuchungsmethoden

GK3 7.2.1 **22.1 Inspektion** – 326

GK3 7.2.2 **22.2 Palpation** – 326

GK3 7.2.3 **22.3 Bildgebende Verfahren** – 326

22.4 Bioptische Untersuchungen – 327

GK3 7.2.4 **22.5 Sialochemie** – 327

GK3 7.2.5 **22.6 Untersuchung des N. facialis** – 327

Zur Information

Auch bei der Untersuchung der Kopfspeicheldrüsen sind Inspektion und Palpation die ersten wichtigen diagnostischen Verfahren. Zur weiteren Differenzierung können Ultraschalluntersuchungen, Röntgenaufnahmen, CT und MRT und Biopsien erfolgen. Außerdem kann mit der Sialochemie die Zusammensetzung des Speichels geprüft werden.

22.1 Inspektion

Zu achten ist bei **äußerer Inspektion** auf:
- Schwellungen der Drüse und der Umgebung (Beispiel: Mumps),
- Rötung (akute Entzündung),
- Verdickung der gesamten Drüse (Beispiel: Stauung bei Speichelstein),
- umschriebene Verdickung (Tumor),
- beiderseits Verdickungen (Sialadenose. Selten Tumor: Zystadenolymphome) und
- Fazialisparese bei tumorösen Erkrankungen der Gl. parotidea (Hinweis auf Malignität).

Zu achten ist bei **Inspektion der Ausführungsgänge** im Mund auf:
- Rötung der Papillen,
- Eiteraustritt aus der Papille bei bakerieller Infektion,
- Speichelaustritt und Speichelbeschaffenheit, eingedickt bei chronischer Sialadenitis.

22.2 Palpation

Mit zwei Fingern oder bimanuell (von außen und vom Mund her).

Zu achten ist auf Verdickungen, diffuse Schwellungen, Konsistenz, Verschieblichkeit von Knoten, Schmerzhaftigkeit und Steine im Ausführungsgang. Bei Verdacht auf einen Stein im Ausführungsgang oder eine Stenose wird der Ausführungsgang mit einer **Silbersonde** sondiert.

Bei **Druck auf die Drüse** von außen läßt sich im Mund beobachten, ob klarer Speichel, zäher Speichel oder Eiter aus der Papille austritt. Sialochemische oder bakteriologische Untersuchungen können angeschlossen werden.

22.3 Bildgebende Verfahren
Engl. imaging

Ultraschalluntersuchungen (B-Mode). Abgrenzung solider von zystischen Prozessen und differentialdiagnostische Hinweise auf gutartige und bösartige Tumoren anhand von Echomuster, Abgrenzbarkeit und Echodichte (◘ Abb. 22.1); Nachweis von Speichelsteinen (◘ Abb. 22.2).

Röntgenaufnahmen (Leeraufnahmen). Die Untersuchung in mehreren Ebenen dient der Lokalisation von **Speichelsteinen**. Für die Glandula submandibularis, die am häufigsten erkrankt, werden **Mundbodenaufnahmen** durch Einlegen eines Films in den Mund (enorale

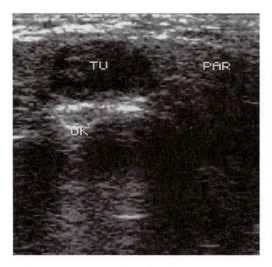

◘ Abb. 22.1. Sonogramm der Parotis (*PAR*) mit Tumor (*TU*). (*UK* Unterkiefer)

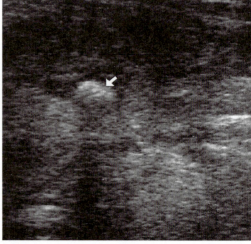

◘ Abb. 22.2. Sonogramm der Glandula submandibularis mit Speichelstein (*Pfeil*)

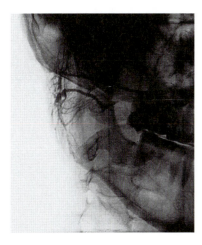

◘ Abb. 22.3. Speichelstein, Sialographie mit Abbruch der Gangfüllung proximal vom Stein

Aufnahme) und halbschräge Unterkiefer-Mundboden-Aufnahmen angefertigt.

Sialographie. Röntgenaufnahmen nach Kontrastmittelfüllung des Ausführungsgangsystems der Drüse decken pathologische Befunde auf: Erweiterung oder kugel- und sackförmige Ektasien sowie Rarefizierung bei chronischer Entzündung. Verdrängung bei gutartigen Tumoren, Abbruch und Eindringen von Kontrastmittel ins Gewebe bei bösartigen Tumoren und Stopp bei Steinen oder Fremdkörpern im Gangsystem (◘ Abb. 22.3).

Computer- und Kernspintomogramm. Sie geben differentialdiagnostische Hinweise auf gutartige oder bösartige, infiltrierend wachsende Tumoren und zeigen ihre Ausdehnung und Begrenzung an (3D-Rekonstruktion, ▶ s. Kap. 2.6.3).

Szintigraphie. Durchführung mit Technetium (Nuclid ^{99m}Tc). Es zeigen sich Speicherdefekte bei Tumoren, verzögerte Auscheidung bei Sialadenosen und Sialadenitiden im Endstadium sowie das Sekretionsverhalten der Drüse.

22.4 Bioptische Untersuchungen

Feinnadelaspirationsbiopsie und Zytologie. Schonend für N. facialis und keine Gefahr einer Tumorverschleppung wie bei Biopsien mit dicken Nadeln oder Stanzen, jedoch wegen geringer Materialmenge nur aussagekräftig bei positivem Befund. Gezielte Feinnadelbiopsie in Verbindung mit Ultraschalluntersuchung oder Computertomographie. DNA-Zytometrie zur Bestimmung des Malignitätsgrades.

Probeexzision und histologische Untersuchung. Gefahr für den N. facialis bei Probeexzisionen aus der Gl. parotidea, daher nur unmittelbar vor dem Tragus gestattet. Am besten operative Freilegung des Tumors und bei Zweifel an Gutartigkeit weiteres operatives Vorgehen von Schnellschnittuntersuchung abhängig machen.

22.5 Sialochemie (▶ s. Kap. 21.1)

Die Sialochemie prüft die chemische Zusammensetzung des Speichels

2.6 Untersuchung des N. facialis (▶ s. Kap. 2.7 u. ▶ Kap 4.4)

❓ Fragen

- Wie lassen sich Speichelsteine diagnostizieren (s. S. 326 f)?
- Wann ist die Sialographie indiziert (s. S. 327)?
- Welches bildgebende Verfahren wird hauptsächlich zur Abklärung von Speicheldrüsentumoren und -vergrößerungen eingesetzt (s. S. 326 f)?
- Beschreiben Sie die ultrasonographischen Kriterien für gutartige und bösartige Speicheldrüsentumoren (s. S. 326)!
- Wann führen Sie eine Feinnadelbiopsie durch (s. S. 327)?

GK3 7.3 **Klinik**

GK3 7.3.1 **23.1 Entzündung (Sialadenitis = Sialoadenitis) – 330**
23.1.1 Akute eitrige Sialadenitis – 330
🔴🔴 Eitrige Sialadenitis
23.1.2 Chronisch-rezidivierende Parotitis – 330
🔴🔴🔴 Parotitis epidemica
23.1.3 Strahlensialadenitis – 331
23.1.4 Sonderformen der chronischen Sialadenitis (»Immunsialadenitis«) – 331

23.2 Steinbildung (Sialolithiasis) – 331
🔴🔴🔴 Speichelsteine in Gl. submandibularis

23.3 Sialadenosen (Sialosen) – 332

GK3 7.3.2 **23.4 Tumoren (Sialome) – 333**
23.4.1 Epitheliale Tumoren – 333
🔴🔴 Pleomorphes Adenom
23.4.2 Aurikulotemporales Syndrom (FREY) – 334

23.5 Speichelfistel – 335

23.6 Ranula (Fröschleingeschwulst) – 335
🔴🔴🔴🔴 Ranula

GK3 7.3.3 **23.7 Fazialisparesen – 335**

Zur Information

Akute Speicheldrüsenentzündungen treten häufig einseitig auf, während chronische Entzündungen auch bei Allgemeinerkrankungen zu finden sind. Dabei können auch Steinbildungen in den Ausführungsgängen ursächlich sein. Davon zu unterscheiden sind schmerzlose Vergrößerungen des Speicheldrüsengewebes durch metabolische und hormonelle Einflüsse. Speicheldrüsentumoren sind in der Mehrzahl gutartig. Bösartige Tumoren gehen häufig mit einer Lähmung des Nervus facialis einher.

330 G · Kopfspeicheldrüsen

23.1 Entzündung (Sialadenitis = Sialoadenitis)

Engl. inflammation of a salivary gland = sialadenitis

23.1.1 Akute eitrige Sialadenitis

Engl. acute purulent sialadenitis

Ursache. Duktogene Bakterieneinwanderung (Staphylokokken, Streptokokken, Anaerobier) infolge gestörten oder verringerten Speichelflusses bei reduzierter Nahrungsaufnahme, z.B. auch nach Laparotomien und bei marantischen Patienten (meist Glandula parotidea), bei Immunschwäche und bei Speichelsteinen (meist Glandula submandibularis). Selten hämatogen.

Symptome und Befund
- Schwellung und Schmerzhaftigkeit der Drüse bei eitriger Entzündung
- Schwellung des Ausführungsganges, Rötung der Papille, Austritt von Eiter aus der Papille bei Druck auf die Drüse. Fieber
- Bei eitriger Einschmelzung Rötung der Haut, Fluktuation und Durchbruch nach außen oder in die Mundhöhle
- Ultraschall-B-Scan zum Nachweis einer Abszedierung oder eines Sekretstaus, z.B. bei Steinen

✔ **Therapie**
- Antibiotika nach Antibiogramm, bevorzugt Cefalosporine, z.B. Cefuroxim (Zinacef®) oder Clindamycin (Sobelin®), Aprotinin = Kallikreininhibitor (Trasylol®). Antiphlogistika, Antipyretika.
- Speichelfluß anregen und in Gang halten: Kaugummi kauen, Zitrone essen, Askorbinlutschtabletten (Sialogoga).
- Sanftes Ausmassieren der Drüse.
- Nach Einschmelzung Inzision von außen (bei der Glandula parotidea und auch der Glandula submandibularis den Verlauf der Fazialisäste beachten!).

23.1.2 Chronisch-rezidivierende Parotitis

Engl. chronically relapsing parotitis

Definition. Multifaktorielles Geschehen mit rezidivierenden aszendierenden bakteriellen Infektionen.

Ursache. Viruserkrankungen, primäre Obstruktion durch Dyschylie, Allergien. Später Immunreaktionen.

Symptome und Befund
- In zeitlichen Abständen auftretende, Tage anhaltende, mäßig schmerzhafte Drüsenschwellung – nicht selten bei Kindern.
- Der flockige Speichel schmeckt salzig. Im Intervall kann die Drüse induriert sein.
- Bei der Sialographie oft perlschnurartige Gangektasien (»belaubter Baum«) später mit zunehmender Schädigung des Drüsenparenchyms Rarefizierung des Gangsystems (»entlaubter Baum«).
- Eine Verminderung und Störung der Sekretbildung (Dyschylie) ist nachweisbar. Es findet sich eine überschießende Aktivierung des intraglandulären Kallikreinsystems.
- Eine erhebliche Viskositätszunahme des Speichels, u.U. mit Verlegung des Ausführungsgangsystems, besteht bei der sog. **Elektrolyt-Sialadenitis** (u.a. Natriumgehalt und Phosphohexoseisomeraseaktivität erhöht, gelegentlich Speichelsteinbildung, **obstruktive Sialadenitis**).

✔ **Therapie**

Antibiotika, Aprotinin = Proteasenhemmer (Trasylol®). Für Speichelfluß sorgen. Bei Nichtansprechen der Therapie in seltenen Fällen totale Parotidektomie unter Schonung des N. facialis erforderlich.

Differentialdiagnose. Parotitis epidemica (Mumps, Ziegenpeter).

Parotitis epidemica (Mumps, Ziegenpeter)

Engl. mumps
Ursache. Virusinfektion (neurotrope Paramyxoviren) mit 17–21tägiger Inkubationszeit.

Befund. Schmerzhafte Schwellung der Parotis (ein- oder beiderseitig) ohne Eiterung, Fieber.

Komplikationen. Sensorineurale Schwerhörigkeit oder Taubheit (meist einseitig), Meningitis, Enzephalitis, Orchitis, Pankreatitis.

✔ Therapie

Antipyretikum, Antiphlogistikum, Mundhygiene, Enelbin®-Umschläge.

23.1.3 Strahlensialadenitis

Engl. radiation sialadenitis

Nach Tumorbestrahlungen im Kopf-Hals-Bereich treten entzündliche Schleimhautschäden (Mukositis) und infolge Azinuszellschädigung und verminderter Speichelsekretion funktionelle Störungen in den Speicheldrüsen – beginnend ab 15 Gy, irreversibel ab 40 Gy – auf: Hyposialie, Viskositätsänderung des Speichels, Mundtrockenheit und Soor.

✔ Therapie

- Symptomatisch mit synthetischem Speichel (Glandosane®).
- Mundspülungen mit Salbei.
- Antimykotika (Ampho-Moronal®) bei Mund-Soor.

23.1.4 Sonderformen der chronischen Sialadenitis (»Immunsialadenitis«)

Engl. immune sialadenitis

SJÖGREN-Syndrom = myoepitheliale Sialadenitis (▶ s. Aus der Praxis, S. 320)

- Chronisch entzündliche Systemerkrankung mit rezidivierender Gelenkentzündung, Xerostomie, Keratoconjunctivitis sicca, Rhinopharyngitis sicca
- Speicheldrüsenschwellungen, später Karies
- Diagnose durch Biopsie von Lippenschleimhaut mit kleinen Speicheldrüsen (lymphozytär-myoepitheliale Zellinseln als Ausdruck abgelaufener Antigen-Antikörper-Reaktionen)
- Später Untergang des sekretorischen Drüsenparenchyms. Meist Frauen in der Menopause
- Autoimmunkrankheit (Nachweis von SSA- und SSB-Antikörpern). Retrovirusinfektion?

- Erhöhtes Risiko für das Auftreten von **malignen Lymphomen** in der Gl. parotidea! Nach längerer Krankheitsdauer wabenartige Veränderungen der Drüsenstruktur im Kernspintomogramm

HEERFORDT-Syndrom = epitheloidzellige Sialadenitis

Febris uveoparotidea, Sonderform der Sarkoidose, besonders bei jungen Frauen.

Uveitis, rezidivierende Speicheldrüsenschwellungen (Biopsie), Fieber, gelegentlich Fazialisparese und Rekurrensparese.

✔ Therapie

- Kortikosteroide, bei Xerostomie symptomatisch Glandosane®.
- ZurAnregung der Speichelsekretion Pilocarpinlösung 1%.
- Häufiges Trinken.
- Absetzen von Diuretika, Antihypertensiva, Antidepressiva.
- Augentropfen.
- Zahnärztliche Behandlung wegen Kariesgefahr.

HIV-Infektion (▶ s. Kap. 20.2.3). Histologisch Bild wie bei SJÖGREN-Syndrom (sog. HIV-salivary gland disease). Zystenbildung in der Drüse.

23.2 Steinbildung (Sialolithiasis)

Engl. sialolithiasis

Definition. Konkrementbildung im Ausführungsgangssystem durch Dyschylie. Kristallisationskeime vergrößern sich zu Konkrementen.

Vorkommen. Fast stets in der Glandula submandibularis.

Zusammensetzung. Kalziumphosphat- oder -karbonatsteine.

Symptome und Befund. Anfangs nur **beim Essen Schwellung der Drüse** und Spannungsschmerzen, später bleibende Verdickung der Drüse und durch sekundäre Entzündung Symptome der **chronischen Sialadenitis.**

332 G · Kopfspeicheldrüsen

Diagnose

- Steine im Ausführungsgang (◻ Abb. 9.2a) können sublingual getastet und durch **Sondierung** des Ganges mit einer Silbersonde (Speichelgangsonde) nachgewiesen werden.
- Außerdem stellen sich Steine auf der **enoralen Röntgenaufnahme** oder – bei Sitz in der Drüse – auf der schrägen Mundbodenaufnahme dar und ergeben bei der Sialographie einen Kontrastmittelstopp (◻ Abb. 22.3).
- Steinnachweis am einfachsten durch Sonographie (◻ Abb. 22.2).

✔ Therapie

Versuch einer Dilatation des Ausführungsganges durch Sondierung oder aufblasbare kleine Ballonsonden, danach spontaner Abgang oder:

- Steine im vorderen Teil des Ausführungsganges werden durch Schlitzen des Ganges entfernt (enorale Operation).
- Lithotripsie mittels Ultraschall (Schockwellen extrakorporal oder endoskopisch über Laser < 12 mm), wenn das Drüsenparenchym noch nicht verändert ist. Oft ohne Dauererfolg.
- Bei tiefliegenden oder im Bereich der Drüse liegenden Steinen und bei gleichzeitig bestehender chronischer Entzündung der Drüse muß die Drüse von außen exstirpiert werden. (Dabei Schonung des Ramus marginalis mandibulae des N. facialis, der entlang des horizontalen Unterkieferastes verläuft.) Bei der Gl. parotidea totale Parotidektomie mit Fazialisschonung.

23.3 Sialadenosen (Sialosen)

Engl. sialadenosis

Definition. Rezidivierende nicht entzündliche, schmerzlose Schwellungen der Speicheldrüsen – meist Glandulae parotideae bds. – später oft verbunden mit verminderter Speichelproduktion und Trockenheit im Mund (Xerostomie).

Ätiopathogenese. Stoffwechselkrankheit. Grundlage ist wahrscheinlich oft eine Schädigung der vegetativen Nervenfasern der großen Kopfspeicheldrüsen.

Es werden unterschieden:

- **Endokrine Sialadenosen** durch hormonelle Störungen: Diabetes mellitus, Keimdrüsenstörungen, Klimakterium, Erkrankungen der Nebennierenrinde, Schilddrüsenfunktionsstörungen
- **Dystrophisch-metabolische Sialadenosen** bei Vitaminmangel, bei chronischem Eiweißmangel (Fehlernährung, Dystrophie), bei Leberzirrhose, bei Eßstörungen (Anorexie, **Bulimie**, vor allem bei jungen Frauen)
- **Neurogene Sialadenosen** bei Dysfunktion des vegetativen Nervensystems
- **Medikamentöse Sialadenosen**, u.a. nach Antihypertonika und Psychopharmaka

Symptome und Befund. Weiche und schmerzlose Schwellung, sonographisch homogene Vergrößerung der Drüse.

Diagnose. Durch Tastbefund, Ultraschall-B-Scan zeigt diffuse Vergrößerung des Drüsenparenchyms, evtl. Feinnadelbiopsie (Schwellung der Azinuszellen), Allgemeinuntersuchung.

✔ Therapie

Grundleiden behandeln, bei starkem Leidensdruck in Ausnahmefällen Parotidektomie bds.

Differentialdiagnose

- Sog. **MIKULICZ-Krankheit**: Keine einheitliche Ätiologie und keine selbständige Erkrankung. Die Schwellung der Speicheldrüsen (und der Tränendrüsen) könnte bedingt sein durch Speicheldrüsentumoren, Sialadenosen, epitheloidzellige Granulomatosen, chron. Sialadenitiden oder durch Erkrankung der Speicheldrüsenlymphknoten. Diagnose durch Biopsie klären
- **Lipomatose bei Alkoholikern**, dabei Atrophie des Drüsenparenchyms
- **Masseterhypertrophie**: Beim Zubeißen Hartwerden und Hervortreten der Schwellung (Palpation enoral und von außen!). B-Sonographie

23.4 Tumoren (Sialome)
Engl. salivary gland tumor

Vorkommen. Meist ausgehend von der Glandula parotidea, seltener von den kleinen Speicheldrüsen oder der Gl. submandibularis.

23.4.1 Epitheliale Tumoren
Engl. epithelioma

Gutartige Tumoren
Adenome. Sie machen ca. 80% aller Speicheldrüsentumoren aus:
- **Pleomorphe Adenome** (◘ Abb. 23.1). (sog. Mischtumoren): Am häufigsten vorkommende, langsam wachsende Parotisgeschwülste mit buntem epithelialen Zellbild. (In pleomorphen Adenomen entwickeln sich mitunter – in etwa 5% – Karzinome = maligne Entartung besonders in stromaarmen pleomorphen Adenomen!) Die Tumoren reichen gelegentlich mit einem größeren Anteil bis ins Spatium parapharyngeum (Hanteltumor, Eisbergtumor) und sind enoral als Vorwölbung der lateralen Pharynxwand sichtbar.
- **Monomorphe Adenome, Zystadenolymphome** (WARTHIN-Tumoren): Adenome des Ausführungsganges, Onkozytome mitunter beiderseits: Zystisch-papilläre, gutartige, abgekapselte Tumoren, vor allem bei älteren Männern.

Maligne Tumoren (▶ s. Aus der Praxis, S. 320)
Maligne Tumoren sind durch ein lokal infiltrierendes Wachstum u. U. mit Fazialisparese, lymphogene oder hämatogene Aussaat gekennzeichnet. Sie machen 20% aller Speicheldrüsentumoren aus:
- **Azinuszellkarzinome:** Neigen zu Rezidiven, selten hämatogene und lymphogene Metastasierung
- **Mukoepidermoidkarzinome:** Ausdifferenzierte Form (low grade) prognostisch günstiger als die – seltenere – undifferenzierte Form (high grade) mit Metastasierung
- **Adenoidzystische Karzinome** (sog. Zylindrome): Langsames, aber besonders gefürchtetes unaufhaltsames Wachstum – nicht selten am N. facialis entlang. Lymphogene regionale und vor allem hämatogene Fernmetastasierung (Lunge, Leber) insbesondere beim soliden Typ. Lange Krankheitsverläufe bekannt
- **Adenokarzinome**
- **Plattenepithelkarzinome**
- **Undifferenzierte Karzinome**
- **Karzinome in pleomorphen Adenomen** (prognostisch besonders ungünstig)
- **Speichelgangkarzinome**
- **Sarkome**
- **Maligne Lymphome** (s. SJÖGREN-Syndrom, ▶ Kap. 23.1.4)
- **Metastasen** von Kopf-Hals-Tumoren, seltener von anderen Tumoren

TNM-Einteilung
(Kopfspeicheldrüsen: Gl. parotidea und Gl. submandibularis)

T – Tumor
- T1   Tumor mißt in seiner größten Ausdehnung 2 cm oder weniger
- T2   Tumor mißt in seiner größten Ausdehnung mehr als 2 cm, jedoch nicht mehr als 4 cm
- T3   Tumor mißt in seiner größten Ausdehnung mehr als 4 cm und/oder extraparenchymatöser Ausbreitung
- T4   Tumor infiltriert die Umgebung

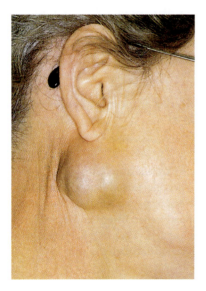

◘ Abb. 23.1. Pleomorphes Adenom der Glandula parotidea

334   G · Kopfspeicheldrüsen

Alle Kategorien unterteilt in:
- a   kein klinischer oder makroskopischer Anhalt für einen Befall der Haut, Weichteile, Knochen oder Nerven (= keine lokale Ausbreitung)
- b   klinischer oder makroskopischer Anhalt für einen Befall der Haut, Weichteile, Knochen oder Nerven (= lokale Ausbreitung)

N – Regionäre Lymphknotenmetastasen (▶ s. Kap. 20.4.2)

M – Fernmetastasen
- MX   Fernmetastasen können nicht beurteilt werden
- Mo   keine Fernmetastasen
- M1   Fernmetastasen

Befund. Bei Adenom, Azinuszellkarzinom und Mukoepidermoidkarzinom knotige Verhärtung der Gl. parotidea, langsam wachsend, nicht oder kaum schmerzhaft (◘ Abb. 23.1). Bei den meisten anderen Karzinomen schnelleres Wachstum (außer beim adenoidzystischen Karzinom), Spontanschmerz und häufig Schmerz bei Druck in die Fossa retromandibularis. Verbackensein mit der Haut, Ulzerationen und Durchbruch nach außen oder in den Gehörgang sowie Fazialisparese und Metastasierung sind sichere Zeichen für Malignität!

Diagnose
- Feinnadelaspirationsbiopsie oder Probeexzision (nur vor dem Tragus),
- evtl. Gewebeentnahme erst während der Tumoroperation nach Freilegung des Tumors unter Schonung des N. facialis und **Schnellschnitt**, davon weiteres operatives Vorgehen abhängig machen,
- eine **Sialographie**, eine **Ultraschalluntersuchung** und ein **Computertomogramm** oder **Kernspintomogramm** können differentialdiagnostische Hinweise geben.

✔ Therapie
- Gutartige Tumoren: Bei der operativen Entfernung von Adenomen, insbesondere von pleomorphen Adnenomen, besteht die Gefahr, Teile des höckerigen Tumors oder der Kapsel zurückzulassen (»Re-

zidiv«!). Daher genügt eine Enukleation nicht. Die Parotis ist teilweise (meist lateraler Anteil) oder vollständig unter Schonung des N. facialis, der am Foramen stylomastoideum aufgesucht und mit seinen Ästen durch die Drüse hindurch präpariert wird, zusammen mit dem Tumor zu exstirpieren (partielle – oft laterale –, subtotale oder totale Parotidektomie und extratemporale Fazialischirurgie).
- Maligne Tumoren: Bei Azinuszellkarzinomen und Low-grade-Mukoepidermoidkarzinomen totale Parotidektomie mit Erhalt des N. facialis. Bei High-grade-Mukoepidermoidkarzinomen, anderen Karzinomen und Sarkomen totale Parotidektomie mit Fazialisresektion und -rekonstruktion (▶ s. S. 95).
- Neck dissection.
- Radiotherapie als Nachbehandlung oder primäre Bestrahlung bei Inoperabilität.

Heilungsergebnisse bei Malignomen. Abhängig vom histologischen Typ 20–50% 5-Jahresüberlebensrate nach Operation.

Differentialdiagnose
- **Mesenchymale Tumoren** im Bereich der Speicheldrüsen sind selten, z.B. Angiome (besonders bei Kindern), Neurinome, Lipome. Intraglanduläre Lymphome und metastatische Tumorabsiedlungen kommen häufiger vor.
- Beim sog. **KÜTTNER-Tumor** handelt es sich um eine chronische Entzündung der verdickten, verhärteten und sklerotisch veränderten Glandula submandibularis, häufig verbunden mit einer Speichelsteinbildung.

23.4.2   Aurikulotemporales Syndrom (FREY)

Engl. auriculotemporal syndrome

Ursache. Nach Parotidektomie fehlgeleitete Regeneration der sekretorischen Parotisnerven. Die sich regenerierenden parasympathischen Fasern folgen den sympathischen Fasern und innervieren die Schweißdrüsen der Haut. Vorkommen gelegentlich auch nach Kiefergelenkfraktur.

Symptome. Hautrötung durch Vasodilatation und Schweißabsonderung im Wangenbereich vor dem

Ohr auf gustatorische und mastikatorische Reize während des Essens (»**Gustatorisches Schwitzen**«).

✔ Therapie
- Örtlich Scopolaminsalbe oder Aluminiumchloridlösung.
- Neurektomie des N. tympanicus in der Pauke (▶ s. Kap. 1.1.2).
- Intrakutane Botulinumtoxin-A-Injektion (Dysport®), heute Therapie der Wahl.

23.5 Speichelfistel
Engl. salivary fistula

Ursache. Verletzungen der Drüse oder des Ausführungsganges, Operationen, spezifische oder unspezifische Entzündungen, angeboren.

Symptom. Speichelabfluß nach außen, vor allem während des Essens.

✔ Therapie
- Drüsenfisteln schließen sich von selbst,
- bei Gangfisteln muß die äußere Fistel operativ zu einer inneren gemacht werden oder
- Versuch der Herabsetzung der Speichelsekretion durch Röntgenstrahlen (Risiko eines Spätkarzinoms!) oder Botulinumtoxin-A-Injektion oder schließlich
- Exstirpation der Drüse und
- Naht des N. facialis bei Verletzung.

23.6 Ranula (Fröschleingeschwulst)
Engl. ranula, sublingual cyst

Definition. Retentionszyste unter der Zunge, angeboren oder durch Obliteration eines der kleinen Ausführungsgänge der Glandula sublingualis entstanden.

Befund. Bläulich durchscheinend, Flüssigkeit enthaltende, pralle Schwellung, sichtbar bei Anheben der Zungenspitze.

✔ Therapie
Exstirpation oder Marsupialisation.

Differentialdiagnose. Dermoidzyste: Bei Betasten festes Gewebe.

✔ Therapie
Exstirpation.

23.7 Fazialisparesen (▶ s. Kap. 4.4)
Engl. facial paralysis

❓ Fragen
- Beschreiben Sie Symptomatik und Therapie von Speichelsteinen (s. S. 331 f)!
- Welche Ursachen der akuten Parotitis kennen Sie (s. S. 330)?
- Was versteht man unter Sialadenosen (s. S. 332)?
- Was versteht man unter einem SJÖGREN-Syndrom (s. S. 331)?
- Wie unterscheiden sich Symptomatik und Behandlung von gut- und bösartigen Speicheldrüsentumoren (s. S. 333)?

H

GK3 8   Stimm-, Sprech- und Sprachstörungen

24   Sprach- und Stimmbildung   – 339

GK3 8.1   25   Funktionsprüfung   – 343

GK3 8.2   26   Klinik   – 347

Sprachstörungen (Sprechstörungen) haben eine zentrale Ursache oder entstehen durch fehlerhafte Artikulation, Stimmstörungen (Symptom Heiserkeit) dagegen durch fehlerhafte Phonation.
Die Stimm- und Sprachheilkunde – seit 1992 als Phoniatrie/Pädaudiologie ein Fachgebiet der Medizin – ist in manchen Orten eine selbständige Abteilung an HNO-Kliniken.
Das Arbeitsgebiet der Logopäden umfaßt nach ärztlicher Verordnung Diagnose und Therapie der Stimm- und Sprachstörungen.

Aus der Praxis

Die 43jährige Lehrerin stellt sich mit zunehmender Stimmschwäche vor. Seit Jahren hat sie immer wieder kurze Phasen von Heiserkeit verbunden mit Räusperzwang nach starker stimmlicher Belastung. Jetzt ist die Stimme bereits nach kurzer Zeit erschöpft, heiser und kraftlos. Das Sprechen bereitet Mühe und ist schmerzhaft. Bei der Lupenlaryngoskopie mit Stroboskopie zeigt sich ein verengter Larynxeingang mit zusammengepreßten Stimmbändern und Vorwölben der Taschenfalten. Die Epiglottis ist abgesenkt, die Tonhaltedauer verkürzt. Unter der Diagnose einer hyperfunktionellen Dysphonie mit sekundärer Dekompensation wird eine Berufspause eingelegt und eine logopädische Therapie durchgeführt. Allmählich kommt es zu einer Besserung der Stimme. Der bisherige Beruf kann jedoch nicht mehr ausgeübt werden.

Aus der Praxis

Bei dem 6jährigen Kind zeigt sich eine Sprachentwicklungsverzögerung verbunden mit verminderter Aufmerksamkeit, Mängel in der Artikulation und im Richtungshören. Die otoskopische Untersuchung sowie die audiometrische Diagnostik einschließlich otoakustischer Emissionen und Hirnstammaudiometrie ergeben Normalbefunde. Unter der Diagnose einer zentralen auditiven Wahrnehmungsstörung wird ein spezielles Hör- und Aufmerksamkeitstraining nach Anpassung von Hörgeräten durchgeführt. Die Symptomatik bessert sich wesentlich im Verlauf von einem Jahr.

Ursachen. Manche Stimm- und Sprachstörungen haben ihre Ursache in einem fehlerhaften Gebrauch der Atemmuskulatur beim Sprechen und dadurch bedingter falscher **Atemtechnik:** Gewöhnlich werden Brust- und Bauchatmung gleichzeitig ausgeführt (kostoabdomineller Atemtyp), indem sich bei der Inspiration das Zwerchfell senkt und die Rippen heben. Eine lockere Atmung (vorwiegend durch Zwerchfellbewegungen) ist beim Reden und Singen wichtig, ungünstig sind übermäßiges Anheben des Brustkorbs mit Betonung der Brustatmung sowie eine Verkrampfung der Muskulatur beim Ausatmen.

Atemmuskulatur

- **Zwerchfell**
- **Zwischenrippenmuskeln:** Mm. intercostales externi (Inspiration) schräg von hinten oben nach vorn unten. Mm. intercostales interni (Exspiration) schräg von hinten unten nach vorn oben
- **Atemhilfsmuskulatur:** Bauchmuskeln, Brustmuskeln, lange Rückenstrecker, Mm. scaleni

Sprach- und Stimmbildung

24.1 Bildung der Sprachlaute – 340

24.2 Stimmbildung – 340

Zur Information

Zur Bildung der Sprachlaute ist ein Resonanzraum (Mundhöhle, Rachen, Nase, Nasennebenhöhlen) notwendig. Dieser Raum kann durch Lippen, Zunge, Gaumensegel verändert werden. Die Stimmbildung erfolgt durch die Stimmlippen. Diese werden durch die aus der Lunge ausströmende Luft in Schwingungen versetzt. Die Sprachentwicklung ist an ein intaktes Gehör gebunden und durchläuft mehrere Phasen bis nach der Pubertät.

24.1 Bildung der Sprachlaute

Die verschiedenen Sprachlaute werden aus dem Stimmklang durch Veränderung des **Ansatzrohres (Resonanzraum)** gebildet. Es umfaßt den supraglottischen Raum sowie Rachen, Mundhöhle, Nase und Nebenhöhlen. Das Ansatzrohr kann durch die Bewegungen der »**Sprechmuskulatur**« in Lippe, Zunge, Kiefer und Gaumensegel geformt werden. **Vokale** werden bei offenem Ansatzrohr gebildet (Abb. 24.1). **Konsonanten** entstehen durch Verschluß (Sprenglaute) oder Verengung (Reibelaute) an einer der drei Artikulationszonen:
- Lippen,
- Zungenspitze und vorderer Gaumen,
- Zungenrücken und Gaumen.

Die Konsonanten können stimmhaft oder stimmlos sein. Nasallaute entstehen bei offener Verbindung vom Rachenraum zur Nase (Tabelle 24.1).

24.2 Stimmbildung

Engl. voice production

Die Stimmlippen treten zusammen (**Phonationsstellung**; Abb. 13.2b). Die Stimmlippenschwingungen werden durch die aus der Lunge ausströmende Luft verursacht (Myoelastische aerodynamische Theorie).

Stimme
Definition. Der im Kehlkopf erzeugte Ton.

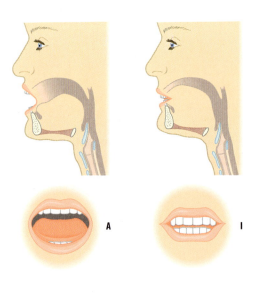
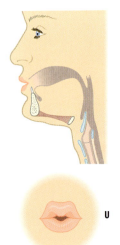

Abb. 24.1. Bildung der Vokale A, I, U

	stimmhaft	stimmlos	nasal
1. Verschlußlaut Reibelaut	B W	P F	M
2. Verschlußlaut Reibelaut	D S	T SS	N
3. Verschlußlaut Reibelaut	G J	K CH	Ng

Tabelle 24.1. Entstehung der Konsonanten

24 · Sprach- und Stimmbildung

Tonhöhe. Sie hängt ab von der Zahl der Stimmlippenschwingungen pro Sekunde, diese wiederum von der anatomischen Beschaffenheit (**Länge und Masse**) und der **Spannung** der Stimmlippen sowie von der Atemstromgeschwindigkeit und dem Anblasdruck:

- Tiefe Stimmlage: Lange Stimmlippen
- Hohe Stimmlage: Kurze Stimmlippen

Je gespannter die Stimmlippen mit den Stimmbändern sind, desto höher ist der Stimmklang.

In der Pubertät sinkt durch das Wachsen des Kehlkopfes und die Verlängerung der Stimmlippen die Stimme der Knaben um eine Oktave, die der Mädchen um eine Terz (**Stimmwechsel**, Mutation).

Der **Sprachlaut** entsteht erst im Ansatzrohr oberhalb der Stimmbänder aus dem obertonreichen Stimmklang durch entsprechende **Artikulation**.

Stimmumfang. 1–2 1/2 Oktaven.

Stimmregister. Brust-, Mittel-, Kopfregister. Jodeln = Springen von der Brust- zur Kopfstimme.

Sprechstimmlage. Im unteren Drittel des individuellen Gesamtstimmumfangs, bei Männern eine Oktave tiefer als bei Frauen.

Klangfarbe (Stimmklang). Abhängig von den Verhältnissen im Ansatzrohr, offene und gedeckte Singstimme.

> **Wichtig**
>
> Nach den letzten vier Punkten wird die *Stimmgattung* bestimmt (männlich: *Baß, Bariton, Tenor;* weiblich: *Alt, Mezzosopran, Sopran*).

Stimmstärke. Abhängig von der Stärke des Anblasdruckes, von Form, Spannung und Schwingungsamplitude der Stimmlippen und von der Form des Ansatzrohres.

Stimmeinsatz. Gehaucht, weich = geöffnete Stimmlippen. Fest, hart, gepreßt = geschlossene Stimmlippen.

Kommandostimme. Große Stimmstärke nach tiefer Inspiration, harter Stimmeinsatz.

Flüstern. Stimmlippen geschlossen, »Flüsterdreieck« zwischen den Aryknorpeln offen.

»Bauchreden«. Veränderung der Stimme durch Verengung und Verstellung des Ansatzrohres.

Taschenfaltenstimme. Durch Zusammenpressen der Taschenfalten entsteht eine gepreßte, rauhe Stimme.

Ösophagusersatzstimme. Der Kehlkopflose bildet den Stimmklang durch Hochrülpsen der Luft aus dem Ösophagus, die dann am Ösophagusmund (»Pseudoglottis«) vorbeistreicht und diesen in Schwingungen versetzt.

Stimmstörungen. Sie treten auf, falls die Schwingungsfähigkeit der Stimmlippen und der Stimmlippenschluß behindert sind. Sie führen zu heiserer (dysphonischer) oder tonloser (aphonischer) Stimme!

> **Wichtig**
>
> *Sprachstörungen* dagegen treten bei *Störungen der Artikulation* auf.

❓ Fragen

- Wie verläuft die allgemeine Sprachentwicklung (s. S. 341)?
- Was versteht man unter Phonation und Artikulation (s. S. 340)?
- Was versteht man unter Artikulationszonen (s. S. 340)?

GK3 8.1 # Funktionsprüfung

25.1 **Sprachstatus** – 344

25.2 **Stimmstatus** – 344

25.3 **Stroboskopie** – 344
🔊🔊 Stroboskopie

25.4 **Elektromyographie** – 344

25.5 **Sonographie** – 345

25.6 **Elektroglottographie** – 345

Zur Information

Die Funktionsprüfung von Stimm-, Sprech- und Sprachstörungen umfassen den
Sprach- und den Stimmstatus. Zur weiteren Diagnostik gehört die Stroboskopie,
bei der die Stimmlippenschwingungen sichtbar gemacht werden können.
Die Elektromyographie überprüft die Funktion der inneren und äußeren Kehlkopfmuskulatur. Spezielle Untersuchungen sind die Sonagraphie (elektroakustische Aufzeichnung der Sprache) und die Elektroglottographie (Überprüfung des
Öffnens und Schließens der Glottis).

Zur Prüfung der Sprache und der Stimme gehört eine HNO-ärztliche Untersuchung einschließlich erforderlicher Hörprüfungen (audiometrische Untersuchungen).

25.1 Sprachstatus

Geprüft werden u.a:
- Freies Sprechen, Lesen,
- Nacherzählen, Nachsprechen,
- Sprachverständnis, Wortfindung,
- Artikulation, Sprechtempo und
- Sprachlaute (einschließlich Nasallaute).
- Ggf. Intelligenztests,
- pädiatrische Untersuchung sowie
- psychologische und neurologische Untersuchung.

25.2 Stimmstatus

Geprüft werden u.a:
- Qualität der Sprech-, Ruf- und Singstimme,
- Stimmeinsätze,
- Stimmumfang,
- Tonhaltedauer und
- Prüfung der Atemtechnik.

25.3 Stroboskopie

Engl. stroboscopy

Definition. Hierbei werden die für die Betrachtung mit dem bloßen Auge zu schnellen **Stimmlippenschwingungen sichtbar gemacht**: Anstelle der gewöhnlichen Lichtquelle wird ein Gerät verwandt, das Lichtblitze erzeugt (Stroboskop). Die Zahl der Lichtblitze wird zunächst über ein Kehlkopfmikrophon mit der Zahl der Stimmlippenschwingungen (Frequenz eines Singtons) synchronisiert. Man sieht dann von jeder Stimmlippenschwingung die gleiche Phase. Die Stimmlippen stehen scheinbar still (◘ Abb. 25.1a).

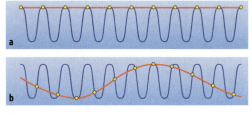

◘ Abb. 25.1a, b. Stroboskopie. **a** Stimmlippenschwingungen und Lichtblitze synchron, Stimmlippen stehen scheinbar still; **b** Phasenverschiebung zwischen Schwingungen und Blitzen, hierdurch scheinbar verlangsamter Ablauf der Stimmlippenschwingungen

Durch geringe Erhöhung oder Erniedrigung der Zahl der Lichtblitze wird von jeder Stimmlippenschwingung eine etwas verschobene Phase beleuchtet. Es ist dann ein **scheinbar verlangsamter Ablauf** einer Stimmlippenschwingung zu sehen, die sich aus den aufeinanderfolgenden verschiedenen Phasen zahlreicher Schwingungen zusammensetzt (◘ Abb. 25.1b).

Bei der Stroboskopie werden festgestellt:
- Seitengleichheit und Regelmäßigkeit der Stimmlippenbewegungen,
- Größe der Amplituden der Schwingungen,
- Bewegungsablauf der Stimmlippenschwingungen (normal wellenförmig) und
- Randkantenverschiebungen.

Indikationen
- Erkennen einer **funktionellen Stimmstörung**.
- Erstes Erkennen einer Infiltration einer Stimmlippe (Entzündung, Tumor), deren Schwingungsfähigkeit dadurch eingeschränkt oder aufgehoben wird.
- Bei der Stroboskopie können zusätzlich ein Lupenendoskop oder ein Operationsmikroskop bei der Befunderhebung verwandt werden.

25.4 Elektromyographie

Engl. electromyography

Ableitung der Aktionspotentiale (Nadelelektrode!) von den inneren und äußeren Kehlkopfmuskeln zur Differentialdiagnose neurogener, myogener und arthrogener Funktionsstörungen.

25.5 Sonagraphie

Elektroakustische Aufzeichnung der Sprache durch Zerlegen der Schallwellen (Spektralanalyse) nach Frequenz, Lautheit und Zeitablauf.

25.6 Elektroglottographie
Engl. electroglottography

Verfahren zur Registrierung des zeitlichen Ablaufes des Öffnens und Schließens der Glottis in Echtzeit. Der Widerstand für einen transglottisch fließenden hochfrequenten Wechselstrom wird durch die Stimmlippenbewegung amplitudenmoduliert und kann oszillographisch registriert werden.

❓ Fragen
- Welche Verfahren der Stimmdiagnostik kennen Sie (s. S. 344 f)?
- Was versteht man unter Stroboskopie (s. S. 344)?

GK3 8.2 **Klinik**

GK3 8.2.1 **26.1 Sprachentwicklung – 348**
26.1.1 Normale Entwicklung – 348
26.1.2 Verzögerte Sprachentwicklung – 348

GK3 8.2.2 **26.2 Sprach- bzw. Sprechstörungen –348**
26.2.1 Stammeln – 348
26.2.2 Poltern – 349
   🔊 Poltern
26.2.3 Stottern (Balbuties) – 349
   🔊🔊 Stottern
26.2.4 Zentrale Sprachstörungen – 350
26.2.5 Sprechstörungen, zentrale Stimmstörungen – 350

GK3 8.2.3 **26.3 Stimmstörungen – 350**
26.3.1 Organische Stimmstörungen – 350
26.3.2 Funktionelle Stimmstörungen – 350

Zur Information

Neben einer verzögerten Sprachentwicklung äußern sich Sprach- und Sprechstörungen in Stammeln, Poltern, Stottern. Außerdem gibt es zentrale Sprachstörungen aufgrund von Erkrankungen des Gehirns. Stimmstörungen werden
in organisch und funktionell bedingte Stimmstörungen eingeteilt.

26.1 Sprachentwicklung

Engl. speech development

26.1.1 Normale Entwicklung

- Ab 2. Monat Lallen
- Ab 8. Monat Echolalie und erstes Sprachverständnis
- Ab einem Jahr Einwortsätze
- Mit 1 1/2 Jahren Zweiwortsätze
- Mit 3 Jahren Mehrwortsätze
- Ab 4 Jahren vollständiger Spracherwerb
- Mit 7 Jahren abgeschlossener Spracherwerb

26.1.2 Verzögerte Sprachentwicklung

Engl. delayed speech development

Definition. Die Störung äußert sich in nicht altersgemäßem Wortschatz, Dysgrammatismus (unkorrekter Satzbau) und Stammeln.

Ursachen. Schwach ausgebildeter Sprechantrieb, ungenügende sprachliche Anregung, familiäre Sprachschwäche, auditive Teilleistungsstörungen, allgemeiner Entwicklungsrückstand. Falls keine Hirnschädigung vorliegt, harmlose Störung, die bei sonst ungestörter Intelligenz bei Beschäftigung mit dem Kind durch Eltern, Geschwister oder im Kindergarten bis zur Einschulung behoben ist.

✔ Therapie
Ab 3 bis 4 Jahren logopädische Behandlung.

Weitere Ursachen:

Verzögerte Sprachentwicklung durch Hörstörungen

Taub geborene Kinder bleiben stumm (**Taubstummheit**). Bei Verlust des Gehörs vor dem 7. Lebensjahr geht die bis dahin erworbene Sprache wieder verloren (**Prälingual ertaubt** = Taubheit, ehe die Sprache erworben werden konnte. **Postlingual ertaubt** = Taubheit und Sprachverlust nach vollständigem Spracherwerb im 7. Lebensjahr). Das Restgehör versucht man durch Anpassung eines **Hörgerätes** im Alter von 3 bis 6 Monaten und ein **Hörtraining** für die **Sprachanbildung** auszunutzen. Schwerhörige sprechen Zischlaute und Reibelaute falsch oder gar nicht aus, da sie die in den hohen Frequenzen liegenden Formanten nicht hören. Für Sprachbehinderte stehen Sonderschulklassen bzw. -schulen zur Verfügung (Schwerhörigenschulen). Cochlea-Implantate bei gehörlosen Kindern.

Verzögerte Sprachentwicklung durch Intelligenzdefizite

Ursache. Organische Hirnschädigung unterschiedlicher Ursache. Die Feststellung des Intelligenzquotienten ist in diesen Fällen durch sprachfreie Tests erforderlich.

Autismus. Es liegt eine schwere Wahrnehmungsstörung vor, bei der das Gehörte nicht verwertet werden kann. Keine situationsadäquate Reaktion.

Sprachentwicklungsstörung durch auditive Teilleistungsschwäche (zentrale Wahrnehmungsstörung)

Ursache. Frühkindlicher Hirnschaden. Erbliche oder geburtsbedingte Hirnreifungsverzögerung. Ungünstige akustische und familiäre Umgebung ohne Anreiz zum bewußten Hören. Reizüberflutung.

Symptome. Störung der auditiven Aufmerksamkeit (Konzentration), der auditiven Merkfähigkeit, des Richtungshörens u.a. (▶ s. Aus der Praxis 2, S. 338).

Differentialdiagnose. Mutismus. Es handelt sich um eine psychisch bedingte Stummheit. Sie tritt nach teilweisem oder vollzogenem Spracherwerb auf.

✔ Therapie
Hör- und Aufmerksamkeitstraining, ggf. Hörgeräteanpassung zur Anhebung des akustischen Nutzsignales.

26.2 Sprach- bzw. Sprechstörungen

Engl. language disorder and speech disorder

26.2.1 Stammeln

Engl. dyslalia, stammer

(Dyslalie, Lautbildungsfehler, Störungen der Artikulation)

Das physiologische Stammeln des Kleinkindes soll nach dem 4. Lebensjahr verschwunden sein. Danach bestehenbleibende Lautbildungsfehler bedürfen der Behandlung. Stammeln kann funktionell oder organisch bedingt sein. Stets Schwerhörigkeit ausschließen bzw. behandeln (hörverbessernde Operation, Hörgerät).

Sigmatismus

Lispeln (falsche Bildung der S-Laute; häufigstes Stammeln):
- als **Sigmatismus addentalis:** Zungenspitze an der Hinterfläche der Schneidezähne,
- als **Sigmatismus interdentalis:** Zunge vorn zwischen den Zähnen,
- als **Sigmatismus lateralis:** Die Luft entweicht einseitig in die Backentasche und
- **Asigmatismus:** S-Laute werden nicht gebildet, sondern durch andere Laute (meistens D) ersetzt.

Gammazismus

Kappazismus, Lambdazismus, Rhotazismus = Falschbildung der G-, K-, L- und R-Laute.

Rhinophonie (= Rhinolalie, Näseln; Nachweis ▶ s. Kap. 6.3.3)

Rhinophonia clausa (geschlossenes Näseln). Ursachen: Meist organisch. Verlegte Nase durch Schnupfen, Polypen, vergrößerte Rachenmandel, Tumoren, doppelseitige Choanalatresie: Nasallaute werden ohne Nasalresonanz gesprochen (»Stockschnupfen«).

Rhinophonia aperta (offenes Näseln). Ursachen: Organisch bei Gaumenspalte oder Gaumensegellähmung bzw. -schwäche (z.B. Diphtherie oder Myasthenia gravis pseudoparalytica):
- Alle Laute haben einen nasalen Beiklang
- Funktionell bei Schonstellung des Gaumensegels

Rhinophonia mixta (gemischtes Näseln). Bei Kombination von verlegter Nasenatmung und Gaumensegelschwäche.

✓ Therapie

- Bei organischer Ursache kausale Behandlung, z.B. bei Gaumenspalten Operation, sonst
- Sprachübungsbehandlung durch Logopäden mit Erlernen der richtigen Technik bei der Lautbildung, Training der Zungen- und Mundmotorik, u.U. Hörtraining nach Hörgeräteversorgung,
- kieferorthopädische oder kieferchirurgische Therapie bei korrekturbedürftigen Kieferanomalien.

26.2.2 Poltern

Engl. battarism

Definition. Sprachformulierungsschwäche. Hastiges, verwischtes Sprechen mit Auslassungen, Umstellungen oder Wiederholungen von Lauten und Silben.

✓ Therapie

Erziehung zu langsamem Sprechen.

26.2.3 Stottern (Balbuties)

Engl. stuttering

Redeflußstörung mit Störung der Koordination der Sprechmuskulatur, die sich in Hemmungen und Unterbrechungen des Sprechablaufs äußert (**tonisches** – Mmmmutter – oder **klonisches** – Ta Ta Ta Tante – Stottern).

Mitbewegung der Extremitäten. Singen meist nicht behindert. Beginn oft zwischen dem 3. und 4. Lebensjahr, bei der Einschulung oder in der Pubertät.

Ursachen. Unbekannt. An der Entstehung sind körperliche, seelische und interpersonelle Faktoren beteiligt, meist familiäre Disposition.

✓ Therapie

Durch Logopäden und Psychologen. Sehr schwierig und nicht immer erfolgreich. Besteht in Atemschulung, Üben von langsamem und rhythmischem Sprechen, Verhaltenstherapie, Entspannungsübungen (z.B. autogenes Training).

350 H · Stimm-, Sprech- und Sprachstörungen

26.2.4 Zentrale Sprachstörungen

Engl. cerebral language disorder

Aphasien, Dysphasien

Definition. Bei organischen Gehirnerkrankungen (Blutung, Tumor) im Bereich der Sprachzentren kommt es zu Störungen oder dem Verlust der bereits erworbenen Sprache.

- **Motorische Aphasie:** Störung der Wortbildung bei nur geringfügig beeinträchtigtem Sprachverständnis durch Läsion im BROCA-Sprachzentrum (3. Stirnwindung).
- **Sensorische Aphasie:** Störung des Sprachverständnisses und der Ausdrucksfähigkeit bei erhaltenem Sprechvermögen durch Läsion im WERNICKE-Sprachzentrum (obere Schläfenwindung).
- **Amnestische Aphasie:** Störung der Worterinnerung, Wortfindungsstörungen, Gegenstände können nicht benannt werden (untere Schläfenwindung; otogener Hirnabszeß).

26.2.5 Sprechstörungen, zentrale Stimmstörungen

Engl. speech disorders, cerebral dysphonia

Dysarthrien und Dysarthrophonien

Zentrale Sprechstörungen einschließlich Stimm- und Atemstörungen durch Erkrankungen zerebraler Zentren, zentraler Bahnen und der Kerne der Hirnnerven.

Vorkommen z.B. als spastische Lähmungsformen der Sprechmuskulatur. Der gesamte Sprechvorgang ist gestört, z.B. bei M. Parkinson, Kleinhirnläsionen, Schädigung des motorischen Kortex.

Stimm- und Sprechapraxie

Gestörte Programmierung des Stimm- und Sprechablaufes.

Störungen der Sprechfunktion durch periphere infranukleäre Lähmung einzelner Hirnnerven (z.B. N. glossopharyngeus, N. hypoglossus) nennt man **Dysglossien.**

✔ Therapie

Logopädische Stimm- und Sprechrehabilitation unter Beachtung neuropsychologischer Gesichtspunkte, Grundleiden beheben, Behandlung der Schluck- und Atemstörung.

26.3 Stimmstörungen

Engl. dysphonia

Definition. Störungen der Stimmbildung.

26.3.1 Organische Stimmstörungen

(s. Kehlkopferkrankungen, ► Kap. 14.1)

26.3.2 Funktionelle Stimmstörungen

Dyskinetische Stimmstörungen

Hyper- und hypofunktionelle Dysphonien entstehen durch Überbelastung der Stimme, falsche Belastung der Stimmlippen oder falsche Stimmtechnik: Entweder **zu starke Anspannung** oder aber **Schonhaltung** der Stimmlippen beim Sprechen. Auftreten der Dysphonien besonders bei **Berufen mit überforderter Stimme** (Lehrer, Pfarrer), die dann meistens hyperfunktionell sind. »**Internusschwäche**« (► s. Kap. 14.4.1).

Symptome und Befund

- Die Stimme wird schon bei kleinen Belastungen heiser, rauh und wenig tragend
- Druckgefühl im Kehlkopf, Kratzen im Hals und eine Rötung der freien Stimmlippenränder
- Entstehung von Stimmlippenknötchen (► s. Kap. 14.5.1) – fast nur bei Frauen – möglich
- Lupenlaryngoskopie, Stroboskopie
- **Hyperfunktionelle Dysphonie:** Verengung des Kehlkopfeinganges mit zusammengepreßten Stimmbändern, vorgewölbten Taschenfalten und tiefliegender Epiglottis
- **Hypofunktionelle Dysphonie:** Unvollständiger Stimmbandschluß, Hochstand der Epiglottis, eher schlaffe Larynxsuprastruktur
- Tonhaltedauer verkürzt
- Verstärker Einsatz der Stimmhilfsmuskulatur; Kehlkopf druckschmerzhaft

✔ Therapie

Stimmübungsbehandlung, Atemübungen, lockeres Sprechen, u.U. Librium® oder Valium®, psychologische Betreuung.

Differentialdiagnose

- **Spastische Dysphonie:** Hochgradiges Pressen und Ächzen bei der Stimmbildung. Psychische Genese!

✔ Therapie

Botulinum-Toxin-Injektion (Dyspart®) in das Stimmband, Psychotherapie.

- Stimmstörung bei **Myasthenia gravis pseudo-paralytica:** Leicht ermüdbare Stimme mit nachfolgender Erholung
- Stimmstörung bei **Globus pharyngis**
- **Hormonelle Stimmstörung** im Klimakterium oder nach Hormonmedikation (z.B. Kombinationspräparaten mit androgenen Hormonen oder Anabolika: Die Stimme wird tiefer und brüchig infolge Zunahme der Muskulatur im Verhältnis zum Bindegewebe. Virilisierung der Stimme)
- **Laryngopathia gravidarum:** Heiserkeit durch Ödembereitschaft und Auflockerung der Stimmlippen, verschwindet nach der Entbindung. (Bei Auftreten auf Zeichen einer Präeklampsie achten!)
- Dysphonie bei Zervikalsyndrom (▶ s. Kap. 2.5.2)
- Submuköse Blutung in der Stimmlippe nach Überschreien oder Überbeanspruchung der Stimme

✔ Therapie

Behandlung der Grunderkrankung, logopädische Therapie.

Anmerkung. Phonasthenie = anlagebedingte Stimmschwäche.

Psychogene Dysphonie und Aphonie

Definition. Psychische Traumen können dazu führen, daß die Stimmlippen beim Sprechen nicht in Phonationsstellung gebracht oder aber fest zusammengepreßt werden (Phononeurosen).

Symptome

- Die Stimme ist heiser bzw. tonlos, klangvolles Husten möglich!
- Bei der Spiegeluntersuchung Beweglichkeit der Stimmlippen. Keine entzündlichen Zeichen
- Häufiger bei Frauen als bei Männern
- **Hyperfunktionelle Form:** Stimme heiser bzw. tonlos, Stimmlippen und evtl. Taschenfalten zusammengepreßt, Epiglottis gesenkt
- **Hypofunktionelle Form:** Stimme heiser bzw. tonlos, kein Stimmlippenschluß, Epiglottis aufgerichtet

✔ Therapie

Aus dem klangvollen Husten heraus Entwicklung der Stimme oder Eingehen auf die seelischen Schwierigkeiten und mit Atem- und Stimmübungen versuchen, die Stimme aufzubauen. Die früher übliche Überrumpelung mit Einführen einer Metallkugel zwischen die Stimmlippen, um einen Würg- und Erstickungsanfall und danach eine laute Stimme auszulösen, sollte unterlassen werden.

Mutationsstörungen

Definition. Die **Mutationsfistelstimme** ist die Folge eines gestörten Stimmwechsels vor allem bei Knaben.

Das Kehlkopfwachstum während der Pubertät führt in diesen Fällen zu einer starken Spannung der Stimmlippen. Die Mutationsfistelstimme tritt gelegentlich auch als funktionelle (psychisch bedingte) Störung auf, wenn die Freunde der Knaben noch nicht im Stimmbruch sind und weiter kindlich sprechen. Während des Stimmwechsels (▶ s. Kap. 24.2, Stimmbruch) soll die Stimme, die zwischen hoch und tief schwankt, geschont werden.

✔ Therapie

- Stimmübungsbehandlung unter leichtem Druck auf den Schildknorpel zur Entlastung des Zuges des M. cricothyroideus.
- Die unvollständige Mutation erfordert ebenfalls eine stimmtherapeutische (logopädische) Behandlung.
- Das Ausbleiben der Mutation ist hormonell bedingt: persistierende Kinderstimme (früher durch Kastration von Knaben absichtlich herbeigeführt: Kastratenstimme).

Inspiratorischer funktioneller Stridor (»Stimmritzenkrampf«)

Bei der Einatmung öffnen sich die Stimmlippen nicht, sondern schließen sich im Gegenteil in der Mittellinie (paradoxe Stimmlippenbewegungen).

✔ Therapie

Atemübungen, Psychotherapie.

Ictus laryngis

Hustenanfall, der in einen Glottiskrampf übergeht, gelegentlich bei Männern. Der Glottiskrampf kann von kurzer Bewußtlosigkeit gefolgt sein. Ursache unbekannt.

Differentialdiagnose. Laryngospasmus (Glottiskrampf) infolge Tetanie oder im Rahmen einer Spasmophilie bei Kindern oder Folge eines Fremdkörperreizes.

✔ Therapie

Kalzium und CO_2-Rückatmung. An aspirierte Fremdkörper denken!

■ Singultus (Schluckauf): Ruckartiges Einatmen und rascher Glottisschluß ausgelöst durch nicht willkürlich steuerbare krampfartige Zwerchfellkontraktionen (Zwerchfellspasmus).

✔ Therapie

Atem anhalten (respiratorische Azidose) und Pressen. Plötzliches Erschrecken kann zur Unterbrechung des Reflexes führen. Bei lange anhaltendem Singultus nach zentral-nervösen oder peripheren organischen Ursachen suchen. Passageres Ausschalten des N. phrenicus durch Lokalanästhesie.

❓ Fragen

■ Welche Formen der verzögerten Sprachentwicklung kennen Sie (s. S. 348)?
■ Welche Formen der Aphasie werden unterschieden (s. S. 350)?
■ Was versteht man unter einer Mutationsfistelstimme (s. S. 351)?
■ Benennen Sie die häufigsten Artikulationsstörungen (s. S. 348 f)!
■ Was versteht man unter einer hyperfunktionellen und hypofunktionellen Dysphonie (s. S. 350)?

GK3 9 Begutachtung

GK3 9.1   27   Allgemeines   – 355

GK3 9.2   28   MdE-Werte   – 357

Gutachten erfordern ein hohes Maß an Sachkenntnis, Erfahrung und Urteilsvermögen. Sie setzen strikte Neutralität und Unabhängigkeit des Gutachters voraus. Um Einzelfälle hinsichtlich des Ausmaßes einer Schädigung miteinander vergleichen zu können, müssen möglichst quantifizierbare Befunde erhoben und daraus – anhand von Tabellen – abstrakte Werte der Schädigung bezogen auf gesunde Normalpersonen errechnet werden. Die Begutachtung bedient sich dabei wissenschaftlicher Methoden und Erkenntnisse, sie selbst ist jedoch eine Maßnahme des Sozialrechtes.

GK3 9.1 Allgemeines

Zur Information

Gutachten werden von verschiedenen Auftraggebern wie Versicherungen, Gerichten, oder die BfA in Auftrag gegeben. Sie erfordern eine objektive, neutrale Betrachtungsweise der Befunde und Fakten.

Gutachten für die **Rentenversicherung** haben aufgrund der medizinischen Befunde zur **Berufsunfähigkeit** und **Erwerbsunfähigkeit** Stellung zu nehmen.

Bei der Begutachtung nach dem **Bundesversorgungsgesetz**, dem **Bundesentschädigungsgesetz** und der **gesetzlichen Unfallversicherung** muß durch Anamnese und Befund zunächst der **Kausalzusammenhang** zwischen dem schädigenden Ereignis und dem Schaden mit der nötigen Wahrscheinlichkeit festgestellt werden. Danach ist die schadensbedingte **Minderung der Erwerbsfähigkeit (MdE)** auf dem allgemeinen Arbeitsmarkt in Prozenten nach den bestehenden Richtlinien zu schätzen. Außerdem soll ein besonderes berufliches Betroffensein berücksichtigt werden.

In der gesetzlichen Unfallversicherung unterscheidet man zwischen den Folgen eines Arbeitsunfalls und einer Berufskrankheit.

Im **Schwerbehindertenrecht** wird – anstelle der MdE – der **Grad der Behinderung (GdB)** festgesetzt. Die Prozentzahlen sind gleich.

In der **privaten Unfallversicherung** wird ein Dauerschaden nach den in einer »Gliedertaxe« aufgeführten Prozentsätzen der Invalidität geschätzt.

Am häufigsten werden zur Zeit Gutachten zur Frage der **Berufskrankheit** »**Lärmschwerhörigkeit**« erstattet. Eine ärztliche Anzeige wird bei der zuständigen Berufsgenossenschaft ab einem Hörverlust von >40 dB bei 3000 Hz auf dem besser hörenden Ohr erstattet. Beurteilt werden müssen darüber hinaus Folgen von Schädeltraumen, Schädelhirntraumen, ärztlichem Fehlverhalten oder von Erkrankungen:

- im Ohrbereich mit Hör- und Gleichgewichtsstörungen,
- im Gesichts-, Nasen- und Nebenhöhlenbereich mit Riech- und Schmeckstörungen, Behinderung der Nasenatmung und Gesichtsentstellungen und
- im Kehlkopf- und Trachealbereich mit Stimmstörungen und Atemnot.

GK3 9.2

MdE-Werte

28.1 Ohr – 358

28.2 Nase, Nebenhöhlen, Riechvermögen – 359

28.3 Mundhöhle, Rachen, Ober- und Unterkiefer – 359

28.4 Kehlkopf, Luftröhre, Stimme und Sprache – 359

Richtlinien zur Schätzung einer MdE für die verschiedenen Funktionsstörungen (Sie entsprechen den **Anhaltspunkten** für die ärztliche Gutachtertätigkeit des Bundesministeriums für Arbeit und Sozialordnung)

28.1 Ohr

Äußeres und Mittelohr

- Verlust einer Ohrmuschel 20%
- Chronische Mittelohrentzündungen mit andauernder beidseitiger Sekretion (zusätzlich Hörverlust) 20%

Gehör

Aus den Tabellen lassen sich aufgrund der Ergebnisse der Tonaudiometrie und vor allem der Werte der Sprachaudiometrie die prozentualen Hörverluste gegenüber dem Normalhörigen ablesen und danach die MdE festsetzen (FELDMANN), z.B:

Ohrgeräusche

- Ohne nennenswerte psychische Begleiterscheinungen 0–10%
- Mit erheblichen psychovegetativen Begleiterscheinungen 20%
- Mit wesentlicher Einschränkung der Erlebnis- und Gestaltungsfähigkeit (z.B. ausgeprägte depressive Störungen) 30–40%
- Mit schweren psychischen Störungen und sozialen Anpassungsschwierigkeiten mind. 50%

Gleichgewicht

Berechnung von GdB/MdE aus der Intensität der auftretenden Schwindelbeschwerden, resp. vestibulären Reaktionen und den Belastungsstufen, bei denen diese vestibulären Reaktionen auftreten.

- Gleichgewichtsstörungen ohne wesentliche Folgen 0–10%
- Gleichgewichtsstörungen mit leichten Folgen 20%

Hörverlust	Umgangs-sprache	Schwerhörigkeitsgrad	Minderung der Erwerbsfähigkeit (MdE) einseitig	doppelseitig
100%	–	Taubheit	20%	80%
vor dem endgültigen Spracherwerb 100%	–	Taubheit	20%	100%
80% – 95%	0,25 m	an Taubheit grenzende Schwerhörigkeit	15%	70%
60% – 80%	0,25 m – 1 m	hochgradige Schwerhörigkeit	10%	50%
40% – 60%	1 m – 4 m	mittelgradige Schwerhörigkeit	10%	30%
20% – 40%	über 4 m	geringgradige Schwerhörigkeit	0%	15%

- Gleichgewichtsstörungen mit mittelgradigen Folgen 30–40%
- Gleichgewichtsstörungen mit schweren Folgen 50–70%

Morbus Menière
- Mehrmals monatlich schwere Anfälle 50%

Fazialisparese
- Einseitig bis 40%
- Beidseitig komplette Lähmung 50%

28.2 Nase, Nebenhöhlen, Riechvermögen
Engl. nose, paranasal sinuses, smell

- Völliger Verlust der Nase 50%
- Stinknase (Ozaena) 20–40%
- Verengung der Nasengänge (mit Behinderung bis Aufhebung der Nasenatmung) bis 20%
- Chronische Nebenhöhlenentzündungen 20–40%
- Völliger Verlust des Riechvermögens 10–15%

28.3 Mundhöhle, Rachen, Ober- und Unterkiefer
Engl. proper oral cavity, throat, upper jaw, lower jaw

- Lippendefekt 20–30%
- Mundtrockenheit 0–20%
- Funktionsstörungen der Zunge 30–50%
- Kieferklemme 50%
- Verlust eines Teiles des Unterkiefers 0–50%
- Verlust des Oberkiefers 0–40%
- Gaumendefekt 30–50%
- Schluckstörungen ohne wesentliche Behinderung der Nahrungsaufnahme 0–10%
- Schluckstörungen mit erheblicher Behinderung der Nahrungsaufnahme 20–40%
- Schluckstörungen mit häufiger Aspiration und erheblicher Beeinträchtigung des Kräfte- und Ernährungszustandes 50–70%
- Völliger Verlust des Schmeckvermögens 10%

28.4 Kehlkopf, Luftröhre, Stimme und Sprache
Engl. larynx, windpipe, voice, speech

- Verlust des Kehlkopfes bei guter Ersatzstimme 70%
- In allen anderen Fällen 80%
- Bis zu 5 Jahre Heilungsbewährung 100%
- Tracheostoma 40%
- Trachealstenose: abhängig vom Ausmaß der Funktionsbeeinträchtigung 0–100%
- Stimmstörungen 0–50%
- Artikulationsstörungen 10–50%
- Heiserkeit 10–20%
- Recurrensparese einseitig 10–20%
- Recurrensparese doppelseitig 50–70%

❓ Fragen
- Wie werden der Grad der Schwerhörigkeit und die sich daraus ergebende MdE ermittelt (s. S. 356)?
- Welche MdE wird durch einseitige Taubheit, welche durch beidseitige Taubheit bedingt (s. S. 358)?
- Welche MdE ergibt sich nach Laryngektomie (s. S. 359)?
- Welche MdE liegt bei Anosmie und Ageusie vor (s. S. 359)?

Leitsymptome und Differentialdiagnose

29 Leitsymptome in der Hals-Nasen-Ohrenheilkunde – 363

30 Vom Hauptsymptom zur häufigsten Diagnose – 369

Leitsymptome sind Zeichen, die typisch für eine Erkrankung sind oder die mögliche Differentialdiagnosen eingrenzen. Sie führen zur gezielten Einengung möglicher Diagnosen.

Leitsymptome in der Hals-Nasen-Ohrenheilkunde

29.1   Ohrerkrankungen   – 364

29.2   Nasen- und Nasennebenhöhlenerkrankungen   – 366

29.3   Mund-, Rachen- und Ösophaguserkrankungen   – 366

29.4   Kehlkopf- und Tracheaerkrankungen   – 367

29.5   Speicheldrüsenerkrankungen   – 368

29.6   Symptome bei Halswirbelsäulen-Gefügestörungen   – 368

364   J · Leitsymptome und Differentialdiagnose

29.1 Ohrerkrankungen

Schmerz

Ohrenschmerzen bei:
- Gehörgangsfurunkel
- Perichondritis der Ohrmuschel
- akuter Otitis media
- Mastoiditis
- Aufflackern einer chronischen Otitis media
- Zoster oticus
- Verletzungen

Druckgefühl im Ohr bei:
- Cerumen obturans
- Fremdkörper im Gehörgang
- Tubenmittelohrkatarrh
- MENIÈRE-Krankheit
- Hörsturz

Ausstrahlende Schmerzen im Ohr (Otalgie) bei:
- Erkrankungen des Kiefergelenks (COSTEN-Syndrom)
- Parotiserkrankungen
- Zahnerkrankungen (Dentitio difficilis)
- Rachenentzündungen (Seitenstrangentzündung, Tonsillitis)
- Zungengrundentzündung und -tumoren
- Kehlkopfentzündung (Perichondritis, Tumoren)
- Lymphadenitis am Hals und Tumormetastasen
- Neuralgien der Nn. V, IX und X
- Halswirbelsäulenveränderungen
- Zervikalsyndrom

Druckschmerz:
- am Tragus bei Gehörgangsfurunkel
- auf dem Warzenfortsatz bei Mastoiditis
- in der Umgebung des Ohres bei Lymphadenitis

Absonderung

Ohrenschmalz:
- gelb oder braun, flüssig oder fest

Eiter:
- **rein eitrig** bei Furunkel
- **serös-eitrig** im Beginn einer akuten Mittelohrentzündung unmittelbar nach der Trommelfellperforation oder bei nässendem Ekzem
- **schleimig-eitrig** bei perforierender akuter Mittelohrentzündung oder chronischer Schleimhautentzündung
- **schmierig-eitrig** und fötide bei chronischen Knocheneiterungen (Cholesteatom) oder Gehörgangsekzem

Blut:
- **rein blutig** bei Ohrverletzungen und Felsenbeinlängsfraktur
- **serös-blutig** bei Grippeotitis
- **blutig-eitrig** bei malignen Tumoren oder granulierender Entzündung

Liquor:
- wasserklar oder mit Blut vermischt bei Felsenbeinlängsfraktur

Schwellung

vor dem Ohr bei:
- Parotitis, Parotistumor, Sialose
- Gehörgangsfurunkel vor dem Tragus
- Zygomatizitis am Jochbogenansatz
- Lymphadenitis im Parotisbereich

hinter dem Ohr bei:
- Gehörgangsfurunkel in der Umschlagfalte
- Mastoiditis auf dem Warzenfortsatz
- Sinusthrombose am Emissarium mastoideum
- Lymphadenitis (infolge Gehörgangsfurunkel oder infizierter Wunden)

der hinteren oberen Gehörgangswand vor dem Trommelfell bei:
- Mastoiditis

Ohrgeräusche (Tinnitus aurium)

(Die subjektive Lautheit und Frequenz eines Geräusches kann mit dem Tonaudiometer erfaßt – »objektiviert« – werden.)
Sausen, Brummen, Rauschen
(therapeutisch beeinflußbar) bei:

29 · Leitsymptome in der Hals-Nasen-Ohrenheilkunde

- Gehörgangsverschluß
- Mittelohrkrankheiten
- Otosklerose
- MENIÈRE-Krankheit
- Hörsturz

Zischen, Pfeifen
(therapeutisch schwer zu beeinflussen) bei:
- akustischem Trauma
- Innenohrkrankheiten
- Erkrankungen des Hörnerven
- Durchblutungsstörungen
- Intoxikationen

Pulsierend (therapeutisch beeinflußbar durch Behandlung des Grundleidens) bei:
- akuter Otitis media und Mastoiditis (klopfend)
- Hypertonie
- Glomustumor
- Angiomen
- zerebralen Gefäßmißbildungen
- Aneurysmen (gelegentlich objektiv mit Stethoskop nachweisbar)
- Myoklonien des M. tensor tympani oder der Gaumenmuskulatur

Schwerhörigkeit
Schalleitungsstörung bei:
- Verlegung des Gehörgangs (Atresie, Zerumen, Fremdkörper)
- Mittelohrerkrankungen, -verletzungen und -mißbildungen

Schallempfindungsstörung *sensorineural* bei:
- Innenohrmißbildungen
- Intoxikationen
- hereditärer Schwerhörigkeit
- Altersschwerhörigkeit (vorwiegend sensorisch)
- Zervikalsyndrom

sensorisch bei:
- Labyrintherkrankungen (CORTI-Organschäden: Recruitment positiv)
- vaskulären Schäden (Rekruitment positiv)
- MENIÈRE-Krankheit (Rekruitment positiv)
- Hörsturz (Rekruitment positiv)

neural bei:
- Erkrankungen des Hörnerven (Rekruitment positiv oder negativ)
- Akustikusneurinom (Rekruitment positiv oder negativ)
- zentralen Schwerhörigkeiten

Kombinierte Schwerhörigkeit (Schalleitungs- und Schallempfindungsschwerhörigkeit) bei:
- gleichzeitiger Erkrankung des Mittel- und des Innenohres, z.B. bei Otosklerose oder bei Mittelohrentzündungen mit Labyrinthbeteiligung

Vestibulärer Schwindel
Periphere Labyrinthaffektionen:
- Labyrinthitis
- Labyrinthausfall
- Labyrinthtrauma, Labyrinthfistel
- Labyrinthintoxikation
- Labyrinthlues
- MENIÈRE-Krankheit
- Commotio labyrinthi
- experimentelle Vestibularisprüfungen
- Kinetosen

Retrolabyrinthäre Affektionen:
- Neuronitis vestibularis
- Zoster oticus
- Akustikusneurinom
- Intoxikation

Zerebrale Affektionen:
- Kleinhirnerkrankungen
- Hirnerkrankungen
- Hirntumoren
- Hirndurchblutungsstörungen
- Hirnverletzungen (Commotio oder Contusio cerebri)
- Hirnstammerkrankungen

Fazialisfunktionsstörungen
bei Entzündungen:
- sog. Otitis externa maligna
- akute Otitis media
- Mastoiditis
- chronische epitympanale Otitis media (Cholesteatom)

J · Leitsymptome und Differentialdiagnose

- Viruserkrankungen (Zoster oticus, Grippe)
- idiopathische Parese (BELL)

bei Traumen:
- Felsenbeinlängsfraktur
- Felsenbeinquerfraktur
- Parotisverletzungen
- iatrogen bei Operationen
  (Ohr, Gl. parotidea)

bei Tumoren:
- Parotismalignom
- Mittelohrkarzinom
- Glomustumor
- Akustikusneurinom

29.2 Nasen- und Nasennebenhöhlen-erkrankungen

Behinderte Nasenatmung bei
- Muschelschwellung
- Nasenpolypen
- Septumdeviation
- Tumoren der Nase und der Nebenhöhlen
- Choanalatresie
- Rachenmandel
- juvenilem Nasenrachenfibrom
- Fremdkörper

Schmerzen bei
- Nasenfurunkel
- akuter und chronischer Nebenhöhlen-entzündung
- Tumoren der Nase und der Nebenhöhlen
- Verletzungen (s. unten bei Blutung)
- Kopfschmerzen (▶ s. S. 175)

Absonderung (Schnupfen)
wässrig-serös bei:
- allergischer Rhinitis
- hyperreflektorischer Rhinitis
- Liquorabfluß

serös-schleimig bei:
- akuter Rhinitis
- serös-polypöser Nebenhöhlenentzündung

eitrig bei:
- eitriger Nebenhöhlenentzündung
- odontogener Kieferhöhleneiterung

borkig bei:
- Rhinitis atrophicans
- Ozaena

Blutung
Nasenbluten:
- örtlich bedingt
- symptomatisch

Verletzungen:
- Nasenbeinfraktur
- Mittelgesichtsfraktur
- frontobasale Fraktur

Tumoren der Nase und der Nebenhöhlen

Schwellung
der äußeren Nase bei:
- Nasenfurunkel
- Rhinophym
- Basaliom

Wangenschwellung bei:
- Komplikationen der Nebenhöhlen-entzündungen
- Tumoren der Nase und der Nebenhöhlen
- Verletzungen (s. oben bei Blutung)

29.3 Mund-, Rachen- und Ösophaguserkrankungen

(Dysphagien und Schluckstörungen)

Schluckschmerzen
bei Entzündungen:
- Glossitis
- Stomatitis
- Tonsillitis
- Anginen
- Peritonsillarabszeß
- Mundbodenabszeß
- Pharyngitis
- Soor

29 · Leitsymptome in der Hals-Nasen-Ohrenheilkunde

- Epiglottitis
- Ösophagitis

bei **Verletzungen:**
- Zungenbiß
- Pfählungsverletzung
- Verbrühung
- Verätzung
- Fremdkörper

bei **Tumoren:**
- Zungenkarzinom
- Mundbodenkarzinom
- Oropharynxkarzinom
- Hypopharynxkarzinom
- Ösophaguskarzinom

bei **Glossopharyngeusneuralgie**

Schluckbeschwerden bei
- Xerostomie
- Pharyngitis sicca
- Globus pharyngis
- Tonsillenhyperplasie
- chronischer Tonsillitis
- Spaltbildungen
- Zungengrundstruma
- Hypopharynxdivertikel
- Dysphagia lusoria
- ösophagotrachealer Fistel
- Ösophagusstenose
- Refluxösophagitis
- Ösophagusvarizen
- Amyloidose
- Sklerodermie
- Kardiospasmus
- Funktionsstörungen der Halswirbelsäule
- Erkrankungen der Schlundmuskulatur (myogene Dysphagie)

Schlucklähmung (neurogene Dysphagie) bei
- Gaumensegelparese
- Hirnnervenlähmung Nn. IX, X, XII
- Bulbärparalyse
- Hirntumor

29.4 Kehlkopf- und Tracheaerkrankungen

Heiserkeit

bei **Entzündungen:**
- Laryngitis
- REINKE-Ödem
- Kehlkopfgranulom
- Diphtherie

bei **Mißbildungen:**
- Laryngozele
- Segelbildung
- Sulcus glottidis

bei **Stimmlippenlähmungen:**
- Rekurrensparese
- myopathische Lähmung
- bulbäre Lähmung (N. X)

bei **Verletzungen:**
- stumpfe Kehlkopfverletzung
- scharfe Kehlkopfverletzung
- Intubationsschaden
- Verbrühung
- Verätzung
- Fremdkörper
- Synechie
- Stenose

bei **Tumoren:**
- Stimmlippenpolyp
- Stimmlippenknötchen
- Kehlkopfpapillom
- Pachydermie
- Kehlkopfkarzinom

bei **Stimmstörungen:**
- dyskinetische Stimmstörung
- Mutationsstörung
- funktionelle Dysphonie und Aphonie
- hormonelle Stimmstörung
- Stimmstörung bei Globus pharyngis

Atemnot

bei **Entzündungen:**
- Epiglottitis
- Larynxödem
- Pseudokrupp
- Diphtherie

bei **Mißbildungen:**
- Segelbildung
- Laryngozele

bei **Verletzungen:**
- stumpfe Verletzung
- scharfe Verletzung
- doppelseitige Rekurrensparese
- Fremdkörper
- Stenose
- Synechie

bei **Tumoren:**
- Papillom
- Kehlkopfkarzinom
- Hypopharynxkarzinom
- Trachealtumor
- Bronchialtumor

bei **Rhonchopathie**

29.5 Speicheldrüsenerkrankungen

Schmerzen bei
- Sialadenitis
- Sialolithiasis
- Karzinom

Schwellung bei
- Sialadenitis
- Sialolithiasis
- SJÖGREN-Syndrom
- HEERFORDT-Syndrom
- Sialose
- Zyste
- pleomorphem Adenom
- Karzinom

Mundtrockenheit (Xerostomie) bei
- vermindertem Speichelfluß (Sialopenie)
- chronischer Sialadenitis
- Strahlensialadenitis
- SJÖGREN-Syndrom
- PLUMMER-Vinson-Syndrom
- HIV-Infektion
- Psychopharmaka
- Sympathikomimetika
- Atropin

Vermehrter Speichelfluß (Sialorrhoe) bei
- Entzündungen in Mund und Rachen
- Tumoren in Mund und Rachen

29.6 Symptome bei Halswirbelsäulen-Gefügestörungen

- Schwindelbeschwerden
- Innenohrschwerhörigkeit
- Tinnitus
- Dysphonie
- Dysphagie (Globusgefühl)
- Migräne
- Myogelosen
- Okzipitalneuralgie

Vom Hauptsymptom
zur häufigsten Diagnose

(nach H.- G. Boenninghas Hals-Nasen-Ohrenheilkunde in Allgemeinmedizin, Hrsg. W. Kruse, G. Schettler, Walter de Gruyter, 1995)

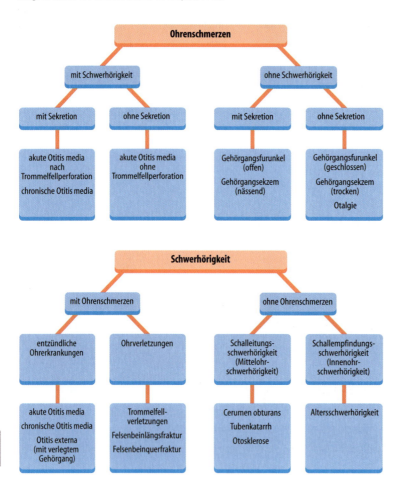

30 · Vom Hauptsymptom zur häufigsten Diagnose

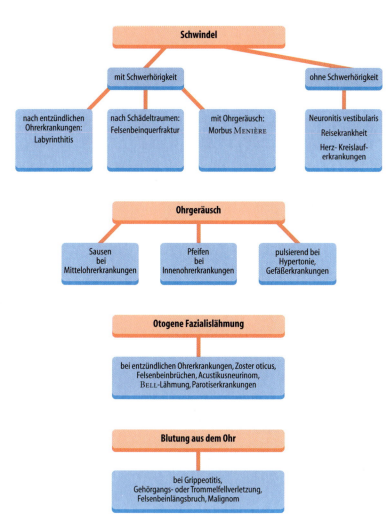

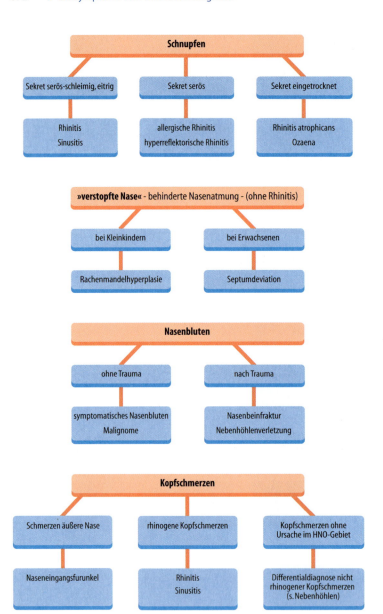

30 · Vom Hauptsymptom zur häufigsten Diagnose

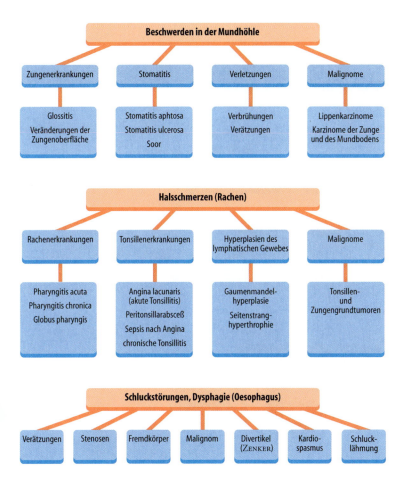

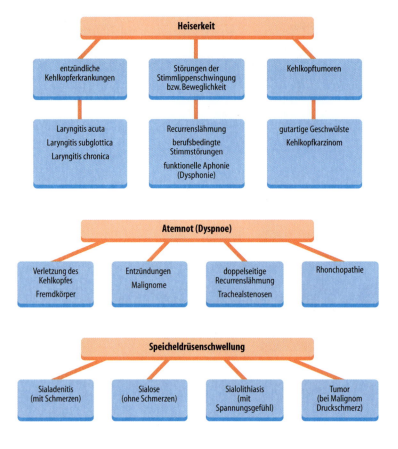

Anhang

Hand- und Lehrbücher des Fachgebietes – 377

Quellennachweis – 379

Hand- und Lehrbücher des Fachgebietes

Arnold W, Ganzer U (1999) Checkliste Hals-Nasen-Ohrenheilkunde. 3. Aufl. Thieme, Stuttgart

Denecke HJ (1980) Die oto-rhino-laryngologischen Operationen im Mund- und Halsbereich. Kirschnersche Operationslehre Bd. V, Teil 3. 3. Aufl. Springer, Berlin Heidelberg New York

Denecke HJ, Denecke MU, Ey W (1993) Die Operationen an den Nasennebenhöhlen und der angrenzenden Schädelbasis. Kirschnersche Operationslehre Bd. V, Teil 2. 3. Aufl. Springer, Berlin Heidelberg New York Tokio

Denecke HJ, Ey W (1984) Die Operationen an der Nase und im Nasopharynx. Kirschnersche Operationslehre Bd. V, Teil 1. 3. Aufl. Springer, Berlin Heidelberg New York Tokio

Dieroff H-G (1994) Lärmschwerhörigkeit. 3. Aufl. Fischer, Jena

Ernst A, Meyer-Holz J, Weller, E (1998) Manuelle Medizin an der Halswirbelsäule. Thieme, Stuttgart

Feldmann H (2001) Das Gutachten des Hals-Nasen-Ohrenarztes. 5. Aufl. Thieme, Stuttgart

Feldmann H, Lenarz T, v. Wedel H (1998) Tinnitus. 2. Aufl. Thieme Stuttgart

Fisch U (1994) Tympanoplasty, Mastoidectomy, and Stapes Surgery, Thieme Stuttgart

Haid CT (1990) Vestibularisprüfung und vestibuläre Erkrankungen. Springer, Berlin Heidelberg New York Tokio

Heppt W, Bachert C (1998) Praktische Allergologie. Schwerpunkt HNO-Heilkunde. Thieme, Stuttgart (vergriffen)

Kastenbauer R, Tardy ME (2002) Ästhetische und Plastische Chirurgie an Nase, Gesicht und Ohrmuschel. 2. Aufl. Thieme, Stuttgart

Lehnhardt E, Laszig R (Hrsg) (2000) Praxis der Audiometrie. 8. Aufl. Thieme, Stuttgart

Lenarz T (Hrsg) (1998) Cochlea-Implantat. Springer, Berlin Heidelberg New York Tokio

Mann W, Welkoborsky H-J, Maurer J (1997) Kompendium Ultraschall im Kopf-Hals-Bereich. Thieme, Stuttgart

Naumann HH (Hrsg) Helms J, Herberhold C, Kastenbauer E (1992–1995) Oto-Rhino-Laryngologie in Klinik und Praxis. Bd. 1 Ohr; Bd. 2 Nase, Nebenhöhlen, Gesicht, Mundhöhle, Pharynx und Kopfspeicheldrüsen; Bd. 3 Hals. Thieme, Stuttgart

Naumann HH (Hrsg) Kastenbauer R, Tardy ME, Helms J, Jahrsdorfer RA, Herberhold C, Panje WR (1995–1998) Kopfchirurgie und Halschirurgie. Operationsmanual in drei Bänden. 2. Aufl. Bd. 1; Bd. 2 Ohr; Bd. 3 Hals. Thieme, Stuttgart

Naumann HH, Scherer H (1998) Differentialdiagnostik in der Hals-Nasen-Ohren-Heilkunde. 2. Aufl. Thieme, Stuttgart

Plester D, Hildmann H, Steinbach E (1989) Atlas der Ohrchirurgie. Kohlhammer, Stuttgart

Probst R, Grevers G. Iro H (2004) Hals-Nasen-Ohrenheilkunde. 2. Aufl. Thieme, Stuttgart

Scherer H (1997) Das Gleichgewicht. 2. Aufl. Springer, Berlin Heidelberg New York Tokio

Schwab W (1995) Atlas der Kopf-Hals-Chirurgie. Kohlhammer, Stuttgart

Stoll W, Most E, Tegenthoff M (2004) Schwindel und Gleichgewichtsstörungen. 4. Aufl. Thieme, Stuttgart

Strutz J, Mann W. (Hrsg) (2001) Praxis der HNO-Heilkunde. Thieme, Stuttgart

Theissing J (1996) Mund-, Hals- und Nasenoperationen. In: Theissing G, Theissing J, Kurze HNO-Operationslehre. Zwei Bände. 3. Aufl. Thieme, Stuttgart

Thumfart W, Platzer W, Gunkel A, Maurer, Brenner (1998) Operative Zugangswege in der HNO-Heilkunde. Thieme, Stuttgart

Vogl TJ, Balzer J, Mach M, Steger W (1998) Radiologische Differentialdiagnostik in der Kopf-Hals-Region. Thieme, Stuttgart

Weerda H (1999) Plastisch-rekonstruktive Chirurgie im Gesichtsbereich. Thieme, Stuttgart

Weidauer H (1992) HIV und Aids im HNO-Bereich. Thieme, Stuttgart

Wendler J, Seidner W, Kittel G, Eysholdt U (1996) Lehrbuch der Phoniatrie und Pädaudiologie. 3. Aufl. Thieme, Stuttgart

Wigand ME (1989) Endoskopische Chirurgie der Nasennebenhöhlen und der vorderen Schädelbasis. Thieme, Stuttgart

Weerda H (1999) Plastisch-rekonstruktive Chirurgie im Gesichtsbereich. Thieme, Stuttgart

Zenner H-P (1993) Praktische Therapie von Hals-Nasen-Ohrenkrankheiten. Schattauer, Stuttgart New York

Quellennachweis

380 Anhang

Kapitel A Ohr
Abb.-Nr.

1.1, 1.11, 1.12	Ritter K, Bräuer H (1988) Exempla otologica, 1. Aufl, Albert-Roussel Pharma GmbH, S. 33, 34, 69, 105
1.17a, 1.19b	Helms H (Hrsg) (1993) Oto-Rhino-Laryngologie in Klinik und Praxis, Bd I, Georg Thieme Verlag Stuttgart New York, Abb. 1.78, Abb. 1.9a,b
1.20	Hoth S, Lenarz Th (1994) Elektrische Reaktions-Audiometrie, Springer-Verlag Berlin Heidelberg New York Tokio, Abb. 2.8
2.12	Hoth S, Lenarz Th (1997) Otoakustische Emissionen, 2. Auflage, Georg Thieme Verlag Stuttgart New York, Abb. 2.10, 3.13
2.16a, 4.7c, 4.9c	Berghaus A, Rettinger G, Böhme G (1996) Hals-Nasen-Ohren-Heilkunde, Hippokrates Verlag Stuttgart, Abb. 35, Synopsis 15
4.1, 5.1b	Jackler RK (1996) Atlas of Neurotology and Skull Base Surgery, Mosby-Year Book, Inc, Abb. 17-1, Abb. 5-2
5.4d	Mit Genehmigung der Fa. Symphonix A.G. Basel/Erlangen
5.5	Lenarz Th (Hrsg) (1998) Cochlea-Implantat, Springer-Verlag Berlin Heidelberg New York Tokio, Abb. 2.7, 2.8

Kapitel B Nase

7.8	Storz Endoskope und Instrumente für HNO, 6. Ausgabe, 1/2000
8.13, 8.28	Becker W, Naumann HH, Pfaltz CR (1986) Hals-Nasen-Ohren-Heilkunde, Thieme Verlag Stuttgart New York, Abb. 2.52, Abb. 2.37a-c
8.35	Schwab W (2000) Atlas der Kopf-Hals-Chirurgie, Kohlhammer Stuttgart, Abb. S 61

Kapitel C Mund

9.1b	Arnold W, Ganzer U (1999) Hals-Nasen-Ohren-Heilkunde, Thieme Verlag Stuttgart New York, Abb. 25
11.6	Denecke HJ (1980) Die oto-rhino-laryngologischen Operationen im Mund- und Halsbereich, Springer-Verlag Berlin Heidelberg New York Tokio, Abb. 13b

Kapitel D Larynx

12.6, 14.4a 14.5, 14.8	Becker W, Naumann HH, Pfaltz CR (1986) Hals-Nasen-Ohren-Heilkunde, Thieme Verlag Stuttgart New York, Abb. 4.3, Abb. 4.16, Abb. 4.33a-b, Abb. 4.35b
13.4b	Arnold W, Ganzer U (1999) Hals-Nasen-Ohren-Heilkunde, Thieme Verlag Stuttgart New York, Abb. 27
14.23	Steiner W (1997) Endoskopische Laserchirurgie der oberen Luft- und Speisewege, Thieme Verlag Stuttgart New York, Abb. 1.1a

Kapitel E Ösophagus

15.1, 15.2	Berghaus A, Rettinger G, Böhme G (1996) Hals-Nasen-Ohren-Heilkunde, Hippokrates Verlag Stuttgart, Abb. 1a-b, Synopsis 1 S. 490, Synopsis 1 S. 560
16.1	Naumann HH (1998) Kopfchirurgie und Halschirurgie. Operationsmanual in drei Bänden. 2. Aufl Bd 3: Herberhold C, Panje WR Hals. Thieme Stuttgart, Abb. 6,27b

Sachverzeichnis

A

Ablatio, Ohrmuschel 70
Absonderung, Ohr 364
Abszess 178, 214, 221
– intraorbitaler 178
– Mundboden 214
– subperiostaler 178
– Tonsillektomie 221
– Zunge 214
Abweichreaktion 47
Achalasie 297
Adenoide 217
Adenoiditis 217
Adenokarzinom, Berufskrebs 190
Adenom, pleomorphes 333
Adenotomie (Rachenmandel-
   operation) 77, 218, 224
Adenoviren 163
Adhäsivprozess 11, 78
Adiadochokinese 155
Aditus ad antrum 12
Aero-Otitis media 76
Ätzmittel 294
afferentes System 19
Ageusie 205
Aggravation, Schwerhörigkeit 45
AIDS (Acquired Immune
   Deficiency Syndrome) 312
Aktinomykose 214
Akustikusneurinom 119
Allergenkarenz 171
Allergiesyndrom, orales 213
Alport-Syndrom 113
Alström-Syndrom 112
Altersschwerhörigkeit 109
Alveolarkammplastik 183
Amboss 12
Amyloidose, Larynx 269
Amyloidtumor 269
Angina 214, 218–220, 221, 261
– agranulocytotica 219
– lacunaris 218

– – Komplikationen 220
– laryngis 261
– lingualis (Zungengrundangina)
   214, 218
– Ludovici 214
– Plaut-Vincent 219
– retronasalis 218
– spezifische 219
– ulceromembranacea 219
Angiofibrom 224
Angiographie 60, 141, 152
Angio-MRT 141
Angulus infectiosus (Perlèche) 211
Anhaltspunkte für ärztliche
   Gutachtertätigkeit 358
Anosmie 137, 158–159
– traumatische 266
Anotie 64
Ansatzrohr 340
Anthelixplastik 66
Antritis 81
Antroskopie 138
Antrotomie 83
Antrum mastoideum 12
Aphasien 350
Aphonie, psychogene 351
Aphthen 211
Arteria (A.) 19, 245, 302
– carotis communis 302
– labyrinthi 19
– laryngea inferior 245
– laryngea superior 245
– vertebralis 302
Arteriitis temporalis 175
Artikulation 200, 341
Aryknorpel 240
Aryknorpelankylose 258
Aspergillom 184
Aspirationsformen 234
Atemmuskulatur 338
Atemnot (Dyspnoe) 368, 374
Atemtechnik 338
Atherom 70
Atmungsstörungen, schlafbezo-
   gene (SBAS) 231

Atresie, Naseneingang 145
Audiometrie 38, 40–41
– automatische, N. von Békésy 38
– Kinder- 40
– objektive (ERA) 41
Augenbewegungen,
   torsionale 56
Aurikularanhänge 64
aurikulotemporales Syndrom
   (Frey) 334
Ausfallnystagmus 53
Außenluftschadstoffe 173–174
Autophonie 78
Azinuszellkarzinom 333

B

B_2-Transferrinnachweis 142
Badeotitis 68
BAHA (Bone Anchored Hearing
   Aids) 113
Ballotment 184
Bárány-Methode 51
Basaliom 69
Basilarmembran 17
Baum, belaubter 330
Beck-Bohrung 139, 177
Begutachtung 353
Behinderungsgrad (GdB) 356
Békésy-Audiometrie 38
Bell-Parese 94
Bellocq-Tamponade 152
BERA 41
Bergarbeiternystagmus 50
Berufskrankheit 356
Berufskrebs (Adenokarzinom)
   190
Berufsunfähigkeit 356
Bewegungskrankheit 107
Bezold-Mastoiditis 83
bildgebende Verfahren
   (s. Verfahren) 137
Bildgebung, intraoperative 141

Bildung der Sprachlaute 340
Bildungsstörungen der
    Epiglottis 255
binaurales Hören 26
Bing-Horton-Syndrom 176
Binnenohrmuskeln 12, 23
– M. stapedius 12
– M. tensor tympani 12
Blastomykosen 168
Blickrichtungsnystagmus 49
Blow-out-Fraktur 155
Blumenkohlohr 66
Blutung 366, 371–372
– Nase 366, 372
– Ohr 371
Bogengang 12, 18, 26
– Wulst 12
Bolustod 257
Borreliose 95
Bougierung 295
Boxerohr 66
Breischluck 206
Breitnase 146
Brillenhämatom 159
Bronchien 281, 285, 290, 293,
    298, 4291, 4296
– Endoskopie, diagnostische 296
– Fremdkörper 293
– Klinik 291
– Physiologie 283
– Sarkoidose 298
– Tuberkulose 298
– Verfahren, bildgebende 290
Brudzinski-Zeichen 92
Bulla ethmoidalis 128
Bursitis pharyngealis
    (Tornwaldt-Krankheit) 229

C

c5-Senke 108
Caisson-Krankheit 107
Candidiasis (Soor) 212
Carcinoma (s. auch Karzinom)
    270, 316
– in situ 270
– with Unknown Primary
    (CUP-Syndrom) 316
Carhart-Schwellenschwundtest
    38
Carhart-Senke 35, 98
Cartilago 240
– arytaenoidea (Stellknorpel) 240
– cricoidea (Ringknorpel) 240
– thyroidea (Schildknorpel) 240
Cellulae ethmoidales
    (Siebbeinzellen) 127
CERA 41
Cerumen obturans 108
Charlin-Syndrom 176
Chemotherapie 192, 276
– Hypopharynx 276
– Nasennebenhöhlen 192
Chirurgie 141, 185, 317
– computerassistierte
    (Computer Aided Surgery) 141
– Hals 317
– minimal-invasive 185
– plastische 315
Choanalatresie 145
Choanalpolyp 180
Choanen 125
Cholesteatom (Perlgeschwulst)
    74, 85–86
– echtes 86
– kongenitales 86
– okkultes 86
– primäres 86
– sekundäres 86
– traumatisches 74
– wahres 86
Chondrodermatitis nodularis
    helicis chronica 70
Chondrom 269
Chorda tympani 14
Chordektomie 272
Chordom 226
Chronic Fatigue Syndrom 174
Cluster-Kopfschmerz 175
Cochlea-Implantat 116
– Versorgung 117
Cochlea (Schnecke) 15
Cochlear Microphonics 41
Cogan-Syndrom 112

Computer Aided Design 141
Computer Aided Manufacturing
    141
Computer Aided Surgery 141
Computer-Olfaktometrie 137
Computertomographie 59, 140
Concha bullosa 125
Cornu cutaneum 115
Corti-Lymphe 15
Corti-Organ 17
Corti-Organschaden 35
Costen-Syndrom 176
Creutzfeldt-Jakob-Krankheit 110
Crista ampullaris 18
CROS-Versorgung 115
CUP-Syndrom
    (Carcinoma with Unknown
    Primary) 316
Cupula 18
Cupulaausbuchtung 26

D

3D-Rekonstruktionsverfahren 60
Dakryozystitis (Tränensack-
    eiterung) 177
Dakryozystorhinostomie 177
Darwin-Höcker 66
Dekompressionskrankheit 107
Dezibel (dB) 34
Diagnose, vom Hauptsymptom
    zur D. 369
Diaphanoskopie 139
Diaphragma laryngis
    (Segelbildung) 255
Dickdarmhochzug 297
Dilatationstracheotomie,
    perkutane 277
Diphtherie 219, 264, 311
– Hals 311
– Krupp 264
Diskriminationsverlust 39
Divertikel 284, 295–296
– von außen 296
– Hypopharynx- 295
– Operation 296

Sachverzeichnis

– Pulsions- (Zenker) 284, 295
– Traktions- 296
Doppler-Sonographie 142
Drehschwindel 45, 107
Dreieckknorpel 124
Druckausgleich 11
Druckgefühl, Ohr 364
Ductus 17, 125, 128, 310, 322
– cochlearis 17
– endolymphaticus 17
– nasofrontalis 125, 128
– nasolacrimalis 125
– parotideus 322
– submandibularis 322
– thyroglossalis 310
Duplexsonographie 206
Duraplastik 161
Dysarthrien 350
Dyschylie 330
Dysgeusien
  (Schmeckstörungen) 205
Dysosmien (Riechstörungen) 137
Dysostosis mandibulofacialis 229
Dysphagia (Dysphagie; Schluck-
  störungen) 234, 297, 373
– lusoria 297
Dysphasie 350
Dysphonie 350–351
– hyperfunktionelle 350
– hypofunktionelle 350
– psychogene 351
– spastische 351
Dysplasie, fibröse 189
Dyspnoe (Atemnot) 374

E

Echogramm 142
Echolaryngographie 252
efferentes System 20, 25
Einlage, hohe 176
Electric Response Audiometry
  (ERA) 41
Elektroglottographie 345
Elektrogustometrie 61, 205
Elektrokochleographie 41

Elektrolyt-Sialadenitis 330
Elektromyographie (EMG) 62, 344
– N. facialis 62
Elektroneuronographie
  (ENOG) 61
Elektronystagmographie 49
Eliminationsdiät 171
ELISA 171
Embolisation 60, 152
Emission, otoakustische 42
endocochleäres Potenzial 24
Endolymphe 15
Endoskop, flexibles 249
Endoskopie 61, 138, 204, 296, 298
– diagnostische 296
– – Bronchien 296
– – Mundhöhle 204
– – Nase 138
– – Nasennebenhöhlen 138
– – Ösophagus 296
– – Pharynx (Rachen) 204
– – Tracheobronchialbaum 298
– virtuelle 61
Endosonographie 206
Endstellungsnystagmus 50
Energietransformation 27
Entzündungen 78, 162, 175, 210,
  213, 215, 218, 259, 264, 275, 311
– Hals 311
– Larynx 259
– – spezifische E. 264
– Mittelohr 78
– Mundboden 213
– Mundhöhle 210
– Nase, äußere 162
– Nasenhaupthöhle (Rhinitis) 163
– Nebenhöhlen 175
– Rachenring, lymphatischer 218
– Rachenschleimhaut 215
– Trachea 259
– Zunge 213
Epiduralabszess 92, 179
Epiglottis (Kehldeckel) 198, 240,
  255
– Bildungsstörungen 255
Epiglottitis 261
Epistaxis (Nasenbluten) 150
Epitheldysplasien 269

Epitympanum (Kuppelraum) 12
Epstein-Barr-Viren 228
Erholungsnystagmus 53
Erkrankungen, entzündliche,
  Innenohr 102
Ersatzsprache 275
Ersatzstimme, Ösophagus-
  Ersatzstimme 275
Erwerbsfähigkeit, Minderung
  (MdE) 356
Erwerbsunfähigkeit 356
Erysipel, Ohr 68
Erythema exsudativum
  multiforme 212
Escher-Frakturen 159
Esthesioneuroblastom 190
Exenteratio orbitae 192
Exophthalmus 179
Exostosen 67
Explosionstrauma 108
Extraduralabszess 152

F

Fasciitis, nekrotisierende 221
Fazialischirurgie 334
Fazialisfunktionsstörungen 365
Fazialislähmung, otogene 94, 371
Fazialisparese 73, 75, 94–95, 335
– Parese 94
– – idiopatische (Bell-Parese) 94
– – durch Tumoren 95
– periphere 73, 75
– Therapie, operative 75
– traumatische 95, 121
– weitere Ursachen 95
Fazialisplastik 95
Fazialisspasmus 95
Fazialiswulst 12
Fehlbildungen
– Hals 310
– Larynx 255
– Mundhöhle 209
– Nase 145
– Ohr 64
– Pharynx (Rachen) 209

– Trachea 255
Fehlhörigkeit, zentrale 40
Feinnadelaspirationsbiopsie 327
Feinnadelbiopsie 306–307
– ultraschallgesteuerte 307
Felsenbeinbruch 72–74
– Längsbruch 73
– Querbruch 73–74
Felsenbeinpyramidenzellen 13
Fila olfactoria 125
Fistel, Hals 310
Fistelgänge 310
Fistelsymptom 50, 54, 87
– Lage 50, 55
– pressorisches 54
Flüssigkeitsspiegel 76
Flüstern 341
Fluoreszeininjektion 142
Follikulitis, Naseneingang 162
Foramen 127–128
– infraorbitale 127
– supraorbitale 128
Formfehler, Nase 146
Fossa pterygopalatina 127
Fowler-Test 36
Frakturen 72, 153, 156, 159
– Escher 159
– frontobasale 153, 159
– Gesichtsschädel 153
– laterobasale 72
– Le Fort 156
Franceschetti 64
Fremdkörper 67, 152, 257, 292–293
– Bronchien 293
– Gehörgang 67
– Larynx 257
– Nase 152
– Ösophagus, Entfernung 292
– Trachea 257
Frenzel-Brille 48
Frühbougierung 295
Frühösophagoskopie 294
Fukuda-Zeichentest 47
Furunkel 162
– Nase 162
– Oberlippe 162

G

Gangabweichung 47
Ganglion 14, 18–19
– geniculi 23
– oticum 14
– spirale cochleae 19
– vestibulare 18
Ganzkörperplethysmographie 286
Gastrostomie, perkutane endoskopische (PEG) 235, 297
Gaumen 196, 210
– harter 196
– Pfählungsverletzungen 210
– weicher 196
Gaumenmandel (Tonsilla palatina) 198, 217
– Hyperplasie 217
Gaumensegel, Nerven 197
Gaumenspalte, submuköse 209
Gebärdensprache 112
Gefäße 196, 245
– Kehlkopf 244
– Zunge 196
Gefäßunterbindung 152
Gefäßversorgung, Nase 126
Gehörgang(s) 6, 18, 64, 67–69, 73
– äußerer 6
– Atresie 64
– Ekzem 68
– Fraktur 73
– Fremdkörper 67
– Furunkel 69
– innerer 18
– Stenose 64
Gellé-Versuch 33
Geräuschaudiometrie n. Langenbeck 37
Gerber-Wulst 183
Geschichte 1
Geschmackssinn 201
Gesicht 121, 189, 197
– Malignome 189
– Nerven 197
Gesichtsplastik 150

Gesichtsschädelfrakturen 153, 154
– Einteilung 153
Gesichtsspalten 145
Gewebeentnahme, Hals 306
Gingivostomatitis herpetica (Stomatitis aphthosa) 211
Glandula 303, 322, 331
– parotidea, malignes Lymphom 331
– parotis 322
– sublingualis 322
– submandibularis 303, 322
Gleichgewichtsorgan 26
Gleichgewichtsprüfung, experimentelle 50
Gliedertaxe 356
Globus pharyngis 351
Globusgefühl 216
Glomus-caroticum-Tumor 314
Glomustumoren 96
Glossitis 213–214
– rhombica mediana 214
Glossopharyngeusneuralgie 220
Glottis 241
Glottisödem 257
Glue Ear (Leimohr) 76
Glyzeroltest 103
Grad der Behinderung (GdB) 356
Gradenigo-Syndrom 83
Granulom (Granuloma) 150, 166
– gangraenescens 166
– malignes 166
– teleangiectaticum 150
Griesinger-Zeichen 91
Grippeotitis 79
Gumma 211
Gustometrie (Schmeckprüfung) 205
– objektive 205
– subjektive 205
Gutachten 356
Gutachtertätigkeit, ärztliche 358

Sachverzeichnis

H

Haarzellen 17, 24, 36
– Schaden 36
Haarzunge 215
Habituation, vestibuläre 54
Hämangiom 314
Hämatotympanum 9, 74
Hallpike-Methode 53
Hals 221, 275, 299–303, 305–307, 310–313, 317, 373
– Anatomie 301
– Ausräumung, radikale (Neck dissection) 275
– Chirurgie, plastische 317
– Diphtherie 311
– Entzündungen 310
– Faszien 302
– Fistel, laterale 310
– Gewebeentnahme 306
– Inspektion 306
– Lues 311
– Lymphknoten 303
– Palpation 306
– Phlegmone, odontogene 221
– Sarkoidose (M. Boeck) 311
– Schmerzen 373
– Tuberkulose 311
– Tumoren 313
– Untersuchungsmethoden 305
– Verfahren, bildgebende 307
– Verletzungen 312
Halswirbelsäulengefügestörungen 368
Halswirbelsäulenveränderungen 104
Halszyste 310
– laterale 310
– mediane 310
Hammer 12
Hammergriff 8
Handbücher (HNO) 377
Hauptsymptom, vom H. zur Diagnose 369
Hautknistern 313
Hauttest 171

Heerfordt-Syndrom (epitheloidzellige Sialadenitis) 331
Heiserkeit 272, 367, 374
Hemilaryngektomie 274
Hennebert-Zeichen 55, 91
Herdinfektion 223
Herpangina 219
Herpes zoster oticus 110
Himbeerzunge 215
Hirnabszess, otogener 93
Hirnstammprozesse 105
Hitselberger-Zeichen 120
Hodgkin-Lymphome 316
Höckernase 146
Höhenschwindel 45
Hörbahn 19, 26
Hören, binaurales 26
Hörermüdungstest 38
Hörfeld (-skalierung) 38
Hörfunktionen, zentrale 40
Hörgeräte 113, 115–116
– Cochlea-Implantat 116
– implantierbare 115
– Versorgung 115
Hörmessungen, überschwellige 35
Hörnerv, Tumoren 199
Hörorgan 22
Hörprüfmethoden 39
Hörprüfung 32, 39
– elektroakustische 39
– klassische 39
Hörschwellenmessung 33
Hörstörungen 111–112
– angeborene 111
– frühkindlich erworbene 111
– Klinische 112
– Syndrome 111
Hörsturz 105–106
– Umfelddiagnostik 106
Hörtest, Kinder 40
Hörtraining 112, 348
Hörverlust 39, 105
– akuter 105
– prozentualer 39
Hörweitenprüfung 38
Holzschutzmittelsyndrom 174
Hunter-Glossitis 213, 215

Hutchinson-Trias 91
hydrodynamische Theorie 23
Hydrops 102
– Kurve 102
– Labyrinth 102
Hyperostosen 67
Hyperplasie 217, 311
– Gaumenmandel- 217
– Lymphknoten- 311
– Rachenmandel- 217
– Rachenring, lymphatischer 217
Hyperreaktivität, unspezifische, nasale 172
Hypopharynx 197–198, 270, 275–276, 278, 295
– Chemotherapie 276
– Chirurgie, plastische 278
– Divertikel 295
– Karzinom 270, 275
– Teilresektion 276
– TNM-System, prätherapeutisches 276
Hypophyse 128
Hyposmie 137
Hypotympanum 11

I

Ictus laryngis 352
Idiopathic Environmental Intolerance 174
Immunsialadenitis 331
Impedanz 22, 43, 78
– Änderung, Atemsynchrone 78
– Änderungsmessung 43
Incisura(e) 6–7
– Santorini 6
– tympanica (Rivini) 7
Infusionstherapie, hämorheologische 175 12
Innenohr (s. auch Labyrinth) 15, 35, 101–102, 110, 119
– Erkrankungen, entzündliche 102
– Klinik 101
– Schäden, toxische 110

– Schwerhörigkeit 35
– Verletzungen 119
Innenraumschadstoffe 173–174
Insuffizienz, vertebrobasiläre 105
Intermediärstellung 265
Internusschwäche 243, 265
Intubationsgranulom 257
Intubationsschäden 257
Isthmus 11, 196, 198
– faucium 196, 198

J

Jacobson-Organ 129
Jejunuminterponat 295
Jerger-Sisi-Test 37
Jochbogenfraktur 156
Jugularisthrombose 221

K

Kadaverstellung 266
Kaposi-Sarkom 228
Kardiakarzinom 297
Kardiospasmus 297
Karotidodynie 216
Kartagener-Syndrom 181
Karzinom (s. auch Carcinoma) 95,
190, 270, 272–275, 316, 333
– adenoid-zystisches 190, 333
– Hypopharynx- 270, 275
– Kehlkopf- 270
– Mittelohr- 95
– im pleomorphen Adenom 333
– Stimmlippen- 272
– subglottisches 274
– supraglottisches 273
Katzenkratzkrankheit 311
Kavernosusthrombose 163, 179
Kehldeckel (Epiglottis) 240
Kehlkopf (s. auch Larynx)
237–279
– Gefäße 245
– Gerüst, knorpliges 240

– Inneres 240
– Klinik 253
– Lähmung 264
– Lues 264
– Nerven 244
– Palpation 252
– Papillomatose beim Kind 268
– Perichondritis 261
– Schienung, innere 256
– Spiegel 248
– Spiegelbild 248
– Stenosierung 257
– Teilresektion, vertikale
frontolaterale 273
– Verbrühungen, Verätzungen 257
– Verfahren, bildgebende 252
Kehlkopfkarzinom 270–272
– Einteilung 271
Kehlkopfmuskulatur 242–243
– M. arytaenoideus transversus
243
– M. cricoarytaenoideus lateralis
243
– M. cricoarytaenoideus posterior
243
– M. cricothyroideus 242
– M. lateralis 243
– M. posticus 243
– M. thyroarytaenoideus 243
– M. transversus 244
– M. vocalis 243
– Stimmlippenspanner 242
– Stimmritzenöffner 243
– Stimmritzenschließer 243
Keilbeinhöhle (Sinus sphenoidalis)
128, 188
– Operationen 319
Kernig-Zeichen 92
Kernspintomographie 60, 141
– funktionelle 60
Kieferhöhle (Sinus maxillaris)
127, 176, 182
– Punktion 176
– Spülung 182
Kieferhöhlen-Jochbeinfraktur
(Tripoidfraktur) 154
Kieferhöhlenalveolarkammfistel
183

Kieferhöhleneiterung,
odontogene (dentogene) 183
Kieferhöhlenkarzinome, Klassi-
fizierung (TNM-System) 191
Kieferhöhlenoperation 187
– N. Caldwell-Luc 187
– osteoplastische 187
– transnasale 187
– transorale 187
Kieferklemme 221
Killian-Dreieck 284, 295
Killian-Schleudermuskel 284
Kinderaudiometrie 40
Kinderhörtest 40
Kinetosen 107
Kissing Tonsils 217
Klangfarbe 341
Kleinhirnabszess 93
Kleinhirnbrückenwinkeltumor
119
Knalltrauma 108
Knocheneiterung, chronische 85
Knochenschall 23
Kommandostimme 341
Kompensation 53
Komplikationen 92, 149, 178, 179,
220, 221, 299
– Angina lacunaris 220
– endokranielle, rhinogene 179
– endokranielle, otogene 92
– nach Angina 221
– orbitale 178
– otogene 90
– rhingene 299
Kompression, neurovaskuläre 95
Kompressionssyndrom,
neurovaskuläres 120
Konchotomie 148
Koniotomie 277
Konsonanten 340
Kontaktgranulom 263
Kontaktulkus 263
Kontrollösophagoskopie 295
Kopfschmerzen 175, 372
– Differenzialdiagnose 175
– primäre 175
– sekundäre 175
Kopfspeicheldrüsen 319, 321,

322, 325, 327, 329, 333
- Anatomie 321
- Funktion 322
- Klinik 329
- Physiologie 321–322
- TNM-Einteilung 333
- Tumoren (Sialome) 333
- Untersuchungen,
  bioptische 327
- Untersuchungsmethoden 325
Kraniokorpographie 48
Kryotonsillektomie 224
Küttner-Tumor 334
Kuppelraum (Epitympanum) 12

L

Labyrinth (s. auch Innenohr) 15,
  74, 87, 102, 109, 150
- Ausfall 74
- Ektomie 150
- Erschütterung 109
- Fistel 86
- häutiges 15
- Hydrops 102
- knöchernes 15
- Ostitis 150
Labyrinthitis 90
Lähmung 73, 264–265, 267
- arthrogene 267
- infranukleäre 265
- Kehlkopf- 264
- myogene 264
- N. laryngeus inferior
  (N. recurrens) 265
- N. laryngeus superior 265
- neurogene 265
- nukleär ausgelöste 265
- primäre 73
- sekundäre 73
- Stimmlippen- 264
- zentrale 265
Längsbruch, Felsenbein 73
Lärmschwerhörigkeit 179, 356
- Gutachten 356
Lärmtrauma 108

- akutes 108
- chronisches 108
Lärmtrommel 38
Lagefistelsymptom 50, 55
Lagenystagmus 48–49
Lageprüfung 49
Lagerungsnystagmus 49
Lagerungsschwindel 47
Lageschwindel 47
Laimer-Dreieck 284
Lamina 125, 127
- papyracea 127
- perpendicularis 125
- quadrangularis 125
Langdrehmethode
  (Mittermaier) 51
Langenbeck-Geräusch-
  audiometrie 37
Langzeitintubation 276
Lappen 317
- freie 317
- gestielte 317
- regionale 317
Laryngektomie 274
Laryngitis 259–260, 262
- acuta 259
- chronica 262
- chronica hyperplastica 263
- chronica sicca 262
- subglottica 260
Laryngopathia gravidarum 351
Laryngoskopie 248–249
- direkte 249
- indirekte 248
Laryngospasmus 352
Laryngotracheitis,
  stenosierende 260
Laryngozele 255
- äußere 255
- innere 255
Larynx (s. auch Kehlkopf)
  237–279
- Amyloidose 269
- Anatomie 239
- Atresie 255
- Begutachtung 275
- Chirurgie, plastische 278
- Einwirkungen, äußere 256

- – innere 257
- Entwicklung 238
- Entzündungen 259
- – spezifische 264
- Erweiterungsplastik 259
- Fehlbildungen 255
- Fremdkörper 257
- Inspektion 248
- Ödem 261
- Physiologie 239, 245
- Plasmozytom 269
- Präkanzerosen 269
- Stenosen 258
- Tuberkulose 264
- Tumoren 267
- Verletzungen 256
Lasègue-Zeichen 92
Laseroperation,
  endolaryngeale 272
Laserresektion,
  endolaryngeale 273
Laterofixation 267
Lautheitsausgleich 36
Lautsprachmethode 112
Le-Fort-Frakturen 156
Lehrbücher (HNO) 377
Leimohr (Glue Ear) 76
Leishmaniose 168
Leitsymptome (HNO) 363
Lepra 168
Lermoyez-Syndrom 104
Lernphase, immunologische 201
Leuchtbrille n. Frenzel
  (Frenzel-Brille) 48
Leukoplakie 212, 214, 269
- Mundhöhle 212
- Zunge 214
Lichen ruber planus 212
Liftschwindel 45
Ligamentum (Lig.)
  cricothyroideum 240
Lingua geographica 214
Lingua plicata 214
Lipom 313
Lipomatose 313
Lippen-Kiefer-Gaumenspalte 209
Liquorpunktion 92
Liquorrhoe, Nachweis 142

Lithotripsie 332
Locus Kiesselbach 126
Lues 91, 167, 211, 264, 311
– Hals 311
– Kehlkopf 264
– konnatale 91
– Mundhöhle 211
– Nase 167
Luftschall 22
Luftschatten, prävertebraler 292
Lungenfunktion 285
Lupenendoskop 135, 249
Lupenlaryngoskop 249
Lupus 167
Lyme-Krankheit 95
Lymphadenitis colli 311
– spezifische 311
– unspezifische 311
Lymphangiom 314
Lymphknoten, Hals 303
Lymphknotenhyperplasie 311
Lymphknotenmetastasen 314
– Einteilung 315
– TNM-System 315
Lymphographie 307
Lymphom, malignes 225, 228, 316, 331
– Glandula parotidea 331

M

Macula 17
– sacculi 17
– utriculi 17
Madelung-Erkrankung 313
Magenhochzug 295, 297
Magenperforation 294
Magnetresonanzangiographie (MRA) 60
Magnetresonanztomographie (MRT) 141
Magnetstimulation, transkranielle (TKMS) 62
Makrotie 64
Mandeloperationen 223
Masernotitis 80

Masseterhypertrophie 332
Maßnahmen
– Mundhöhle 231
– Nase 149
– Pharynx 231
– plastische 149, 231
Mastoidektomie 83
Mastoiditis 80–81, 83
– Bezold 83
– latente 80
MdE-Werte 357
Medianstellung 266
Mediastinoskopie (Carlens) 289
Medikamente, ototoxische 103, 110
Melanom, Ohrmuschel 70
Melkersson-Rosenthal-Syndrom 214
Membrana hyothyroidea 240
Menière-Krankheit (Morbus Menière) 102
Menière-Trias 102
Meningitis 92, 179
– otogene 92
– rhinogene 179
Meningoenzephalozele 145, 180
Mesotympanum 11
Metastasierungshäufigkeit 315
Metz-Recruitment 43
Midline-Granulom 166
Migräne 175
Mikrochirurgie 89, 185
– endonasale 185
– Ohr 89
Mikrolaryngoskopie 249
Mikulicz-Krankheit 332
Minderung der Erwerbsfähigkeit (MdE) 356
minimal-invasive Chirurgie 185
Missbildungen s. Fehlbildungen
Mittelgesichtsfraktur 153, 156
– laterale 153
– zentrale 156
Mittelohr 7, 71, 72, 75, 78, 85, 95
– Entzündung 78
– – seröse 75
– Karzinome 95
– Klinik 71

– Tuberkulose 85
– Tumoren 95
– Verletzungen 72
Mittermaier-Langdrehmethode 51
Mondini-Schneckendysplasie 64
Monitoring 62, 120, 318
– intraoperatives 120
– – der Rekurrensfunktion 318
Monoblockresektion 316
Morbus 64, 70, 102, 150, 167, 212, 311
– Behçet 212
– Boeck 167, 311
– Bowen 70, 212
– Crouzon 64
– Menière (Menière-Krankheit) 102
– Rendu-Osler 150
Morgagni-Ventrikel 241
Mukoepidermoidkarzinom 333
Mukosusotitis 80
Mukotympanum 77
Mukozele 183
Multiple Chemical Sensitivities 174
Multiple Sklerose 105
Mumps 330
Mundatmung 217
Mundboden 196, 213, 214
– Abszess 214
– Entzündungen 213
– Klinik 213
Mundhöhle 193, 195, 196, 200, 203–205, 207, 209–212, 231, 373
– Anatomie 195
– Beschwerden 373
– Endoskopie 204
– Entzündungen 210
– Fehlbildungen 351
– Inspektion 204
– Klinik 207, 209
– Leukoplakien 212
– Lues 211
– Maßnahmen, plastische 231
– Palpation 204
– Physiologie 195, 200

Sachverzeichnis

– Tuberkulose 211
– Untersuchungsmethoden 203
– Verbrühungen/Verätzungen
  210
– Verfahren, bildgebende 205
– Verletzungen 210
Mundschleimhaut,
  Pemphigus vulgaris 212
Mundtrockenheit 368
Mundvorhof 196
Muschel, mittlere, Abspreizen
  132
Muschelkaustik 149
Muscheloperationen 148
Musculus (M.) 12, 242–244, 302
– arytaenoideus transversus 244
– cricoarytaenoideus lateralis 243
– cricoarytaenoideus
  posterior 243
– cricothyroideus 242
– lateralis 243
– posticus 243
– stapedius 12
– sternocleidomastoideus 302
– tensor tympani 12
– thyroarytaenoideus 243
– transversus 244
– vocalis 243
Muskulatur, prälaryngeale 302
Mutation, Stimme 341
Mutationsstörungen 351
Mykosen, Nasennebenhöhlen
  184
Myositis 260
Myringitis 68

N

Nadelbiopsie 306
Narbenstenose, Ösophagus
  295
NARES 172
Nase 121–192, 366, 372
– äußere 124
– Anamnese 132
– Blutung 366

– Endoskopie 138
– Entwicklung 122
– Entzündungen, äußere 162
– Fehlbildungen 145
– Formfehler 146
– Fremdkörper 152
– Funktionsprüfung 136
– Gefäßversorgung 126
– innere 124
– Inspektion 132
– Klinik 143
– Lues 167
– Malignome, äußere 189
– Maßnahmen, plastische 149
– Palpation 135
– Physiologie 128
– Sarkoidose 167
– Schleimhauttuberkulose 167
– Tuberkulose, Lupus 167
– Tumoren 188–192, 366
– Untersuchungsmethoden 131
– verstopfte 372
Nasenatmung 128, 366
– behinderte 366
Nasenbeinfraktur 157
Nasenbluten (Epistaxis) 150, 372
– lokal bedingtes 150
– symptomatisches 150
Naseneingang(s) 145, 162
– Atresie 145
– Ekzem 162
– Follikulitis 162
Nasenendoskopie 132
Nasenfisteln 145
Nasenfurunkel 162
Nasengang 125
Nasenhaupthöhle 124, 163, 189
– Entzündungen (Rhinitis) 163
– Malignome 189
Nasenklappe 125
Nasennebenhöhlen (s. auch
  Nebenhöhlen) 126, 138, 184,
  185, 189, 192
– Chemotherapie 192
– Endoskopie 138
– Malignome 189
– Mykosen 184
– Operationen 185

– Radiatio 192
– Untersuchung 138
Nasenoptiken 134
Nasenplastik 149
– korrektive 149
– rekonstruktive 149
Nasenrachenfibrom,
  juveniles 180, 224
Nasenrachentumoren 224
Nasenscheidewand
  (Septum nasi) 124
Nasenschleimhaut,
  Funktionsdiagnostik 136
Nasenspalten 145
Nasenspitzenknorpel 124
Nasenspülglocke 170
Nasentropfen,
  abschwellende 80
Nasopharynx 197–198, 225
– Zyste 225
nCPAP-Maske 233
Nebenhöhlen (s. auch Nasen-
  nebenhöhlen) 121, 138, 139,
  175, 239, 366
– Entzündungen 175
– Klinik 239
– Punktion 138
– Röntgenuntersuchung 139
– Spülung 138
– Tumoren 366
– Verfahren, bildgebende 139
Neck dissection
  (Halsausräumung, radikale)
  275, 315, 316
– elektive 316
– funktionelle 316
– konservierende 316
– kurative 315
– modifizierte 316
– radikale 316
– selektive 316
– suprahyoidale 316
Neoglottis 278
Nerven 197, 244
– Gaumensegel- 197
– Gesichts- 197
– Kehlkopf- 244
– Zungen- 196

Nervenerregbarkeitstest
  (Nerve Excitability Test , NET) 61
Nervenschädigungsformen 100
Nervenschwerhörigkeit 35
Nervus (N.) 7, 14, 18, 21, 61, 127,
  129, 244, 265, 302, 310, 322
– auricularis magnus 7
– cochlearis 18
– facialis 14
– – Diagnostik 61
– – Funktion 61
– – Stamm 322
– – zentraler Verlauf 21
– hypoglossus 302
– infraorbitalis 127
– laryngeus inferior 245
– – Lähmung 265
– laryngeus inferior (N. recurrens),
  Lähmung 265
– laryngeus superior 245
– – Lähmung 265
– olfactorius 129
– recurrens 244
– tympanicus 14
– vagus 302
– – Neurinom 310
– vestibularis 18
– Vidianus 127
Neugeborenenhörscreening 40
Neurektomie 170
Neurinom, N. vagus 310
Neuritis vestibularis 106
Neuronitis vestibularis 106
Niesreflex 129
Non-Hodgkin-Lymphome 316
Nystagmogramm 49
Nystagmus 48–50, 55
– nicht vestibulärer 50
– okulärer 50
– optokinetischer 50, 55
– Registrierung 49
– vestibulärer 48

Oberkiefer 150, 177, 192
– Defektplastik 150
– Osteomyelitis 177
– Resektion 192
Oberlippenfurunkel 162
Ödem, hereditäres angio-
  neurotisches (HANE) 213
Ösophagektomie 297
Ösophagitis 297
Ösophagoskopie 288, 294
– flexible 288
– frühe 294
– starre 288
Ösophagotomie, collare 292
Ösophagus 275, 283–284,
  290–297, 341
– Anatomie 283
– diagnostische 296
– Endoskopie 283
– Ersatzstimme 275, 341
– Fremdkörperentfernung 292
– Klinik 291
– Narbenstenosen 295
– Perforation 292, 294
– Varizen 297
– Verätzung 293
– – frische 294
– Verfahren, bildgebende 290
Ohr 3, 364, 371
– Absonderung 364
– äußeres 6
– – Klinik 63
– Anteil, peripherer 6
– – zentraler 31
– Blutung 371
– Druckgefühl 364
– Entwicklung 4
– Erysipel 68
– Fistel 66
– Mikrochirurgie 89
– Mikroskop 31
– Missbildungen 64
– Physiologie 22
– Spülung 67
– Trompete 11

– Untersuchungsmethoden 29
Ohrenschmalz 67
Ohrenschmerzen 364, 370
Ohrentropfen 80, 110
Ohrgeräusche 118, 364, 371
– objektive 118
– subjektive (Tinnitus aurium)
  118
Ohrmuschel 6, 64, 66, 67, 69, 70
– Ablatio 70
– abstehende 64
– Erfrierung 66
– Melanom 70
– Perichondritis 67
– Tumoren 69
– Verletzungen 66
Olfaktometrie (Riechprüfung) 137
– Computer-Olfaktometrie 137
Olfaktoriusneuroblastom 190
Operation n. Partsch 183
Optikusdekompression 161
 Optimumstellung 53
Orbitabodenfraktur 155
Orbitalphlegmone 178
Organ, vomeronasales
  (Jacobson-Organ) 129
Oropharynx 197, 198
Osteochondrose, Halswirbelsäule
  (= M. Forrestier) 216
Osteom 189
Osteomyelitis 68
– Schläfenbein 68
ostiomeatales System 185
Ostitis 186, 189
– fibrosa 189
Otalgie 364
Othämatom 66
Otitis, okkulte 81
Otitis externa 68, 69
– circumscripta 69
– diffusa 68
– maligne 68
– necroticans 68
Otitis media 78, 79, 83, 85
– akute 78
– chronische 83
– chronische, epitympanale 85
– chronische, mesotympanale 84

– hämorrhagische 79
Otolithen 17, 26
Otomykose 68
Otosklerose 97
Otoskop 31
Otoskopie 30
Ozaena (Stinknase) 169, 262
– laryngis 262

P

Pachydermie 269
Pädaudiologie 40
Panendoskopie 226
Papillom 189, 269, 270
– Erwachsene 270
Paragangliom 96
Parakusis Willisii 98
Paramedianstellung 266
Parazentese 80
Paries membranaceus 245
Parosmie 137
Parotidektomie 334
Parotitis 330
– chronisch-rezidivierende 330
– epidemica (Mumps) 330
Pars flaccida
 (Shrapnell-Membran) 8
Pars tensa 8
Partsch-Operation 183
Paukendrainage 77
Paukenexsudat 75
Paukenfibrose 78
Paukenhöhle 11
Paukensklerose
 (Tympanosklerose) 78
PEG (perkutane endoskopische
 Gastrostomie) 297
Pemphigus vulgaris,
 Mundschleimhaut 212
Pendelnystagmus 50
Pendred-Syndrom 113
Perforation, Trommelfell 9
Perichondritis, Ohrmuschel 67
Perilymphe 15
Periodizitätsprinzip 25

Peritonsillarabszess 220
Perlgeschwulst (Cholesteatom)
 86
Permanent Threshold Shift 108
Petroapicitis 81, 83
Pfählungsverletzung, Gaumen
 210
Pfeiffer-Drüsenfieber 219
Phakomatosen 314
Pharyngitis 215, 216
– akute 215
– chronische 216
– chronische (atrophische Form)
 216
– chronische (hyperplastische
 Form) 216
– granulosa 216
– lateralis 216
– sicca 216
Pharynx (s. auch Rachen) 193,
 195, 197, 200, 203–207, 209, 210
– Anatomie 231
– Endoskopie 204
– Fehlbildungen 209
– Inspektion 204
– Klinik 207
– Maßnahmen, plastische 231
– Palpation 204
– Physiologie 195, 200
– Untersuchungsmethoden
 203
– Verbrühungen/Verätzungen
 210
– Verfahren, bildgebende 205
– Verletzungen 210
Phenacetinkopfschmerz 175
Phon 35
Phonasthenie 351
Phonationsknötchen 268
Phonationsstellung 249, 340
Phonochirurgie 279
Plaques muqueuses 211
Plasmozytom, Larynx 269
Plattenepithelkarzinom 226
Plummer-Vinson-Syndrom 216
Pneumatisation 13
Pneumatisationslehre
 (Wittmaack) 13

pneumatische Räume 21
Pneumatozele 184
Pneumatozephalus 160
Pneumosinus dilatans 189
Politzer-Verfahren 56
Poltern 349
Polychondritis, Relapsing 258
Polypen, endonasale
 (Polyposis nasi) 180
Polyposis nasi 180
Positronenemissionstomographie
 (PET) 61, 307
Postrhinoskopie 134
Posturographie 48
Potenzial 24, 41
– akustisch evoziertes 41
– endocochleäres 24
Präkanzerosen, Larynx 269
Presbyakusis 109
Privinismus 165
Probeexzision 327
Probetympanotomie 98
Processus muscularis 240
Processus vocalis 240
Promontorium 12
Promontoriumtest 45
Provokationsnystagmus 48, 49
Provokationstest, Nasaler 171
Prüfung 50, 53, 55
– kalorische 53
– optokinetische 55
– rotatorische 50
– thermische 53
Pseudoallergie 172
Pseudokrupp 260
Pseudotumor, dyschylischer 263
Pulsionsdivertikel (Zenker) 284,
 295
Punktion, Kieferhöhle 176
Pyozele 183

Q

Querbruch, Felsenbein 73, 74
Querresektion, Trachea 259
Quincke-Ödem 213

R

Rachen (s. auch Pharynx) 195,
   197, 215
– Klinik 215
Rachenmandel (Tonsilla
   pharyngealis adenoidea) 198,
   199, 217, 224
– Hyperplasie 217
– Operation (Adenotomie) 224
Rachenring, lymphatischer
   (Waldeyer) 198, 217, 218
– Entzündungen 218
– Hyperplasie 217
Rachenschleimhaut,
   Entzündungen 215
Radiatio, Nasennebenhöhlen 192
Radikaloperation 88
Radio-Chemotherapie,
   simultane 227
Radiotherapie 316
Ranula 335
RAST 171
Raum (Räume) 12, 240, 241
– glottischer 241
– pneumatische 12
– subglottischer 241
– supraglottischer 240
Recessus piriformis 198, 241
Recruitment 35, 57
– Messung n. Fowler 36
Reflex 40, 47
– Audiometrie 40
– vestibulospinaler 47
Reflux 234, 297
– gastroösophagealer 234, 297
– Ösophagitis 297
Refsum-Syndrom 113
Regio 125, 129
– olfactoria 125, 129
– respiratoria 125
Reinke-Ödem 263
Reisekrankheit 107
Reizfortleitung 25, 27
Reizverarbeitung 26
Rekonstruktionsverfahren, 3D
   60

Rekurrensfunktion, intraoperatives
   Monitoring 318
Rekurrensparese 265–267
– doppelseitige 267
– einseitige 266
Relapsing Polychondritis 258
Resektion 192, 267
– kraniofaziale 192
– laserchirurgische, beidseitige
   267
Resonanzraum 201, 340
Resonanztheorie 23
Respirationsstellung 245, 249
Retropharyngealabszess 222
– kalter 222
Retrotonsillarabszess 220
Rhinitiden 163, 166, 281
– akute 163
– mikrobielle 163
– mykotische 166
– spezifische 281
– syphilitische 166
Rhinitis 163–166, 169, 170, 172,
   173
– akute bakterielle 165
– allergische 170
– aspirinsensitive 172
– atrophicans cum foetore
   (Ozaena) 169
– atrophicans sine foetore 169
– atrophische 279
– chronische 165
– chronische bakterielle 165
– endokrine 173
– Formen, weitere 173
– hyperplastische 166
– hyperreflektorische 172
– idiopathische 173
– medicamentosa 165, 173
– postinfektiöse 173
– sicca anterior 169
– toxisch-irritative 173
– unspezifische granulomatöse
   166
– virale 163
Rhinokonjunktivitis 170
Rhinoliquorrhoe 74, 159
– falsche 74

Rhinomanometrie 136
Rhinometrie, akustische 136
Rhinopathia gravidarum 173
Rhinophonia aperta 130
Rhinophonia clausa 130
Rhinophonie 349
Rhinophym 188
Rhinoplastik, funktionelle 146
Rhinoscopia 134
– media 132
– posterior (Postrhinoskopie) 134
Rhinosklerom 168
Rhinoskopie, anteriore 132
Rhinotomie, laterale 186, 187
Rhonchopathie 232
Richtungshören 26
Riechprüfung (Olfaktometrie) 137
Riechsinn 125, 129
Riechstörungen (Dysosmien) 137
Rima glottidis 243
Ringerohr 66
Ringknorpel (Cartilago cricoidea)
   240
Rinne-Versuch 32
Röntgenbreipassage 292, 295
Röntgenuntersuchung,
   Schläfenbein 58
Romberg-Versuch 47
Rosenmüller-Grube 198
rotatorische Prüfung 50

S

Saccotomie 103
Sacculus 17
Saccus endolymphaticus 17
Sängerknötchen 268
Säuglingsotitis 81
Sarkoidose (M. Boeck) 167, 298,
   311
– Bronchien 298
– Hals 311
– Nase 167
Sarkom 96
Sattelnase 147
Satztest 39

SBAS (schlafbezogene Atmungs-
störungen) 231, 232
– Formen, nichtobstruktive 232
– – obstruktive 232
Schadstoffe 173
Schädeltrauma, stumpfes 109
Schäden, toxische , Innenohr 110
Schallanalyse 23
Schallantransport 22
Schalldrucktransformation 23
Schalleitungsschwerhörigkeit 32,
35
Schallempfindungs-
schwerhörigkeit 32, 35
Schalltransformation 24
Scharlachangina 219
Scharlachotitis 80
Schiefnase 146
Schilddrüse 318
Schildknorpel (Cartilago
thyroidea) 240
Schirmer-Test 61
Schläfenbein 6, 58, 68
– Osteomyelitis 68
– Röntgenuntersuchung 58
Schläfenlappenabszess 93
Schlafapnoesyndrom 232
– obstruktives (OSAS) 232
Schlaflabor 232
Schleimhautatrophie 182
Schleimhauteiterung,
chronische 84
Schleimhautplastik
n. Rehrmann 187
Schleudertrauma 104
Schluckakt 200, 285
Schluckauf (Singultus) 352
Schluckbeschwerden 367
Schlucklähmung 367
Schluckreflex 200
Schluckschmerzen 366
Schluckstörungen (Dysphagie)
234, 373
Schmeckprüfung
(Gustometrie) 205
Schmeckstörungen
(Dysgeusien) 205
Schmerzen, Speicheldrüse 368

Schmerztherapie 231
Schnecke (Cochlea) 15
Schneckendysplasie 64
Schneckenohr 66
Schnupfen 366, 372
Schock, allergischer 172
Schüller-Aufnahme 58
Schwartze-Zeichen 98
Schweißperlen 72
Schwellendurchtrennung,
endoskopische 296
Schwellgewebe 126
Schwellung, Speicheldrüse
368
Schwerhörigkeit 35, 39, 45, 111,
365, 370
– Aggravation 45
– cochleäre 35
– dominante (progressive) 111
– ererbte 111
– erworbene 111
– Grad 39
– Innenohr 35
– mitochondriale 111
– Nerven 35
– neurale 35
– perinatal erworbene 111
– postnatal erworbene 112
– pränatal erworbene 111
– psychogene 45
– retrocochleäre 35
– sensorische 35
– Simulation 45
– sporadische (rezessive) 111
Schwindel 45, 102, 107, 119,
365, 371
Schwitzen, gustatorisches 335
Seekrankheit 107
Segelbildung (Diaphragma
laryngis) 255
Seitenstrangangina 215, 218
Sepsis 91, 221
– nach Angina 221
– otogene 91
– tonsillogene 221
Septorhinoplastik 146
Septum 124, 128, 147, 150, 158
– Abszess 158

– blutender (Granuloma
teleangiectaticum) 150
– Deviation 147
– Hämatom 158
– interfrontale 128
– nasi (Nasenscheidewand) 124
– Operationen 148
– Perforation 158
– Plastik (Cottle) 148
– Polyp 247
– Resektion (Killian) 148
Seromukotympanum 76
Serotympanum 10
Sialadenitis 330, 331
– akute eitrige 330
– chronische, Sonderformen 331
– Elektrolyt-Sialadenitis 330
– epitheloidzellige
(Heerfordt-Syndrom) 331
– myoepitheliale
(Sjögren-Syndrom) 331
– obstruktive 330
Sialadenosen (Sialosen) 332
– dystrophisch-metabolische 332
– endokrine 332
– medikamentöse 332
– neurogene 332
Sialochemie 327
Sialographie 323, 327
Sialolithiasis (Steinbildung) 331
Sialom 333
Sialometrie 323
Sialorrhoe 323, 368
Sick Building Syndrom 174
Siebbein-Kieferhöhlen-
entzündung 180
– chronische 180
– serös-polypöse Form 180
Siebbeinoperation 185, 186
– außen 186
– endonasale 185
– transmaxilläre 186
Siebbeinzellen (Cellulae
ethmoidales) 127, 182
– vordere, ausräumen 182
Siegle-Trichter 9
Simulation, Schwerhörigkeit
45

Singultus (Schluckauf) 352
sinubronchiales Syndrom 181
Sinus 127, 128, 179, 310
– cervicalis 310
– frontalis (Stirnhöhle) 128
– maxillaris (Kieferhöhle) 127
– sagittalis superior,
 Thrombophlebitis 179
– sphenoidalis (Keilbeinhöhle)
 128
Sinusitis 175, 179, 308
– akute 175
– chronische 179, 308
– eitrige Form 182
Sinusthrombose 91
Sisi-Test n. Jerger 37
Sjögren-Syndrom (myoepitheliale
 Sialadenitis) 331
Skalenusbiopsie (Daniels) 306
Sklerose, Multiple 105
Sluder-Syndrom 176
Sonagraphie 345
Sonderschulwesen 112
Sonographie 141, 142, 252
– A-Mode 141
– B-Mode 142, 252
– Doppler- 142
– M-Mode 252
Soor (Candidiasis) 212, 219
Sozioakusis 109
Spannungskopfschmerz 175
Spatium 198
– lateropharyngeum
 (parapharyngeum) 198
– peripharyngeum 198
– retropharyngeum 198
Speichel 322
Speicheldrüsen 322, 326, 368,
 374
– Anatomie 322
– Schmerzen 368
– Schwellung 368, 374
– Verfahren, bildgebende 326
Speichelfistel 335
Speichelgangkarzinom 333
Speichelsteine 326
Speiseweg, Wiederherstellung
 278

Spielaudiometrie 40
Spinaliom 69
Spirometrie 286
Spontannystagmus 48, 49
Sprachaudiometrie 39
Sprachbildung 129, 200, 339
Sprache 343, 347
– Funktionsprüfung 343
– Klinik 347
Sprachentwicklung 348
– normale 348
– verzögerte 348
Sprachfeld 35
Sprachgehörprüfung 38
Sprachlaute, Bildung 340
Sprachstatus 344
Sprachstörungen 337, 341,
 348, 350
– zentrale 350
Sprechhilfe, elektronische 275
Sprechmuskulatur 340
Sprechstimmlage 341
Sprechstörungen 337, 348, 350
Spülung, Kieferhöhle 182
Stammeln 348
Stapedektomie
 (Stapesplastik) 98
Stapediusreflexprüfung 43
Stapedotomie 98
Stapesankylose 97
Starck-Dilatator 297
Statolithen 17, 26
Steigbügel 12
Steinbildung (Sialolithiasis) 331
Steine 331
Stellatumblockaden 106
Stellknorpel (Cartilago
 arytaenoidea) 240
Stenon-Gang 322
Stenosierung 257
– Kehlkopf 257
– Trachea 257
Stent 259
Stenvers-Aufnahme 59
Stereozilien 24
Stimmbildung 245, 339, 340
Stimme 341, 343, 347
– Funktionsprüfung 343

– Klinik 347
Stimmeinsatz 341
Stimmgabelprüfung 32
Stimmgattung 341
Stimmlippen 242, 264, 267,
 268, 272
– Karzinom 272
– Knötchen
 (Phonationsknötchen) 268
– Lähmung 264
– Polyp 267
– Spanner 242
Stimmprothese 275
Stimmregister 341
Stimmrehabilitation,
 chirurgische 278
Stimmritzenöffner 243
Stimmritzenschließer 243
Stimmstärke 341
Stimmstatus 344
Stimmstörungen 337, 341,
 350, 351
– dyskinetische 350
– funktionelle 350
– Globus pharyngis 351
– hormonelle 351
– organische 350
– zentrale 350
Stimmumfang 341
Stimmwechsel 341
Stinknase (Ozaena) 169
Stirnbeinosteomyelitis 177
Stirnhirnabszess 179
Stirnhöhle (Sinus frontalis) 128
Stirnhöhlenoperation 186, 187
– endonasale 186
– n. Jansen-Ritter 187
– n. Riedel 187
– osteoplastische 186
– radikale 187
Stirnreflektor 31
Störungen, vasomotorische 175
Stomatitis 210, 211
– aphthosa 211
– ulcerosa 210
Stottern 349
Strahlensialadenitis 276, 331
Stridor 255, 352

Sachverzeichnis

– inspiratorischer funktioneller 352
– kongenitaler 255
Stripping 263
Stroboskopie 272, 344
Stufentherapie, medikamentöse 171
Stylalgie 216
Subclavian-Steal-Syndrom 105
Subduralabszess 179
Subperiostalabszess 82, 178
Substanzen, kanzerogene 174
Sulcus glottidis 256
Summenaktionspotential 41
Syndrom, aurikulotemporales (Frey) 334
Synechien 145, 258
System 19, 20, 25, 185
– afferentes 19
– efferentes 20, 25
– ostiomeatales 185
Szintigraphie 307, 327

T

Tamponade 151, 152
– Bellocq- 152
– hintere 152
– vordere 151
Taschenfaltenstimme 341
Taubheit 45, 112, 348
– postlinguale 112, 348
– prälinguale 112, 348
Taubstummheit 348
Technik, geschlossene 88
Temporary Threshold Shift 108
Tensorreflex 43
Thalidomid-Embryopathie 105
Theorie, hydrodynamische 23
Therapie 227, 231
– palliative 231
– photodynamische (PDT) 227
– supportive 231
thermische Prüfung 53
Thrombophlebitis 163, 179, 221
– Sinus sagittalis superior 179

– V. angularis 163
– V. jugularis interna 221
Thrombose, Sinus cavernosus 163
Thyreoplastik 267
Thyreotomie 272
Tinnitus aurium 118
TNM-Einteilung 333
– Kopfspeicheldrüsen 333
TNM-System 191, 226, 276, 315
– Kieferhöhlenkarzinome 191
– Lymphknotenmetastasen 315
– prätherapeutisches, Hypopharynx 276
Tonaudiometrie 33
Tongehörprüfung 32
Tonhöhe 341
Tonotopie 25
Tonsilla 198, 199
– palatina (Gaumenmandel) 198, 199
– pharyngealis (Rachenmandel) 198, 199
Tonsillektomie 223
Tonsillenfokus 223
Tonsillenfunktion 200
Tonsillitis 218, 222
– akute 218
– chronische 222
Topodiagnostik 41
Tornwaldt-Krankheit 229
Torus palatinus 210
Toxoplasmose 312
Toynbee-Versuch 56
Trachea 238, 239, 245, 255–257, 259
– Anatomie 239
– Einwirkungen, äußere 256
– – innere 257
– Entwicklung 238
– Entzündungen 259
– Erweiterungsplastik 259
– Fremdkörper 257
– Missbildungen 255
– Physiologie 239, 245
– Querresektion 259
– Stenosierung 427
– Verletzungen 256

Trachealkanüle 277
Trachealstenosen 258
Tracheobronchialbaum, diagnostische Endoskopie 298
Tracheobronchoskopie 288
– flexible 288
– starre 288
Tracheomalazie 258
Tracheopexie 259
Tracheostoma, plastisches 277, 278
Tracheotomie 276
Tränensackeiterung (Dakryozystitis) 177
Training, vestibuläres 107
Traktionsdivertikel 296
transkranielle Magnetstimulation (TKMS) 62
Transversusschwäche 244
Trauma, akustisches 108
Tretversuch n. Unterberger 47
Trigeminusneuralgie 175
Tripoidfraktur 154
Trommelfell 7–10, 72, 75, 84, 85
– atrophisches 11
– Defekt, randständiger 9, 85
– – zentraler 9, 84
– Perforation 9
– Retraktion 9, 75
– Verletzung 72
Tropenkrankheiten 168
Truncus sympathicus 302
Tuba auditiva Eustachii 11
Tuben 11, 56, 57, 75, 77, 80, 198
– Behandlung 80
– Funktionsprüfung 56
– Funktionsstörungen 75
– Katheterismus 57
– Mittelohrkatarrh, akuter 75
– – chronischer 77
– Öffnung 198
– Sonomanometrie 58
– Tonsille 11
– Wulst 11
Tuberkulose 167, 211, 264, 298, 311
– Bronchien 298
– Hals 311

– Larynx 264
– Lupus 167
– Mundhöhle 211
– Nase 211
– Nasenschleimhaut 167
Tularämie 311
Tullio-Reaktion 55, 91
Tumoren 69, 95, 120, 188–191, 224, 228, 267, 314, 333, 366
– Hals 314
– Hörnerv 199
– Kopfspeicheldrüsen (Sialome) 333
– Larynx 267
– lymphoepitheliale, Typ Regaud 228
– lymphoepitheliale, Typ Schmincke 228
– Mittelohr 95
– Nase 366
– – gutartige Geschwülste 188, 189
– – Malignome 189–192
– Nasenrachen 224
– Nebenhöhlen 366
– Ohrmuschel 69
Tumorklassifikation, TNM-System 226
Tympanic Membrane Displacement (TMD) 44
Tympanometrie 44
Tympanoplastik 89
– Fensterungsoperation 89
– Myringoplastik 89
– Ossikuloplastik 89
– Typ III 89
– Typ IV 89
Tympanosklerose (Paukensklerose) 10, 78

Ultraschall 141, 206, 307
– Diagnostik 141
– intraoperativer 206
– Untersuchung 307

Umbo 8
Umfelddiagnostik, Hörsturz 106
Umweltmedizin 173
Unbehaglichkeitsschwelle 55
Unfall, akustischer 108
Unterberger-Tretversuch 47
Unterkieferfraktur 153
Untersuchung 306, 327
– bioptische, Kopfspeicheldrüsen 327
– zytologische 306
Untersuchungsmethoden 131, 305, 325
– Hals 305
– Kopfspeicheldrüsen 325
– Nase 131
Usher-Syndrom 113
Utriculus 17
Uvula 198, 209, 220
– bifida 209
– Ödem 220
Uvulopalatopharyngoplastik 233

Valleculae epiglotticae 196
Valsalva-Versuch 56
Veits-Methode 53
Velotraktion 134
Vena (V.) 163, 221, 302
– angularis, Thrombophlebitis 163
– jugularis interna 302
– – Thrombophlebitis 221
Ventriculus laryngis 241
Verbrühungen/Verätzungen 210, 257
– frische 294
– Kehlkopf 258
– Mundhöhle 210
– Ösophagus 293, 294
– Pharynx (Rachen) 210
Verfahren, bildgebende 58, 139, 252, 307, 326
– Hals 307
– Kehlkopf 252

– Nebenhöhlen 139
– Ohr 58
– Speicheldrüsen 326
Verletzungen 72, 119, 210, 256, 312
– Hals 312
– Innenohr 119
– Larynx 256
– Mittelohr 72
– Mundhöhle 210
– Pharynx (Rachen) 210
– Schweißperlen 72
– Trachea 256
– Trommelfell 72
Vestibularis-Neuropathie 106
Vestibularisbahnen 21
Vestibulariskerne 21
Vestibularisprüfung 45
– klassische 48
Vestibulum (Vorhof) 17, 124
– nasi 124
Vokale 340
Vomer 125
Vorhof (Vestibulum) 17, 124

Waardenburg-Klein-Syndrom 112
Wahrnehmungsstörung, zentrale 348
Wallenberg-Syndrom 105
Wanderwelle 23
Wangenschwellung 366
Warthin-Tumor 333
Warzenfortsatzzellen 13
Weber-Versuch 33
Wegener-Granulomatose 85, 166
Weichteilsarkome 317
Weichteilverletzungen 161
Wharton-Gang 196, 322
Wittmaack-Pneumatisationslehre 12

Sachverzeichnis

Z

Zahnapparat, Veränderungen 215
Zahnzysten 183
Zeichentest n. Fukuda 47
Zeigeversuch 47
Zenker-Pulsionsdivertikel 284,
 295
Zervikalnystagmus 55
Zervikalsyndrom 104
Zisternographie 142
Zoster oticus 110

Zunge(n) 196, 210, 213–215
– Abszess 214
– belegte 215
– Biss 210
– Brennen 213
– Entzündungen 213
– Gefäße 196
– Klinik 213
– Leukoplakie 214
– Nerven 196
– Oberfläche,
 Veränderungen 14
Zungengrund 218, 228, 310

– Angina (Angina lingualis) 218
– Struma 228, 310
Zungenschwellung 213
– allergisch bedingte 213
Zygomaticitis 81, 83
Zystadenolymphom
 (s. auch Warthin-Tumor) 333
Zyste 310
– branchiogene 310
– Hals 310
Zytologie 171, 327
zytologische Untersuchung 306

GK3 10 Notfälle und Erstmaßnahmen

Blutungen
– Nasenbluten (s. S. 150 ff)
– Gefäßunterbindungen und Embolisation
  bei schweren arteriellen Blutungen (s. S. 152 f)

Luftnot
– Intubation (s. S. 277)
– Tracheotomie (s. S. 277)
– Kanülenträger (s. S. 277)
– Tracheobronchoskopie (s. S. 288)
– Medikamentöse Therapie (s. S. 278)

Fremdkörper
– Kehlkopffremdkörper (s. S. 257)
– Bronchialfremdkörper (s. S. 293)
– Ösophagusfremdkörper (s. S. 292)
– Nasenfremdkörper (s. S. 152)

Verätzungen und Verbrühungen des oberen Speiseweges
– Mundhöhle (s. S. 210)
– Ösophagus (s. S. 293)

Hörsturz (s. S. 105 f)
– Tinnitus (s. S. 118 f)

Akute Gleichgewichtsstörungen (s. S. 106 f)

Schmerzzustände bei Tumorerkrankungen (s. S. 231)

Machen Sie jetzt Ihre Visite bei:
www.weiterbildungsplaner.de

Testen Sie unseren interaktiven Weiterbildungsplaner

Die Wahl der richtigen Weiterbildung ist eine Entscheidung für Ihre künftige Karriere. Dazu brauchen Sie genaue Informationen. Darum gehen Sie jetzt online und nutzen Sie unser Know-how:

- Ermitteln Sie online Ihren optimalen Weiterbildungsweg
- Informieren Sie sich über Gebiete, Anrechnungsmöglichkeiten und Weiterbildungszeiten
- Holen Sie sich wertvolle Tipps rund um die Weiterbildung

Damit Sie die Weichen für Ihre berufliche Zukunft richtig stellen:

www.weiterbildungsplaner.de
Telefon: 02 21/1 48-2 27 00
Telefax: 02 21/1 48-2 14 42
service@aerzteversicherung.de

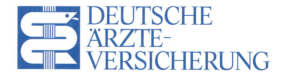